家庭健康宝典

家庭醫生

[主编] 闫松

線裝書局

中医古籍出版社

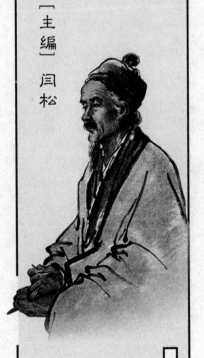

家庭医生

物理保健篇

[主编] 闫松

线装书局

中医古籍出版社

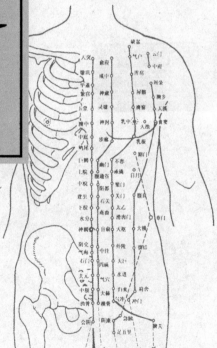

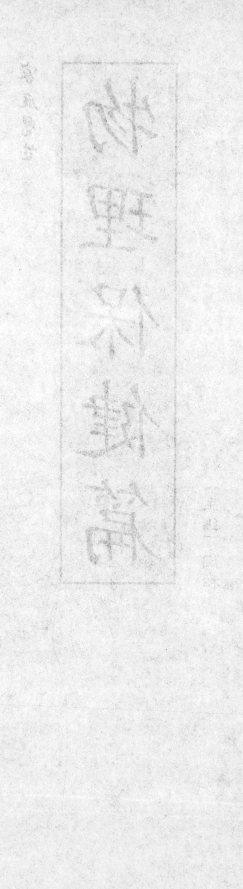

卷首语

　　物理保健在我国有很悠久的历史,大家熟悉和经常使用的药膳食疗、中医拨罐、穴位按摩、足浴足疗、传统气功等都属于物理治疗保健的范围。

　　在现代生活中,很多人往往把物理保健与高消费等同起来,"平民百姓"没有经济基础做后盾,长寿只是个奢望。其实这是个误区,是消极的思想。随着社会经济发达,特别是随着人们文化知识水平的不断提高,平民百姓的"人到七十古来稀"的现象已经"作古"了,现在是人到七十还年轻,八十健壮,九十食欲旺,一百经常见,一百二十是追求。

　　由于人们所掌握相关的知识不足,造成大多数人对接受物理保健的重要性认识不够,进行物理保健的方式方法有很多的错误做法。例如:多数人为了健康长寿有过早晨练的习惯,认为早晨的空气新鲜,氧含量高等等。对于过早进行锻炼,人们各有各的观点,有说好的,有说不好的,有专业人员做过对比调查统计,认为做晨练的人群长寿比例和不经常做晨练的人群长寿比例,没有明显的区别,有的对照组统计结果甚至还要低一些,原因如下:

　　其一,早晨(特别是太阳没有升起的时候)缺乏自然能量场种类的组合,缺少对人体起到光合作用的太阳照射能量源。

　　其二,早晨是自然界阴阳交替的时辰,身体阴阳不平衡的人或疾病患者在此时进行晨练就更不科学了。过早晨练不利原因:吸收能量的种类与剂量不平衡,会导致体内储备的能量消耗。体内能量不平衡和过度消耗,轻者造成骨质舒松症,重者阴阳失调。

　　晨练是一种比较适合于随意性的活动,健康的阴阳平衡的人群比较适合晨练。在早晨有的运动也可以开展,例如游泳就比较好,因为水的电离子是平衡的,水分子团的结合比较稳定,同时解决了人们在游泳运动过程中的能量吸收与能量消耗之间的矛盾。

　　研究表明,最佳运动的锻炼时间是上午九点半到十点半之间。我们的医学家、教育家们让身心正在发育中的儿童、少年、青年学生在这个时间做操是非常科学的,可以完整的接受大自然给予的平衡能量场。

　　长寿不简单,因为你不懂,长寿很简单,因为你知道。考证自己是不是个长寿的人,也很容易,看看你过去的每一天在精神和肢体两方面,是不是很"舒服"? 一天是舒服的,一年是舒服的,十年、二十年都会是舒舒服服。如果有点不"舒服",按照本卷所讲,做一做物理保健,就舒服了,您说说长寿有何难?

目　　录

家庭健康宝典

家庭醫生

物理保健篇

1

家庭健康宝典

家庭医生

物理保健篇

2

第一章　健康就是金子

人生在世,总会有多种追求。

有人渴望知识,有人寻求财富,有人仰慕权势,有人追求奉献、名声、荣誉、爱情,有人耽于快乐……

希望什么的人都有,大概唯独没有人希望生病。

人人都希望自己健康、长寿。

健康,支撑了你的生命。

健康,托起了你的事业。

健康,是人生的最大财富和幸福。

健康,是人类美好的愿望与共同的追求。

正如1953年"世界卫生日"的主题口号所言——"健康就是金子"。

第一节　健康概述

并不是所有的人都那么珍惜自己的健康。他们或许只有病倒在床上,或者身体有某种不适而感到力不从心的时候,才会深切地感到:"健康竟是如此珍贵!"

什么是健康?

在许多人的眼里,身强力壮就是健康;还有人认为:所谓"健康",大概就是不生病,或者至少不生大病也就是了。

言外之意,只要没有病,就是健康。

仅仅能吃、能喝、能睡,还不能算是健康。

世界卫生组织早在半个世纪以前,就明确地提出——

"健康不仅是没有疾病和虚弱,而是保持体格方面、精神方面和社会方面的完美状态。"

这个定义说明,健康既包括了躯体完好、心理平衡,也包括了良好的社会适应

1

能力。缺少其中一项，也不是圆满的健康。

作为跨世纪的现代人，他的健康应当包括：

——没有器质性或功能性的异常；

——没有主观不适的感觉；

——没有社会公认的不健康行为。

人们把健康的身体，总结出一套口诀：

眼有神(目光有神，思想活跃)；声息和(声音洪亮，呼吸从容)；

形不丰(体重正常，体态匀称)；牙齿坚(牙齿牢固，齿龈健康)；

脉形小(脉律整齐，心功正常)；腰腿灵(四肢灵便，活动自如)；

前门松(小便通畅，排尿无阻)；后门紧(大便规律，便软成形)；

饮食稳(食欲良好，消化旺盛)；起居准(生活规律，睡眠甜美)。

以上的说法，显然还不够全面。

请看世界卫生组织制定的衡量健康的 10 项标准：

(1)有充沛的精力，能从容不迫地担负日常生活和繁重的工作，而且不感到过分紧张和劳累。

(2)处事乐观，态度积极，乐于承担责任，事无大小，不挑剔。

(3)善于休息，睡眠好。

(4)应变能力强，能适应外界环境的各种变化。

(5)能够抵抗一般性感冒和传染病。

(6)体重适当，身体匀称，站立时，头、肩、臀位置协调。

(7)眼睛明亮，反应敏捷，眼睑不易发炎。

(8)牙齿清洁，无龋齿，不疼痛，牙龈颜色正常，无出血现象。

(9)头发有光泽，无头屑。

(10)肌肉丰满，皮肤有弹性。

由此可见，健康绝不是简单地等于"没有疾病"；所谓疾病，也不仅是机体的结构、功能方面出了异常，还应当包括心理和精神方面的失调。

纵观身心健康的人，不仅能够长寿，而且事业上也容易获得成功。

身心健康的人，大多有以下一些特征：

豁达大度：这不仅是指性格开朗、气量大，而且是指遇到困难、挫折和不顺心的事,敢于直面人生,表现出一种气质,一种人格力量。

清心寡欲:淡泊名利,知足常乐,一心一意埋头耕耘,不去患得患失。

顺其自然:不逆自然规律而动,不自寻烦恼。

运动健身:生命在于运动。英国著名哲学家培根有一句名言:"当有病的时候,就要努力恢复健康;当健康时,就要经常从事锻炼。"

劳逸适度:这是延年益寿的秘诀之一。"磨刀不误砍柴工",养精蓄锐,可以使工作更有成效。

善待疾病:人吃五谷杂粮,难免生病。生病以后,只要不讳疾忌医,及时对症下药,就能祛病除疾,恢复健康。

第二节 生活质量测定

一个人的健康程度,可以通过他的生活质量(或称为"生命质量")去判定。

你的生活质量如何? 自己也可以估计一下:

1. 体格检查

主要是与疾病有关的症状、体征检查。体格检查要有医生帮助才能完成。

2. 生理机能检查

包括脏器与内分泌功能(如甲状腺功能、性功能)、感觉功能(如视觉、听觉、嗅觉、味觉及皮肤感觉)、运动机能和免疫功能检查。

3. 日常生活能力

一个人的生活质量,与他的日常生活能力很有关系。例如,判定生活质量,可以观察以下几个方面:

——生活能否自理?

——食欲如何?

——睡眠怎样?

——性欲是否正常?

——业余爱好和兴趣是否广泛?

——能不能经常参加体育活动?

4. 心理状态

生存质量也与心理状态有关。其中包括:

——日常心态(轻松、自信,还是不安、压抑、紧张);

——处事心态(处之泰然,还是愤世嫉俗、大惊小怪);

——情绪控制(无所谓,还是易怒);

——认知能力(注意力、记忆力、逻辑思维);

——审美情趣(服饰观、鉴赏力、幽默感)。

5.社交适应能力

——与亲友、同事联系的广度、频度与融洽程度;

——参加社团活动的数目与频度。

6.职业承受能力

——每月在岗天数;

——完成工作的数量和质量;

——工作的主动性、积极性与进取心。

7.对健康的自我感受

——给自己的健康状况评分;

——对5年内健康状况的估计;

——对5年后的展望;

——有多少种痛苦? 它们能对自己的干扰程度有多大?

了解了以上关于健康的新观念,以及关于生活质量的测定,您就可以更清楚地认识自己的健康。

但是,如何维护自己的健康呢? 健康当从行为开始。

第二章 健康的"半边天"

健康的人生,取决于健康的生命;

健康的生命,取决于健康的体魄;

健康的体魄,取决于健康的心境。

拥有健康,拥有成功,才会有欢乐和幸福的人生。

第一节 心理健康

心理健康,在一定程度上,取决于对生活的态度。

如果你热爱生活,热爱自然,那么,尽管岁月会不断流逝,你的心境却永远留驻在春天。

心理学和医学称"心理"为"心","生理"为"身",合称"身心"。

人就是"心""身"有机统一的整体。人体的一切生理过程,都受到心理活动的调节。

心理健康、人格健全的人,应有以下特点:

(1)热爱生活,喜欢活动

对当前的生活充满信心,会享受人生的乐趣,使自己生活得有意义;

(2)心情愉快,能控制情绪

心理健康,表现在胸怀博大、情绪稳定、豁达洒脱,能保持愉快、满意的积极情绪,永远乐观、开朗、无忧虑、无怒气;

(3)面对现实,善于适应

有自知之明,能乐天知命,知足常乐。

总是以科学的、乐观的态度,理解与对待事物的发展变化,以积极的态度面对

家庭醫生

现实,善于顺应自然;

(4)人际关系协调,家庭和睦

心理健康的人,既能理解他人,也能为他人所理解。与人相处时,总是以信任、友好、谅解、尊敬为重。乐于助人,重"予"不重"取"。在家庭中,善于调适人际关系,以和为贵,团结为重。

第二节　身心疾病

举世尽从愁里老,早衰因病病因愁。

当人的情绪、生活环境发生变化的时候,可以使一些器质性的疾病处于易感状态,从而产生"身心疾病"。

常见的心身疾病

1.由心理因素导致的生理疾病的种类

常见的由心理因素导致生理疾病的痛种,可以分为以下9大类:

(1)心血管系统疾病:高血压、冠状动脉硬化性心脏病(简称"冠心病");

(2)呼吸系统疾病:支气管哮喘;

(3)消化系统疾病:胃溃疡、十二指肠溃疡、溃疡性结肠炎、神经性厌食、胃炎、便秘、腹泻、胃酸过多;

(4)运动系统疾病:风湿性关节炎、肌肉或肌群痛性痉挛;

(5)皮肤疾病:神经性皮炎、过敏性皮肤病、湿疹、皮肤瘙痒;

(6)泌尿生殖系统疾病:阳痿、性欲缺乏、月经失调、闭经、性交困难或性交疼痛、排尿障碍(遗尿、尿痛、尿频、尿失禁);

(7)癌症;

(8)神经症:睡眠障碍、呃逆:

(9)内分泌系统疾病:甲状腺机能亢进或机能低下、糖尿病。

2.心身疾病与性质

在心身疾病方面,比较有典型意义的,就是A型性格。

目前,国际上采用的典型性格类型有 5 种,分别称为:A 型(行为型);B 型(平均型);C 型(安定消极型);D 型(安定积极型);E 型(不安定消极型)。

所谓 A 型性格的典型特征是不安定性。

具有 A 型性格的是一些雄心勃勃的人。他们的行为特征是:

——工作认真,办事讲效率,节奏快,讨厌拖拖拉拉,喜欢干脆利落。不管是上班,还是在家里,总有干不完的事情。

——工作程序就像机器。充分利用时间,前后衔接很好。

——事必躬亲,对别人做的事情不放心,喜欢包办代替。

——行为急躁,讲话声音洪亮,走路大步流星,吃饭狼吞虎咽。

——有很强的进取心,喜欢与人比高低。

——时间观念很强,整天有一种紧迫感。

——不会娱乐、享受,除了工作,很少有什么兴趣爱好。

由于 A 型性格的人总是承受着时间紧迫感的压力,精神上长期处于超负荷的紧张状态,因此,他们最容易患心脏病、消化道溃疡。

高血压、冠心病、糖尿病、溃疡病、癌症和其他许多疾病,所以被称为"心身疾病",说明在它们的发病因素中,心理方面占有很重要的地位。

所以,"心生却是病生时",是很有道理的。

如果是 A 型性格的人,要克服这种性格带来的弊病,学会改善性格。具体作法有:

——多一点人情味、同情心和谦让精神;

——认真而不固执;

——有一点艺术修养;

——交几个知心朋友。

第三节　心理疾病

据资料报道,在美国,每 4 个人中,就有 1 个人在其一生中,将因为心理方面的原因,引起生理方面的疾病;每 12 个人中间,就有 1 个人,将因心理方面的困难而

家庭醫生

住进医院;每20个人中间,就有1个人在其一生中,会得比较严重的心理疾病,并且将影响其工作与正常生活。

美国全国医院的病床中,几乎有一半是被有心理疾病的患者所占用。

在我国,有统计资料表明,精神病患者已经超过1000万人。事实上,更多有心理疾病的患者,从未被作为病人对待,有人甚至荒唐地认为他们是"思想问题"。

有心理疾病的患者,对社会有一定的影响:

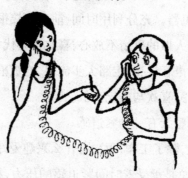

渲泄情绪,调节心理

——他们不能从事有益于社会的工作,经常影响其家属的工作和生活;

——对社会安全也有一定的威胁性,有些伤害性、犯罪性行为,是由精神病患者所为;

——因为患者不健全的心理疾患,经常破坏家庭的和谐和幸福,影响与他人之间的关系,引起纠纷和冲突,给家庭和社会造成不良影响;

——增加社会的经济负担。这些病人的治疗和照顾,通常需要许多经费。

一、心理现状自测

您可以通过下面的评分方法,把握自己的心理现状,及时进行调整。

心理状态评分表

心理状态	得　　　分
你的感觉	精力充沛(1分);过于紧张(2分);十分疲劳(3分)
你的记忆力	没有异常(1分);近事易忘(2分);过去发生的事想不起来(3分)

心理状态	得　　分
你的睡眠	睡眠充实(1分);睡眠不深易醒(2分);服安眠药助眠(3分)
你的人际关系	相互尊重(1分);相互应付(2分);厌烦别扭(3分)
你的假日安排	外出旅游(1分);自我消遣(2分);在家睡觉(3分)
你对挫折的反应	冷静地应付(1分);激动后能平静(2分);麻木或惊慌失措(3分)
你做事的态度	有始有终(1分);力所能及(2分);得过且过(3分)
你近来的心情	十分愉快(1分);平静(2分);忧心忡忡(3分)

9～12分:心理状况较佳,性格坚强,理解力、工作适应能力、感觉状况均优;13～19分:心理状况可能在走下坡路,对各种生活环境的适应能力减退;20～24分:心理状况欠佳,需要及时调整心态。

二、心理健康的标准

(1)乐于工作,能够从工作中获得满足感;

(2)能与他人建立和谐的关系,乐于与人交往;

(3)充分了解自己,对自己的能力有适当的估计;

(4)能与现实保持良好的接触,并能做出恰当的反应。

良好的人际关系和正常的人际交往,能够鼓舞人的精神,培养人的自尊心和自信心,提高社会价值感,增进社会适应能力,形成乐观的人生态度,从而使个性健康全面发展。

不良的人际关系和交往障碍,可以通过形成一些不好的个性特点和消极情绪,影响心理健康。

心理健康的人,他们的人际交往应该是:

——能与他人建立和谐的人际关系;

——乐于与他人交往;

——对人的态度,常常是正面的态度(如喜悦、信赖、尊敬等)多于负面的态度

（如敌视、怀疑、畏惧、憎恶等）。

协调人际关系的准则：

——顾全大局，协调平衡；

——积极交往，互补共进；

——尊重理解，心理相容。

第三章　在清洁的环境里健康地生活

地球是人类的共同家园。

当人们谈起环境问题的时候,想到的往往是自然资源污染、物种灭绝、气候变迁、臭氧层破坏等生态环境的破坏等等。这些无疑是威胁人类生存的大问题。

但是对于每一个人来说,你的健康状况,更直接受到周围小环境的影响。所以早在1952年的"世界卫生日"主题口号就提出:

"在清洁的环境里健康地生活"。

第一节　身边的致病因素

在我们的身边,有许多致病的因素,需要人们经常注意,不要让它们危及到自己的健康。下面就从我们日常的"衣、食、住、行"说起。

1. 食

现代人的饮食趋于多样化、方便化、贮存化、加工化。但是现代社会在粮食、蔬菜生产的过程中,大量使用化肥、农药。食品加工过程中,使用的化学添加剂,如防腐剂、调味剂、保鲜剂、催熟剂、增稠剂、鲜艳素即达上千种。这些化学物质,无一不是食物性环境病的可能诱因。在食品加工过程中,各种添加剂的使用,还可能造成食品中重金属的污染。

饮水卫生日益引起人们的关注。不合格的饮用水,可能造成食品中的微生物污染,例如大肠杆菌菌数超标。目前广泛饮用的"矿泉水"、"纯净水"和"太空水"等,也不同程度地存在一些问题。

2. 衣

现代人的衣着,已经大大有别于过去。

化纤织物、人造革品、泡沫塑料、化学染料、清洗剂、上光剂、驱虫剂、坚挺剂、松

家庭醫生

3. 住

现代建筑中,大量采用化学构件、装饰材料、防水材料。室内装饰所使用的新型建筑材料与高分子聚合物分不开,如各种塑料面板、刨花板及一些绝缘、保温、填料、油漆等,乃至现代家具制作使用的材料和涂料中,也大量使用化学合成材料。

这些材料中,不同程度地含有对人体有害的毒性物质,如聚氯乙烯、聚乙烯、铅、石棉、甲醛和酚等。它们会通过呼吸和皮肤接触进入人体。

家庭内的放射性污染,来自于空气中的氡及其子体。氡是一种无色、无味的放射性气体,它主要来源于建筑材料中具有放射性的物质——镭,以及宅基地的土壤。

氡浓度以木制结构的房屋最低,石料建筑材料最高。如果室内的氡及其子体主要来源于宅基地,住在平房或一楼内,更容易受到氡的污染。

氡的潜在性危害很大。人如果经常生活在氡浓度较高的环境中,肺癌的发病率就会增高。世界卫生组织已经将氡列为 19 种致癌物质之一。

建筑房屋时,如果选址不当,地面下的放射性物质较多,或建筑材料中含有较高的放射性元素,室内通风欠佳,极易使室内氡浓度增高。

室内铺设的化纤地毯、装饰材料及所采用的塑料壁纸,释放出的甲醛、油漆溶剂(如二甲苯等),在室内长期挥发,可引起鼻炎、哮喘,甚至抑制血细胞生成。

室内大量使用家用电器,特别是组合音响发出的噪声,会损害听力。

照明中缺少自然光线;各式家用电器(如电视机、电热毯)产生的电磁场;甚至家庭中饲养的宠物和室内的尘螨,都可能成为居住性环境病的病因。再加上现代建筑的密闭节能结构,更造成居室环境问题的复杂性。

室内养花有许多好处。但是花草在夜间进行呼吸作用时,也要吸收氧气,放出二氧化碳,所以卧室内养的花草不宜过多。

4. 行

当今的交通工具,几乎无一不是以化学燃料为动力。其释放的化学废气,可以成为环境性致敏、致毒、致癌、致畸的诱因。车船、飞机的构件以及道路上铺洒的沥青,道旁植物散发的花粉,也可能成为交通性环境病的诱因。

另外，日常生活中使用的化妆品和日用化学品，如洗涤剂，如果选择不善，也是重要的致病因素。

至于来自工作环境中的污染，更是千头万绪，一言难尽，构成了对人类健康威胁的"包围圈"。

第二节　营造清洁卫生的家

家庭是生活的港湾。

人们经常把自己温馨的家，比喻为"安乐窝"。人在居室中停留的时间，一天之中几乎有 1/3 至 1/2。

为了维护您和家人的健康，要先从家庭营造的环境开始。

居室布置以清静、方便、舒适、安全为原则。

——居室最佳温度冬季宜保持在 18～20℃，夏季宜在 26～28℃之间，湿度以 50%～60% 为佳。

减轻闷热的方法，常用的是使用电扇或空调。如无电扇或空调，以下方法有利减轻闷热的难受程度：

——热水淋浴或温水淋浴能扩张血管，可使人体较好地解除湿热感。

——多饮水，但不要多饮浓茶、浓咖啡等含咖啡因的饮料。

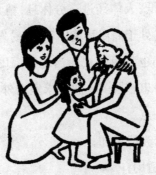

家庭是生活的港湾

——穿着适当。宽松质薄的棉布衣服，可使空气流通，有助吸收体表水分，使体温下降。

——阴雨天室外湿度较大的时候，把朝南或东南方向（即上风口方向）的门窗大部分关闭，只开下风口的门窗，以减少水气进入室内。天气转晴时再打开门窗，并将放在挡风侧的大件家具适当搬动，以利空气流通，加速水汽蒸发。

——用石灰、木炭吸潮。将用布或用袋片包裹的生石灰或木炭，放置在床、柜、桌椅底下或墙角、楼梯、走廊边，利用石灰或木炭的吸水性能，使室内空气保持干燥，减轻潮湿程度。

——阴雨天或大雾天，尽量不要在室内晾衣服；淋湿了的衣服、雨伞、鞋袜，最好不要带进室内；在居室门口或厨房、客厅门口铺放一块揩垫，以除鞋底水渍。室内要勤抹拭，勤打扫，保持整洁、干燥。

夏季室内很热，打开电扇一吹，全立刻觉得凉风习习，心神爽快，这是电扇吹来的干爽空气，改变了身体周围空气湿度的缘故。但如果这时空气湿度很大，即使打开电扇，人们也仍感到闷热，这是因为这时吹来的风，只是一股又热又湿的气流，失去了应有的降湿调节作用。同样，自然界的夏日季风对人体的影响也如此。当气温在0℃以上时，风力每增加2级，人的冷感会下降3～5℃；气温在0℃以下时，风力每增加2级，人的冷感会下降6～8℃。

再一个不可忽视的影响因素，是气温的"日温差"。

气温日温差，是指白天最高气温和夜间最低气温的差值。盛夏，凡日温差较大的日子，人就会感到舒适、凉爽。因为在这样的天气条件下，尽管白天高温酷热，但是入夜后的气温会迅速降低，人体经过充分休息，精力会得到恢复。相反，如果昼夜温差相差很小，人们总是处于高温环境中，就容易发生中暑。

此外，室内外温差大小也不可轻视。当室内温度比室外温度低10℃时，人的身体就会感到不舒服，容易患感冒。一般要求室内外温差不宜超过7℃，夏季使用空调的时候，更要注意这一点。

——室内宜阳光充足，光线柔和；

——室内家具宜简单适用；

——床上用品以柔软、耐用、易干、易拆洗的纯棉织品为好；枕头有软、硬之分，可因人而异，但枕高不宜超过15～18厘米；

——室内设置不宜过繁，色调宜柔和淡雅，陈设最好古朴大方，以体现出"室雅何需大，花香不在多"的特色。此外，以下一些事情也要经常注意。

1. 呼吸清新的空气

建造房屋以前,请环境保护单位的人员检测地面下氡的浓度,看看在这个地基上适宜不适宜造房,应该是明智之举。氡是铀衰变成镭,再从镭衰变而成的。铀和镭都是放射性元素。含铀矿物多贮存于花岗岩等不同类型的岩石中。90%的室内氡气来自土壤和地基的岩石。

新建楼房的设计,要注意空气对流问题,避免封闭式或半封闭式。

新房建成或装修以后,要开窗通风,晾一段时间再搬进去。

居室要经常开窗换气,保持室内空气新鲜。

在装有空调的房间里,安装一个"负离子发生器",可增加房间内负离子的浓度。

室内不要吸烟。

要经常打扫室内卫生。擦地板的时候,要用湿式扫除法,少扫多拖,先湿后干。

2. 不要让尘螨滋生

尘螨是一类小昆虫。一般的情况下,难以用肉眼看见它们。

粉尘螨和屋尘螨普遍生活在人类生活和工作的场所,以床罩、枕头、被褥、沙发、地毯、旧棉衣、毛衣和室内的灰尘中最多,在有空调的环境中也较多。在气温25℃左右和湿度75%~80%的时候,尘螨繁殖较快。

尘螨可以引起哮喘病或过敏性鼻炎。这些病都是变态反应性疾病。

家庭中消灭尘螨的方法,一是经常用吸尘器除尘;二是如果有支气管哮喘等变态反应性疾病,家里最好不要铺用地毯,因为地毯的纤维深处,吸尘器难以将尘螨吸出来;三是能清洗的物品,经常洗涤能起到一定效果;四是经常通风换气,增加室内的空气流动。

3. 健康地享受空调

在炎热酷暑的夏季,空调带来的清凉世界,无疑是现代人的一份福分。但是,空调机可能带来一种"现代生活方式病"——即所谓的"空调综合证"。

空调综合证的主要症状和表现,包括身体发冷、疲倦无力、食欲不振、头痛、腹泻、神经痛、焦虑不安等。使用空调引起身体不适的人,主要是老年人、妇女和儿童。

使用空调机的环境,必然是密闭的。这种不通风的室内环境,空气很少流通,

物理保健篇

有时会令人窒息难耐。同时也可能导致空气中的微生物污染,引起"军团菌病"。此病主要发生在有中央空调系统的建筑物中。

因此使用空调的房间要注意通风,每小时开窗或开门1次,每两周要清扫空调机1次。如果有条件,室内可配备负离子发生器、空气过滤器或杀菌灯等。

有空调房间的温室,夏季应在24~28℃,室内外温差以5~7℃为佳;冬季室温宜在19~22℃。开冷风的时候,空调口不要直接吹向人体,尤其是不能吹向婴幼儿、老年人和身体虚弱的病人。

使用空调的时候,要注意衣着增减,应达到空调环境下的保暖要求,夜间睡觉的时候,最好不要用空调,入睡时关闭空调更为安全。

空调的冷风吹向人体,不要超过10分钟;大汗淋漓的时候,最好不要直接吹冷风,这时降温速度太快,容易得病。

从空调环境中外出,应在有荫凉的地方活动片刻,待身体适应以后再到太阳底下活动。不要一天到晚都呆在有空调的环境之中,白天要到户外活动3~4次,每次10分钟。

如果使用电扇,要尽量用自然风;使用时间不要过长,一般每次以30~60分钟为宜,转速不宜太快。睡眠时间不宜吹风,尤其忌通宵吹风。气温过高时,可用摇头微风,或定时控制,但也不宜直接吹人体,吹一段时间,要调换电扇的方向,以免局部受凉过久。

4. 科学收看电视

保护眼睛,是人们在收看电视时最需要注意的问题。

视高:电视机荧光屏顶部的高度,一般应与人端坐时的视平线平齐。

视距:一般认为,收看电视时的视距,以屏幕高度的8~10倍为最佳视觉区;视距为屏幕高度的6~7倍,为一般视觉区;视距小于屏幕高度的4~5倍时,为最差视觉区。所以收看29英时的电视机,视距最好大于4米;收看18英时电视机,视距最好大于3米。

收看电视的时候,亮度调节要适度,对比度调节也要适度,环境光线调配要合理。白天看电视的时候,应挂上窗帘,亮度调整高一些;夜晚看电视的时候,在观众身后的后上方或侧面,要装有微弱的灯光,以调节室内的亮度。

电视图像的内容是不断变化的,在收看电视的时候,眼睛很容易出现疲劳。因此,要适当控制连续看电视的时间。

此外,3岁以下的幼儿不宜看电视;12岁以下的儿童,也不宜长时间地收看电视。

看完电视以后,要坚持洗手、洗脸,这样可以消除电视机的高频辐射对人体面部和皮肤的影响。

同时,看电视的时候,多饮清茶和清水;室内要注意除尘和防尘,保持一定的湿度,这样可以减少电视机所产生的各种辐射微粒对呼吸道的影响。

5. 减少家庭中的噪声

目前,家庭影院的音响通常都具备立体声场及环绕效果,三维空间感很强。有的为四维音响系统,兼备超重低音,虽然频率低,但是声强级高,振动能量大,有时候甚至能将房屋中的物体振动,连墙壁也有震感。

声强级太高,时间一长,就会引起听力疲劳;听音响时间太长(经常超过4个小时以上者),听力将逐渐下降。

人们感觉舒适的声强级范围,在30~65分贝;超过120分贝,人就会感到不舒服,甚至有疼痛感。因此,播放音响时,声强级不要超过60分贝。

6. 正确使用电脑

长时间在电脑前工作,可以出现疲劳、头痛、视力模糊、眼干燥或充血、复视和眼压升高等症状。此外,每天长时间在键盘上敲打,若缺乏保健措施,还可导致手指、手臂及肩部肌腱的劳损。

因此在使用电脑时,要使室内有适宜的光线,但要避免光线从头顶上方照射,操作时可熄掉一些灯。白天可放下窗帘,使房间变暗而使屏幕清晰一些,工作台不宜直接面对窗台。

电脑的荧光屏上要使用滤色镜,以减轻眼疲劳。最好使用玻璃或高质量的塑料滤光器。

要保持正确的操作姿势。电脑的屏幕应位于视线下方15°~20°。这样眼睛微微下倾,观看效果最佳,对保护视力也有好处。

要合理安排间歇时间,工作一小时左右就要稍事休息片刻。

平时可以多吃一些含维生素A的食物,如动物的肝脏、胡萝卜和蔬菜等,以促进视网膜视红紫质的再生,以利保护视力。

第三节 消除厨房中的污染

一、厨房中的污染

室内的空气污染,已成为影响人群健康的一个重要环境因素。

特别是厨房中的空气污染,已经成为家庭中最大的污染,应当引起人们足够的重视。

在以燃煤为主要能源的家庭里,厨房里飘尘、一氧化碳、二氧化硫和苯并芘的浓度,都高于使用燃气灶的家庭。煤在燃烧过程中,排放大量颗粒物,其表面粘附着苯并芘等致癌物质,被人体吸入以后,可能诱发肺癌。

另外,我国人民传统的烹调方法中,习惯用油对食物进行煎、炒、炸的加工方式。不论是植物油,还是动物油,在高温过程中产生的油烟气里,含有一些致癌物质,如"多环芳烃"。

厨房中危害最重的污染物是烹调油烟。学者们认为,我国妇女的肺癌发病率居高不下,可能与厨房的污染有密切关系。

二、消除厨房中的污染的方法

为了对付厨房中的污染,可以采取下面一些措施。

1.安装抽油烟机或排风扇

我国制订的居室空气标准规定,室内的一氧化碳浓度,每立方米不得超过10毫克。一般居民的厨房面积较小,两个煤气灶同时点燃,半小时以后,室内的一氧化碳可达100毫克,是标准的10倍。

最好的办法是在灶具上面,安装带有动力的排烟设施,这样可以排出2/3的污染物。抽油烟机的罩口与灶具之间的距离,在1米以内才能达到良好的排烟效果。在点燃燃气灶或燃气热水器的同时,必须打开抽油烟机或排气扇,不要只在炒菜的时候才使用。

2.经常开窗

如果在还没有安装抽油烟机或排风扇的厨房做饭时,要注意开窗通气。厨房的窗户,最好"多开少关",以保持空气的自然流通。煤炉一定要安装烟囱,排气必须通畅且安全。

3. 控制烹调油温

烹调油加温要避免超过200℃(菜籽油在油温50℃时即产生油烟雾,花生油的发烟点为150℃,豆油为160℃,精制菜油为180℃);少些煎炸烹调方式,如果要做,应尽量减少操作时间。

选择食用油时,最好用精制油。

4. 合理使用冰箱

冰箱并不是"保险箱"。在冰箱内贮存食品可以延缓微生物的生长繁殖,但是并不能杀灭微生物。不合适的贮存温度、食物温度过高、反复冷藏、食物太"脏"、冰箱内生熟食物交叉存放等,都可能影响冰箱的冷藏效果。使用冰箱要注意以下一些要求:

——冰箱内的温度应保持在10℃以下;

——婴幼儿的食品,应新鲜配制,不宜置于冰箱中。其他食品也不宜过长保存,尤其是动物性食品,一般不宜隔天保存。需要较长时间保存的食物,应置冷柜(-10℃以下)保存;

——剩余食品在放置冰箱保存前,应充分加热煮透,杀灭微生物,并降至室温后再保存;

——生熟食物要分开。应用保鲜袋或保鲜纸,将食物包密实后置冰箱保存,而且要熟在上,生在下。如果有条件,最好用小冰箱保存水果等直接入口的食物;

——经化冻的肉类和鱼等,不宜再次置冰箱内保存。因为多次化冻后,食物可能受到污染,而且食物品质也会遭到破坏。因此,大块的肉应按每次烹调需要的量,分切成小块后再置冰箱冰冻保存,每次烹调时取一块化冻待用;

——冰箱应定期除霜清洗,以保持干净。

5. 防止食物中毒

食物贮存或剩饭处理不当,常常可以引起食物中毒。

食物中毒最常见的原因,是剩饭被一种称为"蜡样芽孢杆菌"的细菌污染所造成。蜡样芽孢杆菌最适宜生长的温度是28~35℃,10℃以下不能繁殖。

该菌在100℃放置20分钟即可被杀死,但其芽孢在120℃,经过1小时才能被杀死。

　　剩饭贮存于较高的温度条件下,放置时间较长,被污染的剩饭中的蜡样芽孢杆菌即可大量繁殖,或者剩饭虽经加热,但残存的芽孢仍得以发芽繁殖,进食前又未充分加热,则可引起食物中毒。

　　在家庭日常生活中,处理好剩饭是很重要的。剩饭应松散开,放在通风、阴凉和干净的地方,避免污染。或等剩饭温度降至室温后,放入冰箱冷藏。剩饭的保存时间,以不隔餐为宜,早剩午吃,午剩晚吃,尽量缩短在 5～6 个小时以内。不要吃热水或菜汤泡的剩饭,也不能把剩饭倒在新饭中,以免加热不彻底。吃剩饭前一定要彻底加热,一般是在 100℃ 条件下加热 20 分钟;或在做饭时,把剩饭与生米一起下锅煮透。

　　吃饭剩下的汤菜、炖菜和炒菜等,必须先烧开,装在有盖的容器中,待凉后放在冰箱中冷藏。吃的时候还要烧开热透。剩下的凉拌菜、卤肉类,应立即放入冰箱冷藏或冷冻,下次吃的时候一定要回锅加热,或者改制。

第四节　保持室内环境卫生

　　家庭中进行消毒隔离是预防疾病的重要环节之一,起着预防和保健的双重作用。对室内的空气和物品进行消毒,是保持家庭环境卫生、消除疾病隐患的主要措施。

　　室内卫生包括通风换气、空气净化、湿法清扫和空气消毒。

　　1.通风换气

　　室内空气要保持新鲜,必须经常开窗换气。最好在早、中、晚各开窗 1 次,每次 15～20 分钟。特别是冬季,每天要开窗通气 10～30 分钟。

　　室内空气净化,除使用空气净化器以外,还应避免吸烟。

　　2.煮沸消毒

　　煮沸能使细菌的蛋白质凝固变性。消毒时间要从水沸后开始计算,经过 15～20 分钟的煮沸能杀灭一般细菌。病人的食具或棉织品,适宜采用这种方法进行消毒。

　　煮沸消毒的时候,被消毒的物品要全部浸没在水中。

　　3.阳光消毒

空气消毒多选用紫外线照射法。

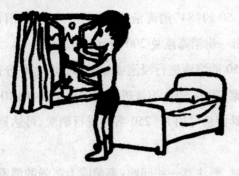

开窗换气

日光中含有紫外线和红外线,照射 3～6 个小时,能达到消毒的要求。病人的被褥、衣服和用品等,可以拿到日光下曝晒消毒。

4. 石灰消毒

病人的呕吐物、大小便可以用生石灰消毒。一份呕吐物可以与两份生石灰拌和,2 小时以后,再倒进厕所。

5. 药物消毒

家庭常用消毒剂按杀菌作用可分为 3 大类:

第一类为高效消毒剂。指可以杀灭一切微生物,包括抵抗力最强的细菌芽孢(如炭疽杆菌芽孢、破伤风杆菌芽孢、肉毒杆菌芽孢等)的消毒剂,如"过氧乙酸"、"戊二醛"和含氯消毒剂等。

第二类是中效杀毒剂,指可以杀灭抵抗力较强的结核杆菌和其他细菌、真菌和大多数病毒的消毒剂,如"乙醇"、"碘伏"和"煤酚皂液"(来苏儿)等。

第三类是低效消毒剂,只能杀灭除结核杆菌以外的抵抗力较弱的细菌,如痢疾杆菌、伤寒杆菌、葡萄球菌、链球菌、绿脓杆菌等,以及抵抗力较弱的真菌(如念珠菌)和病毒(如流感病毒、脊髓灰质炎病毒、艾滋病病毒等)。这类消毒剂有"氯己定"(洗必泰)、"苯扎溴胺"(新洁尔灭)、"玉洁新"(三氯散)和"高锰酸钾"等。

家庭常用的消毒液,是"84"消毒液,这是一种含氯消毒剂,能有效地杀灭细胞、病毒、真菌、芽胞等,作用迅速,价格低廉,残氯对人体无毒。使用"84"消毒液要注意浓度、温度和作用时间。

含氯消毒剂保存在室温下即可,不要在高温条件下或让阳光直接照晒。

对于传染病病人，尤其是肝炎病人用过的物品、血液、排泄物及周围环境，可用浓度为1：200～1：50的"84"消毒液浸泡、喷洒或擦拭，消毒时间为30分钟或更长一些(1：200是指一份消毒液兑200份水，余类推)。

餐具等用1：250的溶液进行浸泡或擦拭，时间为10分钟。

生食的瓜果蔬菜，用1：300溶液进行浸泡消毒，时间10分钟，然后洗净再食。

卫生间卫生洁具消毒可用1：250溶液进行刷洗，可达到消毒和清除异味的目的。

在使用消毒剂时，要注意一些问题：杀菌能力越强的消毒剂，其刺激性、毒性和腐蚀性往往也随之增大。例如，含"次氯酸钠"和表面活性剂的消毒剂，用来消毒蔬菜、水果、餐具、陶瓷洁具和排泄物，既可达到消毒要求，又能清洁除垢。但是如果用它来消毒棉织品和碳钢制品，就可能产生褪色和腐蚀，将物品损坏。

在家庭中一般是使用中效和低效的消毒剂。

(6)蒸笼消毒

利用家用的蒸笼，可以作为消毒工具。消毒时间要从水沸腾以后冒汽算起，经过15～20分钟，可以达到消毒的目的。这种方法适合消毒衣物和食具等。

第五节　杀虫灭鼠保卫生

苍蝇、蚊子、蚤、虱、臭虫、蟑螂等害虫，骚扰人们的休息，而且能传播疾病。

目前家用杀虫剂以气雾剂为主。

气雾杀虫剂是借助石油液化气或"氟利昂"的推进力，将杀虫剂喷成极细的雾粒。尽管杀虫剂对人体无害，但是其中的添加剂，如"甲苯"等溶剂，常有较强的毒性。为了产生气雾，家用杀虫剂中，还加入了一些低沸点的气雾载体，如氟利昂等，也具有一定的毒性。氟利昂可以破坏大气臭氧层，对人体健康起着间接的危害作用。

使用家用喷雾剂的时候，要注意掌握适当的剂量。一般15平方米的房间，喷3～4秒钟就能达到需要的喷量。使用时，先在空中喷一下，然后再在害虫容易隐蔽栖息的角落里喷洒。要学会将三四秒钟的喷量，合理分配在空间及害虫隐蔽的角落。不要认为喷的越多效果就好。过量喷洒不仅浪费药液，而且还会污染环境。

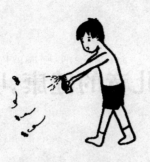

喷只需3秒钟

鼠类对人的危害相当严重。灭鼠的方法很多,一般采用毒饵灭鼠。但是不要使用国家明令禁用的"毒鼠强"、"氟乙酰胺"等强毒性药,以免发生危及生命的"鼠药中毒"事件。

目前使用较多的是安全、高效的慢性药,如"敌鼠钠盐"、"杀鼠迷"、"溴敌隆"、"氯敌鼠"等。在室内,毒饵可沿墙根放置,或投于鼠洞口及鼠类活动之处。慢性药毒饵每堆5~10克,晚放晨收,连投3次。在投饵次日,可根据前一晚的消耗量进行补充。

第四章 儿童的健康，明天的财富

第一节 婚前检查

如何才能生一个既健康又聪明的孩子呢？

这在结婚以前就要注意，在怀孕以前更是要做一系列的准备工作。

男女结婚登记以前，应做婚前检查。通过婚前检查，可以发现是否患有遗传性疾病、传染性疾病，以及生殖系统的疾病。

如果患有遗传病，要弄清遗传病的类型、遗传方式，分析后代的再发风险，以及该不该做产前诊断等。如果风险太大（超过10%），病情较重者，就应当进行绝育以后再结婚。

第二节 孕前咨询

已婚夫妇要有生育计划。暂时不准备怀孕者，要做好计划生育。

当夫妻两人决定要生一个孩子时，就要去做一次孕前咨询。孕前咨询的目的，是指导夫妇双方如何选择身体健康状况最佳，以及环境条件最适宜的情况下怀孕。

——男女任何一方有病的时候不宜怀孕。

女性患有全身性感染性疾病或性传播疾病，对于母婴都有影响。如果患有淋病、梅毒、衣原体感染，一定要先治疗疾病。等疾病痊愈以后，才能考虑怀孕的问题。

——最近情绪不好、工作过于紧张劳累，或者身体感到疲劳的时候，最好也不要怀孕。

——受孕的月份，在北方地区，最好选择在6～8月。这是因为怀孕以后的最初3个月，正是胎儿大脑皮质初步形成的阶段，需要适宜的温度和充足的营养，夏末秋初是最适合的时机。而且分娩的时候，又逢春末夏初，婴儿可以充分享受阳光和室外的新鲜空气。

——猫可能传染"弓形虫病",这种病可以造成孕妇流产。所以家里如果养了猫,在怀孕以前要先把猫处理掉,并且彻底清除猫的排泄物。

——服避孕药的妇女,应在停用避孕药后半年再怀孕。停药期间,要使用工具继续避孕。

——最近做过人工流产或发生过自然流产的,应当至少间隔半年以后才能怀孕。

——从事接触有毒物质职业的妇女,孕前3个月要变换工作环境。

——夫妇双方都要戒烟忌酒。吸烟对胎儿的损害非常严重。孕妇在妊娠期间过多饮酒,所生的孩子有可能患"胎儿酒精综合证"。有这种病的孩子,长有特殊的面容,如颜面中部宽平、鼻梁低矮、鼻子小且上翻……同时智力低下。

——妇女如果有吸毒的嗜好,或有其他药瘾,应该在孕前戒断。

——女性35岁以后初产,怀孕期间容易发生妊娠并发症(妊高症、难产等),也更容易出现胎儿不正常。所以高龄初产妇要经常与医生联系,进行产前保健。

——怀孕前3个月内,如果生了病,要避免腹部X线透视检查。

——为了预防胎儿的神经管畸形,孕妇在怀孕以前3个月,就要开始服用叶酸。

第三节 孕期用药

早孕期的孕妇,常有畏寒、食欲不振等,这些是早孕反应,可以不予治疗。

如果患有感冒,并且症状比较重,体温在38℃以上时,要去医院请医生诊治。

在孕早期,如果得了"风疹"病,就要考虑是否终止妊娠。因为风疹病毒可致胎儿畸形。

孕妇在看病的时候,要告诉医生自己正在怀孕期间,而且要告诉他,自己已经怀孕的月份,让医生在用药的时候多加注意,同时也要提醒医生,避免透视和其他放射检查。

可用可不用的药物,尽量不用或少用。尤其是在怀孕的早期(始初3个月内),更应如此。孕妇用药要在医生指导下使用,不要听信"偏方""秘方"之类,以免造成不良后果。

市场上出售的各种"营养品"、"保健品"和"滋补品",如果要服用,第一要征求医生的意见;第二要弄清楚这些保健的成分;第三条,也是最重要的一条,就是使

家庭医生

用要慎重。

放射线照射会造成胎儿畸形或死亡,所以在妊娠早期,要绝对避免放射性检查和治疗。越是在妊娠早期,放射性的损害也就越严重。

如果因为不知道妊娠,而在妊娠早期做了腹部的放射线照射,或者因为疾病,接受了相当剂量的放射线治疗,即应终止妊娠。

妊娠4个月以后,可以做胸透、胸部拍片,但是也要尽量避免做照射时间较长的胃肠透视、钡剂灌肠摄片。36周以后,如果产科需要,可做X线骨盆测量,或用B超检查骨盆。

孕期不要接触化学毒品,也不要接触化肥、农药等。

高温可能使胎儿畸形,所以在怀孕的阶段,不要用太热的水洗澡,洗澡的时间也不要过长。

电热毯是胎儿在母腹内可能受到的一种电磁场强度最大、作用时间最长的辐射源。怀孕早期(妊娠12周以内)使用电热毯,可能造成胎儿流产。所以可采取睡前加热,睡觉的时候闭掉电源的方法。

此外,孕期妇女不要做剧烈的体育活动。

第四节　新生儿保健

新生儿期,指的是婴儿出生以后,一直到28天为止的一段时间。

孩子从母亲温暖的身体内,刚刚来到了这个多姿多彩的世界上,需要更多更多的关爱和呵护。

1. 注意保温

胎儿离开母体,从一个温暖、潮湿的环境,来到一个使他寒冷的地方,孩子会感到很不舒服。

迅速把婴儿的身上擦干,用温暖的毛巾包裹好,放在保暖床上;或者让他紧紧贴在妈妈的胸前。最好给他的头上戴一顶小绒帽。

房间的温度,最好在25~26℃。如果室温达不到这个要求,需要采取其他保温措施。

2. 立即喂奶

孩子出生以后半小时,就要让他吸吮妈妈的奶头。一定要抓住这个半小时,不要错过。妈妈的初乳里,有孩子生长发育所需要的一切营养,而且还有呵护宝宝抵御许多疾病发生的宝贵"抗体"。

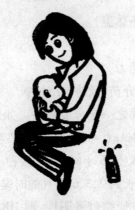

母乳喂养好

母亲要与孩子24小时相伴。孩子如果要吃奶，就喂给他吃，不要死守钟点。对于喂妈妈的奶，不是"按时"，而要"按需"。无论白天晚上，只要孩子想吃就喂。

为了使孩子早日适应人类社会的生活习惯，要逐渐使孩子吃奶按时，并且取消夜间喂奶，但不能操之过急。

母乳是孩子最理想的食品。一定要用妈妈自己的奶水，亲自喂养自己的孩子。

3. 加强护理

新生儿的皮肤非常娇嫩，可给他穿上一件质地柔软、吸水性能强、不脱色的纯棉织品衣服。最好不要用化纤衣料，也不要选用质地粗糙的面料给孩子做衣服。

包裹孩子不要打成"蜡烛包"，那样会把孩子的手脚束缚起来，限制他的自由成长。给孩子准备一个小小的睡袋，让他生活在既舒适保暖，手脚又能自由伸展的襁褓里。

准备一些尿布。最好是用吸水性好、松软、耐洗、易干的白色布料做孩子的尿布。千万不要用红色、蓝色或黑色等深色新粗布做孩子的尿布。目前广泛使用的"一次性尿布"更为理想。

孩子头皮上的乳痂，不要硬往下揭。可用棉花球蘸些煮熟且清洁的食用油，轻轻搽在孩子的头皮上，一天搽几次，待软化后轻轻用肥皂洗，就会除去。

要经常给孩子洗澡。经常洗澡，能保护皮肤的清洁卫生。洗澡时候的室温最好是24～30℃，不要低于24℃。洗澡的水温以35～38℃为宜。你可用手背试一试，如果不觉得冷，也不觉得烫，就是适合的水温。洗澡的时候，要用"婴儿皂"。肥皂不要直接搽在孩子的身上，要先抹在大人的手上，再搽在孩子的身上。洗的动作要轻、柔、快。时间不要长，然后迅速给孩子擦干包好。

每次大便以后，都要给孩子洗洗臀部和会阴部，不要让孩子的臀部发红（医学上称为"臀红"），否则会出现臀部的破溃。

注意孩子的呼吸、体温。新生儿的呼吸浅而快，比较规律，每分钟呼吸为40～

44 次。体温为 36～37℃（腋下体温）。

4. 预防感染

新生儿缺乏抵抗疾病的能力。

出生以后，要及时注射卡介苗，预防肺结核病。

乙型肝炎的主要传播方式之一是母婴传播。如果母亲患有乙型肝炎，即乙型肝炎表面抗原"阳性"[即 HBsAg(＋)，过去所谓"澳抗"阳性]，而且 e 抗原(即 HBeAg)也是阳性。婴儿出生以后 6 小时，就要接种一次高效免疫球蛋白。1 个月以后，还要接种一次。在孩子长到 2、3、6 个月的时候，再各接种一次乙肝疫苗。

如果母亲只是乙肝表面抗原携带者阳性，即 HBsAg(＋)，新生儿在出生后 24 小时，以及 1、6 个月的时候，将要接种乙肝疫苗(这种接种程序，称为 0－1－6 程序免疫)。

没有足够检验设备条件的地区，婴儿出生以后，也要接种乙肝疫苗。接种程序也是按 0－1－6 程序进行。

第五节　预防遗传病

少生和优生，是我国人民在生育问题上的共识。

预防遗传性疾病是优生的重要内容之一。

所谓"遗传病"，指的是父母或他们的长辈所携带的具有致病性的"遗传基因"传递给后代所发生的疾病。对大多数遗传性疾病还缺少有效的根治方法。

目前，已经发现的遗传性疾病，有 3000 多种。预防遗传病的主要措施，是怀孕以前进行遗传咨询和检查。有些遗传病，还可以在怀孕的早期做产前诊断，以防止患有遗传病的儿童出生。

如果家里的个别人有智力低下、抽搐(俗称"抽风病")、异常出血、肌肉营养不良，或者有多囊肾、心脏病等，就要及时向医生咨询。

为了避免遗传性疾病，"预防为主"非常重要。主要的预防措施有：

——避免近亲结婚。

——检出"遗传病基因"携带者。

所谓"携带者"，是指本人的外表正常，但是在他们的身体里带有遗传病的"基因"，能把疾病传给后代。如血友病、色盲、进行性肌营养不良症等，都是男孩发病，女孩不发病却是携带者。

有些病应用生物化学检查和遗传学检查，可以发现这些貌似正常的携带者。

但是目前能准确查出的并不多,实际应用尚无多大价值。

——有的家族有畸形儿史或本人生过畸形儿,对此不能绝对肯定就是遗传病。因为多数畸形儿不是遗传引起的,而是环境伤害或其他原因所致,如放射污染、病毒、外伤、用药等多种原因。

畸形受遗传影响是肯定的,但是目前对它的了解和预防办法还非常贫乏,尚无普遍的实用价值。我们只能就知道的注意事项尽量注意,过份的顾虑是无根据的,也是有害的。

第六节　儿童的正常生长发育

孩子是不是在正常地生长发育?这是每一位父母最关心的事情。

"生长",是可以用体重计和身高计测量出来的,它能表示孩子"量"的增长;

"发育",是指器官和系统功能的成熟程度,表示孩子身体"质"的变化。

一、衡量儿童生长发育的指标

小儿在不停地生长发育,只有掌握正常的发育规律,才有可能发现异常,寻找原因,予以矫治,并且积极创造有利条件,促进小儿的正常生长发育。以下是衡量儿童生长发育的常用指标:

1. 体格发育的指标——体重

可以用公式来推算孩子的体重。

6 个月以内的小儿的体重公式为:

出生时的体重(公斤数) + 月龄 ×0.7;

7 ~ 12 个月的体重公式为:

6 公斤 + 月龄 ×0.25;

1 ~ 10 岁的体重公式为:

农村:(年龄 ×2) +6(或 7)公斤;

城市:(年龄 ×2) +7(或 8)公斤。

如 5 岁的农村孩子,体重大约为:(5 ×2) +6 =16(公斤)。

2. 体格发育的指标——身长

衡量一个孩子的体格发育情况,不仅要注意体重,还要注意身长(身高)。

初生儿身长一般为 50 厘米。

出生后前 6 个月增长最快,平均每个月增长 2.5 厘米左右。

7 ~ 12 个月,平均每个月增长 1.5 厘米。第一年大约增长 25 厘米,其中前半年增长 2/3,后半年增长 1/3。

到 1 岁时,身长约为初生时的 1.5 倍,即 75 厘米。

1～2 岁时约增长 10 厘米,所以 2 岁时约为 85 厘米。以后每年约递增 4～7.5 厘米;4 岁约为出生时身长的 2 倍,13～14 岁时约为 3 倍。

1 岁以后的平均身高(不包括青春期),可按如下公式计算:

身高 = 年龄 ×5 +80 厘米。

如:5 岁的孩子,身高应为 5 ×5 +80 = 105(厘米)。

此外,小儿的生长发育还可以用头围、胸围、囟门、牙齿的发育情况来观察。

3. 体格发育的指标——营养

做为孩子的家长,都非常关心孩子的营养够不够。营养不良,会直接影响孩子的发育;而营养过剩,超重肥胖,对孩子日后也不利,会成为成人以后心血管疾病的隐患。

一个人的营养状况是否良好,必须通过一系列客观指标加以衡量。其中主要有:身高、体重、上臂围以及体重/身高的比值。它们分别适用于不同的人群。

按年龄的身高,是反映慢性营养不良,或过去曾有营养不良而致发育障碍的主要指标。

如果你要评价自己的孩子,可以与同年龄儿童平均身高的中下等值作比较。你只要查一下本章有关的表就可以了。如一名 6 岁的男孩子,查表知道平均身高应为 116.2 厘米,如果低于 106.4 厘米,一般就可以判定他可能存在营养不良,或过去有过营养不良。

按年龄的体重,是将儿童的体重与同年龄儿童的参考值相比较。

若低于同年龄、同性别儿童的中下等体重,就称为"低体重儿"。这个指标对近期的营养状况比较敏感。

一定身高的体重,表示儿童体格的匀称度,是衡量儿童消瘦与肥胖的有效指标,它对急性营养不良非常敏感。一旦发现儿童的身高、体重处于中下等,甚至下等,就表明儿童近期内的食物营养摄入不足。

以下的表格,可以供家长们参考:

儿童及青少年营养状况自测表

年龄	男性年龄别身高(厘米)			男性年龄别体重(千克)			女性年龄别身高(厘米)			女性年龄别体重(千克)		
(岁)	中下等	平均值	中上等	中下等	平均值	中上等	中下等	平均值	中上等	中下等	平均值	中上等
0.5	63.40	68.60	73.80	6.51	8.39	10.27	62.00	67.00	72.00	6.00	7.70	9.56
1.0	70.90	76.50	82.10	7.79	9.87	11.95	69.70	75.10	80.50	7.18	9.24	11.30
1.5	85.20	91.60	98.00	8.60	10.88	13.16	74.40	80.40	86.40	8.15	10.33	12.51
2.0	80.90	87.90	94.90	9.68	12.24	14.80	79.60	86.60	93.60	9.24	11.66	14.08

年龄(岁)	男性年龄别身高(厘米)			男性年龄别体重(千克)			女性年龄别身高(厘米)			女性年龄别体重(千克)		
	中下等	平均值	中上等	中下等	平均值	中上等	中下等	平均值	中上等	中下等	平均值	中上等
3.0	87.70	95.10	102.50	10.93	13.95	16.97	86.80	94.20	101.60	10.60	13.44	16.28
4.0	93.70	102.10	110.50	12.11	15.61	19.11	93.00	101.20	109.40	11.73	15.21	18.69
5.0	99.60	108.60	117.60	13.29	17.39	21.49	99.20	107.60	116.00	13.15	16.79	20.43
6.0	106.40	116.20	126.00	14.69	19.81	24.93	105.30	115.10	124.90	14.24	19.08	23.92
7.0	112.24	122.50	132.76	15.88	21.98	28.08	110.76	121.10	131.44	14.88	21.00	27.12
8.0	116.14	126.80	137.46	17.10	23.82	30.54	115.06	126.30	137.54	16.50	23.18	29.86
9.0	120.64	132.20	143.76	17.74	26.36	34.98	119.82	131.80	143.78	17.54	25.78	34.02
10.0	124.76	136.60	148.44	19.81	28.81	37.81	124.40	137.90	151.40	19.48	28.76	38.04
11.0	129.12	142.30	155.48	21.58	32.08	42.58	130.20	144.10	158.00	21.38	32.70	44.02
12.0	133.10	147.20	161.30	22.55	35.47	48.39	136.82	150.00	163.18	24.80	37.18	49.56
13.0	140.48	156.30	172.12	27.55	41.97	56.39	143.54	155.10	166.66	30.46	42.40	54.34
14.0	147.44	162.50	177.56	32.17	46.85	61.53	146.36	157.10	167.84	33.30	44.94	56.58
15.0	152.52	166.10	179.68	36.75	50.69	64.63	147.24	157.70	168.16	35.45	46.79	58.13
16.0	157.28	169.00	180.72	41.00	54.16	67.32	148.20	158.70	169.20	36.86	48.26	59.66
17.0	159.12	170.60	182.08	43.51	56.37	69.23	148.18	158.90	169.63	37.30	49.26	61.22

儿童及青少年按身高的体重自测对照表

身高(厘米)	男性体重(千克)			女性体重(千克)		
	中下等	平均值	中上等	中下等	平均值	中上等
48	2.45	2.83	3.21	2.43	2.89	3.35
49	2.49	3.01	3.53	2.53	3.01	3.49
50	2.65	3.17	3.69	2.62	3.16	3.70
51	2.78	3.34	3.90	2.64	3.38	4.12
52	2.86	3.54	4.22	2.85	3.71	4.57
53	3.01	3.95	4.89	3.14	4.04	4.94
54	3.48	4.34	5.20	3.42	4.30	5.18
55	3.59	4.63	6.67	3.59	4.53	5.47
56	3.94	4.88	5.82	3.87	4.75	5.63
57	4.08	5.10	6.12	4.04	5.00	5.96
58	4.27	5.37	6.47	4.24	5.30	6.36
59	4.53	5.69	6.85	4.55	5.61	6.67
60	4.84	6.02	7.20	4.79	5.89	6.99
61	5.12	6.30	7.48	5.04	6.16	7.28
62	5.41	6.61	7.81	5.30	6.44	7.58

身高 (厘米)	男性体重（千克）			女性体重（千克）		
	中下等	平均值	中上等	中下等	平均值	中上等
63	5.64	6.88	8.12	5.50	6.72	7.94
64	5.88	7.14	8.40	5.76	6.98	8.20
65	6.16	7.40	8.64	5.99	7.21	8.43
66	6.35	7.69	9.03	6.12	7.46	8.80
67	6.65	7.93	9.21	6.41	7.67	8.93
68	6.82	8.14	9.46	6.55	7.89	9.23
69	6.94	8.36	9.78	6.67	8.07	9.47
70	7.16	8.66	10.16	6.90	8.34	9.78
71	7.38	8.84	10.30	7.04	8.52	10.00
72	7.49	9.03	10.57	7.30	8.74	10.18
73	7.74	9.22	10.70	7.39	8.87	10.35
74	7.90	9.42	10.94	7.59	9.09	10.59
75	8.02	9.58	11.14	7.81	9.21	10.61
76	7.99	9.75	11.51	7.77	9.43	11.09
77	8.35	9.95	11.55	8.05	9.55	11.05
78	8.49	10.11	11.73	8.15	9.75	11.35
79	8.78	10.26	11.74	8.41	9.95	11.49
80	8.94	10.50	12.06	8.57	10.19	11.81
81	9.08	10.78	12.48	8.83	10.49	12.15
82	9.20	10.96	12.72	9.04	10.66	12.28
83	9.40	11.14	12.88	9.17	10.91	12.65
84	9.64	11.34	13.04	9.43	11.05	12.67
85	9.73	11.63	13.53	9.59	11.27	12.95
86	10.20	11.74	13.46	9.87	11.55	13.23
87	10.22	11.96	13.70	9.99	11.73	13.47
88	10.49	12.21	13.93	10.09	11.97	13.85
89	10.65	12.47	14.29	10.23	12.09	13.95
90	10.82	12.70	14.58	10.58	12.44	14.30
91	11.19	12.97	14.75	10.86	12.62	14.38
92	11.17	13.05	14.93	11.18	12.90	14.62
93	11.46	13.38	15.30	11.26	13.08	14.90
94	11.65	13.59	15.53	11.46	13.30	15.14
95	11.68	13.84	16.00	11.74	13.56	15.38

家庭健康宝典

家庭医生

物理保健篇

身高 （厘米）	男性体重（千克）			女性体重（千克）		
	中下等	平均值	中上等	中下等	平均值	中上等
96	12.19	14.15	16.11	11.79	13.83	15.87
97	12.39	14.31	16.23	11.93	14.13	16.33
98	12.37	14.49	16.61	12.20	14.34	16.48
99	12.70	14.76	16.82	12.46	14.60	16.74
100	12.79	15.05	17.31	12.53	14.81	17.09
101	13.06	15.40	17.74	12.60	15.18	17.76
102	13.40	15.54	17.68	13.06	15.38	17.70
103	13.78	15.86	17.94	13.26	15.54	17.82
104	13.69	16.05	18.41	13.60	15.80	18.00
105	14.02	16.28	18.54	13.71	16.17	18.63
106	14.19	16.55	18.91	13.83	16.35	18.87
107	11.41	16.83	19.25	14.04	16.62	19.20
108	14.61	17.13	19.65	14.14	16.84	19.54
109	14.79	17.41	20.03	14.46	17.30	20.14
110	14.93	17.79	20.65	14.76	17.36	19.96
111	15.18	17.94	20.70	14.75	17.83	20.91
112	15.43	18.43	21.43	15.08	18.02	20.96

上臂围指标只适用于5岁以下的儿童。测定上臂围可以较快地发现1～5岁儿童的营养不良。

测量上臂围，要用无伸缩性材料制成的软尺，刻度要能读到0.1厘米。测量时，测量者站在被测量者的左侧，使其左臂自然下垂，找出其左肩峰与尺骨鹰嘴连线的中点，然后测量此中点水平的上臂围径。测量时要注意量尺形成的围径要与上臂垂直，不能歪斜。注意不要把量尺拉得太紧，以免压迫皮下组织。

1～7岁儿童上臂围大于13.5厘米为营养良好；12.5～13.5厘米为营养中等；低于12.5厘米为营养不良。

6～18月的儿童，是出生后的第一个生长高峰，母乳已不能满足其营养需要，此时若辅食添加不当，比较容易发生营养不良。

7～18岁的学龄儿童和青少年，处于第二个生长高峰期，也极易发生营养不良。

对于这两个年龄段的孩子，要经常测量其按年龄的身高、按年龄的体重、按身高的体重以及上臂围,以便能够及时发现营养不良,在寻找其原因的基础上采取相应措施,以求有效地促进营养状况的好转。

二、骨龄测定

有的孩子身材长得比同年龄的儿童矮小,家长会经常向医生打听:"我的孩子还能不能再长得高一些?"在这种情况下,医生往往让孩子拍一张骨龄的 X 光片,看看骨骺的愈合情况。

骨的生长包括向"长"的方向生长,和向"粗"的方向生长两个方面。人的长骨分布于四肢。长骨分为"一体两端",长骨的体叫"骨干",两端叫"骨骺"。在儿童时期,骨干与骨骺之间保留着软骨层,称为"骺软骨",是长骨向长的方向长的部位。儿童时期,长骨的骨骺与骨干之间的骺软骨细胞不断地繁殖增生,保证骨向长的方向继续增长。至青春期末,骺软骨停止生长,逐渐骨化成骨,骨就不再向长的方向生长了。身材也就不会再长高了。

第七节　婴幼儿的神经精神发育

一、婴幼儿的神经精神发育的表示形式

婴幼儿的神经精神发育,常以动作、语言的理解、表达能力,以及控制大小便等来表示。

1.动作发育

小儿动作发育的规律,有"从上而下、由粗到细、协调发展"的规律。

1 岁以内的婴幼儿,动作发育为:"二(指月,下同)抬四翻六会坐,七滚八爬周(岁)会走"。

1 周岁至 3 岁的孩子,可独立做生活游戏;满 3 周岁到 7 岁,会做集体游戏,利用语言及简单文字进行学习的机会逐渐加多,并能做简单的劳动。

2.言语发育

出生 2 ~ 3 个月,能发出声音;4 ~ 5 个月能咿呀自语;7 ~ 8 月能发"爸""妈"等单音;9 ~ 10 个月,能听懂简单的言语,并能模仿说话;1 岁以后,能有意识地叫"爸""妈"等;1 岁半到 2 岁,能逐步积累单词,用简单言语表达自己的需要。

3. 大小便的控制

孩子一般要到2岁以后才能控制大小便,但是5~6个月起可开始训练小便,大便的训练应在9~10个月时开始。

4. 碘与智力

碘是一种人体必需的微量元素。缺碘造成甲状腺发育障碍,使甲状腺功能低下,可以引起"粗脖子病"(医学上称为"地方性甲状腺肿"),严重缺碘的地区,还可以有"克汀病"流行。克汀病的病人,"傻、矮、聋、哑、瘫"。

近年来发现,缺碘造成的损害,还包括大脑组织发育的严重障碍,造成智力低下。在缺碘地区的人,智力都会有不同程度的损害。

补碘最好的措施,就是在食盐中加碘,在1公斤食盐中加20毫克碘。一个成年人,一天之中补碘200微克就足够了。在已经有合格碘盐供应的地区,就没有必要再用其他补碘措施。

人的一生中,补碘的最佳时期,一是怀孕后3个月至出生前的胎儿;二是出生后到2岁的婴幼儿;三是2~8岁的儿童。所以孕妇、哺乳期的妇女和学龄期前后的儿童,是补碘的重点人群,为了防止弱智,补碘显得格外重要。

二、巨大儿

我国新生儿的平均出生体重为3200克左右。超过4000克者,称为"巨大儿"。怀上巨大儿,隐藏着许多忧患。

巨大儿的发生主要与遗传因素有关。父母身材高大的,生巨大儿的可能就大;母亲出生时体重高的,生巨大儿的可能也大。另外,如果母亲怀孕时年龄较大、多次分娩、肥胖、患糖尿病而未控制、妊娠已延期或过期,则发生巨大儿的可能就大大增加。

由于子宫过度增大,孕妇的负担沉重,活动受限,加之膈肌抬高,常会呼吸困难,动辄气喘,如再合并羊水过多,上述现象就更严重。同时,巨大儿分娩时的难产率增加,胎儿在分娩过程中会受到产伤。巨大儿分娩时还可能导致产妇严重的阴道或会阴撕裂。产后也易因子宫较大、收缩乏力,导致产后出血,甚至休克。在巨大儿中,不仅产伤较多,先天性心血管畸形的发生率也较高;特别是大血管转位,容易发生在糖尿病合并妊娠的孕妇中。

为了预防"巨大儿"的发生,孕妇应当注意以下一些方面:

1. 孕期营养要适当、合理、科学,少吃含糖量高的食物或甜食。一日多餐要有

家庭醫生

规律,不要暴饮暴食;

2.孕期要适当参加劳动和锻炼,防止体重增长过快。一般从妊娠开始至结束,体重增长不应超过 13 公斤。怀孕晚期体重每周不要超过 500 克;

3.糖尿病病人应积极治疗,血糖控制到正常范围至少要维持 3 个月以上才能怀孕。无糖尿病的妇女,在怀孕第 24~28 周的时候,应做葡萄糖耐量试验,以便及时发现妊娠期糖尿病;

4.防止妊娠过期。凡妊娠已达 42 周而迟迟不临产的孕妇,应及时就诊,不应该等待"瓜熟蒂落"。

第五章 生殖健康，每个人的权利

"饮食男女，人之大欲。"

"食色，性也。"

性健康也是健康的重要环节。

1994 年，国际人口与发展大会将"生殖健康"写入行动纲领，提出了 2015 年实现"人人享有生殖健康服务"的目标。

生殖健康包括：

——计划生育；

——孕产妇保健；

——婴幼儿保健；

——控制性传播疾病。

生殖健康，意味着人们有能力生育，并且能调节生育；妇女能安全妊娠，并能安全地分娩，使母子平安；夫妇有和谐的性生活，而不必担心意外怀孕与疾病。

第一节 避孕方法

我国提倡一对夫妇生一个孩子。为了达到这个目标，就要在日常的性生活中，采取必要的节育措施。

采用节育措施，可以达到短期避孕或长期不生育。

避孕，就是用人为的方法，阻止或破坏正常的受孕过程。

常用的避孕方法有：

1. 阴茎套

阴茎套也称作"避孕套"、"保险套"。它是用优质薄乳胶制成的，外形为筒状，顶端有一个小囊。

阴茎套有大、中、小号，直径分别为 35 毫米、33 毫米和 31 毫米。男子排精的时候，精液潴留在套前的小囊内，不能进入女性的阴道里，所以能起到避孕的目的。

无论是新旧避孕套，在使用以前都要先检查一遍，检查它是不是漏气。检查的方法有吹气法和灌水法。使用时选择适用于自己的型号，并于性交前套在阴茎上，套内外还可以涂上一些避孕膏以使之润滑。

避孕套在预防性传播疾病，尤其是在预防艾滋病方面，有很重要的作用。所以在每一次性交的时候，都不要忘记使用。

2. 宫内节育器

宫内节育器（俗称"上环"），是我国育龄妇女应用最广泛的节育工具，它是一种长效、安全、经济，而且又易被接受和使用的避孕措施。

过去，我国广泛使用的是不锈钢金属单环。由于金属单环的带环妊娠率和脱落率高，国家已于1993年停止生产和继续使用。

现在广泛推广的是含铜的宫内节育器。目前正在研制避孕效果更好的含"缓释左旋18－甲基炔诺酮"和含铜的药－铜复合宫内节育器。

未育的年轻妇女，或者近期内不打算要孩子的妇女，也可以上环。未产妇可以选用横臂侧曲的宫内节育器或"母体乐"宫内节育器。这两种节育器比较适合子宫腔小的妇女。

上环后两周内禁止性生活及盆浴。使用宫内节育器的副作用，有经期延长、出血和轻微的腰酸腹坠。

上环后出血的妇女，有的是不规则出血，有的是月经量增加。如果月经失血过多，可以服用一些抗纤维蛋白溶解的药物，如6－氨基己酸。

引起腰酸腹坠的原因，是节育器与子宫腔的大小或形态不符。经过一段时间大多可以减轻。

上环以后，环可能脱落或发生带环妊娠。所以上环后的第一年，要去医院检查，检查环还在不在子宫腔里。

上环以后，还有可能出现部分节育器嵌入在子宫壁里，或者有子宫内感染。出现这些情况，都要及时请医生处理。

进入绝经期以后，女性已经丧失了生育能力，所以也就没有必要再避孕了。绝经后由于子宫萎缩，使放置时大小合适的节育器会显得过大，也容易产生腰酸背痛；还有可能将宫内节育器嵌入子宫的肌肉里。因此有必要在这时候把环取出。一般应该在绝经后1年内把环取出来，否则取环的难度就会增加。

绝经后6~12个月是取环的最好时机。

3. 手术绝育

男、女绝育术是我国计划生育措施中使用最多、受术者年龄幅度很大的一种方法。

绝育手术是一种很简单的门诊手术,切口只有一两个厘米。医生在手术中,将男人的输精管或将女人的输卵管结扎,这样精子或卵子就不能排出。

男性的绝育手术,相对来说更为简单。目前,采用的"经皮肤输精管注射粘堵绝育法"已经广泛推广应用。

女性做绝育手术,一般选择在月经前进行。如果已经上了环,要先把环取出来然后再做手术。手术后几个小时,就可以起来活动。不过,在一个月之内要避免过分用力。

4. 皮下埋植药物避孕

所谓皮下埋植药物避孕,是将长效避孕药物,装进用硅胶做的小空心管内,然后把它埋植在女性的上臂内侧的皮下。一次埋植,可以维持 5 年有效。

常用的长效避孕药是缓释"左旋 18 - 甲基炔诺酮"。它是一种孕激素类药物,主要通过抑制排卵等作用起到避孕效果。

皮下埋植药物避孕,适用于 40 岁以下的健康妇女,特别适用于上环失败者、生殖道畸形,或不能按时服用避孕药者。

5. 避孕药

口服避孕药,也是人们经常使用的一种避孕方法。它们是一类雌激素。它们的种类有许多,其中有短效避孕药、探亲避孕药、长效避孕药以及注射用的长效针剂。

短效口服避孕药是雌激素(成分为"炔雌醇")和不同的孕激素两种药物混合在一起组成的复方制剂。有"复方炔诺酮片"(口服避孕片 1 号,简称"避孕药 1 号");"复方甲地孕酮片"(口服避孕片 2 号,简称"避孕药 2 号");"复方 18 - 甲基炔诺酮"(简称"18 - 甲避孕药")等。它们能够抑制排卵,所以生育年龄的健康妇女都可以服用。停止服药以后,很快又会恢复排卵或受孕。

但是有急性或慢性肝炎的病人,以及有肾炎、恶性肿瘤,或使用胰岛素的糖尿病病人,均不适宜服用这类药物避孕。

3 种避孕药的服用方法是同样的。

服法都是自月经第 5 天开始,每晚一片,连服 22 天。中间不能停顿。停药以后 2~3 天,会出现像月经来潮一样的出血。如果停药以后 7 天,仍然没有出血,那么,就在当天晚上再开始下一个周期的服药。假如在下一个周期结束以后,仍然没有月经出现,就要停药,请医生帮助检查原因。

这类药物必须每天按时服用,否则由于药量不规律,可能会导致避孕失败。

目前,国内常用的长效避孕药有两种。一种是"复方长效18－甲基炔诺酮"(简称"长效18－甲");另一种是"减量复方长效18－甲"。这类避孕药物,服用1次可以避孕1个月。

服用方法是在月经的第5天服1片,20天后再服1片。以后,每个月只要服用1片就可以了。要记住,以后每个月到了这一天,就要服用避孕药。

顾名思义,探亲避孕药是为两地分居的夫妻准备的。它的特点是,服药不受月经经期的限制。由于两地分居,所以平时不服用避孕药。夫妻相聚有房事的当天晚上服用1片,以后的日子里,每天服用1片。连续14天以后,就可以改为服用短效避孕药片,直到探亲结束。

探亲避孕药的一个特点,是其剂量较大,因此药物的副反应或对月经的影响也会相对明显,所以它们只适合短期使用。

具体用药方法及要求,请注意阅读药品说明书。

第二节　紧急避孕

夫妻同房的时候,没有采取避孕手段,房事后及时采用补救的避孕措施,以此有效地阻止妊娠的发生。这种方法,称为"紧急避孕法"或"房事后避孕法"。

房事后避孕的方法,有严格的时间要求,一般应在房事后1~3天内到医院就诊。时间越早,补救成功的可能性也就越大。

1. 药物用法

可以用于紧急避孕的药物有4种。

"复方18－甲基炔诺酮"短效避孕片,1次4片,12小时后重复服用相同剂量。

"18－甲基炔诺酮"片,一次0.75毫克;12小时以后重复相同剂量。

"53号探亲抗孕片",于同房以后10小时内服第1片;12小时以后服第2片;再每隔24小时服第3、4片;以后每隔48小时,服第5~8片,共服8片。

需要紧急服务的妇女,要到当地的计划生育服务部门就诊。

服用紧急避孕药后,除了"53号探亲抗孕片"对服药后的同房还有避孕作用外,其他几种药物只对服药前的未保护同房有避孕作用。所以从服药到下一次来月经以前,应该避免同房或严格采取避孕套方法避孕。

另外,服用了紧急避孕药物以后,可能对下一次月经有影响,月经可能提前或推后。如果超过预期月经来潮日7天,月经仍未来潮,应去医院检查是否怀孕。

2.放置宫内节育器

在未采取避孕措施的同房后 5 天内放置带铜宫内节育器,是一种比服药更有效的紧急避孕措施,并且可以落实长效避孕,对有子女的妇女尤为合适。

第三节　人工流产

一、人工流产概述

对于暂时不愿意生育的人,如果避孕措施失败怀了孕,可以采取人工终止妊娠的办法。

妊娠在 10 周以内,可以使用吸管伸入子宫腔,用负压的方法,将胚胎组织吸出来,以终止妊娠。

如果妊娠已经到了第 10 ~ 14 周,吸宫以后还要配合钳刮。以上两种方法,就是人工流产。

目前,终止早孕的措施,除了传统的电吸术以外,应用最多的是药物流产。使用的药物是"米非司酮"配伍"卡前列甲酯"。米非司酮是一种抗孕激素药物,有终止早孕的作用。

术后 1 个月内禁止性生活。

但是人工终止妊娠不宜作为节育方法。反复做人工流产,可能带来远期并发症,常见的有慢性盆腔炎和继发性不孕等。

二、反复人工流产的后遗症

反复人工流产后可能继发不孕。造成不孕的原因以慢性盆腔炎为多,其次为子宫内膜异位症、宫腔粘连、内分泌失调。另有 1/10 的人原因不明。

1.慢性盆腔炎

人工流产术后,少数人有发热、腹痛、阴道流血超过 15 天等急性感染的病史,但大多数无明显症状和体征。经输卵管通液、子宫输卵管碘油造影及腹腔镜检查,发现输卵管变形、积水、伞端粘连梗阻不通或通而不畅。输卵管周围与盆腔脏器之间,或与盆腔腹膜肠曲之间粘连,提示有临床症状不明显的感染存在。

2.子宫内膜异位症

人工流产术后,由于术中负压吸引,可致经血倒流,子宫内膜碎片经输卵管逆流入盆腔,引起内膜种植,造成子宫内膜异位症。随着月经周期的变化,种植在腹腔的内膜会发生增生、出血,患者术后出现继发性、渐进性痛经,性交痛,肛门坠胀。妇科检查子宫后壁有触痛结节,在两侧附件区可触及囊性、粘连性包块(卵巢内膜异位囊肿)。内膜异位症可致输卵管周围及盆腔粘连,甚至影响卵巢的排卵功能。经腹腔镜检查或剖腹探查术可得到证实。

3. 宫腔粘连

人工流产后继发不孕的病因中,宫腔粘连居第 3 位。宫腔粘连的发生,与多次、过度搔刮子宫,损伤子宫内膜及感染等因素有关,致使子宫腔或宫颈管内有粘连,形成疤痕。病人多于人工流产术后表现月经量减少、痛经,甚至闭经。有少数人无月经改变,仅在子宫输卵管碘油造影时发现有粘连形成。

4. 内分泌失调

人工流产术后内分泌失调的患者,可表现为经期延长、月经紊乱及闭经。

根据患者检查结果,按不同的病因给予对症治疗,包括内分泌治疗、治疗性输卵管通水、宫颈粘连分离术、输卵管整形术。治疗后的妊娠率不足 1/2。宫腔粘连的患者经治疗后再次妊娠,其妊娠并发症,如流产、早产、前置胎盘、胎盘粘连、产后流血等的发生率,亦明显增高,对母婴的健康极为不利。

人工流产后,特别是术后远期并发症有继发不孕,不仅使妇女有可能产生多种疾病,危害健康,对家庭的幸福、稳定也有一定的影响。故应积极采取有效的节育措施,而尽量减少人工终止妊娠的措施。

第四节 预防性传播疾病

性传播疾病,即人们过去常说的"性病",再往以前,人们把这类疾病称为"花柳病",说明它是由于不洁的性交——"寻花拈柳"引起的。但是这种看法并不全面,因为有些人感染上性传播疾病,并不是由于婚外性行为造成的,例如,一些无辜的儿童,也会被传染上性传播疾病。况且性传播疾病也并不完全是由不洁性交造成,例如,艾滋病除了通过性交传染以外,通过输血的渠道,把受到艾滋病病毒污染的血,输给了正常人,正常人也会被染上艾滋病。

过去,医学界只把梅毒、淋病、软下疳、性病性肉芽肿和腹股沟肉芽肿等 5 种疾病列为性病。现在,世界卫生组织经过讨论,把 20 多种与性交传播有关的病,都称为"性传播疾病"。能够引起性传播疾病的"罪魁祸首",即病原体,有病毒、衣原体、立克次体、支原体、螺旋体、细菌、真菌、原虫和寄生虫。

人们用"死灰复燃"形容我国性传播疾病的流行情况。

淋病、尖锐湿疣是目前多见的性传播疾病。此外,还有非淋菌性尿道炎、生殖器疱疹、梅毒等。

值得人们警惕的是艾滋病。尽管目前我国受到艾滋病感染的人还不多,但是上升的趋势很快,如果让它泛滥开来,将是一场巨大的灾难。

前车之覆,后车之鉴。

艾滋病在国外一些国家,短短十几年就泛滥成灾的惨痛教训,使我们不得不提高警惕,绝不能重蹈覆辙。

杜绝性传播疾病,关键在于预防。认识性传播疾病,是防止被传染的第一步。

通过性传播、血液、母婴传播三条途径,可能传播性传播疾病。

为要预防性传播疾病,人们应该注意:

——洁身自好,自尊自爱,避免婚外性行为,不和多个人发生性关系,对于个人来说,至关重要;

——在性活动中,尽量使用避孕套;

——不要在无保护的情况下接触他人的血液或伤口;

——不要和他人共用注射器;

——不要使用未经检验的血液或血液制品;

——怀孕的母亲如果感染了性传播疾病,就有可能传染给新生的婴儿。要想法设法阻断这一条途径,其中包括积极治疗性病;

——嫖娼卖淫是自食苦果的"捷径"。一时欢娱,可能造成终身遗憾;

——静脉吸毒者通过共用注射器和针头,不仅能传播乙型肝炎,更能传播艾滋病;

——不要使用公共浴池的毛巾;

——不要穿用别人的内衣裤……

总之,为了您和自己家人的健康,请关注性传播疾病。

如果发现自己得了性传播疾病,不要隐瞒病情。要主动到医院的皮肤性病科检查,医生会给您保守个人的隐私,您也可以匿名就诊。但是一定要坚持治疗,按时用药,配合医生把自己的病治疗彻底,直到痊愈为止。同时,病人有义务把自己的病情,告诉自己的配偶,让对方也采取措施,以至不要被染上性传播疾病。

请记住:治疗性传播疾病,一不要讳疾忌医;二要到正规医院,去接受皮肤性病科医生的治疗。

——不要轻信街头"专治花柳性病"的广告；

——不要迷信"祖传秘方"；

——不要自己私下偷着找"江湖医生"。

如果那样做，无异于雪上加霜。最终获得的，不仅是"劳民伤财"，还会被"游方郎中"趁机敲诈一笔，而且会延误治疗，殃及家人。

如果周围有人得了性传播疾病，不要歧视，不要大惊小怪，不要当做饭后茶余的笑料，更不要吵嚷得满城风雨。要学会尊重别人的隐私。

当一个人生了病的时候，需要的是周围人的关心和帮助。至少不要往病人的身上，再投以冷漠、歧视的目光。

得了性传播疾病，与得了其他什么病一样，没有什么稀奇。对病人要持以平和、宽容的态度。这种心态，是文明人应该具备的品德。只有这样做，我们才能共同战胜性传播疾病。

第六章　健康生活，人均可以为胜者

2500年前古希腊的山崖上，刻着三句至理名言：

——如果你想健壮，跑步吧！

——如果你想健美，跑步吧！

——如果你想聪明，跑步吧！

此处的跑步，不妨作为广义的运动来理解。其形式可以不拘一格，只求运动得舒心畅快、科学合理。

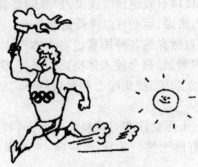

古希腊人爱跑步

第一节　运动与健康

每一个人都可以选择有益于自身健康的生活方式。

经常参加运动锻炼，这是公认的健康生活方式之一，它对于一些疾病的预防，具有非常重要的作用。

在营养良好的条件下，适当的体育锻炼、体力劳动可以促进身心健康，防治诸多疾患。

1. 预防高脂血症

血脂异常（指"血清总胆固醇"、"低密度脂蛋白"和"极低密度脂蛋白"升高，"高密度脂蛋白"降低）是心血管疾病的公认危险因素。经常参加运动，可以使血清总胆固醇、低密度和极低密度脂蛋白降低，高密度脂蛋白升高。

2. 控制血压

长期参加有规律的"有氧运动"（如步行、慢跑、游泳、骑自行车等），是预防高血压的良好方法之一。参加体育活动可以扩张心肌微血管,改善心肌供血,增强心肌的收缩力,从而改善心肺功能和血液循环。对正常血压者,运动的作用是使血压维持在较低的水平。

但是有些激烈的运动,即称为"无氧代谢运动"的项目(短跑、举重等),反而可使原来就有高血压的人血压升高。

3. 预防体重增加

人体体重可分为瘦体重和脂肪两部分,体育运动可增加瘦体重,并能减少脂肪,所以能使人的体态健美。

运动可以有效地预防体重增加。对于肥胖者,运动锻炼虽然难以很快达到降低体重的目的,但它的好处在于使代谢率增加,减少脂肪的堆积,增加肌肉的数量,因此能在保持长期稳定的体重上,起到良好的作用。

4. 预防糖尿病

经常参加体育活动,可以有效地预防或推迟"非胰岛素依赖型(Ⅱ型)糖尿病"的发生。对于糖尿病病人来说,运动可以降低血糖水平。

在体育锻炼过程中,自然界的各种因素也对人体产生作用,如日光的照射、空气和温度的变化以及水的刺激,都会使人体提高对外界环境的适应力。体育锻炼可增强体质,提高机体免疫功能、抗病能力和对自然环境的适应能力,从而预防疾病的发生。

体育锻炼还可以促进人际交往和心理良好发展,调节和稳定情绪,消除紧张,使肌肉放松,减轻焦虑,有助于笑口常开,乐观向上,对保持身心健康具有重要作用。

对于老年人来说,运动量不宜强度过大,以动作柔和缓慢、活动量易于调节、全身能得到活动、简单易学为妥,即所谓"有氧代谢运动"。

进行体育锻炼应当遵循以下几项原则:

——运动项目,因人、因地、因时制宜;

——运动量和运动难度,宜循序渐进、持之以恒;

——运动、休息、睡眠、劳动时间要合理安排;

——运动前后应作好准备和整理活动;

——有高血压病或年事已高的人,不宜进行慢跑锻炼。运动时血压升高,往往是心脏病突发的征兆;

——剧烈运动可能引起心脏病突然发作;

——有冠心病的人,不要选择在早晨进行锻炼。

一、运动量要适宜

有人说:"运动好像一把双刃的利剑",对于心脏功能好的人,可以预防心脏病;对心脏有毛病的人,则可能引起心脏痛的发作,所以剧烈运动对中老年人并无益处。

最佳运动计划,必须具有安全、有效、有强烈吸引力和费用低的特点。科学合理地安排运动量,才能达到健康长寿的目的。判断运动量是否合理,简单、有效的方法是凭每个人的自我感觉。

适宜运动量的具体表现应该是:

——在运动时不感到心慌、气短,稍微出点汗;

——锻炼后感觉轻度疲劳,但是全身舒适、心情愉快、食欲增加、睡眠改善、精神饱满。

如果在锻炼过程中,感到心慌、气急、头晕、恶心、视力模糊,运动以后全身疲乏,不愿意吃饭,睡眠很差,说明运动量已经超过身体能够承受的负担,对健康不利,需要减少活动量。

对于中年人来说,比较客观的判定合理运动量的指标是:如果运动时,每分钟的心率(次/分钟)不超过"190 - 实际年龄数",就可以认为从事这项运动是安全的。

对于老年人来说,运动量判定的标准应当是:"心率(次/分钟) = 170 - 实际年龄数"。

还有一种判断合理运动量的方法:若运动以后心率恢复到运动前的水平,需要的时间较短,说明这个运动量是合适的。

一般来说,中等运动量的恢复时间,要少于 15 分钟;小运动量的恢复时间在 3 ~5 分钟之间。

若运动后心率恢复到运动以前的水平,需要的时间过长,或很难恢复,则说明运动量过大,应当及时加以调整。

人到中年以后,机体各组织、器官功能逐步衰退,并常患有一些慢性疾病,因此进行体育锻炼尤为重要。

适合中老年人的体育运动项目很多。如步行、慢跑、骑自行车、游泳、爬楼梯、打门球、做广播体操、老年健身操、打太极拳、五禽戏、练气功……运动频度和运动持续时间,一般为每周 3 ~ 5 次,每次持续运动 20 ~60 分钟即可。首先做伸展运动和快步行走相结合的准备活动 10 分钟,然后再进行慢跑等"有氧运动"20 分钟(心率达到 110 ~130 次/分),接着做柔软体操 5 分钟,进而做有增强腹肌力量的仰卧起坐 5 分钟,最后 10 分钟做放松体操及走步等整理活动。

二、步行锻炼

世界上最好的运动是步行。它也是中老年人最适宜的体育活动方式。

普通散步法:适合于患有冠心痛、高血压或脑血管病康复期的病人。速度要慢,每一分钟 60 ~90 步,每次 20 ~40 分钟。

快速散步法:适合于 60 岁左右的中老年人和患有轻度高血压的人。每分钟 70 ~120 步,每次 30 ~60 分钟。

还可以反臂倒走(行走时,双手背放腰部,缓步倒走 50 步,再前行 100 步,反复多次)、摆臂散步(步行时,两臂向前后、左右用力摆动)、摩腹散步(缓慢散步时,两手摩腹,边走边轻轻按揉)。

三、我国传统的保健按摩

1. 按摩

(1)梳头发:如同洗头那样,双手十指微屈,伸入发间,手指来回在头皮上滑动(按摩)约50次。

(2)耳鸣法:两手掌心紧按两耳,然后有节奏地一开一闭约30次,再用双手指如敲鼓状,敲打后脑部约20次。

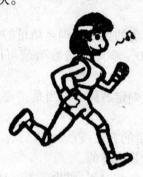

运动量宜适当

(3)浴面法:两手搓热,掌心紧贴前额,用力从上往下擦到下颌,往返约30次。

(4)揉眼法:轻闭两眼,双手中指指面分别在两眼轻揉约20次,再两眼微闭,眼球向左右各转约8次。

(5)搓揉法:用两手的中、食指,分别夹住左右耳轮,然后沿顺时针方向揉动,速度缓而匀,每次搓揉20下。

2. 静坐健身功

静坐健身功,古称"静坐修炼"、"坐禅"、"打坐"。每天可练2次,在两餐之间进行。

(1)姿势:坐无靠背椅或凳子上,不坐满,小腿下垂,屈膝90°,双腿间距与肩同宽,手放大腿上,体正头直,胸略内含,腰背放松,安适自然,双目微闭,口齿轻合,舌抵上齿,精神收敛,面带微笑。

(2)意念:坐好后,轻吸一口气,然后缓缓呼出,连续3次,思想集中在脐下腹部(称为"丹田")的起伏面上,此时对外界反应减弱,思维活动减少。

(3)意守:难入静者,静坐时可以意想一幅图画,或者一个美丽的景物,待几次呼吸后,即可诱导头脑入静。意守应似守非守,切忌执意意想。

(4)呼吸:宜柔和、均匀而自然,逐步使呼吸缓慢深长,一般以每分钟10次左右为宜。注意顺乎其自然,不要故意憋气。

第二节　音乐与健康

听音乐不仅是一种娱乐活动,更是一种有效的保健养生方法,具有生理作用、心理作用和社会适应等多方面的治疗效果。

在生理作用方面,音乐可以调整睡眠,缓解疼痛,协调神经生理功能,提高全身组织生理运动机能。

在心理方面,音乐可以释放负性情绪,引导身心放松,改善注意力、判断力和记忆力,振奋精神,寻找自我美好体验,纠正不良行为,完善健康人格。

音乐可以摆脱孤独,沟通情感,交流思想,增进社会交往能力,适应社会,获得满足,从而获得身心健康。

不同的音乐能激发不同的情绪。如雄壮豪放的进行曲能使人志增力勇,催人进取;旋律优美的轻音乐能使人心旷神怡、轻松愉快。经常听音乐,还能影响人对客观事物的态度和评价,有利于改善和协调人与周围环境的关系,锻炼人的注意力和记忆力,丰富和启发人的想象力和创造力。

有些心理学家推荐一些名曲,认为它们对调节生理和心理方面有一定功能,并且有一些辅助治疗疾病的作用。

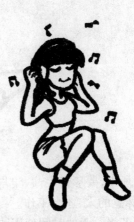

——广东音乐《花好月圆》、《欢乐舞曲》和外国名曲中穆索尔斯基的钢琴组曲《展览会中的图画》、泰勒曼的《餐桌音乐》、莫扎特的《嬉戏曲》,具有增进食欲的作用。

——《假日的海滩》、《矫健的步伐》、《锦上花》,以及维尔第的大提琴协奏曲《四季》中的《春》、德彪西的弦乐组曲《大海》和海顿的组曲《水上音乐》,具有消除疲乏的作用。

音乐有助健康

——巴赫的《幻想曲和赋曲》(G 小调)、圣—桑的交响诗《死亡舞蹈》和斯特拉夫斯基的芭蕾舞组曲《火鸟》的第一乐章,具有消除焦躁不安的作用。有人认为,对于高血压、冠心病和经常心慌的病人,下列乐曲具有镇静、舒心的作用:《平沙落雁》、《春江花月夜》、《雨打芭蕉》、《姑苏行》、《江南好》以及小提琴协奏曲《梁祝》中的《楼台会》、《化蝶》等。

——对精神萎靡、情绪忧郁及沮丧者,可用情调欢乐、节奏明快、旋律流畅、音色优美的乐曲,来达到解除抑郁、振奋精神的目的。如广东音乐中的《喜洋洋》、《步步高》、《金蛇狂舞》、《采茶扑蝶》、《娱乐升平》及轻乐《欢乐的天山》。国外名曲有莫扎特的《第四十交响乐》(B 小调)、西贝柳斯的《忧郁圆舞曲》和格什文的

《蓝色狂想曲》第二部分等。

——贝多芬的《第五钢琴协奏曲(皇帝)》(降 E 大调)、瓦格纳的歌剧《汤豪金》序曲和臭涅格的管弦乐《太平洋231》,具有增强自信作用。

——莫扎特的《催眠曲》、门德尔松的《仲夏夜之梦》和德彪西的钢琴奏鸣曲《梦》,具有催眠作用。民乐名曲中的《二泉映月》、《平湖秋月》、《烛影摇红》、《春思》等曲目,也有类似作用。

第三节 休闲与健康

当人们为英年早逝的人进行悼念的时候,经常会惋惜他们像过分拧紧的弦条,不会调整工作的节奏和节律,长期超负荷地运转,为事业、为他人活得太苦、太累,唯独不会善待自己;或者因为遇到某些实际困难,无法自我排解,久久郁结在心,终至神疲心瘁,酿成绝症,猝然撒手归去。

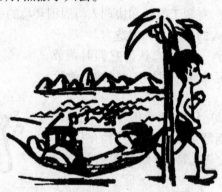

休闲与健康

所以,要珍惜生命,争取为社会多做一些贡献,也要学会休闲。列宁曾说过:"会休息的人,才会工作。"

若将一天的时间使用加以分类,可以分为 3 种类别:

——生存,包括饮食、睡眠;

——工作,指学习,从事生计活动;

——休闲,即休息和娱乐。

休闲实际上是个人可以自由自在追求的活动。它具有消遣、娱乐的形式,还要有松弛、安适的心态。

松弛身心是休闲的主要目的。可以采取最自然的形式,调剂单调的工作带来的辛苦。在业余的时间里,从事一些与职业远离的活动,如家务工作,烹调菜肴、布置居室、购物逛街、侍弄花草等。也可以根据自己的爱好和兴趣,选择一些娱乐游戏,如阅读书刊、欣赏影视、旅游度假等。

休闲活动为每个人充分发展自我、实现自我价值,提供了广阔的空间,人们还可以在休闲活动中按照自己的意志和需要,去成长、发展、完善。这类活动包括文学创作和艺术创造,以及琴棋书画、服装设计、插花茶道等。

休闲活动的选择,需要适合自己的兴趣、能力和环境,应当顾及经济条件、自我能力和时间适宜,最好能和工作互补,以达到调剂生活的目的。倘若在休闲中,夫妻能共同参与或分享对方的快乐,则更能使家庭充满温馨的色彩,使婚姻生活更加充实、美满,这些都是感情交流的无价之宝。

第四节　减肥与健康

肥胖问题的流行,反映了近二三十年来人类社会经济发展所带来的深刻变化,以及生活方式的变化。

一个人成为胖子,与其遗传因素有一定的关系,然而遗传只是在不健康的生活方式和不科学的饮食习惯的基础上才起作用。不健康生活方式中的饮食习惯是根本的原因。

一定的身高,有相应的标准体重。

测量体重前,应先校正体重计。被测量者要排出大、小便,脱去外衣、鞋、帽,只穿短裤、短衫,然后轻轻站立在秤盘中央,再读数。

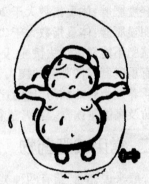

胖人的烦恼

一、肥胖自测

检查自己是否肥胖,经常采用的简单方法是公式法。

首先,应按公式算出自己的标准体重(即"理想体重"),然后再将自己的实际体重与标准体重相比较。

常用的标准体重计算公式,有以下几种:

1. 改良布洛沙(Broca)公式

即:标准体重(公斤) = 身高(厘米) - 105

假如,某人的身高为 1.76 米(176 厘米),标准体重则应是:176 - 105 = 71(公斤)。

2. 安德斯(Andres)公式

即:标准体重(公斤) = $[身高(米)]^2 \times 22$

假如,某人的身高为 1.76 米(176 厘米),标准体重应为:

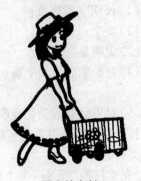

漂亮的身材

$1.76^2 \times 22 = 68.15$（公斤）。

实际体重超过标准体重10%,或者低于标准体重10%,都属于正常范围;

实际体重超过标准体重20%者,即为肥胖。

超过标准体重20%～30%者,即为轻度肥胖;

超过标准体重30%～50%,即为中度肥胖;

超过标准体重50%以上者,即为重度肥胖。

3. 体重指数

肥胖的标准也可以用体重指数来判断:

体重指数(BMI) = 实际体重(公斤) $\div$ [身高(米)]^2

如果您的体重是71公斤,身高是1.76米,体重指数则为:

$71 \div 1.76^2 = 22.9$。

理想体重:体重指数 = 22～24;

超重:体重指数 = 24～26;

轻度肥胖:体重指数大于26;

明显肥胖:体重指数大于28以上。

减肥不能靠饥饿去饿瘦,更不能胡乱"辟谷""断食"。

有重度营养性肥胖的病人,最好去医院接受一段时期的住院治疗。

营养性肥胖的预防,比治疗更为重要。必须强调适当控制进食量,避免高糖、高脂肪及高能量饮食。经常进行体育锻炼,这是防治肥胖症的最基本措施。

二、常用减肥药物

一般来说,减肥药有两种类型,一种是抑制食欲,减少了进食的量。吃了这一类药物以后,人就没有了胃口,不大想吃东西,也不感到饥饿。另一种是能够增加体内产热,增加机体的能量消耗。

一个理想的减肥药,应该具备下面一些条件:

(1)长期应用有效;

(2)安全;

(3)无明显副作用;

(4)在长期能量负平衡(即长期处于饥饿状态下)的情况下,能保持肌肉不萎缩;

(5)对胃肠道的消化吸收功能无影响。

目前的减肥药主要是应用食欲抑制剂,有以"安非拉酮"和"芬氟拉明"为代表的两类药品。

"安非拉酮"等是一类中枢神经兴奋剂,是控制药品,不适于作为减肥剂。另一类"芬氟拉明"等,也有中枢兴奋作用,但性能较为温和,也是一种食欲抑制剂。

减肥药应在医生的指导下服用,一般使用1～2个疗程,有一定减肥效果。

值得注意的是,现在还没有一种理想的减肥药物。

三、皮肤老化征象

皮肤随年龄而老化。虽然它并不完全与整个机体的老化相一致,然而皮肤的老化征象,易于为人们所观察,故引起注目。

皮肤的老化,包括皮肤干燥、粗糙及起皱纹,皮肤松弛形成皱襞、萎缩,有色素沉着、毛细血管扩张及毛发变灰白等。

皮肤老化虽然是生理的自然老化现象(也称为"自然老化"、"时程老化"),但是也与光化性损伤("光老化")有关。

自然老化的皮肤,皱纹细致,真皮萎缩,皮下脂肪减少。光老化则皱纹粗而深,皮肤松弛、变厚,呈皮革样。日常生活中发现,经常接受日光照晒的人,50 岁的时候,皮肤已经过早地衰老,而不经常接受阳光照晒的人,即使到了 70 岁,皮肤还可以光滑无斑,仅稍许变得松弛。过度接受日光者,如海员或长期在户外工作的人,皮肤皱纹加深,额部形成菱形斑,皮肤增厚呈皮革状,可以伴发多种良性或恶性皮肤病变,或癌前期损害等。

经常吸烟的人,面部皮肤皱纹的发生与增加,是不吸烟人的 5 倍。所谓"吸烟者面容",即从两侧眼角至下唇方向,出现放射状的皱纹,两颊部还可见到深沟,颊部和下颌有无数较浅的细纹。

在营养中,缺乏维生素 A、维生素 C 和微量元素硒,与皮肤老化的关系密切。

保持身心健康状态,与预防皮肤衰老是密切相关的。

在日常生活中,皮肤的健康养护、饮食、睡眠、消除精神压力、养成不吸烟的良好习惯等,都是十分必要的。尤其是对日光损伤的预防,更应当从早年开始。

正确使用遮光剂,可以预防皮肤的损伤。

日常选用润肤护肤用品的时候,需要适合自己的皮肤性质。

——使用化妆品的时候,一定要把手洗干净再去蘸抹;

——液体或乳状化妆品倒在手里时,瓶口不要触及皮肤,更不能把多余的化妆品再倒回瓶里;

——唇膏、睫毛膏、眼影等专人专用,以防交叉感染;

——对涂抹用的小刷子、粉扑等,隔一段时间就要用酒精棉球擦洗,以保持清洁;

——化妆品用毕,要立即将瓶塞盖紧,以免空气中的细菌、霉菌孢子等落入造成污染;

——要注意晚间卸妆,晚间睡觉前一定要清洗面部皮肤;

——过敏体质的人,以及患有痤疮、皮炎的人,要慎用化妆品;

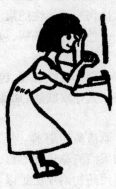

化妆有学问

——对酒精过敏的人，不宜使用香水、花露水类化妆品；

——使用特殊用途的化妆品时，要先认真阅读使用说明书，并且必须按说明使用(特殊用途指染发、烫发、脱毛、美乳、健美、除臭、祛斑和防晒等)；

化妆忌浓妆艳抹，这是因为人体面部皮肤上的皮脂腺和汗腺都很丰富，每天都要排汗，分泌许多皮脂，表皮本身还要进行自身的新陈代谢，维持其稳定。如果不顾及到这些生理特点，一味浓妆艳抹。将会影响皮肤的正常功能，削弱皮肤的防御机能；

——化妆品应放在室温避光处。不能放在冰箱内或温度高的地方。这是因为化妆品不是一种化合物，而是多种物质的混合物，过冷或过热都会改变其物理性状；

——有些化妆品，特别是富合营养成分的膏霜类，开瓶后不宜使用时间过长。反复长时间使用，特别是经过高温潮湿的夏季，易造成微生物的污染或繁衍。

一旦脸部皱纹满布，或已形成某些明显皱纹与深沟时，目前只有采用美容外科的除皱术、注射胶原填充术等，方能除皱。

四、皮肤外科整容

常用的皮肤整容外科方法有以下一些：

1. 皮肤磨削术

皮肤磨削术是以磨皮机除去面部某些疤痕性损害、良性肿瘤及面部皱纹等，愈后不留疤痕。若适应证选择恰当，操作细致，一般均能达到满意的疗效。磨削术是皮肤整容的主要手段。

磨削的具体方法，是采用特制磨皮机带动钢轮或砂轮磨头，快速旋转磨削皮肤，将表皮磨削深达真皮乳头层、中层，然后再用钢刺片在创面上来回磨擦，达到疤痕周围松解致平。它的适应证有：

——面部疤痕，包括天花疤痕、水痘疤痕、带状疱疹疤痕、痤疮疤痕、黑头粉刺、水痘样疹疤痕、湿疹疤痕、脓皮痛性疤痕、面部条状疤痕、面部播散性粟粒性疤痕、表浅性烧伤或烫伤性疤痕。

——色素性皮肤病，包括雀斑、雀斑样痣、咖啡牛奶斑、色素失禁症、太田痣、粉尘染色。

——面部良性肿瘤，包括皮脂腺瘤、汗管瘤、囊性腺样上皮瘤及胶样粟丘疹。

——其他皮肤病，如面部毛细血管扩张(痣)、汗管角化症、鼻红粒病、面部皱纹等。

2. 酒渣鼻切割术

如果酒渣鼻长期不愈，鼻部结缔组织及皮脂腺增生肥大、变形，毛细血管扩张。此时再用药物治疗已难以奏效。若采用磨削术及切割术，可使鼻部恢复原来形态。

3. 腋臭剥离术

目前腋臭治疗方法很多，有外科手术切除，有无水酒精注射或高频电针治疗等。一般采用手术剥离法。

腋臭剥离术的优点是切口小。腋毛区范围大也可行剥离,同样利于彻底清除毛囊、大汗腺及小汗腺。术后双上肢活动不受限,方法彻底、简单有效,术后局部无疤痕。

4. 皮肤化学剥脱术

化学剥脱术是将化学腐蚀药物(如苯酚、三氯醋酸、硝酸银等),涂布于皮肤表面,使皮肤发生接触性皮炎,待皮炎消退、痂皮脱落,损害也随之消失,不留疤痕。

主要用于色素性损害、老年疣、老年面部皱纹、痤疮疤痕及睑黄疣。

5. 拔毛术与植毛术

拔毛术是以高频电刀,将面部异常或腋部等处毛发拔掉,使之不会再生出新毛发,而且皮肤上不留疤痕。主要用于多毛病、项部硬结性毛囊炎、腋臭拔毛等。

植毛术的适应证有斑秃、烧伤等,植毛效果甚佳。植毛分单株植毛法、柱状植毛法和皮片植毛法。其中单株植毛法成功率低,不超过50%,常用的皮片植毛术效果较好。

6. 皮肤扩张器的应用

皮肤扩张器是使用软组织扩张器的整形原理,可提供"额外"的皮肤软组织。这种扩张器是由硅橡胶薄膜制成的一种囊状物,使用时通过手术将扩张器植入皮下或肌肉下层,经皮肤定期向注射壶内注入无菌生理盐水,顺导管流入扩张囊,从而使组织扩张。经一定时间后,会使扩张囊表面的皮肤软组织逐渐伸展,提供大约50%以上的"额外"皮肤组织。

组织扩张术主要用于面部、颈部、头部、躯干及四肢等需要进行整容修复的部位。这种组织扩张提供的"额外"皮肤组织,无论色泽、质地、厚度、毛发分布及美观程度,都与缺损区周围的皮肤近似或一致。

7. 体外培养表皮细胞的应用

应用表皮细胞培养技术,能使1平方厘米的皮肤,在体外培养下扩大至可以覆盖全身的体表面积,并可将不同大小的自体或异体表皮细胞膜片,移植于皮肤创面。

8. 粉尘染色综合疗法

粉尘染色是指某些粉状物质、细小铁片、石块、煤屑等污秽物进入皮肤真皮下面,使皮肤显示不褪色的斑点。例如,各种爆炸伤异物进入皮肤伤口,由于未能及时清洗或清除异物而沉积于皮肤内,引起局部皮肤异物反应,日久被皮内结缔组织包住。皮肤表面呈深蓝色或黑色斑点,久而不退,严重影响美观。用激光手术切除及磨削术综合疗法疗效甚佳。

第七章　疾病自诊自查

第一节　疾病信号一眼捕到

皮肤

观肤色查疾病

1. 皮肤苍白

贫血者往往有不同程度的皮肤黏膜苍白。寒冷、惊恐、休克或主动脉瓣关闭不全等，都会导致末梢毛细血管痉挛或充盈不足，引起皮肤苍白。雷诺氏病、血栓闭塞性脉管炎等疾病因肢体动脉痉挛或阻塞，也会表现为肢端肤色苍白。

2. 皮肤发红

皮肤发红是由于毛细血管扩张充血、血流加速以及红细胞数量增多所致。在生理情况下见于运动、饮酒时；疾病情况下见于发热性疾病，如大叶性肺炎、肺结核、猩红热等，以及某些中毒，如阿托品等药物中毒。红细胞数量增多，如真性红细胞增多症等也可引起皮肤发红。

3. 皮肤呈樱桃红色

十有八九是煤气或氰化物中毒。煤气中毒的病人，其血红蛋白与一氧化碳结合成碳氧血红蛋白，失去携氧能力，造成肌体缺氧。当碳氧血红蛋白达到30% ~ 40%时，病人的皮肤就会呈樱桃红色。

4. 皮肤暗紫

由于缺氧，血液氧合血红蛋白含量升高。当还原血红蛋白升高到每100毫升血液5克以上时，血液就会变成暗紫色。此时病人的皮肤、黏膜出现紫绀。皮肤出现暗紫的情况常见于重度肺气肿、肺源性心脏病、发绀型先天性心脏病等。

5. 棕色或紫黑色

多半为亚硝酸盐中毒。大量食用含硝酸盐物质后，肠道细菌能将硝酸盐还原为亚硝酸盐，亚硝酸盐是氧化剂，能夺取血液中的氧气，使血红蛋白失去携氧能力，从而造成组织缺氧，使低铁血红蛋白变成高铁血红蛋白，血液就变为棕色或紫黑色，患者的皮肤黏膜即表现为紫绀。

6. 皮肤发黄

当血液中胆红素浓度超过 34.2 微摩尔/升时，皮肤、巩膜、黏膜就会发黄。过多食用胡萝卜、南瓜、橘子汁等食品饮料，可使血中胡萝卜素含量增多，当其超过 2500 毫克/升时，可导致皮肤黄染。长期服用带有黄色素的药物如阿的平、呋喃类药物时，亦可导致皮肤黄染。

7. 皮肤发蓝

这是心脏病和肺病的征象。如果患者腹部有蓝色纹路，则有可能患肾上腺功能亢进症。

8. 皮肤发黑变粗

这是胃癌的信号，不少胃癌患者在未发现任何症状时，其腋下、肚脐周围和大腿内侧的皮肤会变黑变粗。有的患者面容和掌心皮肤也略呈黑色。

9. 色素沉着

肝硬变、肝癌晚期、黑热病、疟疾以及服用某些药物如砷剂、抗癌药等亦可引起程度不同的皮肤色素沉着。仅在口唇、口腔黏膜和指、趾端的掌面出现小斑点状的色素沉着，往往见于胃肠息肉病。

皮肤瘙痒的预警

临床上许多顽固性的、全身性的皮肤瘙痒往往是人体内部病变在皮肤上的一种表现。

1. 甲状腺疾病

瘙痒不仅可见于甲状腺功能亢进，也可见于甲状腺功能减退的患者。甲状腺功能减退所致的瘙痒常发展缓慢，皮肤多干燥且无光泽，冬季加重。甲状腺功能亢进的瘙痒出现较早，以皮肤较湿润者居多，夏季加重。表现为睡眠时瘙痒加重，这是由于患者在睡眠时皮肤血液循环加快、体温升高所致。当甲状腺病变治愈后，瘙痒便会自行缓解。

2. 黄疸病

全身皮肤发痒且眼睛或皮肤（或二者兼有）呈黄色，其病因多出在肝脏里或肝脏附近。如果从肝脏通向消化道的管道发生阻塞或者炎症，便会使正常情况下流通于管道里的胆汁逆流入血液里，导致全身发痒，并且痒得难受。该症状是患慢性肝炎或是胰腺癌的信号。

3. 维生素 B 缺乏症

如体内缺乏维生素 B，常表现为皮肤瘙痒和皮肤起鳞屑，有时会伴有口角皲裂、口腔与舌头发炎及溃疡等。

4. 白细胞或红细胞病变

白细胞病变时，不但全身发痒而且能触摸到腋下、锁骨上及肘窝附近有淋巴结肿大现象。红细胞病变虽然不会出现淋巴结肿大现象，但也会引起全身发痒。

5. 贫血及真性红细胞增多症

皮肤瘙痒往往是贫血的早期信号。这是由于贫血患者皮肤组织营养发生障碍,上皮细胞功能降低而使皮肤干燥、萎缩、皱褶和苍白。补血和纠正贫血后,瘙痒会缓解。真性红细胞增多则表现为全身性或局部性瘙痒,夏季加重。

6. 糖尿病

糖尿病引起的瘙痒很常见。这是由于随着人体内血糖的升高,肌体防御病菌侵袭的能力大大下降,因而常易受细菌、真菌的感染,使皮肤末梢神经受到刺激而发生瘙痒。其瘙痒程度与血糖不成正比,也不与治疗效果平行。

7. 脑动脉硬化、神经衰弱

这两种疾病患者常会感到阵发性瘙痒。

8. 脑瘤

当脑瘤病变侵及第四脑室底部时,常引起较长时间的瘙痒,部位一般仅局限于鼻孔。

9. 恶性肿瘤

顽固性瘙痒有时是胃癌、食管癌、肺癌、前列腺癌、白血病等恶性肿瘤的早期信号。这些疾病一旦治愈,瘙痒便会消除;如这些病复发,则瘙痒会再度产生。

10. 全身性的发痒还常常与肾脏病变有关

肾脏发病时,原本由肾脏排泄出体外的那些有毒物质依然留在体内,随着血液循环遍布全身,导致全身发痒。所以,如果患有肾脏病且发现双手、双脚及双眼都有肿胀现象,应考虑是否为肾脏病活动的信号。还有慢性肾功能衰竭时,由于肾功能受损,体内产生某些蛋白质衍生物而引起瘙痒,一般为中度或剧烈瘙痒,夏季程度加重。

11. 妇科疾病

某些妇科疾病,如卵巢病变、霉菌病、月经异常、阴道滴虫等疾病常表现为局部皮肤瘙痒。

12. 妊娠期皮肤瘙痒症

主要是由于妊娠期孕妇内分泌机能发生改变,体内激素水平增高,使肝内胆汁淤积、胆红素排泄紊乱所致。常常在皮肤瘙痒数日之后出现皮肤、巩膜黄染,有时伴有恶心、呕吐、腹胀等症状。

可怕的"蜘蛛痣"

有报告显示,男性体表出现蜘蛛痣者,经检查,发现有85%患者的肝组织出现了异常改变,其中1/3为肝硬变病理改变。有人经过密切观察并结合临床和实验室研究,发现蜘蛛痣的出现、发展和消退与肝硬变的进展、静止和好转关系非常密切。因此,蜘蛛痣的出现对肝硬变的诊断具有较大的参考价值。还有一部分肝炎、肝癌患者也可出现蜘蛛痣。

综上所述,如果一个人的皮肤表面出现了蜘蛛痣,特别是数目较多、此起彼伏,或蜘蛛痣出现后长期不退,形态典型,或是原有的蜘蛛痣突然较以前明显增大,要警惕肝硬变的可能性,需要做一些必要的检查加以鉴别,绝不能一概而论。

但是,正如前面所谈过的,蜘蛛痣是由于雌激素产生过多而形成的。在女性,特别是青春期的女孩,正处于生长发育的高峰阶段,体内有大量的雌激素,可能会有一些蜘蛛痣出现,这是正常生理现象。随着年龄的增长,雌激素分泌逐渐减少,这种蜘蛛痣也会逐渐消失。另外,蜘蛛痣可见于正常妇女的妊娠期。怀孕后,体内雄激素增多,因而一部分孕妇皮肤上出现了蜘蛛痣。此种蜘蛛痣大多发生在怀孕后的 2~5 个月内,产后数月内可以消失。还可见到少数患其他疾病的病人,如风湿性关节炎、类风湿性关节炎以及 B 族维生素缺乏的病人。因此,对蜘蛛痣的出现,不能只看作是肝硬变的征象,还应想到正常人或其他疾病,需要结合临床加以全面分析。

"寿斑"不长寿

医学上也把这种褐斑称作老年斑。当一个人步向衰老的时候,在他的身体组织细胞内会形成一种被称为"不溶性脂褐质色素"的物质。

这种怪色素究竟是什么东西呢? 原来,人的细胞在新陈代谢过程中产生了一种脂质过氧化的"排泄物",而且这种废物是一种不为细胞本身所能排泄的废物,它随着年龄的增长而增多,进而普遍积存于人体的所有组织中。

因此,脂褐质色素沉着不仅是在皮肤表面,它在人体组织内同样都会形成。专家通过电镜观察,发现人的神经细胞里有随着年龄增加的色素斑;还有的专家发现,在人的心肌纤维中有色素斑点沉积;以后又有专家发现,老年性的色素斑还沉积在脑组织、肝脏、肾上腺等重要器官内,特别明显的是在人的脑神经细胞中更容易积累。

留心岁月的"褶子"

1. 前额上如有皱纹,这种人易犯偏头疼。

2. 如前额上皱纹不连贯,呈波浪式,这种人常会心绪不宁,可能患有抑郁症。

3. 眼睛周围出现弧形皱纹,这种分裂皱纹是肌体内结缔组织脆弱和听力下降的迹象。这样的人可能患有痔疮。

4. 眼睛下面出现半月形皱纹,是心脏、膀胱和肾有毛病的信号。

5. 鼻梁上出现十字形皱纹,可能是脊柱或肾脏有严重病变。有此种皱纹的人一般脊柱都会发生变形。

6. 如从鼻子嘴唇边出现的长皱纹呈斜线,可能是心脏出现毛病。

7. 鼻子下面、嘴巴上面有皱纹是激素活动较弱的迹象。

8. 嘴角有小皱纹是胃病的特征。

9. 下唇和下巴之间有皱纹是肠胃出现毛病的表现,也可能患有痔疮。

10. 下巴下面有"猫爪形"皱纹,说明皮下脂肪层被破坏。

11. 颈部侧面呈斜线,有低而短的皱纹,说明胃有毛病。

12. 如颧骨上出现镰刀形的皱纹,则表明脚上有毛病。

13. 如果右脸比左脸的皱纹深,则可能肝脏有毛病。

体形

身宽体胖不是福

肥胖到底会预示着哪几种病证呢?

1. 糖尿病

中年以上明显肥胖者应注意是否患有糖尿病。

2. 甲状腺功能减退症

又称黏液水肿。表现为身体肥胖,脂肪沉着以颈部最明显,面容呈满月状,伴有惧寒、面广唇厚、表情呆滞、易疲倦、皮肤干燥、声音低哑等。

3. 肥胖生殖无能症

本病是因感染、肿瘤或外伤等损害,而使食欲、脂肪代谢及性腺功能异常,表现为肥胖。脂肪多聚积于颈、胸、背、腹及股部,臂及小腿并不胖,生殖器官不发育。此病如成年后发生,可出现性欲差、性功能丧失、停经和不育。

4. 间脑性肥胖

其表现为普遍性肥胖,有食欲波动,体温、脉搏易变,性功能减退,睡眠节律反常,可出现尿崩症,脑电图出现异常。此病是间脑器质性病变的后果。

5. 柯兴氏综合证

是由于肾上腺皮质功能亢进,使皮质醇分泌过多而出现的一系列征候群。其症状是面色发红、面部发胖、血压升高,男性阳痿,女性闭经或月经紊乱。腹部和背部明显肥胖,而四肢相对较瘦,称为"向心性"肥胖症。

6. 正常的肥胖

以下肥胖属正常现象,如具有家族性肥胖者,一般全身脂肪均匀分布,无任何疾病,称为单纯肥胖,这种肥胖多受遗传性因素的影响。如没有家族肥胖因素影响,则多是因进食过多、活动过少造成的,如属这种情况,可通过节食和增加运动量来抑制肥胖。此外,戒烟后的一段时间以及妇女妊娠期间都会发胖,这都是正常现象。

总而言之,肥胖的危害很大,其时不同年龄段的人有不同的危害。

对于青少年而言,肥胖能引起发育迟缓、智能低下、性格内向,导致自闭、反应较慢、语言功能受到严重影响。肥胖严重影响青少年的心理健康发育,大多数的肥胖儿害羞、自卑、孤僻、没有进取心。

对于女性而言,肥胖首先严重影响自身的形象、自信心,影响工作、婚姻、社会交往能力等;肥胖还可引发不孕、月经失调、性冷淡、更年期提前、高血压、心脏病、高血脂、糖尿病等疾病。

对于男性而言,肥胖将严重影响健康,多数肥胖男性都伴有高血压、高血脂、糖尿病、痛风、酒精肝、胆石症、前列腺肥大、性功能较差等疾病。

身体过于消瘦

身体过于消瘦潜藏着哪些病证?

1. 糖尿病

消瘦并有口渴、尿频、尿多、疲劳等症是糖尿病的征象。糖尿病起病较缓,病程较长,初期无明显症状。糖尿病的并发症较多,可祸及眼睛、心脏、肾脏、血管、神经等组织器官,及早发现和治疗至关重要。

2. 结核病

其重要表现为消瘦。肺结核早期的症状不甚明显,除经常"感冒"外,消瘦、低热也是很重要的症状。鉴于此,对反复"感冒"不愈或感冒样症状持续两周以上者,应检查是否患肺结核。

3. 甲状腺功能亢进

消瘦如伴有怕热、疲劳、多食易饥、多汗等,则有可能患甲状腺功能亢进;消瘦呈进行性,大便次数增多,出现心慌易急躁,一些患者可有突眼、脖子变粗的表现。

4. 阿狄森氏病

又称慢性肾上腺皮质功能减退症。形体消瘦是这种病的重要表现之一,消瘦越明显,病情越严重。

5. 呼吸道疾患

老年慢性支气管炎、肺气肿等呼吸道疾病患者在身体消瘦者中居多,消瘦也可能是这类疾病的征兆。

6. 口腔因素

年老牙齿不全、缺牙是普遍现象。牙齿的功用是咀嚼食物并与唾液混合便于吞咽。咀嚼还能刺激胃肠蠕动,促进胃酸和胆汁分泌,从而有助消化。牙齿缺失直接影响消化功能,从而导致营养不良而消瘦。此外,老年人的味觉和嗅觉常常降低,使之食不知味,不能引起食欲。摄入量减少,会造成营养成分摄入少,从而发生营养不良,产生消瘦。

7. 胃、十二指肠溃疡,慢性肠炎等胃肠道疾病

可影响消化、吸收功能而致营养不良、消瘦。老年人体弱多病,容易患多种疾病。若得了一些慢性消耗性疾病,由于消耗多,摄入少,出现营养负平衡,从而容易消瘦。

8. 癌症

不明原因的消瘦可能是癌症的征象。胃癌在早期并没有特殊的症状,但进行性消瘦却很常见,尤其是老年胃病患者如出现疼痛无规律,并伴有进行性消瘦,要警惕患有胃癌。如老年人大便性状改变,并出现进行性消瘦,要警惕患有结肠癌。原发性肝癌起病隐匿而缓慢,早期症状并不明显,而进行性消瘦和右上腹肝区不适是值得注意的信号。体表淋巴结肿大并伴有消瘦者,要警惕淋巴细胞瘤。如是慢性肝炎患者出现顽固性消化不良和消瘦,要警惕肝癌。消瘦也常常是白血病、恶性淋巴瘤、恶性网状细胞瘤、多发性骨髓瘤等造血系统恶性肿瘤的早期征象。腹部进行性增长的恶性肿瘤也会首先表现为进行性消瘦。

9.心理障碍

老年人的心理障碍比较普遍,退休后的经济收入减少,子女婚后与老人分居,至爱亲朋相继离世……这些均会引起老人的心理障碍和情绪障碍,进而食不知味、夜不安寝、孤独寂寞、抑郁寡欢,久而久之,人就会消瘦。

高大背后的疾患

巨人症是婴儿和儿童期由于全身性生长过度造成的身体畸形。从外表看,如果身材比较匀称,性器官发育较早,则肌肉发达,臂力过人。起病缓慢,之后生长加速,以四肢长骨及手足明显,身长较正常儿童高。骨骺闭合后骨骼变粗,面容出现前额、下颌粗大突出,鼻宽、耳大、唇舌厚,发音低沉,食欲低下,全身无力,晚期可出现头痛、呕吐、嗜睡、颅内压增高等症状。X线片见蝶鞍增大,床突破坏,长骨骨质疏松及骨端呈丛毛状,但骨龄正常。血清生长激素升高,血糖升高。性成熟晚。

巨人症由两种不同疾病所致,性腺功能减退和垂体功能亢进引起生长激素分泌过多,使软组织增生和骨骼生长速度加快,长度增生,身高远远超过正常范围。

性腺功能减退的巨人病儿是由于睾丸切除或睾丸未降不发育造成的功能丧失。此型巨人,表现为下半身明显比上半身长,体型瘦高,缺乏男性第二特征,男性乳房发育,外生殖器发育不良,骨骺闭合迟缓。

垂体性巨人是垂体前叶嗜酸性粒细胞瘤引起的。此种婴儿和幼儿性巨人症,长时间内显示生长快速,但骨骼的成熟可正常或延迟,并有性发育延迟,儿童期罕见。过多的生长激素促进肾小管的重吸收增加,使血磷浓度升高,血钙及碱性磷酸酶多属正常,往往尿钙排出增加。生长激素浓度升高,刺激骨膜下新骨形成,并促使骨骺软骨增生,骨、软骨及骨膜连接部有唇状突出,骨内膜亦有新骨形成。

身材矮小的原因

个子高矮的影响因素很多,其中最重要的是垂体内分泌腺的影响。脑下垂体是倒挂在脑底部、比豌豆稍大点的圆东西,重量只有0.5克左右。别看它个儿小,作用却很大。脑下垂体分泌的激素已知有十几种,其中管长个儿的就是生长激素。它可以促使骨头增长,专门促进四肢一类的长骨生长,不仅能使之生长,还能使它变粗。下肢长骨长长了,身体自然就长高了。

垂体一旦有病,便引起侏儒症,称为垂体侏儒。垂体侏儒的病因有两种,一种是原发性,病因不明,部分属遗传性疾病;一种是继发性,即由于垂体周围组织有各种病变,包括肿瘤如颅咽管瘤、垂体黄色瘤等;感染如脑炎、脑膜炎、结核病,或血管病变及外伤。

原发性垂体侏儒多见于男孩,初生时正常,1~2岁左右发育也正常,一般3~4岁开始出现生长发育落后,随着年龄的增长,孩子越大越显出智力的落后。如果是继发性的,发病年龄可在任何时候。如继发于垂体肿瘤,症状发生于肿瘤初起之时,并可伴有其他肿瘤的表现。垂体侏儒患儿从外观上看,比其实际年龄要小,但其四肢、躯干、头面部的比例都很匀称,只是个儿矮,整个儿成比例地缩小,智力发育可不受影响,看起来像小大人。这种孩子出牙也晚,多数性腺发育不全或第二性征发育不全或缺乏,往往在青春发育期后仍保持儿童面容,嗓音不变粗,仍保持音调较高的童音。真正的垂体侏儒比较少见,因此,不要认为个子矮的孩子都有这种病。

对身材较同龄人矮小、瘦弱,而又无法从遗传规律和生活环境方面做出解释的人,应考虑患慢性病的可能,如先天性心脏病、心肌病、慢性肾炎、重症佝偻病、慢性营养不良、慢性寄生虫病、慢性肝病(慢性肝炎、肝硬变)和结核病。如果有以上慢性疾病,应着重治疗,病因一旦去除,就会自然长高。

畸形胸廓的烦恼

胸廓的前后径不到左右径的一半,呈扁平状,且颈部细长、锁骨突出,这在医学上称之为"扁平胸",这种情况表明人太瘦了,需要加强营养。也可能是慢性病引起的,如肺结核等,这就需要到医院做检查,明确诊断,及时治疗。

胸廓的前后径增长,有时可与左右径相等,肋弓的前下斜度上抬,肋间隙加宽,有时饱满,整个胸廓呈圆桶形,这在医学上称为"桶状胸"。它常见于支气管哮喘、慢性支气管炎等所致的肺气肿患者。

胸廓的前后径比左右径长,胸廓向前凸出并且狭窄,如鸡的胸廓,这在医学上称之为"鸡胸",又叫佝偻病胸。这是维生素 D 缺乏性佝偻病所致的骨骼改变的特有体征,此病多见于儿童和少年。

胸廓单侧过大或过小,致使胸廓左右两侧不对称。若胸廓一侧过大(局部隆起),提示可能患了气胸、胸膜炎等;若胸廓一侧过小(局部凹陷),提示可能是患了肺结核、肺炎、肺萎缩等,致使一侧肺不张。

"水肿人"的困惑

水肿又称浮肿,是人体血管外组织间隙中有过量的体液积聚形成的,大致可分为全身性水肿和局部性水肿。如果出现水肿,就要谨防下面 7 种疾病了:

1. 甲状腺功能低下

面部及下肢出现水肿,严重时遍及全身。

2. 心脏病

水肿先在下肢踝部出现,逐步向上延至全身,并伴有胸腔积水、肝脾肿大、呼吸急促等症状。

3. 急性肾炎

水肿是急性肾炎的常见表征。急性肾炎早期仅在早晨起床时发现眼睑和面部出现水肿,后会向下发展至全身。有时伴有蛋白尿和高血压,多发生于儿童。成人也有患该病者,但一般程度较轻,仅有持续血尿和蛋白尿,且常可自愈。

4. 慢性肾炎

即慢性肾小球肾炎。病程较长的达一年以上,有程度不同的水肿、蛋白尿、血尿和高血压。

5.营养性疾病、慢性消耗性疾病(如恶性肿瘤、结核病、严重贫血等)

水肿一般发生较慢,为全身性,下肢更为严重。

6.肝硬化

水肿发生在下肢,一般不延至全身,并伴有肝脾肿大、肝功能不正常等现象。

7.妊娠高血压综合证

是妊娠期特有的一种疾病,多见于初产妇。主要表现为妊娠24周以后出现下肢或全身水肿,并伴有高血压和蛋白尿。

但以下水肿并非由疾病所致,而是一种正常的生理反应:

1.反应性水肿

进行高温作业的人和平时不爱活动的人会引起某些部位水肿,环境改变后水肿会自行消失。

2.药源性水肿

服用某些激素会导致水肿,停药后,水肿自行消失。

3.体位性水肿

长期站立、行走和下蹲会出现水肿,改变体位后症状消失。

4.经前期水肿

经前妇女会出现眼、手、下肢水肿,月经来潮后可自行消失。

脸面

观脸色知疾病

1.脸色苍白

健康人的脸色是白里透红,常不出门而待在家里的人皮肤也白,却是病态白,色白如白蜡,如临床上虚寒病证、贫血及某些肺病患者,内寒的腹痛或外寒的恶寒战栗重者,均可见面色苍白。肝病见白色为难治之病。

白色见于两眉之间,是肺脏有病;甲状腺功能减退症、慢性肾炎等患者的面色,较正常人苍白;铅中毒时,患者以面色灰白为主要特征,医学上称为“铅穿”,寄生虫病、白血病等患者,长期室内工作及营养不良者亦见此色;肠道寄生虫病,面部可见白点或白斑。此外,出血性疾病,如经常痔疮出血、妇女月经过多,也会造成面色苍白;休克病人因面部血液循环受阻,也会脸色发白。中医认为:面色苍白属于虚证和寒证。如有些人,面色较白,体型肥胖,中医称这些人为气虚或阳虚之体。

脸色苍白也是贫血的表现。久病卧床者脸色会发白;各种原因的大出血、白血病及其他多种疾病引起的慢性失血等,也会使人脸色苍白;面色灰白而发紫,且表情冷漠,是心脏病晚期的病危症状;面部出现白点或白斑,则可能是患有肠道寄生虫病。

2. 脸色赤红

如出现满面红光,则可能是高血压病的征象。尤其是脑充血或发热时,面色会异常潮红,脑溢血也会出现异常的脸红。如两颧部呈现绯红色,则是结核病的信号,尤以下午症状更明显。面颊与腮边出现赤色是心脏病的表征。面颊如出现对称的蝶斑,则为红斑狼疮病证的表现。如儿童面颊两侧出现玫瑰色片状水肿性红斑,则是传染性红斑,是一种以面部红斑为主的传染性发疹性疾病,常发生在 4 ~ 12 岁的孩子中。皮疹初期一般不易发现,皮疹消退后才可见到红斑。中心部分先消退,形成红色小环,消退后没有痕迹,但会反复发作,少数患者伴有发热、眼结膜充血、呕吐等症状。发现此症状应及时进行隔离治疗。

3. 脸色潮红

这种潮红有生理性与病理性两种。生理性脸部潮红与饮酒、日晒、剧烈运动或情绪活动、愤怒或害羞等有关;病理性面部潮红主要是发生在感染引起的高热性疾病,如伤寒、疟疾、肺结核、肺炎等。但服用阿托品等扩张血管的药物,以及大量服用激素后,也会引起脸部暂时潮红的现象。此外,红斑狼疮患者、一氧化碳中毒者也会产生脸色潮红的症状。

4. 脸色发黄

面部呈现黑色是慢性病的表征,应引起特别注意。面部黑色多是肾上腺皮质功能减退症、慢性心肺功能不全、肝硬变、肝癌、慢性肾功能不全等病证的表征。中医认为,面部黑色的原因为肾精亏损,可用补肾药物治疗。至于因生理现象而形成脸色变黑、老年性色素斑、妇女妊娠斑等则属正常现象,不是疾病。

5. 脸色发绿

这是脾脏疾病的表征。易感染痢疾、肠伤寒、白血病。

6. 脸色呈橙色

是胆结石、胆囊病的表征。

7. 脸色青紫

脸部及嘴唇青绀,医学上称为发绀,是由皮下淤血所致。一般来说,是因为缺氧。可见于严重的哮喘、肺气肿、肺炎、肺梗塞、慢性支气管炎、气管异物及小儿发高烧等。由缺氧引起的剧烈疼痛、肺源性心脏病、先天性心脏病、心力衰竭等疾病都可能出现面色青紫。胃肠道寄生虫病、肠部痉挛性疼痛、胆道疾病引起的胆绞痛均可使面色出现青紫色。

8. 脸色发黄

要区别由疾病引起发黄或进食引起的发黄。胡萝卜素为黄色,许多新鲜的瓜果和蔬菜如胡萝卜、南瓜、菠菜、木瓜等,其胡萝卜素的含量均很高,当进食过多,特别是甲状腺功能减退或肝功能不全时,被吸收的胡萝卜素在肝内转化为维生素 A 的过程发生障碍,就会导致鼻旁发黄,停食后很快消退。如果不是进食引起的发黄,则面黄最多见的是黄疸病。如巩膜及全身都为黄色,多见于黄疸型肝炎、胆道结石、胆囊炎、胆囊癌和胰腺癌等病证。钩虫病病人由于长期慢性失血,造成面色发黄,俗称"黄胖病"。

中医认为,黄色鲜明如橘色属于湿热,称"阳黄";黄色晦暗如烟熏多属于寒湿,称"阴黄";面色萎黄,多为心脾虚弱、气血不足;面黄浮肿为脾脏有湿。此外还有疟疾、药物中毒(如大量服用阿的平)等,也可引起面黄。

色素沉着疾病知多少

色素沉着预示着哪些疾病?

1. 黑色素斑与胃肠多发性息肉综合证

早在 20 世纪初,医学家波茨就发现一种奇异的病证,其特点是病人的口唇周围出现黑色素,犹如沾染上了柏油小点,同时伴有腹痛,肚子经常咕噜咕噜作响,进而发现人的肠道里长有许多息肉。30 年以后,另一位医学家杰格指出,这种病证并非少见,因故得名为"波茨—杰格二氏综合证";后人为便于记忆又称其为"黑色素斑—胃肠多发性息肉综合证"。现代医学证明,该病属遗传性疾病,在一个家庭中常有数人患病。色素沉着也不仅限于口唇周围,还可发生在口腔黏膜、手指、手掌、脚掌、眼、鼻等处,病人常常出现发作性腹痛,甚至便血、引起贫血,重者危及生命。如能提高警惕,及时求医,通过 X 线或纤维内窥镜检查,能够发现胃肠息肉和出血部位,继而采取适当的治疗措施,可使病情得到缓解。

2. 黑色痣演变成恶性肿瘤黑素癌

尤其是中年以后发病,更应引起高度注意。其特点为,原有的黑色痣于短期内迅速增大、色泽加深。有的黑如煤炭,但也有黑色痣变化不显著却早有肿瘤远远转移。这类变化的黑痣恶性程度极高,常转移到肝脏等器官。因此 40 岁以上的人,应对面颊部、颈部、背部、手心、脚底部位较大的黑色痣进行"监视",一旦发现增大、脱毛、变黑、出现痒感或经常容易碰破的黑色痣,应尽早进行手术治疗。

3. 肝脏疾患并发黄褐斑

俗称肝斑,男女皆可见之,但以女性占多数。表现为病患面部呈现片状黄褐色或黑色斑,边界可清可不清,表面平滑。这种色素还可见于额部、两颊、唇周、鼻梁、下颌等部位。除了妊娠或生育后的妇女会患黄褐斑外,有些人出现黄褐斑则可能与全身疾病有关,如慢性肝炎、肝硬化或女性生殖器官疾病等。因此,若发现原因不明或伴有周身不适的黄褐斑时,应查明原因,谨防肝脏病变。

4. 地图状斑与慢性肾上腺皮质功能减退症

此种异常色斑是著名医学家阿狄森发现的,也称之为阿狄森氏病。据有关医学文献报道,患有这种病的人,大约 90% 以上在皮肤、黏膜出现色素沉着,且以身体的暴露部分、常受摩擦和压迫的部位如乳头、会阴部、外生殖器、牙龈、口唇、指(趾))甲根部和手纹等处显著,由于其形状类似"地图状",亦称为地图状斑。该病常常造成双侧肾上腺破坏以致功能减低,所以除色素增多外,病人还有低血压、无力、体重下降、食欲减退、恶心、呕吐等一系列不适表现。医学研究证实:引起阿狄森氏病的病因半数是由结核造成的。因此,只要早期做出诊断,及时给予正确合理的治疗,治疗效果是令人满意的。

满面红光并非春风得意

红光满面可能有以下四种病:

1. 流行性出血热

由于全身毛细血管扩张,血管通透性增加,早期可表现为面部充血、面部发红,医学上称之为"醉酒面容"。

2. 风湿性心脏病

由于二尖瓣狭窄,回心血流受阻,造成肺淤血,导致面部双颧呈紫红色,医学上称为"二尖瓣面容"。患者同时还伴有心悸、气短、呼吸困难、咳嗽或咯血等症状。

3. 肺结核

有肺结核病的人常表现为面部潮红,伴食欲不振、乏力以及午后低热、夜间盗汗、咳嗽或咯血等症状。

4. 高血压病

高血压早期大多无明显症状,当病情达到一定程度后可造成心脏损害。由于心脏扩大、心肌肥厚、心肌收缩力增加,使心脏排出的血量增加,从而引起患者头面部血管扩张充血,导致面部发红。此时患者还可伴有头痛、面部发热、耳鸣、眼花、心悸及失眠等症状。

所以说,满面红光虽然是比较理想的面相,但也有例外情况。衡量一个人身体健康不健康,不能只看表面现象,否则就可能贻误疾病的诊断和治疗。

不祥的面部色斑

从面部斑点的部位来分,常见的面部斑点有以下方面:

1. 太阳穴、眼尾部斑点

和甲状腺功能减弱、妊娠、更年期、神经质及心理受到强烈打击等因素有关。

2. 眼周围斑点

多见于子宫疾患、流产过多及激素不平衡引起的情绪不稳定者。

3. 眼皮部斑点

多见于妊娠与人流次数过多及女性激素不平衡者。

4. 面颊部斑点

多见于肝脏疾患,更年期老人、肾上腺机能减弱者面部也会显现。

5. 额头斑点

多见于性激素、肾上腺皮质激素、卵巢激素异常者。

6. 发际边斑点

和妇科疾病有关,常预示女性激素不平衡、内分泌失调等。

7. 鼻下斑点

多见于卵巢疾患。

8. 下颚斑点

见于血液酸化、白带过多等妇科疾患。

遭遇"青春痘"

为什么会出现"青春痘"呢？

1. 局部炎症刺激

轻度"青春痘"使表皮出现局部红肿热痛，使皮脂腺导管、毛囊颈部细胞炎性水肿，皮脂腺口闭塞，皮脂腺分泌皮脂受阻，导致痤疮加重。

2. 雄性激素水平上升

在青春发育期，内分泌发生变化，主要是性激素的水平上升。性激素包括雄激素（男性素）和雌激素（女性素），不论男女都有雄激素和雌激素，只是比率不同，不同时期含量和比率也不同。青春期前，男孩女孩区别不大，进入青春期，雄性激素增加，使男孩富有阳刚之气，但雄性激素还可刺激皮脂腺细胞分泌皮脂增多，分泌增多的皮脂又刺激毛囊导管过度角化，使毛囊壁肥厚而阻止皮脂排泄，这是痤疮的始发因素。在女性的卵巢、胎盘及肾上腺也分泌雄性激素，如果与雌性激素比例失调，也会引起痤疮。这里说女性痤疮与雄性激素有关，并不是说女性雄性激素比男性多，而是她自身相对高。

3. 病原微生物侵害

皮肤表面及局部毛囊中存在的痤疮丙酸杆菌、白色葡萄球菌和卵圆形糠秕孢子菌等病原微生物，正常时它们不会造成大的损害，当皮质腺阻塞时，它们便参与"青春痘"局部炎性及非特异性炎性反应。炎性反应是指特定菌造成局部发炎、红肿热痛、出脓头。非特异性炎性反应是指非特定菌造成具有共同特征的炎性反应。

4. 其他异物堵塞而引起

如果体内分泌过多的皮脂及未及时清除的汗液、灰尘、病菌、螨虫等均可堵塞皮脂腺口而发生"青春痘"。

5. 碘化物、溴化物及某些其他药物的应用

这也是一部分人的发病因素。多吃动物脂肪及糖类食物，消化不良或便秘等胃肠障碍，心理状态不平和，精神紧张，烦躁易怒，湿热气候等都是导致痤疮发生的因素。

面部疼痛有所谓

脸部疼痛请注意三种疾病：

1. 三叉神经

称为痛性抽搐。这种疼痛会沿着双颊的三叉神经走向而发展，疼痛一般比较剧烈。三叉神经痛是一种突发性的严重面部疼痛。它可以由非疼痛性的刺激（如刷牙、吃东西、触摸脸颊等）而产生。脸部的疼痛神经共可分为上支（眼支）、中支（上颌支）及下支（下颌支），而以中、下支最易受到影响。此疾病常见于女性患者，且右侧脸较多。

2. 带状疱疹

如果现在疼痛之处，最近长过红色起水疱的皮疹，可能是带状疱疹，应去看神经科医生或皮肤科医生。

3.颞颌关节异常

这种情况是最为人所熟悉的脸痛原因，由肌肉发炎所引起。

眉飞色舞显疾病

1.病人两眼灵活而有光彩、神志清晰、反应灵敏、动作矫健，表示脏腑功能未伤。即使病情较重，预后亦良好，视为"顺证"。

2.病人面色晦暗、精神萎靡、反应迟钝、目无光彩、语言无力、答非所问者，称为"失神"或"无神"。表示正气已伤，病情较重，预后不良。失神可进一步出现语言错乱、神志不清等危重征象，临床上视为"逆证"。

3.貌似有神实际无神，多见于久病、重病、精神极为衰弱的病人。如原来沉默寡言、语言低微、时断时续，突然变得言语不休、声音响亮；原来神志模糊，突然清醒；原来不能饮食，突然出现饥饿般的大口进食；原来久卧不起，突然坐起来，下地行走；原来面色晦暗，忽见两颧发红如涂油彩等，这些一反常态的现象是阴阳将离决前的一种假象，俗称"回光返照"，临床上称为"残灯复明"的征象，预示病情会迅速恶化。这种病人，如不及时抢救则有生命危险。

笑里藏病

1.假笑

常见于隐匿性忧郁症病人。由于这种病人内心忧郁，笑起来显得很不自然，常用嘴角"笑"，眼睛和面容没有任何快乐的神色。

2.傻笑

患者经常憨里憨气地发笑，表现为乐哈哈的，但面容却给人一种呆傻的感觉。多为大脑发育不全与老年性痴呆等患者。

3.诡笑

眨眼、努嘴、吐舌、挤眉、弄眼，多见于舞蹈病患者。

4.呆笑

常有张口不闭、口角流涎、无意识地笑，多见于老年弥漫性脑动脉硬化症。

5.狂笑

大量酗酒后，由于大量的酒精进入大脑组织，使得大脑的兴奋抑制功能失调，而出现狂笑。这说明酗酒者已经急性酒精中毒了。

6.强笑

即强制性的发笑。患者笑时无法克制，常见于慢性弥漫性大脑动脉硬化和大脑变性等脑部器质性病变患者。

7.苦笑

是破伤风患者的一种征象。患者张口困难，咀嚼肌抽搐，牙关紧闭，面部肌肉痉挛，而表现出典型的苦笑面容。

8. 痴笑

多见于精神分裂症病人。即患者不分场合、毫无原因地发笑。有时一个人无故发笑，有时在大庭广众之下发笑，有时狂笑，有时微笑。痴笑是由患者大脑功能不全而引起的。

9. 阵发性笑

不由自主地阵发性发笑。发病的间隙不等，有的数小时一次，有的一日一次，也有的数日或数星期一次。发病持续的时间也不一样，每次历时几十秒钟，或数分钟。这是一种发笑性的癫痫症的特征，笑时癫痫发作，笑后即恢复正常。

头发

小心时髦发色背后的陷阱

1. 黑发

黑发是黄种人特有的头发颜色，但头发过黑亦为不正常现象。如头发过黑，或一直都不太黑，而突然变成漆黑，就有患癌症的可能。

2. 白发

中老年人头发斑白或全白，此属于正常的生理衰老现象，并不是病态。而年轻人头发早白，可能是由动脉粥样硬化、结核病、贫血、胃肠病等疾病引起的。白发还可见于斑秃、白癜风、斑驳病等疾病。最新研究表明，白发与冠心病有密切关系。美国医学科学家对一组心肌梗死患者的研究结果表明，其中有 24% 的人在 30 岁前出现白发。

3. 红发

头发为红色或红褐色。很少一部分黄种人，其头发略呈棕红色，这属于正常现象。但头发如变成红色或红褐色，可能是由铅、砷中毒引起的。

4. 黄发

头发发黄且干枯稀疏。久病体虚或营养不良均会引起头发发黄、稀疏干枯，多为精血不足、不健康的表现。

如发现头发颜色异常，就应注意观察并结合身体的其他征象，进行必要的相关检查，从而尽早了解自己的身体状况，采取必要的预防与治疗措施。

男人，别让秃发带给你尴尬

男性脱发是什么出了毛病？

1. 肾气亏损

中医认为肾气充沛、肾精盈满，毛发得以滋养则乌黑光亮。若肾气亏损、肾阴不足，则毛发枯槁无华，或花白、脱落。其中遗传因子占了很大的因素。

2. 营养失调

主要是营养不良和偏食。幼年时期长期的偏食，食太多的可乐、炸鸡、奶茶等热量太高的食品，只是空有热量，基本的营养摄取不足。儿童的成长阶段，必须有大量的蛋白质和各种维生素，人体的毛发对于营养的供应充足与否反应最为敏感。

此外，12～40岁的男性常会出现局部小面积脱发现象（斑形脱发），但大多数会重新长出头发。大病后的两三个月内，可能会脱发。另外，有些药物也可使头发脱落，特别是抗癌药物。带状疱疹、霉菌癣、牛皮癣等疾病，如果侵袭头皮，也会脱发。如果头皮受伤留下疤痕，头发便不会再在该处生长。

女人，别让脱发带走你的美丽

掉头发不是无缘无故的，它是某种疾病的信号：

1. 高烧

高烧也会损坏发根组织，使头发大量脱落，特别是持续高烧，对发根的损坏尤为厉害。不过，在6个月左右后也能恢复正常。

2. 疾病影响

某些疾病或先天性疾病所致，皮脂腺分泌过多或皮脂腺分泌性质改变都可引起脱发。

3. 产后

由于怀孕时体内分泌出大量的女性荷尔蒙，所以头发有充足的生长激素。而产后由于荷尔蒙分泌突然减少，头发自然而然就会大量脱落，不过这种现象在产后6个月左右就会恢复正常。

4. 压力

现代社会生活节奏的加快和竞争的激烈，易使人背负日益沉重的压力。据研究，压力与脱发有密切关系，还会加速人的衰老，使皱纹增加。对此，唯一的对策便是及时卸下重负，让自己彻底放松。

5. 节食

节食使头发缺乏充足的营养补给，头发如缺少铁的摄入，便会枯黄无泽，最后的结果必然导致大量脱发。因此，要均衡营养，不要盲目节食减肥。

6. 避孕药

长期服用避孕药的女性也会出现脱发现象，一旦停服，脱发症状可消失。

7. 烫发、染发

过于频繁地烫发和漂染，会对头发造成损害以致脱落。因此，不可烫发过频或滥用染发剂。

令人恐惧的头发骤落

头发骤落暗示四种疾病：

1. 荷尔蒙分泌失衡

如果头发大把大把地脱落，或头上已出现秃块，则很可能是由荷尔蒙分泌发生严重障碍引起的。此疾病有时发生在年轻女性身上，不及时治疗，就有可能引起子宫癌、不育症、乳腺癌等症。40岁以上中老年妇女，如出现不明原因的脱发，可能是由荷尔蒙分泌失衡所致。

家庭醫生

2.内分泌失调

50岁以上女性大量脱发,常见的原因是其体内雌性激素和雄性激素分泌失调。与此同时,会伴有脚部和面部汗毛增多,月经失调和身体增肥等现象。

3.甲状腺功能亢进或甲状腺分泌不足

这两种倾向均会引起脱发。如甲状腺功能亢进,就会造成心跳加速、失眠、夜间盗汗等现象,这些对头发都有不良影响,严重时会造成大量脱发。而甲状腺分泌不足,就会出现发丝粗糙、干枯与体重骤减、皮肤干燥等现象。

4.缺铁性贫血

缺铁性贫血会让人面色苍白,心跳加快,疲倦不堪,食欲不振。这些现象也可造成大量脱发。

此外,过量的X射线的照射会导致脱发;患有神经性皮炎、脂溢性皮炎可导致脱发;受强烈刺激,会引起精神性脱发;产后营养不良或伤寒等发烧性疾病会造成大量脱发;脑充血、丹毒、梅毒等疾病会造成头发异常脱落;远离自然界泥土的人也容易出现脱发现象,有报道说,住在纽约高楼的人,愈是住高层,秃顶者愈多;长期缺乏维生素 B_1、维生素 B_6、维生素 A 及某些微量元素都可导致脱发。

第二节　头部器官隐疾自查

脑部

头部诊病主要是通过观察头颅的外形、动态以及头部异常感觉以推测疾病。

头颅外形

观察头颅的外形变化,主要是针对婴幼儿,因为这一阶段颅骨发育尚未完成。常见的异常改变为颅骨过大或过小、囟门迟闭等。

1.头颅增大

多见于婴幼儿脑积水,是由于颅脑内积聚了过多的脑脊液而引起,多伴有头颅内压力增高。患儿头颅显著增大,而面部或下巴显得很小,像一个倒置的梨或倒三角形,头皮绷紧,菲薄发亮,头皮下静脉怒张。由于颈项无力支撑硕大的头颅,头常常抬不起来,久而久之眼球下垂呈典型的"太阳落山征"。由先天原因引起的脑积水,大部分患儿因受子宫内压力影响,出生时头颅增大不明显,出生后则迅速增大。后天性脑积水常于脑膜炎或颅脑外伤后出现症状。本病早期尚可采用药物治疗,晚期则须手术治疗。

中医将其称之为"解颅",认为是由于肾精不足、水液停聚而成。

2.小头畸形

患儿与同龄正常人相比,或按照自身各部比例对照,头颅显得较小不相称,头顶部尖,枕部平坦,称为小头畸形。这种患儿出生时头围较正常新生儿略小,前囟小或接近关闭,随着年龄的增长,头颅部显得更小,伴有智能低下、身体弱小。本病的形成多因子宫内营养不良、感染、慢性缺氧以及染色体异常等造成胎儿脑发育停顿或畸形,少数为基因遗传所致。

中医将其称之为"叠颅",认为也是由于先天禀赋不足、肾精亏虚所致。

3. 猴头症

该症又名早期合缝,即婴儿头颅骨在出生前已骨化闭合,表现为头颅尖小,囟门关闭。患儿在出生 3 个月以内必须作囟门凿开术,以缓解脑的受压和改正颅骨畸形。

4. 方头

由于颅骨软化,7 ~ 8 个月大的婴儿额骨和枕骨出现棱角,头顶部扁平,使整个头颅看上去几乎成方形。这是佝偻病的一个征象。佝偻病是乳幼儿时期一种常见的慢性营养缺乏症,俗称"软骨病"。它是由于维生素 D 不足,以致体内钙、磷代谢失常而引起骨骼发育障碍。

5. 囟门迟闭

婴幼儿的颅骨间有一小块裂隙,称为前囟。它是由左右两侧顶骨和额骨围成,出生时约2cm 左右,9 个月后缩小,12 ~ 18 个月闭合。佝偻病或脑水肿患儿往往前囟迟闭。其实,婴儿还有一个后囟,位于两顶骨和枕骨之间,但由于在出生后 6 周一般都闭合,故对临床诊断意义不大。

中医认为,方颅、囟门迟闭多因先天肾气不足,后天脾胃虚弱,以致骨失充养所致。

6. 囟陷

正常婴幼儿未关闭的囟门与颅骨平齐。如果囟门凹陷,低于颅骨,则称为囟陷,多为精气血津液亏虚所致。该症可见于婴幼儿营养不良症以及腹泻脱水、呕吐、失血等疾病。

7. 囟填

囟填是指囟门高突而饱满,多见于急性感染性疾病、脑肿瘤或颅脑出血性疾病等。

中医认为,邪热炽盛,或风热上扰则可见囟填。

头痛

头痛是最常见的头部异常感觉,可占神经内科患者总数的60% ~ 70%,占就诊病人总数的10% ~ 20%。头痛是指头颅上半部的各种疼痛,可为一般疲劳、紧张的表现,也可为某些严重疾病如脑肿瘤、高血压脑病、珠网膜下腔出血等刺激颅骨内的脑膜、颅内外的血管以及脑神经等引起头痛。

由于头痛的病因十分复杂,发生头痛的情况也各不相同,所以,要注意观察头痛的时间、部位、程度以及诱发因素等,以帮助诊断。

1. 偏头痛

偏头痛是头痛中最常见和较具代表性的一种疾病,在一般人群中本病的发病率约为5%,女性较多,起病多发生于青春期,10～30岁者占80%。本症常由疲劳、情绪紧张诱发,饮酒、吸烟可加重,头痛剧烈,呈周期性发作。

典型偏头痛在发作前期(先兆期)可有幻觉,如见闪光或某种颜色,或出现盲点,或有眩晕、失语、精神错乱、感觉异常、颜色变色,或四肢无力,可历时10～30分钟或几小时。这可能与脑缺血有关。旋即发作的头痛多为胀痛或搏动样跳痛,程度有轻有重,重者似刀割样、撕裂样,疼痛难忍,日轻夜重,常以一侧为主,多伴恶心、呕吐、面色苍白等症状。头痛持续2～3小时后进入头痛后期,患者入睡,醒后疼痛消失,故睡眠能缓解偏头痛。

女性患者偏头痛常于月经来潮前发作,在妊娠期中停止发作,提示偏头痛发作可能与内分泌失调有关。

偏头痛是由自主神经功能紊乱而引起脑部血管收缩、舒张功能失调所致,还与遗传有关,并可能由于患者的血管收缩和扩张功能极不稳定,每当疲劳、情绪紧张,或气候骤变,或强光刺激,或食用酪胺含量高的食物(如巧克力、乳酪、柑橘)及乙醇类,或应用血管扩张药及利血平等而诱发偏头痛。

偏头痛用麦角胺治疗有效,临床可根据反复头痛发作史、病程长、间歇期一切正常及神经系统检查正常而作出本病的诊断。

2. 丛集性头痛

丛集性头痛又名群发性头痛、偏头痛样神经痛或组胺性头痛。一般20～40岁间起病,随年龄增大而发作减少,男性较女性多3～6倍。发作前常无任何先兆,多在夜半三更时突然发作,为烧灼样、刀割样、跳动样的头痛,部位主要在一侧的眼眶、颞部,也可扩展到面颊部、下颌部,甚至到颈部,双侧痛罕见。其表现为一连串的密集头痛发作,每日一次或数次,每次持续数十分钟,往往集中在1周内连续发作,然后间隙较长久,常伴有病侧眼球充血、眼睑下垂、瞳孔缩小、面部充血、青筋暴露等。发作时其头颅外侧颞动脉突出,且有压痛,头皮及面部皮肤触觉过敏。

在丛集性头痛发作期间,乙醇、硝基甘油或含酪胺食物似可诱发头痛,但在间歇期中则无此反应。麦角胺可使其缓解。

丛集性头痛的发病机理尚不明了,与急性偏头痛之间的关系亦不清楚。两者的主要区别是:丛集性头痛患者痛侧面色潮红,额、颞、颊部温度升高;偏头痛患者则呈苍白色,且局部温度降低。本病可能与五官部位的炎症有关,也有人认为与颈内动脉血管壁的水肿有关。临床上发现,许多患者有溃疡病和心脏病。

3. 紧张性头痛

紧张性头痛又称肌收缩性头痛,是由于长期焦虑、紧张及抑郁引起头面肌及颈肌的持久收缩以及头颈部血管收缩和缺血而产生的头痛。头痛性质为重压感或紧箍感,或牵扯痛或胀痛。头痛大多位于枕、额枕或全头,多为双侧性,偶为单侧,可持续数天、数周、数月或数年,常伴头晕、失眠、健忘、烦躁等。神经官能症患者多为这种头痛。

紧张性头痛主要与精神因素有关。头痛属弥漫性,有紧束感,起病多比偏头痛慢,但情绪激动或极度烦恼时亦可发作。疼痛日夜持续存在,无中间缓解。这是本病的特点。

有些病人可表现为枕区头痛,可向颈项及肩胛部放射,故要注意与颈椎及椎旁的器质性病变相鉴别。对紧张性头痛的治疗主要是心理调治,并结合局部按摩、理疗、热敷、局部普鲁卡因封闭及针刺等治疗。

4. 脑膜炎症性头痛

头痛是脑膜炎的突出症状,一般急性起病,呈严重而持续的深部头痛,伴有发热、呕吐,甚至抽搐昏迷,屈颈时有颈项强硬。病毒性脑膜炎、化脓性脑膜炎呈急性发病,脑脊液检查可确诊。

结核性脑膜炎是慢性头痛中首先要考虑的疾病,尤其多见于小儿患者。其起病徐缓,开始可有低热、盗汗、精神不振、全身无力、纳差、恶心、呕吐、便秘、易激动等,继而头痛加剧,并有喷射性呕吐、颈项强直等颅内高压症状和脑膜刺激症。本病无季节性,常有结核病史。

流行性乙型脑炎绝大多数是 10 岁以下的儿童,起病急,体温很快升高到 39 ~ 40℃,伴头痛、恶心、呕吐,部分病人有嗜睡或精神倦怠,并有颈项强直。流行性乙型脑炎多集中在 7 ~ 9 月份发病,是通过蚊虫叮咬而传播。

5. 占位性病变头痛

脑瘤、脑脓肿、血肿等占位性病变可出现头痛。其中脑瘤病人85% ~ 90%有头痛,但以头痛为首发症状者为20% ~ 40%,为深在的钝痛,无明确特征,咳嗽、用力、弯腰、头部突然活动等均可使头痛增剧,晨起时较重,每次头痛数分钟至 1 小时或更长,一天中可出现 1 次或数次,常伴有喷射性呕吐。CT、脑血管造影、放射性核素脑扫描有助于诊断。

良性颅压增高又称假脑瘤,常由颅内脑脊液或静脉循环受阻、月经不调、妊娠、维生素 A 过多或过少、长期使用类固醇、女性肥胖症、甲状旁腺功能低下等引起。本综合证一般情况佳,无神经系统体征,脑脊液正常,预后良好。

6. 高血压性头痛

高血压患者常有头痛,尤其当舒张压超过 13.3kPa(100mmHg)时。疼痛为全头性或在额部,以昏痛、钝痛为多见,一般不剧烈,头痛与血压波动关系不大。当发生高血压危象(即高血压病程中周围小动脉发生暂时性强烈痉挛,导致血压急剧升高)时,可出现剧烈头痛。采取降低血压措施后头痛能有效减轻。

7. 癫痫性头痛

癫痫是指脑部兴奋性过高的某些神经元突然、过度的重复放电,引起突然的脑功能短暂异常。由此发生的头痛多位于额部,呈短暂发作性,发作时可伴有面色苍白、出汗、头晕、呕吐等症状,而发作间期症状消失如常人。本病多见于儿童,约1/3 病人有家族史。脑电图有癫痫放电。本病用抗惊厥药物治疗有效。

8. 蛛网膜下腔出血性头痛

本病主要由脑基底部动脉瘤破裂入蛛网膜下腔所引起,特征为突然发生剧烈的爆炸样头痛,伴有呕吐。有些患者可出现短暂或一段时期的意识障碍,并有明显的脑膜刺激征。脑脊液检查呈血性可确诊。当患者因出血影响丘脑下部而发热时,则需与以上所述的脑膜炎相鉴别。本病多见于青壮年。

9. 颈椎病头痛

头痛是颈椎病的常见症状之一,有时为其唯一症状。头痛位于枕颈部,有时扩散至前额及颞侧部,呈双侧或单侧性紧箍样、收缩样钝痛,疲劳、紧张、看书等可加重。颈椎病是指椎间盘、椎体骨关节及韧带在内的颈椎变性疾病,由于本病能导致头皮及颈部肌肉收缩,加上颈部神经受压,故而发生头痛。临床上可结合肩臂部疼痛、麻木、活动受限及颈椎 X 线所见以诊断。

10. 神经性头痛

神经痛的特点呈发作性、局限性,每日可发作多次,局限于神经分布的区域,如枕神经痛位于后枕部及上颈部;三叉神经痛发生于颜面部,为一侧面部阵发性闪电样剧烈疼痛,并伴有面肌抽搐、流泪等。疼痛仅持续数秒钟即消失,间隙期无症状,可每日复发数次,若再次发作,疼痛较前更为剧烈,一般数周或数月可自行缓解。继发性三叉神经痛者疼痛可持续,面部有感觉障碍,最常见的原因是鼻咽癌。神经痛者一般无客观体征,服卡马西平、苯妥英钠能迅速缓解。

11. 眼源性头痛

眼疾引起的头痛多发生在近眼眶部。青光眼急性发作可表现为剧烈头痛、眼痛、恶心、呕吐、出汗等症状,眼睛检查发现角膜混浊、结膜充血、瞳孔散大,眼压检查有明显升高可确诊。

屈光不正多因阅读过度疲劳而发生,因眼外肌及额、颞、枕部肌肉持久收缩而致疼痛发作,视力检查可发现远视或散光等。

12. 鼻源性头痛

急性鼻窦炎常有头痛,主要发生在额部及鼻窦部,因分泌物于夜间积贮,疼痛于晨起时较重,起床后窦中分泌物排空而缓解,弯腰低头时由于压力改变可加重头痛,抬头则缓解。由于鼻窦位置各异,故临床上头痛的部位也不尽相同,如额窦炎头痛多在前额部、眼眶内角或为全头痛;上颌窦炎头痛往往在面颊部,有时上下磨牙发胀或麻木,也可反射性引起额部头痛;筛窦炎的胀痛常在眼内眦及鼻根深部,如果以手指压迫眼球,可以感到球后疼痛,并可反射至颞部或头顶部。鼻源性头痛一般都有鼻病证状,多在鼻急性炎症发生时加重,疼痛部位较深,程度中等,呈钝痛和隐痛,无搏动性,鼻部透视及 X 线检查可见窦腔阴影模糊或有液面。

13. 耳源性头痛

耳部炎症可引起头痛,如中耳炎、乳突炎头痛位于耳周、枕部,患者往往有耳道反复流脓史。

14. 口腔病头痛

口腔炎症也可发生头痛,同时有咀嚼影响。颞颌关节病可在病侧面部产生疼痛,张口时轧轧作响、疼痛加重,下颌关节可有压痛。龋齿头痛多为病侧头痛。

中医认为,外感或内伤诸病均可导致头痛。如外感风、寒、暑、湿、火热之邪以及痰浊、瘀血阻滞引起的头痛,属实证,多起病急、病程短、疼痛持续而剧烈;因气血精髓亏少,不能上荣于头引起的头痛,则为虚证,多起病缓慢,病程长,程度轻而绵绵不休、反复发作。根据经络分布诊病,前额部连眉棱骨痛属阳明经头痛,多因风火痰热上熏于阳明胃经所致;脑后连项痛为太阳经头痛,多因感受风寒湿热之邪,以致太阳经气不利所致,巅顶疼痛为厥阴经头痛,是因肝火循经上窜巅顶而成;侧头痛,为少阳经头痛,可因少阳胃府邪气内扰而致;少阴经头痛常见头痛连齿痛,多因肾阴亏虚,虚火上扰所致。

眩晕

眩为目花,晕为头晕。眩晕是指感觉自身或外界物体发生运动。患者睁眼即见到景物旋转或倾斜,闭上眼睛则感到自身摇晃不停。在医学上,对眩晕症的定义是人体对空间关系的定向或平衡感觉障碍,是一种实际上并不存在的自身或外景运动错觉。眩晕常伴有平衡失调、站立不稳、眼球震颤、指物偏向及倾倒,并有恶心、呕吐、面色苍白、出汗、脉搏及血压改变等自主神经功能障碍征候,这种眩晕称为真性眩晕,系由前庭神经系统病变所引起。另一种眩晕只有头昏眼花、头重脚轻,也可有摇晃不稳,甚至跌倒,但不偏向一侧,无明确的周围环境或自身旋转的运动感,也不出现眼球震颤,称为假性眩晕,或非系统性眩晕。区别这两种眩晕的另一个方法是,注意询问症状持续的时间。一般来说,持续数月以上者,多系非前庭系统性眩晕;持续时间很短者,多系前庭病变。前庭系统性眩晕有周围性(包括耳源性和神经源性)和中枢性(包括脑干、小脑和大脑疾病)两类;非前庭系统性眩晕包括眼性眩晕、心血管疾病、全身性中毒或感染或代谢性疾病、贫血、颈椎病及颈肌病、神经官能症和头部外伤。

一般眩晕经过对症处理如静脉滴注高渗葡萄糖,应用抗眩、镇静、止吐等药物后,即可逐渐好转。但大多数眩晕会反复发作不休,甚者一周内发生数次。其根本性治疗是发现病因,针对其原发疾病进行治疗。临床常见的眩晕病因有以下几种:

1. 梅尼埃病

梅尼埃病称迷路积水,是迷路病变中最有代表性的疾病。内耳迷路是具有高度特异性的空间本体感受器。本病可能是由于自主神经功能失调引起膜迷路积水而发病,目前认为主要是由内耳微循环障碍所致。

本病多数于中年起病,老年少见,男性略多。常突然发作,多呈旋转性,感觉周围物体或自身在旋转,或为摇晃浮沉感。严重时常伴有恶心、呕吐、面色苍白、出汗等迷走神经刺激症状。急性发作期常有节律性眼球震颤,呈旋转性或水平性。典型的三联症状为发作性眩晕、听力减退及耳鸣。

2. 迷路炎

迷路炎是急性或慢性中耳炎的常见并发症,多因中耳化脓性炎症直接破坏迷路的骨壁引起,少数是炎症经血行或淋巴扩散所致,如化脓性迷路炎。

患者多有中耳炎病史。临床上中耳炎患者出现阵发性眩晕并伴恶心、呕吐时,则提示迷路炎可能。病情严重者眩晕甚剧,并有眼球震颤、听力丧失、平衡失调等,并有发热、头痛等明显的全身症状。外耳道检查可发现鼓膜穿孔,此为诊断和鉴别诊断的主要依据。另外,起病时有较强耳鸣和听力障碍。

3.药物中毒性眩晕

多种药物可以引起内耳及听神经损害,其中首推链霉素。硫酸链霉素对内耳前庭毒性较大,易引起眩晕,而双氢链霉素则易致耳蜗损害产生耳聋。

链霉素急性中毒多在用药后数日内发生眩晕、恶心、呕吐。慢性中毒者通常于疗程第四周出现,病人常觉周围环境向左右上下摇晃,行走或头部转动时尤为明显,静止不动时则明显好转。眩晕持续数周至数月不等,个别病人在停药后可持续数年。本病的诊断有赖于药物使用史及其眩晕的特征。另外,本病还可因新霉素、卡那霉素引起,但眩晕较链霉素轻;庆大霉素、万古霉素、多粘菌素 B 等偶见眩晕;奎宁、水杨酸盐引起耳蜗损害较重,前庭症状较轻,停药后可消失。

4.颈性眩晕

由于颈部疾病引起的眩晕,最常见为颈椎病,常系颈椎骨质肥大性改变,使椎动脉颅外段受限所致。

本病发作与头颈转动有关。若固定患者头部而使其身体向左右转动能立即诱发眩晕者,则基本上可以确诊为本病。此外,患者还常伴有枕项部疼痛、猝倒、视觉异常如闪光、视野缺失及上肢麻木、疼痛等症状。X 线检查可助诊断。

5.中枢性眩晕

椎基动脉血供不足、颅脑炎症、肿瘤、动脉血栓形成等病变,常有眩晕的表现。通常该类眩晕持续较久,听力障碍不严重,常有比较持久的眼球震颤及神经系统体征。

6.晕动病

晕动病又称运动病,即平时所说的"晕车"或"晕船"。这是由于车、船颠簸震动,刺激了内耳迷路,引起前庭功能紊乱所致。初次乘车乘船者,或饮食过饱,或在饥饿、低血糖等情况下,或患有内耳、小脑疾病及自主神经系统功能紊乱者易发生运动病。

本病主要表现为眩晕、恶心及呕吐,常伴面色苍白、出冷汗、全身无力等。

7.眩晕性癫痫

前庭系统的皮质中枢在颞叶。颞叶病变如肿瘤、动静脉畸形、梗死、外伤性疤痕,均可刺激皮质而发生眩晕。

患者有严重的旋转感,或觉周围环境向一侧运动,伴有恶心、眼球震颤。有些病人在眩晕前或随之发生单侧耳鸣及对侧感觉异常。眩晕可为发作的先兆,时间很短,一般仅数秒钟,随后可出现颞叶癫痫的其他症状。少数病人以眩晕为唯一表现,又称癫痫流产型发作。要区别眩晕性癫痫与其他眩晕的不同,主要靠脑电图检查。若发现棘、尖波及阵发性异常,可帮助本病诊断。

8. 功能性眩晕

功能性眩晕因自主神经功能紊乱而发生,以年轻女性为多见。部分患者可由于过劳或精神因素诱发。发作间隙不定,常数周或数月发作一次。

本病临床特征是突然发病,剧烈眩晕、呕吐、面色苍白,常持续数小时至数日。

9. 心因性眩晕

眩晕逐渐发生,多伴有焦虑,并突然终止。心因性眩晕在过度换气时可使之加重或引起发作,有旋转性眩晕;但无呕吐及眼球震颤。

10. 高空眩晕症

此属生理性眩晕,是在高空向下看时由视觉诱发的综合证,表现为主观的体位和运动不稳。这是由于注视者和固定目标之间极大距离产生的一种"距离眩晕"。

除上述病因可导致眩晕症外,全身性疾病如心脏病、高血压、低血压、贫血、血管性疾病、糖尿病、甲状腺功能低下、低血糖以及妇女经期、妊娠、绝经期等,都可出现眩晕。其机理主要是病变累及内耳,引起平衡器官缺血、缺氧。

中医认为,眩晕多因肝火上炎、肝肾阴虚、肝阳上亢,或气血亏虚,或痰饮湿浊上蒙而致。

头部活动

头部活动异常主要包括不自主地摇头和点头。

1. 节律性摇头

头颅不自主地颤动摇晃,并伴有肢体震颤,下颌、口唇、舌也见颤抖,多为帕金森综合证。原发性震颤麻痹的主要原因是脑的黑质变性,以致肢体的促动肌与拮抗肌交替收缩而引起。本病大多在 40~50 岁起缓慢发病。本病也可继发于脑炎、脑肿瘤、脑血管障碍等。一氧化碳中毒的后遗症也可表现相似的症状。这些情况统称为震颤麻痹或帕金森综合证。

继发性震颤麻痹综合证患者过去常有脑炎病史,或有颅脑损伤、肿瘤和中毒史,其发生震颤麻痹的病因尚未明了。临床上可根据病史及有关检查而作出鉴别诊断。本病体疗与药物治疗同样重要。

2. 节律性低头

如果患者突然出现头颈部下垂动作,反复持续数分钟,然后停止,过一会又重复出现,常伴有全身性抽搐。这是癫痫的预兆。节律性低头状态属于失张力性发作。如果出现全身性抽搐,跌倒在地,牙关紧闭,口吐泡沫,则是癫痫大发作。所以,一旦出现节律性低头,应立即去医院检查治疗。对症治疗得越早,则脑部损伤愈小,预后也较好。

眼睛

白眼球

健康人的白眼球洁白而有光彩，是没有其它颜色的。如果出现异常颜色或斑点，即表示人体内脏有病，并可从颜色来判断疾病的部位。

白眼球呈蓝白色

主要见于儿童和孕妇。这些人眼白发蓝，外观显得干净漂亮，其实这是贫血的表现。凡患中、重度贫血患者，眼巩膜（眼白）都呈蓝白色。

白眼球上出现绿点

这患者多半是患有肠梗阻。

白眼球变黄

这是出现了黄疸。黄疸是由肝病或胆道疾病、妊娠中毒及一些溶血性等疾病所引起的。

白眼球常有出血片

这是动脉硬化，特别是脑动脉硬化的信号。

白眼球常有小红点出现

这是毛细血管末端扩张的结果，最常见于糖尿病患者。

白眼球上有黄色小点

质硬，多少不一，一般为结膜结石。

白眼球充血发红

常由细菌、病毒感染发炎引起。除了两眼发红，还有分泌物、发痒、异物感和眼痛等症状，这时应去医院眼科诊治。另外，严重失眠者、心功能不全者、血压高的人发生脑溢血前及癫痫（俗称羊痫风）发作前，都会出现眼结膜充血的症状，如单侧眼白发红，提示可能受到性病感染。

白眼球上出现蓝色、灰色或黑色斑点：

多半提出患有肠蛔虫症。

黑眼珠周围

黑眼珠周围出现红色，又有点状白色混浊，同时有眼疼、怕光、视力不好、流泪等症状，这是得了虹膜炎。

黑眼珠周围出现金绿色环，为肝豆状核变性，提示体内铜积累过多。表明身体排泄铜的功能失常，会导致生命危险，应及早治疗。

黑眼珠周围出现白色环，又称角膜翳，以往认为这是衰老的正常表现，但近来国外科学家研究发现，白色环是血液中胆固醇水平增高的征兆，脑动脉硬化症患者大多会出现白色环，它与心脏病的发生也有密切联系。

瞳孔的形状与颜色

瞳孔大小

通常在室内光线下,若瞳孔直径小于1.5毫米或大于5毫米,边缘不规则,对光反应迟钝等,都属于病态。

两侧瞳孔大小不等,常见于脑溢血、脑血栓、脑肿瘤等;

瞳孔散大,多见于颅脑外伤、脑血管病、重症的乙型脑炎、化脓性脑膜炎等;

瞳孔缩小,多见于乙醇中毒、安眠药中毒以及老年人的脑桥肿瘤、脑桥出血。另外,有机磷中毒,亦可出现瞳孔缩小,吗啡中毒时可出现针尖样瞳孔。

瞳孔变白

见于白内障、虹膜睫状体炎、青光眼、高度近视,或全身性疾病,如糖尿病、手足抽搐等并发症,也可因外伤所致。更多见的是老年性白内障,据统计,白内障占失明原因的第一位。

患白内障时,可以透过角膜发现瞳孔里出现白色,这是由于晶状体发生混浊的缘故。人到老年,糖尿病患者或眼外伤,都能引起白内障。如发现自己的瞳孔变白,应去眼科、内科做详细检查。

瞳孔发青

正常眼球内具有一定的压力,这对保持眼球内正常的血液循环和代谢,起着重要作用。当眼压过高发生青光眼时,可由于角膜发雾水肿及眼内一系列改变使瞳孔发出一种青绿色反光,青光眼即由此得名。青光眼病人,眼球会变得像硬橡皮一样,自己也会觉得双眼胀痛欲裂,不赶快求医,就会有失明的危险。

虹膜的色泽

亮点

虹膜上出现某种亮点,表示脑神经有了毛病。

褐色斑点

虹膜上出现褐色斑点,在小儿多半是有肠蛔虫的表现。

左、右眼虹膜异常

左眼虹膜出现异常变化,说明右半身某处有了毛病;如果右眼虹膜出现异常变化,说明左半身某处有了毛病;

而左右两眼虹膜都出现异常变化,则往往人体中间部位或两侧都出现了病变,如胃、肠有病,则在左右两眼的瞳孔周围出现环状斑。

望眼球是否突出

发生眼球突出的病因很多,除下面例举的外,还有眼球本身的原因,如高度近视眼、先天性青光眼、继发性青光眼和葡萄膜炎引起的角膜或巩膜葡萄肿等。

先天突出

有的人两只眼睛自小就向前鼓起,这是各人的长相不同,不是病态,但有的眼球突出就是一种疾病。

单眼突出

即一侧眼球向前突出,严重时可影响睑裂闭合不全。一侧眼球突出的病例约

双眼突出

最常见的是由甲状腺功能亢进引起。患者除眼球突出外,还伴有心慌和甲状腺肿大等症状,而且"目光"特别地亮,"目光炯炯"且咄咄逼人。

望眼球是否凹陷

眼球凹陷,多见于身体严重消瘦者。另外,心情极度苦闷时,或患霍乱、痢疾、腹泻、糖尿病等病引起的严重脱水症,此外,眼眶骨折、或因颈交感神经引起的颈交感神经麻痹症群,也可导致眼球凹陷。

接近死亡的人,眼球凹陷,且有一幅"死相":目光呆滞、瞳孔散大、无光泽、鼻端变尖、鼻翼煽动、脸呈铅灰色、几乎无表情。经验丰富的医师常能依此来预测重病患者的死期。

眼窝下陷,多为伤津脱液。按眼窝下陷的程度,可判定疾病轻重。目睛下陷窠内,是五脏六腑精气已衰,病属难治;如仅微陷,是脏腑的精气未脱,病属可救;若里陷已深,视不见人,真脏脉现,便是阴阳竭绝的死证。

望眼球的光泽

干燥无光泽

眼球干燥、无光泽,这多为缺乏维生素 A 的表现。成人、儿童缺少维生素 A 则会使眼球结膜干燥、无光泽、毛糙,甚至失明。未失明的,夜间或在暗处看不清东西,称为夜盲症。夜盲症常发生于营养不良的儿童,常伴有全身营养不良表现,如消瘦、哭声低微而嘶哑、精神萎靡等,虽然现在大城市中已很少见,但在边远地区和农村还仍提防。

望眼睛的神采

疑问部分——去翳

健康者的眼睛明亮,炯炯有神,白睛部分没有百翳,瞳孔黑亮而不混浊,可随光线的强弱扩大或缩小,眼球转动灵活。

久病体弱或阴盛阳衰的人往往双眼无神,目光晦暗无华,眼球上似乎蒙上了一层混浊不清的浊物,有病难治。

精神病人的眼睛混浊,反应迟钝,常表现为过度的兴奋、烦躁。

望眼睑的变化

眼睑浮肿

生理因素有睡眠不足、睡眠时枕头过低、流泪之后区;疾病因素有眼睑结膜发炎,心脏病,肾小球肾炎等。

肾脏疾病与心脏疾病引起的眼皮肿胀大不一样。肾脏性眼皮水肿表现为早晨醒后眼皮肿胀明显,而心源性眼皮水肿则在晚上最为明显。如果从早到晚眼皮肿胀无明显变化,而且面容呆滞无光,很可能是甲状腺功能低下。

老年人眼睑浮肿

一般来说,老年人发生眼皮肿胀可以是生理性的,但更多见的是病理性眼皮肿胀。生理性眼皮肿胀主要与睡眠有关,晚上睡眠时枕头过低,面部血液回流,造成眼皮肿胀;同时,面部也有胀感。另外,晚上睡眠时间过短或过长也会造成眼皮肿胀,这种生理性眼皮肿胀,一般起床后一小时即可消失。病理性眼皮肿胀是由眼皮局部疾病或全身性疾病引起。眼皮局部疾病有眼皮急性炎症、结膜炎、角膜炎等。全身性疾病主要有急、慢性肾脏疾病、心脏病、甲状腺功能低下、贫血等。

老年人出现眼皮肿胀的症状后,首先应判断是生理性的还是病理性的。如果很快就消失的,一般属于生理性眼皮肿胀;如果眼皮肿胀伴有红肿热疼局部症状的,多属于眼皮局部炎症的眼皮肿胀;如果眼皮肿胀不伴有红肿热疼症状,且连续几天不消退,多为全身性疾病引起,应引起高度重视。

眼睑或睑结膜红肿

俗称"针眼",是眼睑的一种急性化脓性炎症。

眼睑下垂

分为先天性和后天性两类。先天性的是指一生下来就有,只要在长大后做一个"眼科悬挂"手术即可治愈的。后天性的往往由疾病所致,如重症肌无力、精神抑郁症、某些脑血管病变及维生素 B_1 缺乏症等。

眼睑粘连

早晨醒来时,上下眼睑常被多量黏性或脓性分泌物所粘住,自觉眼内有异物感或灼热感,并有轻微流泪或疼痛,多为急性传染性结膜炎,俗称"红眼病"或"暴发性火眼"。

眼周围有疼痛或刺痒

眼周围有疼痛或动眼时微痛,视野缩小,甚至部分视野缺损,红绿色觉受累,发生偏盲或暗点,常一眼发病,另一眼视力急剧减退,甚至短期内完全失明,常有头痛和眶内疼痛。眶内疼痛在眼球转动或压眼球后加重,可能是患了视神经炎。

自觉眼睛刺痒及灼热感,睑缘皮肤发红,多为睑缘炎,又称"烂眼边"或"红眼边"。

眼睛有明显的刺激症状,如:怕见光、流泪、疼痛,视力减退,角膜表面有灰白色或黄白色溃疡,多为角膜炎。

视野中有异常

火星闪光、黑影

自觉视物变形,视野中有一个暗区,眼前常有闪光或火星,产生闪光幻觉,或常感眼前有黑影来回飘动,可能是偏头痛发作的前期症状,也可能是视网膜脱离的病证。

弯曲变形

如果常自觉视物变形,直线被看成曲线,有时物像略大些,有时又显得小些,有时洁白的物体被看成是黄色,则可能患有中央性视网膜脉络膜炎。

黄色反光

如果眼内出现黄色反光,视力障碍或视力完全消失,并伴有全身感染性疾病时,可能是患了化脓性脉络膜炎。

飞蝇、黑点

自觉眼前有飞蝇、黑点或黑色块状浮动,视力下降,或突然视力减退,或仅余光感,应考虑患视网膜静脉周围炎、玻璃体出现液化、混浊或变性之可能。

突然一夜失明

眼外形无改变,突然一夜失明,甚至无光感,有可能是视网膜中央动脉硬化或静脉血栓形成。

阴影、浑浊

如看东西有阴影、浑浊,有可能是患了白内障。

光圈、视觉障碍

倘若总看东西有光圈,眼睛发红,有视觉障碍,则可能是患了青光眼或红眼病。

结膜出血

如果结膜老出血,则应立即到眼科医院就医,可能患有血液凝固障碍或高血压病。

红眼并伴随视力受到影响

这可能是角膜炎或虹膜睫状体炎或眼内出现其他严重病变的先兆。

视力变化

视力下降

可见于维生素 B_2 缺乏症。若中老年人视力突然下降,要警惕是否患了糖尿病。由于糖尿病人常会发生视神经损害,或引起眼底血管病变,使视网膜组织缺氧而形成微血管瘤,或形成视网膜静脉扩张、白斑、出血、动脉硬化,甚至发生视网膜剥离,这些均会导致视力下降、模糊。老年人视力下降还要想到是否得了白内障。白内障是透明的晶状体发生混浊,老年人患这种眼病机率较大,它是由晶状体的一种蛋白发生凝固而形成的,与新陈代谢障碍有关。

视力下降也可能由脑肿瘤引起。患者早期可为一时性黑矇,并有短暂的视觉丧失,随病情的加重逐渐变成持续性的视力减退,最后可能导致完全失明。如果一侧视力逐渐减退,甚至失明(应排除单纯眼部疾病),同时伴有嗅觉丧失,则意味着脑肿瘤的位置接近视神经处,且脑肿瘤已压迫视神经。

视力"好转"

视力"好转"对老年性白内障病人来说,并非是一个好兆头。一些老年性白内障病人有时会自觉视力好转,不戴老花镜也可以看清近距离的细小东西。这时,一般人都会感到高兴,以为是好事,实际上,这是白内障从初发期(第一期)发展进入膨胀期(第二期)的表现。此时晶状体吸收水分膨胀,增厚的晶状体起到了老花镜的作用,因而摘去老花镜也能看清眼前的东西。膨胀期的晶状体把虹膜向前推,使前房变浅,前房角变窄,所以这时容易并发青光眼,故如有这种"好转"现象,必须警惕,并请医生检查。

弱视

弱视,即远近视力都不好,戴上矫正眼镜也达不到正常视力,而检查又查不出眼睛病变。弱视,对成人来说,往往是精神病的早期信号。

这是因为患有精神病的患者常伴有严重的视力障碍,精神病患者若想要把他们所看到的东西在大脑中组成图象或信息是很困难的,是因为他们往往不能分辨出周围事物的存在和差别。许多精神病人目光呆滞,对周围的事物视而不见,甚至有的病人对将要危及自己生命的现象也不能觉察,这大多与视力障碍有关。长期患精神病的人,出现严重视力障碍更为突出。

斜视

外斜

双眼外斜

可见于癌症和一氧化碳中毒;

单眼外斜

可见于糖尿病。

内斜

高血压患者,双眼发生内斜,多为发生脑溢血的前兆,此外,维生素 B_1 缺乏也会引起斜视。

幻视

幻视是指眼前无物而自觉看到各种形象。幻视是一种虚幻的知觉,是无客观事物作用于感官时而出现的知觉体验,但患者却有鲜明生动的真实感。并可影响其情绪和行为。幻视可见于精神病患者。但正常人有时在极度疲劳、极度恐惧、长期孤独等情况下,也会产生幻视。幻视有时还可招惹"飞来横祸"。

眼睛发花

除了人老,眼睛视物发花之外,血压升高也会使眼睛视物发花。应测量血压,并检查高血压的原因,及时治疗。

如果你想了解一个人的生活方式是否健康,最简便的方法就是看他是否有黑眼圈。经常睡眠不足、吸烟饮酒过量、性生活不节制等不健康的生活方式,都会使人出现黑眼圈。按照中医的观点,如果人有了黑眼圈,就说明他体内的营养消耗过多,而补充不足,已经有了肾气虚损的征兆。

黑眼圈(眼睑呈灰暗色),常因过度疲劳、睡眠不足或房事过度引起。中医认为,眼圈发黑是肾亏所致,黑乃肾之本色,眼睛靠五脏精气的滋养,如房事过度,肾精亏少则两目缺少肾精的滋润,肾之黑色便浮越于上,所以两目无神,眼圈发黑。

如能节制性生活,注意调摄,眼圈发黑就会改善。

一般来说,偶然的眼圈发黑,只要注意校正生活节奏,避免劳累,同时用手轻轻按摩眼眶周围的皮肤,眼圈发黑就会变浅消失。

但如果长期眼圈发黑,则是一种病态,往往是肾亏兼有血淤症的一种信号。现代中医和中西医结合研究证实,严重肾亏和内有淤血的病人常与内分泌及代谢障碍、肾上腺皮质功能紊乱、心血管病变和微循环障碍、慢性消耗性疾病等病理因素有关。

耳朵

耳是人体接受各种声音和语言的感觉器官。耳是世界上最小巧而奇特的收音机。它由外耳、中耳和内耳三部分组成,外耳好像收音机的喇叭,主要起到收集声音和辨别声音方面的作用;中耳则传导声音;内耳除了掌管听觉之外,还有维持平衡的功能。

耳廓形态

耳廓大部分由软骨构成,外面被覆着较薄的皮肤。正常耳廓丰厚而挺拔,表面皮肤光滑滋润,此为肾气充盛的象征。如果耳廓局部发生红肿,或耳廓形状改变,或耳廓穴位有异常变化,都是局部或全身性疾病的一个反映。

1. 红肿

耳廓局部红肿,多伴有疼痛,可见于耳廓的冻伤、烧伤、烫伤、外伤、虫咬伤,以及炎症感染等。耳廓发炎红肿,应及早请医生诊治,因为耳朵一旦感染了绿脓杆菌或金黄色葡萄球菌等,使支持耳廓的软骨和软骨膜受到侵犯,软骨液化坏死,最后瘢痕组织收缩,就会形成菜花耳。

2. 湿疹

如果耳廓潮红流液,多为耳廓湿疹,常见于婴儿。婴儿湿疹是一种变态反应性皮肤病,多发生在耳廓内或耳后沟处,往往合并头面部湿疹。本病与婴儿体质有关,食物中的卵蛋白、鱼肝油等可刺激发病。此外,婴儿哭闹时的眼泪,或患慢性中耳炎耳朵流脓,都可引起外耳湿疹。

3. 丘疹

耳廓局部皮肤出现点状或水疱样丘疹,高出皮肤,并有颜色变化,常见于急、慢性器质性疾病和过敏性皮炎等。如丘疹呈扁平样密集状改变,形如蚕子,可见于结节性丘疹。如果丘疹为白色点状或点片状,常见于胆囊结石、支气管炎、腹泻等。若丘疹呈暗褐色,似鸡皮疙瘩,可见于神经性皮炎等。如丘疹呈米字样排列改变,可能为心律不齐、不完全性左右束支传导阻滞等。

4. 大耳

一般耳廓宽大厚实,耳垂肥厚下垂,此为长寿之相。但这里所说的大耳,虽见耳廓肥厚,却见表面粗糙不平,颜色暗红或发紫,并有发热,多为耳毛细血管瘤或海绵状血管瘤。本病一般发生在单侧耳朵上,两耳大小甚至相差一倍以上。

5. 小耳

耳廓比正常人小一倍,甚至仅见小的肉疙瘩突起,称之为小耳。此为先天性外耳畸形,也常伴有外耳道及中耳畸形,多见听力不佳,通常属于传导性耳聋。单侧畸形者多不妨碍听力。如果有严重的传导性耳聋,可施行耳部手术以提高听力。本病与遗传有关,还可能由于胎位不正、胚胎缺氧、血型不合、近亲结婚以及母亲妊娠期病毒感染等造成。

耳朵功能

听觉功能是一个非常复杂的生理过程,当传音与感音两个部分的任何环节出了问题,都会使听力障碍。

1. 重听

在日常生活中,经常可以碰到年迈老翁因听力下降,说话者的声音小了听不见,声音大了又嫌耳朵振动难受。这种现象医学上叫"重振"或"重听",可见于老年性耳聋、梅尼埃病及链霉素中毒等。本症多由于老年人内耳发生退行性改变,或由于疾病导致内耳结构发生变化,使听觉障碍所致。在正常生理条件下,刚刚能听到的声音强度称为"听阈",声音强度大到人耳不能耐受时称为"痛阈"。正常人的"听阈"到"痛阈"之间的声强差,一般在 45 分贝听力单位以上,因而不会发生声音小一点就听不见,大一点就难以忍受的感觉。但是,当老年人或患耳病的人的"听阈"提高,而"痛阈"相对下降,使两者的差值缩小,小到只有十几分贝,甚至几分贝时,不仅听力差,而且对较高强度的声音也不能耐受。目前对此症尚无特效治疗方法,老年人宜配戴助听器,否则会使听觉中枢处于相对抑制状态,更加加速耳聋的发展,最终导致耳聋。

全身性疾病如高血脂、动脉硬化、糖尿病、肝硬化、肾功能障碍等疾病,往往有听觉障碍现象。这可能是由于内耳血液供应受影响所致。

2. 耳聋

听觉系统发生病变或功能障碍,以致听力减退,不能正常听到声音或语言,称为耳聋。耳聋可分为三类:传导性聋、感觉神经性聋和混合性聋。传导性聋是指耳部传音系统任何部位的功能障碍所引起的传音性聋;感觉神经性聋是指听觉感音系统出现病变而致聋;混合性聋兼有上述两者的病变。

传导性耳聋是由于外耳、中耳的正常传音机构障碍,使空气传导能力减弱,一般表现为低频听力损害较早出现,受害较重。引起本病的原因主要有外耳道异物、耵聍栓塞、中耳炎、耳硬化等,其中较常见的为中耳炎引起的耳聋。中耳炎是指累及中耳全部或部分结构的炎症,一般分为非化脓性和化脓性两类,每类又分急、慢性两种。非化脓性中耳炎也称卡他性中耳炎,多因咽鼓管阻塞、中耳内形成负压,使液体渗出而成。化脓性中耳炎则为化脓性细菌入侵所致,多继上呼吸道感染经咽鼓管侵入中耳而发病。咽鼓管是位于中耳与鼻腔之问的一喇叭形管子。在婴幼儿时期,咽鼓管发育还不完全,管子粗大而短,通到鼻咽部侧壁的咽端开口与通向中耳鼓室的开口之间比较呈水平位,所以,如果发生溢奶或呛咳,呕吐出的奶或水很容易流入咽鼓管,引起中耳炎。另外,小儿免疫力较差,易患上呼吸道炎和各种急性传染病,病菌最易从咽口侵入鼓室,引起中耳急性炎症。所以儿童尤易罹患此病。非化脓性中耳炎主要表现为有耳闭塞感、自听过强(即听自己说话的声音特别响亮),伴有耳鸣及重听。化脓性中耳炎也有耳闭塞感,同时伴有耳痛、耳鸣、发热等症。由于中耳只是一套传音装置,即使鼓膜连同听小骨都遭破坏,也只是属于轻度耳聋或重听。

感觉神经性耳聋的特点是高频听力损害出现较早,或损害较重。换言之,就是对高音区的声音发生听力障碍。临床上这类耳聋比较多见,治疗也较传导性聋困难。属于感觉神经性耳聋的疾病很多,常见的有先天性聋、老年性聋、药物中毒性聋、噪音性聋、感染性聋、突发性聋、外伤性聋等。先天性聋是由于遗传或母体在孕期受感染或药物中毒,使胎儿的内耳发育不良而造成终身耳聋;老年性聋是因为内耳组织结构老化或听神经的各级神经核(细胞)衰老变性、死亡而造成;药物中毒性耳聋多因链霉素、卡那霉素、庆大霉素等耳毒性药物损伤内耳所致,伴有耳鸣、耳聋、眩晕等症状,故长期使用这类药物,需定期检查听力,一旦发现异常应立即停药;噪音性聋又称职业性聋, 一般是由于持续接受强烈噪音刺激而引起,因其治疗效果不好,故应重在预防;感染性聋多由于流行性脑脊髓膜炎、麻疹、猩红热、流行性腮腺炎、梅毒、流感、伤寒等感染了内耳和听神经而造成,耳聋为单侧或双侧,程度轻重不一;突发性聋是指突然发生病因不明的感觉神经性聋,多伴有耳鸣、眩晕,耳聋多为单侧,且自愈率较高,可能由于迷路病毒感染或内耳供血障碍而引起;癔病性聋多因精神受刺激或焦虑而引起,可突然发作或突然恢复;中枢性聋包括脑干出血、栓塞、炎症以及肿瘤等,可伴有原发疾病的临床表现。

混合性聋由于包含着感觉神经性聋及传导性聋,所以耳聋的程度也可较重。

一旦有耳聋出现,应及时去五官科医院做系统检查,找出病因,对症治疗,以免延误病情,因为耳聋是一个复杂的疾病。

中医认为,突然听力消失,多因风、热、湿、痰等实邪壅塞耳窍,属于实证。渐进性耳聋一般是由于肾气亏虚、脏腑虚损所致。

耳朵感觉

耳朵感觉异常常见的有耳痛和耳鸣。

1. 耳痛

耳痛常因耳部疾病所引起,称为原发性或耳源性耳痛。因耳部邻近器官或耳部远距离器官疾病所致者,称继发性或反射性耳痛,约占50%以上。

由于外耳表面的皮肤及其下层的软骨组织有着丰富的感觉神经,耳廓、外耳道的皮肤较薄,皮肤与其下的软骨膜或骨膜粘连较紧,因此耳部发生炎症、外伤、肿瘤等病变时,压迫或刺激这些神经易产生耳痛。最常见的为外耳的急性炎症,如耳廓化脓性软骨膜炎、外耳道疖等。

如果耳朵深部剧痛，病位一般在中耳，常见于化脓性中耳炎。这种耳痛开始较轻，渐呈剧烈胀痛或跳痛，当鼓膜穿孔，脓液外流后，为感音系统疾病。

2. 耳鸣

听神经瘤多为单侧性耳鸣，高血压引起的耳鸣一般为双侧性。耳鸣伴有眩晕者可见于梅尼埃病、动脉硬化或椎基底动脉供血不足等所导致的前庭中枢及耳蜗供血不足。

神经衰弱、失眠、劳累等可出现双侧耳鸣，但多为间歇性，声音轻而高、尖，像秋夜的虫声，每在晚上临睡时才感觉到，经治疗或休息可以好转。

中医认为，耳鸣如汹涌的潮水拍岸，多为肝胆火旺，或痰火湿浊之邪上扰而致。若耳鸣如蝉，声高而细，此为肾阴亏虚，或气血不足、耳失滋养导致。

耳朵分泌物

在外耳道可以看到一种黄白色的碎屑，它是外耳道的耵聍腺和皮脂腺所分泌的粘稠分泌物干燥而成。在正常情况下，这些小碎片会随着咀嚼、张口等下颌关节的活动而逐渐向外排出脱落。如果发生耵聍栓塞，或耳道有异常的液体流出，则为疾病的征象。

1. 耵聍栓塞

如果耵聍腺分泌增多，分泌物与耳道内的脱落上皮等混合在一起，凝合成一种深褐色硬块，这就叫耵聍栓塞。根据栓塞的程度会出现不同程度的耳聋。

耵聍栓塞常见于外耳道的慢性炎症，是由于炎症刺激耵聍腺而使分泌增多所致。此外，由于老年人外耳道多塌陷，所以比较容易积存耵聍。如果外耳道有瘢痕狭窄，也会影响耵聍的排出。一旦发生耵聍栓塞，应去医院请耳科医师帮助取出。

2. 油耳

如果外耳道的耵聍腺分泌过多，则可在外耳道中形成黄褐色或棕褐色的油脂状耳屎，又称为脂性耳漏。

3. 耳道流脓

耳内流出脓性液体，可由中耳或外耳道疾病所致。中耳疾病常见有急、慢性化脓性中耳炎、乳突炎、鼓膜穿孔，其脓液多混有粘液，颜色与感染的细菌有关，一般多为黄色或黄绿色；绿脓杆菌感染时呈铜绿色；真菌感染时可呈黑色或黑褐色，或为黄褐色。如果脓性耳漏伴有臭味，可能有慢性骨炎或骨髓炎；如果恶臭并混有脱屑，可能有胆脂瘤。外耳道炎症者常见黄绿色脓块或脓液流出，并伴有耳后肿胀，耳痛剧烈呈搏动性，压痛明显。

4. 耳内流水

如果耳内有大量稀薄水样液体流出，可见于头颅外伤性骨折以及慢性化脓性中耳炎的颅内并发症，或颞骨肿瘤放疗后。此为脑脊液耳漏，临床上很少见。

5. 耳内流血

耳内流血常由颅脑耳部外伤引起。中耳炎有出血性息肉或肉芽时,可脓中带血。如果耳漏脓血夹杂,并有恶臭,可能为耳部晚期恶性肿瘤,多为凶险之兆。

鼻子

观鼻知病

1. 鼻子硬挺

国外医学家指出,鼻子很硬是不正常的,可能是动脉硬化的迹象,或胆固醇太高、心脏脂肪积累太多。如果一个人的鼻子发生肿块,表示他的胰脏和肾脏有病;如果一个人的鼻子发肿,则表明他的心脏可能也在肿胀或正在扩大;如果一个人的鼻子有弯曲的形状,这可能表明他从父母那里遗传了疾病;如果鼻子发生黑头面疮,则表明他吃的乳类和油性食物太多了。

2. 鼻中隔塌陷

就是鼻中隔塌陷形成的鞍鼻,这大多是先天或后天梅毒造成的。现在某些地区性病已死灰复燃,因此,当发生这种鼻子形态时,应警惕是否患上性病。此外,出现鞍鼻还可能因外伤造成,这需要同"梅毒"造成的鞍鼻加以鉴别。

3. 鼻梁歪曲

多见长期患有风湿病的病人,若鼻梁左偏,则左半身关节痛明显;右偏则右半身关节病重;鼻骨高低不平,则脊柱受侵犯。

4. 鼻翼翕张

即吸气时鼻孔开大,呼气时鼻孔回缩,见于呼吸困难的高热性疾病,如大叶性肺炎,以及支气管哮喘和心源性哮喘发作。这种病人多半鼻小而鼻孔大,或鼻高肉薄。鼻部膨大变形,可能是鼻咽癌发出的黄牌警告。

"色见于明堂"

1. 鼻子苍白

多见于贫血之症。

2. 鼻子发黑

多见于溃疡病,如胃溃疡。

3. 鼻梁皮肤出现黑褐色斑点或斑片

很可能缘于日晒和黑热病,或肝脏疾息等所致的色素沉着。若褐色斑块出现在鼻梁两边,呈蝴蝶状,则很可能患有门脉性肝硬化。

4. 鼻梁皮肤出现红色斑块缺损,高出皮肤表面并向两侧面颊部扩展

多见于系统性红斑狼疮。

5. 鼻翼和鼻尖部发红并有小丘疹或小脓疱

常见于寻常性痤疮。

6. 鼻子常有棕色、蓝色或黑色的现象

多表示脾脏和胰脏发生了问题。

7. 鼻孔内缘红、中隔溃疡

常见于梅毒。

8. 鼻孔外缘红

肠内有病的征象。

9. 酒渣鼻

鼻头皮肤发红并可看见毛细血管网,俗称"红鼻子"。现代医学认为,细菌及毛囊虫的感染、长期饮酒、喜食辛辣、高温及寒冷的刺激、情绪激动及精神紧张、胃肠道功能失调、内分泌障碍等均是促发酒渣鼻的因素。这种种因素综合作用于鼻部,便促发了酒渣鼻。还有人观察到,心脏和血液循环发生了疾病,患高血压或肝功能不好时,也可出现红鼻头。

来自鼻子内部的病证报告

1. 流涕

流清涕是风寒感冒的征兆,流浊涕多属风热感冒。若长期流腥臭味浊涕,并且黏稠发黄或发绿,大多是鼻内化脓性炎症,这种病叫作"鼻渊",西医称为"鼻窦炎"。鼻窦有四对,是通于鼻的四个空腔。其中有三对鼻窦可用手按压,检查有无压痛以确定是否发炎。一对在额头与眉棱处,称为额窦;一对在鼻根部,叫筛窦;另一对在鼻两侧,叫上颌窦。鼻窦炎除有以上某部压痛外,会伴有鼻塞、流涕、头痛、记忆力减弱等症状。

2. 鼻塞

若长期鼻塞、流鼻涕,是患了慢性单纯性鼻炎。若只感觉鼻塞,很可能是由于长期鼻道炎症导致鼻内组织变厚,影响空气流畅,属肥厚性鼻炎。若鼻孔内几乎完全堵塞,鼻子宽平如蛙状则是鼻内长息肉造成的。

3. 鼻血

单侧鼻出血多见于外伤、局部血管损伤、鼻腔感染溃疡。双侧出血多为全身性疾病引起,如伤寒、流行性出血热等某些传染性病;血液的疾病,如血小板减少性紫癜、再生障碍性贫血、白血病、血友病,也可能是高血压、维生素 C 或维生素 K 缺乏、肝硬变、头颅外伤造成的。妇女如发生周期性的鼻出血或月经时出血叫作倒经,应考虑有子宫内膜异位症。老年人流鼻血,轻者几滴,重者从口鼻一齐涌出来,有时反复出现,是由于高血压动脉硬化、心脏病或老年性慢性支气管炎等疾病造成的。尤其是高血压病患者,鼻出血常常是血压过高的一个信号,这种现象的出现,提醒我们该及时进行降压治疗;同时在客观上也起到了缓冲血压,防止脑溢血等更严重并发症的发生的作用。鼻子时常出现血样的鼻涕,同时头痛,多见于鼻咽癌的患者。

4. 干燥

鼻干燥同时还伴有口干、便干的症状,是胃和大肠有热象。鼻内干燥,鼻腔变宽,呼出臭气,嗅觉减退或丧失,是慢性萎缩性鼻炎的典型表现。

5.其他现象

病人若听到自己的鼻道里随呼吸发出的吹哨似的音响,最大的可能性是鼻孔间的中隔穿孔了。鼻腔内炎症、外伤或挖鼻痂都会造成穿孔。

当心鼻痒

鼻痒一般伴随以下四种疾病:

1.急性鼻炎

初期具有鼻腔、鼻部痒感及频发喷嚏,这是因为鼻黏膜受病毒和细菌感染后,血管收缩,局部缺血,分泌物减少而刺激黏膜表层感觉引起的。病程进入中期后痒感减轻、消失,分泌物增多并有全身症状出现。

2.常年性变态反应性鼻炎

鼻痒是该病的重要症状之一,并伴有鼻塞、鼻溢液、打喷嚏等。其鼻痒较花粉症状要轻。

3.花粉症

又称季节性变态反应性鼻炎,是因对花粉和霉菌过敏所致。鼻痒为阵发性,持续时间长短不定、轻重不一。患者的重要信号之一是鼻痒,并伴有鼻溢液、鼻塞、流泪、打喷嚏等。根据发病的征象和花粉敏感试验可做出正确诊断。

4.其他

此外,鼻湿疹、鼻前庭炎也会出现鼻痒,并伴有皮肤病变。

有鼻痒症状时,忌经常用手抠,应及时进行相应检查治疗。

鼻塞不仅仅是感冒惹的祸

鼻塞有着不同的症状,也就会出现不同的疾病。

1.急性鼻炎的鼻塞发展很快,通常在数日内即达到高潮,一周左右可自行消退,可伴有发热、头昏等全身症状。急性鼻炎即我们平时所说的感冒。

2.慢性单纯性鼻炎多呈阵发性或者交替性,日轻夜重,常受体位影响,卧位时居下鼻腔鼻塞较重。点滴鼻净、麻黄素药水后,鼻塞可以好转较长一段时间。

3.慢性肥厚性鼻炎多为持续性鼻塞,对麻黄素、滴鼻净不敏感,或者使用后鼻塞好转仅数分钟后,又很快出现。肥厚性鼻炎必要时可以考虑手术治疗,或者使用微波、激光等来缩小鼻甲。

4.药物性鼻炎为一般鼻炎经常点用麻黄素引起,表现为对滴鼻药物的不敏感,或者鼻塞好转的持续时间较短。此时应尽快停止使用此类药物。

5.过敏性鼻炎多伴有打喷嚏、流清水涕、鼻痒感,可常年性发作,也可以季节性发作。过敏性鼻炎的病人可以伴有哮喘,尤其是小儿。

6.萎缩性鼻炎可以伴有鼻腔黏膜干燥、鼻涕带血、痂皮多。

7.慢性鼻窦炎的鼻塞可以出现鼻腔流黄脓鼻涕,可伴有头痛、头昏、记忆力下降等,可以在感冒后出现长时间鼻腔流脓涕。鼻窦炎可以和鼻息肉并存。

8.鼻息肉的鼻塞多为持续性进行性加重,可以单侧也可以双侧堵塞,也可以有过敏性鼻炎的症状出现。

9. 鼻窦囊肿引起的鼻塞多为进行性加重，可以出现鼻腔流黄水样分泌物的症状，也可以出现头昏等。

10. 鼻窦肿瘤引起的鼻塞多为进行性，出现单侧或者双侧堵塞，可以出现其他并发症状，如同时有鼻出血，需要警惕恶性肿瘤的可能，如同时有耳闷、颈部包块、后缩涕中带血，还要注意患鼻咽癌的可能，但要到医院检查后才能确定。

11. 鼻中隔偏曲引起的鼻塞多为单侧，也可以为双侧，以年轻人多见。多表现为持续性鼻塞，可有鼻窦炎的症状，也可与过敏性鼻炎等其他鼻病伴随出现。

12. 有的病人鼻塞还可能为鼻瓣区狭窄、鼻翼下塌引起。

13. 先天性鼻塞可能用后鼻孔闭锁；小儿张口呼吸、睡眠打鼾可能为腺样体肥大；单侧鼻塞或者伴有流脓涕要注意是否为鼻腔内有异物存在。

一声喷嚏知病证

从喷嚏中可以查出以下四种疾病：

1. 变应性鼻炎

又叫过敏性鼻炎，典型症状是连连打喷嚏、流清水鼻涕、鼻痒、有轻微鼻塞，并伴眼痒、流泪、结膜充血等症状，有的患者会突然出现阵发性咳嗽，或哮喘发作，呼吸困难，吐白色泡沫样的黏痰，但是这些症状过一段时间就会消失，又跟正常人完全一样了。这种"感冒"不是由病毒或细菌引起的，而是对某种物质过敏所致，如尘土、花粉、冷空气等。在临床表现上很像"伤风"，但没有先驱症状，也没有全身症状，仅有流眼泪、打喷嚏、流鼻涕等，来得快，去得也快，只要离开过敏源，一会儿就好。

2. 全身性疾病

如肺结核、一些急性传染病（流脑、麻疹）的前驱症状也是感冒，也会出现打喷嚏。

3. 感冒

在感冒的初期也可出现打喷嚏，但一般没有过敏性鼻炎明显。有的人自认为打喷嚏就是感冒，其实，人患感冒时，由于受到病毒或细菌的侵袭，鼻黏膜敏感性增高，极易引起喷嚏反射，因此，打喷嚏只是感冒的一种常见症状。

4. 其他

另外，血管运动性鼻炎、鼻息肉与鼻窦炎的患者有时也会出现打喷嚏的症状。

鼻涕，疾病的观测站

1. 鼻涕带血

这是鼻癌最常见的症状。当癌组织缩小，仅局限在鼻腔或鼻窦内时，这个症状是唯一的"报警"信号，而且往往出血不多，有时只是涕中带血，所以常不受病人重视。因此要特别注意，尤其是40岁以上的中年人，如有这种症状，不妨请医生查一下。

2. 黄水样鼻涕

此类症状多为上颌窦内的浆液囊肿破裂流出来的囊液,表现为一侧鼻腔间歇性地流出黄水。

3. 黄脓性鼻涕

常见于风热感冒、慢性鼻炎、副鼻窦炎。这种黄脓性鼻涕不但量多,而且还呈黏稠状,不易擤出。对于小儿来说,鼻腔流出黄脓鼻涕,还应该想到鼻腔内有异物的可能,因为小孩将异物塞入鼻腔内时间过长,刺激鼻黏膜,也能出现黄脓鼻涕。

4. 黄绿色鼻涕

是萎缩性鼻炎的征象,多见于20～30岁女性,表现是鼻咽干燥,黏液腺分泌减少,分泌物不易排除,鼻腔内有大量的黄绿色脓性分泌物积存,形成脓痂,阻塞鼻道,嗅觉减退明显,常伴有头痛和鼻出血。鼻内常擤出黄绿色鼻涕或鼻痂,同时还伴有令人难闻的臭味。

5. 白黏液鼻涕

常见于慢性鼻炎。本病主要表现是鼻塞和鼻流涕增多。鼻塞多为两侧间歇性或左右交替,有时为持续性,平卧时加重,侧卧时下侧较重。鼻塞严重时,可伴有鼻音、嗅觉减退、头昏脑涨、咽部干痛。

6. 豆渣样鼻涕

呈白色,干湿,可见于干酪性鼻炎,并常伴随一种奇臭味。

7. 清水样鼻涕

稀薄透明如清水,多见于风寒感冒或急性鼻炎早期和过敏性鼻炎发作期的病人。头颅外伤或鼻部手术后也可出现这种清水鼻涕。如清水鼻涕为均匀速度滴出时,要想到有脑脊液鼻漏的可能性,应及时请神经外科医生诊治。

鼻出血,莫紧张

鼻出血可以由鼻腔疾病引起,也可以由全身疾病引起。

1. 局部原因

(1)鼻腔炎症:如萎缩性鼻炎、鼻黏膜易干裂而出血。

(2)鼻部外伤:包括挫伤、切割伤、撕裂伤以及挖鼻损伤等。

(3)鼻中隔偏曲:干燥空气长期刺激鼻中隔,易致黏膜血管破裂。

(4)肿瘤:鼻腔肿瘤不多,但如患肿瘤则易出血;鼻咽部肿瘤也会导致鼻腔出血。

2. 全身原因

(1)急性发热性传染病:如流感、出血热、麻疹、疟疾、传染性肝炎等。

(2)血液病:最常见的是血小板减少,使凝血功能下降,容易出血;还有再生障碍性贫血、血友病等。

(3)心血管疾病:例如高血压、血管硬化。

(4)慢性肝、肾病:肝硬化常引起凝血障碍,尿毒症易致小血管损伤,均易引起鼻出血。

（5）营养不良：维生素 C、K、E 及钙缺乏，均易出血。

（6）其他：如磷、汞、砷、苯中毒，登山、飞行、潜水时气压迅速变化，妇女月经或妊娠期的内分泌失调等，均可出现鼻出血。

声声呼噜扰健康

打鼾是睡眠期间上呼吸道气流通过时冲击咽部黏膜边缘和黏膜表面分泌物引起振动而产生的声音；其部位始至鼻咽直至下咽，包括软腭、悬雍垂、扁桃体及腭咽弓、腭舌弓、舌根、咽部的肌肉和黏膜，超过 60 分贝以上称为鼾症，伴有不同程度的缺氧症状时也就是睡眠呼吸暂停综合证。因此，当人出现打鼾症状时，千万别以为是睡得香，应尽早到鼾症专科就诊治疗。

胖人打鼾多，自然，他们当中不乏高血压、高血脂、心脏病人。英国医学家曾于 20 世纪 80 年代末对 4388 名 40～60 岁的男子进行了 3 年跟踪调查，将他们分成长期持续打鼾者、打鼾偶发者和不打鼾者三类。结果表明，长期持续打鼾者患心脏病、中风的人数远比其他两类打鼾者多、比例高。因此，从事这项研究的专家库姆·柯斯肯夫教授认为：睡眠打鼾是心脏仍处于工作状态的表示，是心脏病的警报信号，应作为诊断心脏病的依据之一。因此，如果一个人长期持续打鼾，就要留心心血管方面的疾病。

口腔

口唇的形态

口唇干燥

患者嘴唇发干，常用舌尖去舔，甚至发生唇裂，多见于高烧、气候干燥、缺水和爱蒙头睡觉的人；缺乏维生素 B 和很少吃新鲜蔬菜、水果、杂粮的人也多有发生唇干现象。

唇炎也是引起唇干的一个重要因素。唇炎的主要表现是口唇干燥、脱屑、皲裂、进食酸辣等刺激性食物时会感到疼痛，说话或大笑时口唇会皲裂出血。重者口唇发生肿胀、水疱、糜烂、结痂等，由于剧烈的灼痛，会妨碍进食和说话。唇炎最常见的病因是使用口唇化妆品后过敏。

另外，口唇干燥还见于经常大量饮酒者和慢性胃病患者。

口唇糜烂

多是脾胃有热，常见于慢性肠胃病。

初生儿口唇溃烂要警惕是否得了遗传性梅毒。

如果口角嘴唇处发生糜烂，并有红斑、水肿、渗液、皲裂、脱屑等，口角处可见向外辐射状的皱纹，多为双侧口角同时发生，也有个别发生于单侧的，这是得了口角炎，俗称烂嘴角，是口角部位皮肤和粘膜的炎症。

口唇的颜色

唇色发白

若双唇淡白,多属脾胃虚弱,气血不足,常见于贫血和失血症;若上唇苍白泛青,多为大肠虚寒、泄泻、胀气、腹绞痛、畏寒、冷热交加等症状间而出现;若下唇苍白,为胃虚寒,会出现上吐下泻、胃部发冷、胃阵痛等现象。

唇色淡红

多属血虚或气血两虚。体质虚弱而无疾患之人可见此唇色。

唇色深红

唇色火红如赤,常见于发热。肺源性心脏病(肺心病)伴心力衰竭者,当缺氧时呈绛紫红色,临床上称为发绀。唇色如樱桃红者,常见于煤气中毒。

唇色泛青

为气滞血淤,多是血液不流畅,易罹患急性病,特别是血管性病变,如血管栓塞、中风等急暴之症。嘴唇呈紫色者是肺病。

唇色发黑

口唇黑色是肾绝,口唇干焦紫黑更是恶候。

若唇色黯黑而浊者,多为消化系统有病,时见便秘、腹泻、下腹胀痛、头痛、失眠、食欲不振等;

若唇上出现黑色斑块,口唇边缘有色素沉着,常见于慢性肾上腺皮质功能减退(艾迪生病);

若在唇部、口角,特别是下唇及口腔粘膜上有褐、黑色斑点,有时很密集,没有不适的感觉,则可能在患者的胃肠道中发生了多发性息肉;

骨纤维异常增殖症,可出现唇部棕黑色色素沉着。病程较长者口腔扁平苔癣,可出现颊、舌、龈黏膜的色素沉着,呈棕褐色或黑色斑块、条纹状;

口腔盘状红斑狼疮的唇红部损害,其靠近皮肤一侧也常有黑褐色的弧形围线,则是病程发展到一定阶段的佐证。

口腔的形态、斑纹

正常口腔是平整光洁的,如果口腔粘膜红肿、起水疱、发生溃疡或者出现黄白色斑点,有时伴有发烧、疼痛、不能进食。这是患了口腔炎。

平时,口腔内有无数的细菌,一旦身体抵抗力下降时,细菌便繁殖起来,引起口腔粘膜、齿龈、舌体发炎,有时也可由病毒或过敏引起。

烟酒过度,身体疲劳或假牙、龋齿刺激时也可引起口腔炎。

有的妇女每逢月经来潮时,出现周期性口腔发炎。

口腔溃疡

若口腔粘膜只出现个别的小溃疡通常对人体健康是无害的,常是自己咬破舌头或假牙安得不合适。

如果溃疡经常出现或溃疡面积较大,则可能是患风湿病、自体免疫病或疱疹的先兆。

　　若经常出现烂嘴角而且持续时间较长，可能是酵母菌慢性感染或糖尿病。

　　缺少铁、锌或维生素 B，也可能是烂嘴角的病因。

　　口腔斑纹的早期征象

　　口腔斑纹是发生在口腔粘膜上的斑纹性损害的总称。损害的形成可以是斑块状、条索状、网状或者各种损害同时存在。色泽可以是白色、红色、褐色或者红白相间。有口腔斑纹疾病的临床表现很多，及早发现和治疗本病，可以防止恶变。

　　1.在正常的口腔粘膜上出现颜色异常的斑块、条索、网状的损害。

　　口腔白斑常表现为均质状、皱纸状、疣状或颗粒状的损害，色泽白如牛奶，轻度隆起，表面高低不平；赤斑则表现为血红色的"剥皮状"的损害，边界清晰；扁平苔藓和盘状红斑狼疮则常表现为索状、树枝状、网状或斑片状的白色损害，色泽较白斑为淡，有"珠光"样的光泽。

　　2.有特定的好发部位，如白斑和赤斑好发于口腔粘膜的"危险区域"。

　　舌腹—舌缘—口底区、口角区、软腭复合区。扁平苔藓好发于颊、舌、牙龈等部位。有的患者可同时有皮肤上的扁平而有光泽的多角形丘疹。盘状红斑狼疮好发于下唇唇红。有的患者可同时有颧部越过鼻梁的"蝶形"红斑。

　　3.在口腔斑纹的基础上，可以发生充血、糜烂、溃疡、渗血、结痂、鳞屑等多种损害。

　　尤其是发生于下唇唇口的盘状红斑狼疮，在出血结痂基础上若再发感染，会出现"血肉模糊"样的糜烂。

　　4.患处可有牵拉感、疼痛感、粗糙感，或者轻度不适感。但赤斑常无明显疼痛和不适。

　　本病好发于 40 岁以上的中老年，女性多于男性。

　　口腔斑纹是多种口腔粘膜病的共同临床表现。其中有些疾病因有较高的癌变率，而被视为"癌前病变"，例如赤斑和白斑。近来关于口腔扁平苔藓和盘状红斑狼疮癌变的报道也越来越多，因此有人主张将其归入"癌前病变"。所以，发现口腔斑纹后应该引起警惕，及时就医，早作活组织检查。

　　口腔斑纹还可以是普茨氏综合证、阿狄森氏病等引起的色素沉着，也可以是铅、铋、汞等重金属中毒等引起的黑褐损害，这些损害都是"黑斑"，对及早发现严重的原发病有意义。此外，还有一些生理性的黑斑，既不造成功能障碍，也无自觉症状，可不予治疗。

　　口腔斑纹损害往往病程迁延，易复发，所以要作好长期随时治疗的思想准备，这样才能有效防止恶变。

　　舌形异常

　　裙边舌

　　舌头伸出来超过两边口角的范围，而且显得浮肿而娇嫩，加之舌边有牙齿压出来的齿印,犹如女同志裙子的边缘,这就是"裙边舌"。

裙边舌是由于机体营养不良,尤其是缺乏蛋白质,引起舌的水肿。舌组织的反映较一般器官灵敏,所以,此时身体其他部位可能并无水肿的表现。

肿胀舌

舌胖大得口内装不下,只能把舌头伸出口外,这是小儿甲状腺功能减退症的特点。成年人如果舌头特别肿大,就要考虑是否患有甲状腺功能减退,或是脑垂体前叶功能亢进引起的肢端肥大症。如果舌体充血肿胀,舌质是蓝红色,则是肝硬化的特异性表现。

舌态异常

1. 舌面味蕾丝聚在一起,形成沟和脊,表明长期缺乏维生素 B 族。

2. 舌部运动不灵活,由此僵硬,说话不清,常是脑血管破裂的先兆,或是中风的后遗症。

3. 舌强硬是热扰神明、邪蒙清窍所,常见于乙型脑炎高热昏迷、肝昏迷、脑血管意外、脑震荡、脑挫伤等症。古人认为,舌强直发硬、转动不灵是一种危象舌征,应引起重视。

4. 舌体歪斜是肝风发痉、中风偏枯所致,常见于脑血管意外、舌下神经损伤、面神经麻痹等症。如舌头伸出时偏向一侧,是舌下神经受损的重要特征。

5. 舌面出现芒刺,类似杨梅,称为"杨梅舌",一般表明患有肺炎及其它发高热的疾病,猩红热病人舌态会出现也这样。

6. 伸舌时震颤,表明神经衰弱和久病体虚。

7. 舌色过淡,说明是贫血或组织水肿。

8. 舌头胖大,可能病人患有甲状腺机能低下或肢端肥大症。

9. 舌体胖嫩,舌边有齿痕,表明患有水肿,中医认为是"气虚"。

10. 舌质干燥,表明交感神经紧张性增高;副交感神经紧张性降低,因此唾液的分泌减少。

11. 舌光亮而舌苔少,表明缺乏维生素 B_{12} 或叶酸。

舌苔颜色辨病

红苔

舌苔红腻,这显示病人缺乏 B 族维生素。缺乏维生素 B 族会引起贫血或其他疾病。

舌光亮而红,说明缺乏烟酸。

舌色鲜红而平,往往表明患有糖尿病。

舌尖发红,常因工作时间过长,经常失眠,心火过亢,身体消耗过多,体内缺乏维生素或其他营养物质所致。

紫苔

舌略呈紫色或洋红色,表明缺乏维生素 B_2。舌色青紫,也是身体缺氧的表现。

白苔

主要为外感表证和寒证的苔色。

黄苔

主要为发热、火旺等一些热证、里证的表现。一般情况下,黄苔的颜色越深,则邪热越重。

舌苔黄腻,反映消化不良、食欲不振,消化道中腐败有机物增多。急性肝炎病人也往往有这样的舌苔。

灰、黑苔

也是热证的一种表现。若出现此苔,就预示疾病已到了严重阶段了。

地图舌

舌面上出现黄色上皮细胞堆积而成的隆起部分,状如地图。其边缘不规则,存留时间不很长,可消退或再形成新的黄色隆起部分,也称为"移行性舌炎",这是由于缺乏核黄素而引起的。

牛肉舌

舌面无苔而呈绛红色,如生牛肉状,见于糙皮病(缺乏烟酸引起的营养不良症)患者。

毛舌

舌苔呈黑色或黑褐色,带毛刺,又称黑毛舌,是由于舌面的丝状乳头缠绕了霉菌菌丝以及上皮细胞角化所造成的。

口腔的味道预示疾患

酸味

常见于胃病和消化道溃疡。有些胃肠异常的病人胃酸分泌过多,患者往往有口酸的感觉。

甜味

由于消化系统功能紊乱,导致各种酶的分泌异常,唾液中淀粉酶的含量过多,舌部被刺激而产生甜味,多见于糖尿病患者。

苦味

与胆汁排泄失常有关,有些癌症患者的舌头感受甜味的味蕾萎缩,加上由于舌微循环障碍,唾液内成分发生改变,所以常有口苦的感觉。

辣味

高血压、神经官能症、更年期综合证、长期低热的患者可能出现。另外,口辣还与舌温偏高、舌黏膜对咸味和痛觉的过分敏感有密切关系。

咸味

多为慢性咽炎或口腔溃疡等病的信号;慢性肾炎、肾功能损害患者也常有口咸之感觉。

臭味

常见于牙周病、龋齿、口腔溃疡等病；鼻咽部和鼻腔内有炎症和脓分泌物时也会使口腔发生臭味。

除口腔疾病引起的口臭外，全身其他系统的疾病也可引起口臭。

患慢性气管炎、支气管炎、肺炎时，呼气中常有腐败的臭味。

消化不良、胃肠梗阻时，嘴里会散发出酸臭和粪臭味。

膀胱炎、慢性肾炎、尿毒症病人口腔里有氨臭味。

肝硬化病人口内有尿臭味，严重糖尿病患者口中有一种腐败苹果的臭味。

有机砷、铋中毒时，口腔里有蒜臭味。

磷中毒者有韭菜样口臭。

慢性铅中毒和汞中毒口内有金属样异味。

上述疾病引起的口臭，必须医治病根，口臭才能消除。

观察口腔粘膜斑点等其他异常症状辩病

口腔里的"信号"绝大多数是很微小的。但是这些异常现象往往意味着机体存在很大的疾病隐患，不容忽视。

正常口腔粘膜呈粉红色。

口腔粘膜白斑

这是一种常见的口腔粘膜白斑病变，多发生男性老年人口腔粘膜的不同部位，多见于颊粘膜，唇、腭、舌粘膜也可发生，在我国的发生率为8%左右。白斑有1%－5%最终可发展为癌，以疣状白斑癌变率最高。白斑如出现硬结、突起、溃疡，是癌变的征兆。吸烟者易患白斑。

口腔粘膜红斑

是一种口腔粘膜红色病变，表现为鲜红、柔软而界线清楚的斑块，一般无明显疼痛。另一种表现为鲜红斑块样散在栗粒状白色颗粒，常伴轻微疼痛。红斑多发生于舌缘、舌腹及口底，发生率比白斑低，但癌变率比白斑高17倍，因此应特别引起注意。

口腔粘膜黑斑

这是一种口腔粘膜上边界清的黑色或青蓝、灰蓝色斑，较小，形状不规则，无自觉症状。黑斑多见于上、下牙槽嵴及颊粘膜部，男性发病率为女性的两倍，恶变率为30%左右，在恶变转为黑色毒瘤时，黑斑增大，边界模糊，色素不均或增深，有的发生出血、卫星结节。如果发现上述色斑，应及时去医院诊治。

蓝——褐色斑点

这种出现在牙龈上的斑点如果是由含汞化物的镶补材料引起的，那么，它们也许是无害的。但是，它们也有可能是一种恶性的、会迅速向各个器官转移的黑色素瘤。这种皮肤癌如果诊断及时，是可以治好的。

蓝——红色斑点

口腔黏膜和牙龈上如果长有这些斑点，那么，表明病人可能感染上了艾滋病毒,也可能得了一种黏膜瘤。

白色

但按之不会消退的斑点(黏膜白斑病)它们也许只是一种无害的黏膜炎。但是它们也有可能是病人患有早期癌症的迹象。

牙龈炎

这可能是病人患糖尿病或血友病的征兆。当然要在病人的牙龈在发炎的情况下,才有这种可能性。

口腔内小疱疹

有时候这是病人患自体免疫病的早期症状。

重金属中毒

铋中毒者前牙龈乳头和游离龈缘有连续的蓝黑色线条,不能拭去,颊舌部可有蓝黑色不规则斑片;汞中毒者牙龈有灰色带状铅线,放大镜观察可见此铅线由散乱黑色微粒组成。

肝病

黄疸可出现软硬腭交界处黏膜早期出现棕绿色黄染,边界不清;血数病肝硬化可出现口腔黏膜呈暗棕色广泛性色素改变,伴皮肤色素,有时也可呈灰蓝色。

如出现蓝黑色色素沉着斑片,多为肾上腺功能减退的表现。如果出现出血点或瘀斑,则有可能是维生素 C 缺乏所引起的。

观察口腔辩性病

不洁性行为不仅能使生殖器部位出现性病证状,而且有时在口腔中也有其表现。常见性病在口腔中的表现如下:

后天梅毒:

I 期梅毒,通过接吻等途径传播梅毒,3－4 周后,唇、龈、软硬腭、颊、舌和咽喉部,出现丘疹、糜烂、溃疡;Ⅱ 期梅毒,通过性交侵入体内,进入血液循环,由血行播散,感染 9－12 周后,口腔内粘膜出现多发性的斑块,舌尖及舌缘出现溃疡;Ⅲ 期梅毒,通过性接触,慢性感染 10－30 年后,主要累及硬腭,呈树胶样肿,可以破溃引起腭骨的破坏使口鼻腔相通。

淋病:

患者感染淋病双球菌,3－5 天可以发生淋病性咽喉炎和口腔炎。

常见性病在口腔中的表现还有尖锐湿疣,白色念球菌病,单纯性疱疹等。

牙齿

千万别误信"牙疼不是病"

牙疼可能是下面十四种病的前兆:

1. 牙髓充血

一般牙齿有龋洞后,"牙神经"(牙髓组织)对外界的冷热酸甜等刺激就会较敏感,表现为当牙齿遇到冷热酸甜等刺激后立即出现疼痛,刺激一解除,疼痛随即消失。

2. 急性牙髓炎

表现为冷热刺激痛、自发性尖锐疼痛和放散性头痛,且患者不能确定疼痛具体部位,后期部分患者可出现冷水可以减轻疼痛的现象。急性牙髓炎所引起的疼痛是最剧烈的疼痛,俗话说的"牙疼不是病,疼起来真要命",大概就是这种牙痛。

3. 三叉神经痛

表现为头面部三叉神经分支区域内骤然发生的闪电式剧烈疼痛,并有以下特点:

(1)疼痛一般由刺激"扳机点"(口角、牙龈、颊部等)开始,患者可以因为洗脸、刷牙、微笑甚至风吹等刺激因素而诱发电击、针刺、刀割或撕裂样剧痛,患者为缓解疼痛会用力按压面部或用手揉搓疼痛部位。

(2)持续时间数秒至2分钟后骤然停止。

(3)服用卡马西平(100毫克,每日两次)可以控制疼痛。

三叉神经痛有时可与牙源性疼痛相混淆,可以通过有无病灶牙、冷热刺激痛、夜间疼痛加重等牙源性疼痛的特点来进行鉴别。

4. 急性化脓性根尖周炎

表现为患牙咬合痛、持续性跳痛、患牙根周区肿胀疼痛,可以伴有发烧等全身症状。

5. 智齿冠周炎

智齿冠周炎是指智齿(第三磨牙)由于萌出不全或阻生时,牙冠周围软组织发生的炎症。表现为患侧最后磨牙区肿胀不适,进食咀嚼、吞咽、张口时疼痛;严重时会出现张口受限、患侧面部肿胀、发烧、进食困难、颈部淋巴结肿痛等症状。

6. 牙龈乳头炎

是一种由食物嵌塞引起的牙间软组织炎症,表现为自发性、持续性胀痛,在疼痛部位可以发现嵌塞的食物或嵌塞食物的痕迹,牙龈红肿。

7. 急性牙周脓肿

临床表现比急性根尖脓肿轻,有牙周炎病史,肿胀区一般局限在牙周袋壁。

8. 高血压

血压升高时,可引起外周小动脉硬化,若发生痉挛,则可导致牙龈出血,牙组织营养不足而出现牙疼。

9. 冠心病

有些冠心病患者心绞痛发作时,心脏症状并不明显,而是表现为一侧或上下多个牙齿同时疼痛。对于这种牙疼不能按一般的牙病治疗,否则会造成严重后果。有时患心肌梗死也会出现牙疼。

10. 神经衰弱

有些神经衰弱患者,牙神经也比较敏感,稍受外界刺激就会发生疼痛感。

11. 牙周炎、龋齿、牙齿隐裂

以上这些都可引起牙痛。

12. 流行性感冒

该病由流行性感冒病毒引起,常干扰呼吸系统。当侵犯口腔黏膜及牙周膜时,便出现阵发性牙疼。

13. 女性经前期

有些女性在月经前期,牙髓和牙周膜血管扩张出血,如遇冷水或食物刺激时,牙齿就有疼痛感。

牙龈出血

牙龈出血到底会是哪些病?

1. 牙龈缘炎、牙周炎和增生性牙龈炎

常因口腔卫生不良,牙面上堆积有软垢、牙菌斑、牙石,或因牙齿排列不齐、咬合牙创伤、食物嵌塞和不良修复体等局部刺激,引起牙龈乳头和牙龈炎症、水肿、充血,血管壁破裂造成牙龈出血,尤其是在刷牙或咬硬物时出血更明显。

2. 坏死性牙龈炎

表现为急性炎症症状,起病急,有明显的牙龈乳头坏死、疼痛、出血,常为一种自发性牙龈出血,且量较多。患者于晚间睡眠时常有血性唾液流出口腔污染口角与枕褥,引起家属或本人惊恐而急于就医。

3. 牙龈毛细血管瘤、牙龈癌

当遇刷牙、咀嚼等机械性刺激时可出现严重的牙龈出血,也可有自发性出血。

4. 全身性疾病

牙龈出血还有可能是全身性的疾病,如白血病、血友病、恶性贫血、血小板减少性紫癜等全身症状。

5. 内分泌原因

如月经期、妊娠都可有牙龈充血、肿胀;妊娠时牙龈乳头可出现瘤样增生,称"妊娠性龈瘤",极易出血,一般在经期和分娩后,龈瘤和出血症状可消失。

6. 牙结石

因为附着在牙颈部的结石,其边缘粗糙,而且含有多种病菌,刺激牙龈,会导致牙龈红肿发炎,引起出血。

7. 老年高血压病

因血管硬化、毛细血管脆性增加,牙龈组织易破损而出血不止,且出血量较多。

8. 肝硬化、脾功能亢进等

因为凝血功能低下,也会有牙龈出血症状。

9. 坏血病

是由于缺乏抗坏血酸(也称维生素 C)所致的全身性出血性疾病,而牙龈出血是该病的一个突出症状。患坏血病的病人口腔牙龈呈暗红色肿胀,肿胀的牙龈有

家庭医生

时可遮盖牙冠。

午夜磨牙深几许

夜间磨牙尤其是个问题，它可能提示着你身体某一部位出现了疾病。

1. 精神因素

口腔具有表示紧张情绪的功能。患者的惧怕、愤怒、敌对、抵触等情绪，尤其是焦虑，若因某种原因无法表现出来，便试图通过磨牙的方式来缓解内心的忧郁感。这类病人牙接触时间长，而且次数频繁。精神因素可能是磨牙症病因的重要因素之一。

2. 牙合因素

神经紧张的个体中，任何牙合干扰均可能是磨牙症的触发因素；磨牙症患者的牙合因素多为正中关系与正中牙合不符，以及侧方牙合时非工作侧的早接触；而且临床上调牙合的方法也成功地治愈了部分磨牙症。牙合因素是口腔健康的重要因素，但其是否为引起磨牙症的因素尚有争议；换牙期咬合关系错乱，会造成咀嚼肌运动紊乱，发生痉挛和收缩。

3. 中枢神经机制紊乱

目前有趋势认为磨牙与梦游、遗尿、噩梦一样是一种不自主的下意识动作，是睡眠中大脑部分唤醒的症状，与白天情绪有关的中枢源性的睡眠紊乱，由内部的或外部的、心理的或生理的睡眠干扰刺激所触发。

4. 全身其他因素

与寄生虫有关的肠胃功能紊乱，儿童营养缺乏，血糖血钙浓度，内分泌紊乱，变态反应等都可能成为磨牙症的发病因素。有些病例表现有遗传因素。另外，尿酸增多症、甲亢、过敏、膀胱应激症等，也可能成为引起磨牙症的因素。

第三节 躯体疾病自查自测

颈部

颈部疼痛，疾病"晴雨表"

颈部疼痛会出现哪几种病？

1. 颈椎综合证

是由于颈椎的退行性变而刺激或压迫周围的血管、神经等，引起肩臂痛或眩晕、瘫痪等多种症状，但以肩臂痛占大多数，所以称颈肩综合证。

2. 颈韧带钙化

患者颈韧带钙化时，一般主诉为颈椎病的常见症状，并无特殊症状，甚至部分病人没有明显的症状。

3.斜方肌综合证

指原发于斜方肌的疼痛,压痛可局限,并向肩部放射。

4.颈肩肌筋膜症

肌筋膜症可发生于任何年龄,但以中年居多,体力劳动者、女性较易发生此症,腰背部或颈肩部都是好发部位。多数病人可指出疼痛部位,痛可向远处放射,如涉及肩臂部或上背部以及头部,还可伴有交感神经症状如头痛、头晕、耳鸣,甚至手臂发凉、血压改变等。

5.颈部软组织损伤

有明显的外伤史,伤后颈部疼痛,有负重感,伤处有压痛,疼痛可循颈后到枕部,或放射到一侧或两侧的肩部和肩胛部。损伤较重时颈部疼痛也较甚,或呈现僵直状态,各种活动功能受限,甚至出现头重、头痛、雾视、耳鸣等交感神经症状。也可出现一侧或两侧上肢麻木、无力等神经根受压症状。

6.落枕

晨起颈项、肩背部疼痛,酸困不适,多为一侧,双侧者不多见。重者头常向患侧斜,颈部不能自由旋转、回顾,颈部活动时,疼痛加剧。

颈部血管异常要当心

颈部血管异常会出现什么症状呢?下面我们通过颈部出现的两种异常来解症:

1.颈部血管的跳动

在没有运动的情况下,如发现颈部血管明显跳动,说明颈部动脉中的压力增大,预示可能发生了高血压、主动脉关闭不全等疾病。

2.颈部出现青筋现象

即颈部静脉怒张,说明静脉中的压力增大,预示着有心功能衰竭、心包积液、心包炎等疾病。肝硬化比较严重时,也会出现颈部静脉明显变粗的现象。

颈部肿块隐藏着什么

从颈部肿块可能检查的10种疾病:

1.颈部毛细血管瘤和海绵状血管瘤

在颈部皮肤上,出现一种表面发紫的团块状扩张块,呈膜性囊状物,质地较软,用手指压迫后可褪色,这常是颈部毛细血管瘤和海绵状血管瘤。

2.缺碘引起的甲状腺肿

肿块比较大,单个或两个。大肿块有以下几种情况:颈部的中部或中部两侧出现肿块,表面光滑,质地硬韧,邻近没有淋巴结肿大现象,这是由于缺碘引起的甲状腺肿。

3.颈部淋巴结核

颈部肿块数目多,位置不固定,相互连在一起,有的甚至与皮肤连在一起,有的已破口,并流出脓液,这是颈部淋巴结核的征象。

4. 淋巴瘤

分为何杰金病和非何杰金淋巴瘤。其中以何杰金病为多见。

5. 甲状腺良性肿块

颈的中部出现单个或数个光滑的圆形肿块,活动性较好,周围没有肿大的淋巴结,常预示是甲状腺良性肿块。

6. 甲状腺癌

在颈部中央一侧局部发现孤立的、不规则的、境界不清楚的颈前肿块,活动性差、质地坚硬,周围有肿大的淋巴结,这通常是甲状腺癌的早期表现。儿童和40岁以上的女性是多发者,男女之比为1：2.4。

7. 结核性淋巴结炎

又称慢性淋巴结炎,好发于青壮年与儿童,以男性患者为多。肿大的淋巴结多呈分散状也可单独存在,较为坚硬,可活动,如果病变累及周围组织则活动性较差。可伴有发热证状。

8. 传染性单细胞增多症

该病为传染病,急性或亚急性起病,颈部淋巴结肿大是最常见的症状。多发生于青年与儿童,春、秋两季较多见,全身淋巴结肿大及颈部淋巴结明显肿大是该病的主要症状,并伴有发热、畏寒、咽疼等症。

9. 鼻咽癌

鼻咽癌的主要特征是颈部出现肿块、涕血。有时发颈侧区上部会有硬性的不活动包块,此多为鼻咽癌的淋巴结转移。

10. 腮腺混合瘤

常为一侧发病。肿块多在耳垂下方,经过缓慢,表面呈结节状隆起,没有触痛,摸上去软硬不等;有的部分软似囊肿,有的部分硬如骨骼,形状也不规则,可以推动。如肿瘤在极短时间内生长加快,忽然增大,出现持续性疼痛;与周围组织粘连在一起,固定而不活动,则应警惕腮腺混合瘤发生癌变。肿瘤未经外来任何刺激而破溃出血,可引起面神经瘫痪,出现嘴歪眼斜现象。

胸部

胸腔是由胸骨、肋骨、脊柱和肌肉组织等构成,内藏心、肺以及大动脉等与生命有直接关系的重要器官。中医认为,胸属上焦,为宗气所聚,内居心肺,而心主血,肺主气,心肺通过气血与人体其他脏腑组织密切相关,故胸部诊病不仅是诊察心肺两脏的功能与病理变化,也是了解邻近相关脏器生理、病理变化的方法之一。胸部诊病主要观察胸廓形态和胸部感觉异常。

胸廓形态

正常人的胸廓两侧对称,其前后径约为左右径的四分之三,呈扁平圆桶状,胸部肌肉丰富而富有弹性。胸廓的形态因年龄及性别的不同而有差异,如新生儿的胸廓横径小于前后径,成年人则横径大于前后径;男性胸廓近似圆锥形,女性则形似圆筒状;老年人的胸廓因弹性减退,可变得稍长一点和扁一些。常见的胸廓形态异常有桶状胸、扁平胸、鸡胸和漏斗胸等。

1.桶状胸

桶状胸表现为胸廓前后径明显增大,肋骨上抬,肋间隙增宽,胸廓形如圆桶状,多见于肺气肿和哮喘病患者。有些中年以上肥胖的男性,见桶状胸而无咳喘等不适者,不属于病态。

中医认为,桶状胸是肺胀的重要体征之一,多因痰饮久伏或肺肾气虚、肺气壅滞所致。

2.扁平胸

扁平胸表现为胸廓前后径呈扁平状,肋骨极度下倾,锁骨显著突出,锁骨上下窝下陷明显,肩背薄,肩胛骨呈翼状翘飞。患扁平胸的人一般比较消瘦,皮下脂肪少,常见于肺结核等慢性消耗性疾病。有些人体形消瘦,坐姿不良,也可形成扁平胸。此外,患有胸膜炎、脓胸、胸膜发生肥厚粘连时,可使胸部一侧扁平。

中医认为,扁平胸多由于久咳、肺肾两虚而形成。

3.鸡胸

患者胸廓象鸡胸一样,胸骨向外突出,肋骨的侧壁压缩,斜向胸骨,恰如船底形状。先天性鸡胸可能与胎心发育不良有关。后天性鸡胸多见于维生素 D 缺乏的佝偻病。这类患儿常见肋骨与肋软骨交界处有增大变粗隆起,像成串的算盘珠,医学上称为串珠肋。

严重鸡胸可限制膈肌活动,引起通气功能障碍,导致肺气肿。同时由于咳嗽功能受影响,也易发生呼吸道感染,引起极严重的畸形,甚至可影响心肺功能。儿童重度畸形者,可以手术纠正。

中医认为,鸡胸是由于小儿禀赋不足,或后天失养,脾肾亏虚,精气亏损而致。

4.漏斗胸

漏斗胸表现为剑突周围相当于心窝处的胸廓向内塌陷,外观形似漏斗状。漏斗胸是一种先天畸形,其发生大多认为是由于膈中心腱缩短、牵引所致。漏斗胸也是小儿佝偻病的后遗症之一,患儿因体内缺少维生素 D,影响钙的吸收,使骨骼的正常钙化过程发生障碍所引起。慢性肺部疾患,以致肺通气功能长期障碍者,也可见漏斗胸。

漏斗胸严重者,可使心脏受压移位,肺功能受损。临床症状的轻重与畸形的严重程度成正比。轻度畸形无需处理,严重者应在早年进行手术治疗。

除此之外,胸廓外形变化还有单侧隆起或凹陷,多与病变侧心、肺病理变化有关。如单侧隆起,可见于一侧大量胸腔积液、气胸或胸腔内肿瘤;胸部局限性隆起,见于心脏扩大、心包积液、脊柱畸形、主动脉瘤及胸壁肿瘤;胸部单侧或局限凹陷,可见于肺不张、肺萎陷、慢性肺结核或胸膜明显粘连者。

胸部感觉

健康人心肺功能正常,胸部多无异常感觉。若感到胸部不适,出现心悸怔忡、心烦懊侬、胸脘痞闷、胸部疼痛等症状,多是病态的表现。

1. 心悸怔忡

心悸是一种心跳不安的自我感觉;怔忡为严重心悸,自觉心跳剧烈,上冲咽喉,下至脐腹。心悸怔忡常伴有惊恐胆怯感,故又有惊悸之称。中医认为,心悸怔忡多由阳气不足、阴虚亏损、心失所养,或痰饮内停、瘀血阻滞、心脉不畅所致。若心悸怔忡,伴心率不齐,甚或心功能不良者,当积极诊治心脏疾病;若心悸怔忡,伴烦躁不安、情绪不宁者,可能是神经官能症。

2. 心烦懊侬

心烦是指心胸部有烦热不安的感觉;心中懊侬是指心中烦乱,难过莫名,坐卧不安。该症多见于神经官能症患者。

中医认为,心烦懊侬是由邪热内扰心膈或气血两虚、心神失养所致。

3. 胸脘痞闷

胸脘痞闷表现为心下痞塞,胸膈满闷,触摸无形,按之无痛,多见于慢性胃炎、胃神经官能症、食积不化等患者。情绪不畅者常出现胸脘痞闷感。

中医认为,胸脘痞闷多因起居失调、饮食不化、气郁痰凝、脾胃虚弱,导致脾失健运、气机升降失常所致。

4. 胸部疼痛

胸痛是临床常见症状之一,可由各种原因引起。要识别胸痛的原因,必须注意观察胸痛出现的部位、胸痛的性质、疼痛持续的时间、疼痛诱发和缓解的因素,以及胸痛时的其他情况。

从胸痛出现的部位分,心绞痛、急性心肌梗死的胸痛多见于胸骨后,位于胸部正中,其次为心前区即胸部偏左的心脏所在部位。疼痛的范围为片而非点,并可放射至左肩部和左上肢,亦有的向颈部、下颌的左侧、上中腹部或双肩放射。胆心综合证也会出现心前区闷痛,这是由于胆囊、胆道炎症或结石刺激胆囊壁或胆道壁,通过神经反射到大脑,再反馈到冠状动脉使其收缩、狭窄,心肌缺血缺氧,从而发生心肌梗死、心绞痛等。纵隔和食管疾病也常有胸骨后疼痛,可通过 X 线摄片等确定诊断。单侧胸痛,常见于急性胸膜炎、气胸、肺炎、肺梗塞等,胸壁疾病所致疼痛常固定于病变的部位,局部压痛,动则痛甚。肋间神经痛常沿肋间分布。胸胁部带状疱疹疼痛也表现为沿神经分布的刺痛,皮肤表面有小红点样的疹子出现,沿肋间神经走向分布。

从胸痛的性质看,心绞痛实际上并非真正的"痛",而是一种难以形容的不适感,包括压榨感、紧缩感、烧灼感、窒息感等;胸膜炎、自发性气胸等则表现为患侧胸部刺痛,范围局限;主动脉瘤侵蚀胸壁时呈锥痛;膈疝呈臌胀痛;原发性肺癌呈胸部闷痛;急性食管炎呈烧灼样痛。

从胸痛的诱发和缓解因素分析,心绞痛多因体力消耗过大、情绪波动、暴饮暴食、受凉、发高烧、吸烟过多、性生活过频等发作。但值得注意的是,也有人在安静时由于冠状动脉痉挛而引起心绞痛。含服亚硝酸甘油对缓解心绞痛疗效明显,而对心肌梗死的胸痛无效。心绞痛发作的时间常几分钟,很少超过 10～15 分钟的,大多发生在各种负荷的同时而不是在其后,停止活动后数秒钟内即明显减轻以至消失,患者多愿坐而不愿睡,这是由于平躺后,下肢血液回心量增加,心脏负担加重,心绞痛症状也随之加重。心脏神经官能症患者的胸痛常常在体力活动后反而减轻,长叹一口气常常也能缓解胸痛。胸膜炎胸痛常于咳嗽或深吸气时加剧,暂停呼吸运动时缓解。胸壁疾病所致的胸痛常于局部压迫或胸廓活动时加剧。胆心综合证多在摄入油腻菜肴后发生,用抗心绞痛药物治疗无效,治疗肝胆疾患则有效。食管疾病的胸骨后疼痛常于吞咽食物时出现或加剧。脊神经后根病变所致胸痛于转身时加剧。

观察胸痛的伴随症状,可发现心脏病患者多伴有心悸怔忡,或心律失常等症,其中急性心肌炎的胸痛常常有发热、咽痛、身体酸楚等病史;心肌梗死胸痛伴有血压下降、面色苍白、冷汗淋漓、四肢冰凉等休克症状。肺部疾病多与呼吸有关,常有咳、喘、痰出现,如肺结核的胸痛常伴有低热、咯血、消瘦;支气管扩张可见咯痰量多,呈泡沫粘液状,甚至咯血;肺炎每在剧烈咳嗽或深吸气时胸痛加重,伴有呼吸困难,鼻煽抬肩;自发性气胸患者口唇紫绀,严重呼吸困难。消化道疾病多伴有饮食的异常,如食管疾病所致的胸痛常伴有吞咽困难;胆心综合证多伴有恶心呕吐。颈椎病由于颈椎骨质增生,使支配横膈和心包的颈神经或心脏交感神经受刺激,可发生心前区疼痛,并伴有头痛、头昏等颈椎病证状、体征,颈椎 X 线片有典型的退行性改变。

乳房

是谁吞噬着我们的乳房

乳房如果出现了异常,那就要多注意你的身体了。

1. 乳房过早发育

多见于性早熟的幼女,乳房隆起,触摸时有算盘球大小的硬块,略有触痛感,但乳头并没有相应增大,乳晕也无色素加深,B 超显示子宫不见增大,无月经,X 线骨片及性激素测定正常,该现象称为良性乳房肿大,又称假性性早熟,这种情况多因食物中所含的外源性雌激素摄入过多或者误服避孕药物所致。如果乳房隆起伴有月经、白带及阴毛,出现明显的身高与体形的变化,B 超显示子宫体增大,性激素测定水平明显增高,X 线骨片显示骨龄超前,则为真性性早熟,此种情况则多由肌体内在的原发疾病所致,如垂体疾病等。对于假性性早熟,家长不必太担心,只要避免摄入含激素的食物,便可恢复正常;对于真性性早熟,家长应及时将患者带至医院诊治。

2.乳房过小

见于少数成年女性,仅仅有乳头发育,乳房皮下不能触及乳房腺体。一般来说,少女在 8~14 岁期间,乳房开始逐渐发育,如仅表现为胸部平坦如同男孩,乳房偏小,而生殖器及其他性征阴毛、腋毛发育正常,月经也正常,则仍然属于正常生理性变化,在以后的妊娠、哺乳期间,乳房可增大,如到了 16~18 岁,乳房仍然平坦,且其他性征也未出现,则有可能是病理性异常,为性发育不全。致使乳房过小的原因很多,如卵巢功能不良,导致雌激素及孕激素分泌减少,从而影响乳腺导管及腺泡的发育所致;长期慢性营养不良的患者,乳房内脂肪组织过少,身体瘦长,多因女性过度节食,摄入脂肪过少所致;下丘脑—垂体轴的功能不全及肾上腺功能低下,导致肌体内分泌功能紊乱,从而影响乳房的发育。如果是属于生理性变化的小乳房,可用丰乳膏自体按摩刺激乳房发育,从而使乳房逐渐丰满隆起,早晚各一次,每次 15~20 分钟,2~3 个月即可见效。隆胸术,也叫义胸,也是改善胸部低平的好办法,给许多小乳房的女性们带来了自信和福音。但现在人们对于隆胸所用填充物硅胶的安全性提出了许多质疑,并且也出现了不少问题,怀疑它会导致某些乳腺疾病甚至乳腺癌,而能否找到一种替代硅胶的填充物就成为将来隆胸术兴衰成败的关键。因此,在决定是否行隆胸术时应慎之又慎。若乳房过小属于病理性改变,应及时到医院诊治,一旦原发疾病得到治疗和控制,乳房的发育和生长会有所改善。

3.巨乳症

表现为乳房过度增长,明显超过正常,可达女性正常乳房的几倍甚或十几倍,乳房可下垂至脐部或髂嵴水平。病因不明,可能与体内雌激素水平过高有关,也可能是因乳房组织上的受体过于丰富而引起乳腺导管过度增生所致。对于轻度的乳房肥大者,一般是无须治疗的。重度乳房肥大者,年轻女性可行乳房缩小成形术,年老女性可行单纯乳房切除术。药物治疗一般无效。

4.多乳房乳头

正常情况下女性在前胸壁只有一对乳房,如果在腋窝、侧腹、前腰及腹股沟出现多对乳房及乳头,则属于先天性的乳腺畸形,是因在胚胎发育期间,乳腺胚原基退化不全所致。

5.乳房肿块

乳房肿块的病因非常复杂,肿块有良性与恶性两种,良性肿块可见于乳腺小叶增生症、导管内乳头状瘤、结核、纤维腺瘤、潴留性囊肿等疾病,肿块发展较慢,边界清楚,肿块呈实性,硬度如橡皮,表面光滑,通常不痛;而恶性肿瘤多为乳腺癌,多见于 40 岁以上的女性,肿块发展迅速,疼痛难忍,不易推动,可伴有乳房局部的皮肤凹陷,呈酒窝状,称为"酒窝征",或出现乳房局部皮肤粗糙,呈许多小点状凹陷,如橘子皮样,称为"橘皮样变",一旦出现这些症状,需马上到医院就诊,并做病理学检查,确诊后,应行乳腺癌根治手术。

6.乳房胀痛

常见于急性腺炎,多发生于妇女产后 3~4 周,特别是初产妇更易患此病。此症是因金黄色葡萄球菌侵入乳腺组织而引起的急性化脓性炎症,可伴有乳房表面红肿、压痛、寒战、局部变硬及高热等症状。

7.乳头瘘

是指乳腺组织与体表相通的病理性管道,多因急性乳房炎、乳房脓肿治疗不及时或不恰当所遗留,主要表现为创口经久不愈,呈乳白色膏状,有分泌物溢出,有臭味,反复溃破。乳头瘘的治疗比较困难,病程可长达数月或数年,中西医结合治疗疗效较显著。需注意的是,千万不要挤压患部,以免加重感染。

8.乳头内陷

体表无乳头突起,乳头凹陷于乳晕或乳房内,常伴有异味和疼痛,多见于先天性发育不良的患者及长期束胸的女性。此外,导管炎、乳腺肿瘤以及外伤均可引起乳头内陷。乳头内陷多数能自行治愈,比如可经常向外轻拉乳头或用负压吸引器或吸奶器吸引。内陷严重者可行手术矫正。

9.乳头溢液

即在非哺乳期有液体自乳头自动流出的现象,为乳腺疾病的重要表现。常见的引起乳头溢液的疾病有闭经泌乳综合证,垂体腺瘤溢液如脱脂的乳汁;急慢性乳腺炎、乳房脓肿,溢液为脓性;浆液性乳腺炎,溢乳呈黏稠凝块状,可呈多种颜色;乳腺增生病、乳腺癌,溢液稀薄透明,呈清水样;导管内乳头状瘤,溢液呈淡黄色或血红色;乳房结核,溢液如小米汤样。在乳头溢液中,大约90%为良性疾病所致,只有10%为恶性肿瘤所致。因此,一旦发现乳头溢液,应立即去医院查明病因,及时治疗。

10.乳头皲裂糜烂

表现为乳头皮肤红斑、脱屑、糜烂、渗液、结痂及皲裂,经久不愈,常伴有局部瘙痒与疼痛。常见于乳头湿疹以及湿疹样癌的患者。若为湿疹,则可服用抗过敏药物及皮质激素,局部清洗后外用皮质激素软膏;若为湿疹样癌,则应行乳癌根治手术。

11.男性乳房肥大

男性乳房增大,大者似女性乳房,小者2～3厘米,常伴有乳房胀痛、硬结与糜烂等,见于原发性男性乳房发育症和继发性男性乳房发育症。前者常见于青春期,是由于内分泌的生理性失调所致,一般半年或一年左右可自行消失;后者多见于中年以上病人,多因生殖腺、肾上腺及垂体功能异常等疾病引起的病理性失调所致,一般原发病治愈后,乳房肥大可自行好转。

乳房肿块,美好生活的杀手

出现乳房肿块可能会有什么病呢?

1.乳腺癌

据统计,乳腺癌病人常初潮早、绝经晚,好发于40～59岁的妇女。绝大多数病人摸到乳房上有硬度很不一致的肿块。当癌症初发还局限于腺管上皮时,无法摸到肿块,当发展到一定程度,肿块较大时才触及。乳腺癌早期也是活动的,但它总扎根生长,侵入周围组织之中,其活动度会愈来愈差,位置也逐渐固定不变。肿块大多呈不规则圆形或长圆形,边界不甚清晰,质地硬,肿块多见于乳房的外上方。也有少数病人早期可完全无症状,但当发现乳头内陷无法拉出,乳房皮肤起皱或呈橘皮状,乳头破溃经久不愈,乳房持续性疼痛,腋窝有淋巴结,牵症状时,往往已到乳癌晚期。乳腺癌位于体表,早期发现比较容易,所以要对乳房进行定期的检查。

2. 病理性乳腺增生

这是妇女最常见的乳房疾病,据统计约占全部乳腺肿块的 2/3 左右,多见于 30 ~40 岁的妇女。其又分单纯性增生和囊性增生两类。单纯性增生引起的乳房肿块摸着不明显,主要表现为乳房胀痛,病变处略有增厚的手感。囊性增生引起的乳房肿块比较明显,触诊时肿块有特殊的颗粒样感,境界不很清晰,有月经来潮前几天显著增大,伴有疼痛,月经以后肿块缩小,疼痛消失,呈周期性的变化,肿块可为单个或多个,一侧或双侧乳房均可波及。一般无须治疗,疼痛甚者,可找医生服用一些相关药物,平时戴胸罩,托起乳房,但约有 2% ~3% 病人有恶变的可能,故应定期到医院检查,以免耽误治疗。

3. 生理性乳腺增生

在妇女月经来潮前 4 ~5 天时感到乳房发胀、乳头触痛,用手触摸比平时较硬,似有肿块,但随着月经的退潮,乳房胀痛、硬感就逐渐消失。这是由于乳腺受到卵巢分泌的雌激素的作用,使乳房局部充血水肿的缘故,属正常现象,一般无须特殊治疗。

4. 乳房炎症性疾病

出现乳房红肿、白感局部发热并伴有疼痛,如急性乳腺炎、乳腺导管扩张综合证等。此外,还需警惕炎性乳癌的可能。

5. 乳腺纤维瘤

这种肿瘤通常单个出现在乳房的一侧,呈卵圆形,如桂圆或樱桃般大小,表面光滑、质地硬实、边界清楚,瘤体在乳房内可来回推动,常无疼痛感觉,偶有多个瘤体出现在双侧乳房内,纤维瘤虽然为良性肿瘤,癌变的可能性也较小,但亦应及早手术。

乳房疼痛不一定是乳腺癌

如何从乳房疼痛检查疾病? 我们应从不同的时期进行具体分析:

1. 青春期乳房胀痛

女孩最早的乳房疼痛,一般 9 ~13 岁发生。这时女孩乳房开始发育,先是乳头隆起,乳头下的乳腺组织出现约豌豆到蚕豆大的圆丘形硬结,有轻微的胀痛。初潮后,随青春期乳房的发育成熟会自行消失。

2. 经前期乳房胀痛

半数以上的妇女,月经来潮前有乳房胀满、发硬、压痛;重者乳房受轻微震动或

家庭医生

物理保健篇

碰撞即可胀痛难受,原有的颗粒状或结节感更加明显。这是由于经前体内雌激素水平增高,乳腺增生、乳腺间组织水肿引起的。月经来潮后,上述变化可消失。

3. 孕期乳房胀痛

一些妇女在怀孕后 40 天左右,由于胎盘、绒毛分泌大量雌激素、孕激素、催乳素,使乳腺增生,乳房增大,而产生乳房胀痛,重者可持续整个孕期,不需治疗。

4. 产后乳房胀痛

产后 3～7 天常可出现双乳胀满、硬结、疼痛。这主要是乳腺淋巴潴留,静脉充盈和间质水肿及乳腺导管不畅所致。防治方法:产妇尽早哺乳。有硬结时可在哺乳前热敷并按摩硬结;也可用吸奶器吸引乳汁,促使乳腺导管通畅。

5. 人工流产后乳房胀痛

人工流产后,有些妇女主诉乳房胀痛,并可触及肿块。这是由于妊娠突然中断,体内激素水平急剧下降,使刚刚发育的乳腺突然停止生长,造成乳腺肿块及乳房疼痛。

6. 性生活后乳房胀痛

这与性生活时乳房生理性变化有关。性欲淡漠或者性生活不和谐者,因达不到性满足,乳房的充血、胀大就不易消退,或消退不完全,持续性充血会使乳房胀痛。因此,女性应重视良好的性生活,无性高潮或性欲淡漠者应去就医。

乳房为何下垂

为什么乳房会下垂呢?

1. 长期的慢性疾病

少数乳房下垂者是由于长期慢性疾病引起的。此类患者的乳房可因支持组织的衰退而萎缩下垂。

2. 节食减肥

有些热衷于减肥的女孩,可能由于过分节食而导致身体虚弱,乳房局部丢失大量的脂肪及腺体组织,也可以出现乳房萎缩下垂。

3. 哺乳因素

乳房下垂最常见于多次哺乳后的女性,多次哺乳或哺乳时间延长,特别是不规则持续性哺乳,由于其上皮崩解吸收后,结缔组织增生不足,无法完全补充哺乳期被吸收的间质,造成哺乳后乳腺不似未哺乳时那样坚挺,变得松软而缺乏弹性,常呈悬垂状。

4. 遗传因素

乳房的形态与先天因素有极大关系,受着遗传因素的影响。但这不是说乳房不可"改造",乳房下垂也是如此,只要善待乳房、呵护有方,就会减少或避免遗憾的发生。

颠倒是非的男性女乳

生理性男性乳房发育占绝大多数,有三种情况:新生儿、青少年期、中老年男性。前者一般发生在出生后数天内,一周内即可消失;中者一般保持数月或数年即逐渐消失,极少数不能恢复,称为特发性乳房发育,多由青春期乳房对有关激素的敏感性增强所致;后者是由于性功能的生理性衰退,导致体内促性腺激素代偿性分泌增多而出现的一时性发育。

病理性男性乳房发育虽为数不多,但情况复杂:

1.肿瘤所致

睾丸、肾上腺或体内其他部位如发生了能分泌雌激素或其他造成乳房发育异常的物质,病人不仅有乳房发育异常,而且会伴有睾丸萎缩、阴茎变小、性功能减退等一系列异常。

2.某些性腺发育异常

如两性畸形、先天性小睾丸症、睾丸的后天损伤等。病人同时还会伴有一系列与正常男性显著不同的特点。

3.慢性肝脏疾病

如慢性肝炎、肝硬化等。

4.药物所致

长期使用绒毛膜促性腺激素、雌激素或一些具有类似激素作用的药物(如利血康、异烟肼等),也可造成乳房异常发育。

"酒窝"长在乳房上

乳房上出现了凹陷,因形状酷似酒窝,故人们形象地称之为"酒窝征"。这是由于乳腺癌在病变早期,乳房内部出现圆形或椭圆形无痛性单发小肿块而形成的。之后,随着病情的发展,瘤体周围的组织出现反应性增生。当癌瘤组织浸润到连续腺体和皮肤的纤维韧带时,便会引起韧带的收缩。但是,这种韧带并不随癌瘤一起增大。致使肿瘤表面的皮肤受到牵拉而出现凹陷,这样所形成的浅表性的皮肤凹陷,即是"酒窝征"。

"酒窝征"虽然也是肿瘤侵犯皮肤的结果,但并非都是乳腺癌晚期的表现,如发生在末端导管和腺泡上皮的乳腺癌,与皮肤较近,较易出现这种现象,可为乳腺癌较早期的临床表现之一。当肿瘤较小时,引起极轻度的皮肤粘连,由于十分轻微而常常被忽略,此时需在良好的光照下,用手轻轻托起整个乳房,使乳房皮肤的张力有所增加,并可轻轻移动乳房肿块,在病灶的上方即可见到轻微的皮肤皱缩、牵拉引起的微小凹陷。这种早期乳房部出现的轻微皮肤粘连,常常是鉴别乳腺良、恶性肿块的重要依据之一。

有的病变乳房不是出现单个的小酒窝,而是像橘子皮一样出现许多小点状凹陷,这是因为乳房皮下的淋巴管被癌细胞堵塞,或位于乳腺中央区的肿瘤浸润而引起乳房浅淋巴液回流障碍时,皮肤的真皮层会出现水肿,由于皮肤在毛囊处与皮下组织紧密联结,就会在毛囊处出现多个点状凹陷,毛孔清晰,使皮肤出现橘皮样外观,即"橘皮征"。出现了乳房部皮肤淋巴水肿形成的"橘皮征",是比较典型的乳腺癌晚期的表现,说明乳腺癌的癌组织已呈浸润性生长。一般情况下,此时肿块已经很大,"橘皮征"亦非常明显,已不难凭此做出诊断。

所以,在乳房上不论是出现单个的凹陷,还是多个点状凹陷,都说明乳房已经存在着严重的病变,就应该尽快到医院去诊治,千万不能再延误。

腹部

腹部形态

正常人仰卧时腹部平坦,即腹壁与自胸骨下端到耻骨联合的连线相平,脐孔稍凹陷。小儿、孕妇及肥胖者的腹部较高凸,超过此线,而身体瘦弱者腹部略显凹陷。正常的腹壁按之柔软,富有弹性,腹部皮肤光洁滋润,无青筋显露。除此之外,腹部形态若有改变,则可能是疾病的信号。

1. 全腹膨胀

全腹膨胀表现为腹部胀大,皮色黄,甚则腹皮绷急,青筋暴露,四肢不肿或微肿。如果腹部膨胀,不随体位变化而改变者,多有明显腹胀感,按之腹部柔软,此为胃肠胀气,其病因很多,详述于后。如果腹部胀大随体位变化而改变者,即站立时高突,平卧时摊向身体两侧,侧卧时又流向低侧,并可听到振水声,此为腹水。许多疾病可能引起腹水,摸清病因进行治疗是关键所在,倘若不究,妄加退水,反有危及生命之虞。

单纯腹水,无全身水肿,或腹水出现在全身水肿之前,以及腹水程度远远超过其他部位的水肿者,多见于门静脉性肝硬化、门静脉梗阻,其次为腹膜癌、肝癌、腹膜炎。

腹水出现在下肢水肿之后,最为多见的是肝静脉以上的下腔静脉梗阻和重度心力衰竭,心包炎偶尔也可发生腹水。

腹水伴有全身性水肿,面部、躯干、阴囊、四肢皆有水肿者,大多为肾炎,其次为心力衰竭和血浆白蛋白严重缺乏。

腹水伴有轻度黄疸者,多见于肝硬化,其次为心力衰竭。若伴有深度黄疸者,除了坏死性肝炎、胰头癌外,肝癌亦颇为常见。肝癌、肝硬化、肝脓肿、心力衰竭、心包炎等引起的腹水,常伴有肝肿大。若腹水伴有脾肿大或伴有上消化道出血(呕血、黑便)者,首先考虑是门静脉梗阻引起。

腹水伴有多个腹内痞块者,可能是结核性腹膜炎和腹膜癌为多,女性病人应注意麦格综合证。

腹水伴有畏冷、发热、腹痛、腹壁绷紧,有压痛者,大多是腹膜炎,其次为肝脓肿、肝癌,以及异位妊娠破裂。

此外,腹水的性质也能帮助确诊。若抽取腹水后定性为漏出液,则是由于门静脉系毛细血管压力增高或血浆胶体渗透压降低所致,多见于肝硬化和肾炎的后期,心力衰竭病人也能偶见。腹水系渗出液者,大多为结核性腹膜炎、腹膜癌、急性胰腺炎、异位妊娠破裂以及血液病患者。

2. 腹部包块

在直立或用力后,腹壁皮肤的某处鼓出一个小包,平卧后可以回纳腹腔,常是腹壁疝的征象。这是由于人体直立时,或咳嗽、啼哭、抬举重物等使腹内压增高,腹内容物经腹壁薄弱处突出,而当卧位后,腹内压减少,该突出物会随之变小或完全消失。

如果在腹壁上摸到一个肿物,质地较硬,不受腹内压影响,则多是皮下脂肪瘤。右上腹胁下若有肿大物,多为肝肿大。左上腹部有肿块,则为脾肿大。而腹部剑突下(即上腹部正中)的肿大与胃有关。

3. 舟状腹

舟状腹表现为腹壁皮肤变薄,腹部凹陷呈舟状,严重者可见脐周围血管搏动。此症多见于因慢性消耗性疾病而致极度消瘦或严重营养不良者,以及一些恶液质病人。如见到腹上部凹陷而下部突出如袋状,常常是胃下垂的表现。

4. 腹壁条纹

生育过孩子的妇女,在腹壁皮肤上可以看到有纵向分布的白色妊娠纹。这是由于皮肤长期持续处于绷紧状态,局部皮肤的营养发生了障碍,皮肤中胶原纤维发生质变,弹力纤维减少、断裂,表皮萎缩,临床上称为条状萎缩纹,也就是我们常说的膨胀纹。因为它多见于妊娠期,所以又称为妊娠纹。

腹部青筋暴露,乃腹壁静脉曲张所致,可以根据静脉的血流方向以区别不同的阻塞部位。例如,门静脉受阻时,曲张的腹壁静脉血流方向正常,即脐水平以上血流向上,脐水平以下血流向下;当上腔静脉受阻时,腹壁静脉的血流走向是全部向下;而下腔静脉受阻时,血流则全部向上行走。

5. 腹壁红疹

腹部皮肤出现玫瑰色疹,是伤寒的皮疹特点,按之色退。多同时伴有持续不退的高热,而脉搏相对缓慢。

腹部感觉

腹部某一处或全腹不适,最常见的症状是腹痛和腹胀。由于腹腔内脏器较多,并通过神经广泛相连,故诊断比较困难。

1. 腹痛

腹痛是一个十分常见的临床症状,其病因十分复杂,涉及内、外、妇、儿等各科,故腹痛表现也多种多样。腹痛出现并非绝对是坏事,不可见痛即用止痛剂,因为腹痛是机体受到疾病侵袭的一个警号,医生可以根据病人腹痛的具体情况,并结合 B 超、纤维镜等仪器检查以诊断疾病。相反,有些疾病因无腹痛等症状而拖延治疗,致使病情在隐匿状态中发展恶化。腹痛出现时要注意观察腹痛发生的缓急、部位、时间、性质以及伴随症状等情况。

腹绞痛是腹痛程度最重的一种。常见的有肠绞痛、胆绞痛和肾绞痛 3 种,其中肠绞痛最为多见。

肠绞痛是一种急性绞窄性肠梗阻病变。婴儿期常因肠套叠不能复位而引起；在儿童期因疝嵌顿、肠寄生虫阻塞肠道而引起；在成人和老年人中，常因绞窄性疝、肠扭转、肿瘤而引起为多。肠绞痛的特征是阵发性腹绞痛，发生在脐周或梗阻部位。这是由于肠道不通，肠蠕动增加，当蠕动波达到阻塞处时，绞痛便迅速升级，持续2~3分钟之后骤然停止，间歇一会儿，再次反复发作。婴儿肠套叠腹部能扪及肿块，粪便中可见到血液，须立即送医院，以空气灌肠复位。肠梗阻病人伴有呕吐、便秘，而且症状出现与肠梗阻的部位和程度相关。如不完全性肠梗阻呕吐较轻；完全性肠梗阻呕吐则频繁，大便、放屁均缺乏；如上部小肠梗阻，呕吐出现最早，吐量亦多，先为胃内容物，继以染有胆汁的胃肠液；下部小肠梗阻呕吐出现较迟，吐物常有粪臭气味；但结肠阻塞，因回盲瓣能阻止结肠内容物反流，所以很少发生呕吐。

胆绞痛发生在右上腹，并辐射至右臂与右肩胛，常因胆结石或肠寄生虫钻进胆囊管而引起。其特征是，绞痛常发生在饱餐后平卧时，尤其是食用高脂饮食后，时间一般为数分钟至半小时左右，若结石嵌顿在胆管或胆囊颈部，此时绞痛时间就长。胆绞痛病人约86%以上有呕吐；约50%~60%的患者见黄疸，持续数小时至数日，能自行消退；若有感染发生，则出现寒战发热，约有46%的病例发生。

肾绞痛是位于胁腹和腰部，常向下辐射到腹股沟、尿道、睾丸以及大腿内侧。常由于肾结石移动而引起梗阻性绞痛。其特征为，以一侧性多见，偶尔为两侧，绞痛持续时间一般为数分钟至数小时，极少见十数小时，当结石移动停止或结石进入膀胱后，绞痛即突然停止，病人顿觉轻松，而发作时有出冷汗，恶心呕吐，甚至可有虚脱现象。发作后数天内，仍可发现尿中有蛋白质和红血球等异常情况。

胃痛是指剑突下上腹部疼痛，因胃、十二指肠、肝、胆、胰病变所引起。其中肝胆病变偏右上腹疼痛，胰腺病变偏左上腹部。胃、十二指肠病痛常有明显的时间节律性，如食后不久出现饱胀疼痛，常提示有慢性胃炎；食后半小时至1小时疼痛，持续1~2小时消失，到下次进食后半小时至1小时又重复出现，为胃溃疡的特征；若疼痛出现在餐后2~3小时，一直要持续到下餐进食后才缓解为十二指肠溃疡的特征；胃癌早期一般无疼痛，疼痛出现提示已有转移或穿透胃壁，侵犯神经，已到了中晚期。上述疼痛的性质一般较轻而能忍受，多呈钝痛、灼痛或饥饿样痛。若突然发生剧烈的刀割样或烧灼样痛，持续发作，往往提示为胃、十二指肠溃疡急性穿孔。由于常有多种胃病并存，如溃疡病常并发慢性胃炎，而慢性浅表性胃炎又常有局部萎缩，少数慢性萎缩性胃炎和慢性胃溃疡会恶变成胃癌，可能会打乱上述的发病规律。所以，要真正明确诊断，还需配合一定的辅助检查，如胃镜和胃肠钡餐摄片等，特别是要诊断或排除早期胃癌，应首选纤维胃镜检查。

饮酒或进食多脂油腻的食物会加重或诱发上腹痛，对诊断胆囊或胰腺的炎症很重要。但胆囊病变者按压右肋下缘疼痛明显，并有右肩背部放射痛；而胰腺炎为中上腹部或左上腹部痛，疼痛剧烈，并可放射至腰、背及左肩部，腹壁紧张程度较轻，与剧烈腹痛不相一致。

若上腹部疼痛，伴腹胀、纳呆、消瘦、乏力、盗汗，体检为肝脏肿大有压痛，并见轻度贫血、血沉加快、肝功能异常等，以急性肝炎治疗无效者，应考虑为肝结核。

颈椎病变也可见上腹部痛，往往伴有恶心、头痛、头晕、欲呕等症状，称为"颈胃综合证"。这是由于颈椎病变刺激颈部丰富的交感神经受体，最后下传到内脏而发生腹痛。

下腹部或偏左下方疼痛多见于菌痢、急性胃肠炎，伴有寒战、高热和腹泻。右下腹压痛、反跳痛，伴有高热、烦躁的，很可能为阑尾炎。但非典型阑尾炎或慢性阑尾炎发作时，腹痛位置往往不固定，右下腹压痛不明显，体征不典型，可用吊提脚跟震动试验自测：双脚并拢立正，提起脚跟，以前脚掌着地，直立几秒钟后双脚跟突然同时着地，观察有无右下腹部疼痛。有报道这项试验在急性阑尾炎发病 7～12 小时诊测阳性率达 90%，发病 12 小时后可达 100%。

泌尿系统炎症或结石则可出现下腹部耻骨联合上疼痛。若因膀胱炎、尿路感染引起者，伴有尿频、尿急、尿痛症状；输尿管结石痛则向会阴或大腿内侧放射，性质为绞痛。

女性病人小腹疼痛，多由内生殖器疾病引起，如痛经、排卵性腹痛、黄体破裂腹痛、子宫内膜异位症、流产等。宫外孕和卵巢囊肿蒂扭转所出现的下腹部疼痛十分剧烈。前者以输卵管妊娠为最多见，患病后 90% 的病人因突然腹痛而求诊，初起患侧下腹部有撕裂样痛，继而波及全腹，若输卵管破裂、内出血量多且迅速，可出现头昏、眼花、出汗、心悸等休克症状，甚至晕厥。后者是指卵巢囊肿蒂扭转而致的突发性剧痛，卵巢肿瘤中约有 10% 的病例会发生蒂扭转现象。这些肿瘤大多是良性、蒂长、肿瘤大，与周围组织无粘连，活动度大，因而容易扭转，尤其是囊性畸胎瘤。发作时可伴有呕吐，腹部有明显压痛和不同程度的腹肌紧张，并可触及肿大的附件。

广泛性、持续性剧烈疼痛，可见于急性弥漫性腹膜炎，特征为有典型的腹膜炎三联征——腹部压痛、腹壁肌肉痉挛和反跳痛。其产生原因多因腹内脏器的急性穿孔与破裂、急性感染的扩散等引起。近年来，急性腹膜炎的预后已较过去大为改善，但病死率仍在 5%～10%。所以，见到这种疼痛，要赶紧送医院诊治，不得延误。

小儿脐周阵发性疼痛，有窜痛、钻痛感，发作时可在脐部触到条索状或包块状隆起，轻轻抚摸之后会消失，痛后小儿轻松如常，多为虫证。小儿感冒后也会出现腹痛，一般较轻，位于脐周或右下腹，为阵发性或持续性痛，无明显压痛。其原因可能有两种，一是体温升高，肠道蛔虫受刺激在肠内骚动而引起；二是小儿本身淋巴组织比较发达，感冒时淋巴结肿大，累及肠系膜淋巴结也发生肿大，因而引起腹痛。

2. 腹胀

自觉腹部胀满不舒，首先应考虑到由胃肠本身疾病而引起。但事实上，还有很多其他的病因也会引起腹胀。

长期腹胀是消化不良的症状之一，多是由于消化道功能性紊乱所致，并无器质性病变。常见的有非溃疡性消化不良和胃肠易激综合证。前者腹胀多在餐后加重，同时伴有易饱、嗳气、恶心等症状；后者腹胀多伴有腹泻、便秘、粘液便等表现，常因情绪波动而激发。功能性腹胀的发生，往往与情感刺激，不良生活习惯以及环境因素有关。

食后闷胀、嗳气为慢性胃炎所常见。若闷胀、嗳气之外还有嘈杂和餐后隐痛，则应多考虑为慢性浅表性胃炎；而闷胀、嗳气之外还有食欲不振、贫血、消瘦，则多考虑为慢性萎缩性胃炎。早期胃癌并无特异性症状，而闷胀、纳呆、贫血、消瘦均可由胃癌引起。腹胀为非特异性症状，故要确诊器质性病变尚需借助于胃肠钡餐摄片和纤维胃镜等检查。

肝胆病如胆结石、慢性胆囊炎、病毒性肝炎等病人，常有上腹不适、饱闷、充气等症状。这主要是由于胃肠、胆道的蠕动异常，造成排空时间延长所致。

胰腺疾病如急性胰腺炎极易累及腹膜抑制肠道运动，慢性胰腺炎和胰腺囊肿，常因胰液分泌不足影响消化，从而发生腹胀。

腹膜炎出现腹胀，在急性腹膜炎中是由于炎症直接影响或引起反射性肠抑制；慢性腹膜炎常因腹腔内所产生的大量纤维组织，引起肠粘连，以致排气不畅而腹胀。

急性传染病如伤寒等的毒性作用，可以通过神经系统抑制肠道蠕动，从而产生腹胀。肺部疾患，如肺炎、支气管哮喘等也会出现胃肠胀气。这在中医理论中符合"肺与大肠互为表里"之说，因肺气郁滞，则大肠腑气不通。

心血管疾病如高血压伴有肠系膜动脉硬化者，由各种疾病引起的心力衰竭以及心律不齐、心绞痛发作者，均会出现腹胀。这是因为心脏与胃是在同一交感神经分布上，当其与副交感神经平衡失调时，极易引起株连性胃肠充血，发生腹胀。

神经精神系统病变如常见的精神性吞气症，神经器质性病变的脊髓痨、横贯性脊髓炎，都会直接刺激交感神经、副交感神经引起均衡失调，发生胃肠胀气。

手术后第二天会出现腹胀。这是由于术后肠蠕动不正常，肠系膜血运不良，致使肠壁吸收气体功能降低，导致过量气体从血液弥散进入肠腔，产生胃肠胀气。

有些妇女在行经前几天开始出现腹胀，一直延续到月经结束，然后逐渐消失，而在下次月经期又出现腹胀。这种随着月经周期而呈规律性的腹胀，称为月经腹胀，属于经前期紧张综合证的范畴，是一种生理现象。其产生主要是因为雌激素水平较高，孕激素水平相对较低，因而引起盆腔组织充血和钠、水潴留。肝功能不良的妇女可能腹胀更为明显，因为雌激素代谢障碍。情绪紧张、忧郁的妇女也易出现经期腹胀。中医认为，行经前脏腑功能有轻度失调，气血运行失和，如果注意调养，避免情绪波动，可预防和减轻腹胀等不适。如果腹胀连及胸肋，甚至乳房、乳头胀痛，则属肝气郁滞，可用些中药加以调理。

你的食欲正常吗

1.经常食欲呆钝，见食生厌，闻到食物气味就感到不快，大便不正常，或吃些油腻食物就腹泻者,多为胃中不和,腹运不健,肠胃消化机能不良。

2. 突然不知饥饿,不思饮食,口淡无味,鼻塞头痛,畏寒怕风,舌苔白腻者,多为风寒感冒。

3. 食欲正常,而进食油腻食物后,右上腹疼痛,并放射到右肩背部者,很可能患有胆道疾患,应去医院做检查。

4. 酒宴、佳节之后,出现吞酸、嗳气、胸闷、腹胀或腹痛等症状者,多属伤食。

5. 暴饮暴食后,突然上腹部剧烈疼痛,或呈束带状向两侧背部放射痛,服用一般解热止痛药不能缓解,并伴有恶心、呕吐、发烧者,是急性胰腺炎的表现。

6. 食后腹胀加重,平卧减轻,有恶心、嗳气、胃痛,偶有便秘和腹泻,体型瘦长者,可能患有胃下垂。

7. 食欲旺盛,容易饥渴,但身体反而清瘦,兼有口渴、多尿者,可能患了糖尿病。

8. 中老年人,在无其他诱因的情况下,进食后上腹饱胀,食欲减退,身体逐渐消瘦、倦怠,是可疑的早期胃癌现象,应去医院检查。

9. 若在吞咽干食时,于胸骨后有哽噎感,以后逐渐加重,吃软食和流质时也梗塞,以致出现食后呕吐,是患食道肿瘤的可疑病状,应到医院去检查。

10. 若食欲亢进,体重明显减轻,伴倦怠、乏力、怕热、易出汗、易激动、性情急躁,面部常潮红,照镜子时发现眼睛突出,可能患了甲状腺机能亢进症。

11. 小孩容易饥饿,但体瘦面黄,腹部脐周经常疼痛,可能是有肠道寄生虫。

12. 如吃了某种食物,像鱼虾之类,全身长出很多红疙瘩,奇痒难受,这是由于肌体对某种食物过敏所致。应弄清是哪种食物所造成的,避免今后再吃。

饕餮大餐的悲剧

有人认为食欲旺盛是身体健康的表现,其实并非完全如此,食欲的突然旺盛有可能是某些疾病的早期信号。

1. 糖尿病

大量的葡萄糖从尿液排出,糖不能充分被人体吸收利用,反馈性地刺激大脑进食中枢,使患者时常处于饥饿状态,因而需要多食以求代偿补充。此类病人除多食外,并有烦渴、多尿、体重下降的"三多一少"症状,但有的中年患者病后体重并不下降,反而出现异常肥胖,应引起注意。

2. 皮质醇增多症

患者罹病后食欲亢进,同时出现异常肥胖,面部肥得像月亮,胸腹部脂肪堆积,而四肢却不肥胖,有时反而消瘦,与肥胖的躯干形成极为鲜明的对比。故亦称为"向心性肥胖"。

3. 甲状腺机能亢进

由于甲状腺素的大量分泌,使体内蛋白质、糖类和脂肪的分解代谢增高,热能消耗过多。因此,一日三餐之外还饥肠辘辘,各种代谢亢进的表现相应出现,多汗心悸,体重下降。此外,各器官系统的兴奋症状也较明显,夜不能安眠、性隋暴躁,手颤、眼球突出,头痛、血压升高且可出现甲状腺肿大。

此外,胰岛 B 细胞癌、钩虫病、绦虫病、肥胖性生殖无能症等疾病,亦有食欲亢进的表现。这就提示我们,凡感到自己的食欲与往常大不相同,已有较长时间特别想吃东西,就有可能是患上述疾病的早期信号,应及时去医院检查。

食欲不振是谁在"捣鬼"

什么导致了食欲不振呢?

1. 情绪紧张,过度疲劳

在当今快节奏和竞争激烈的社会中,人们容易引起失眠、焦虑等紧张情绪,导致胃内分泌酸干扰功能失调,引起食欲下降。

2. 过度的体力劳动或脑力劳动

会引起胃壁供血不足,胃分泌减弱,使胃消化功能减弱。

3. 酗酒吸烟

酒精可损伤舌头上专管味觉的味蕾,酒精也可直接损伤胃黏膜,如果患有溃疡病、慢性胃炎,酗酒会加重病情,甚至造成胃和十二指肠穿孔;烟雾对胃黏膜的危害并不小于饮酒,吸烟也会引起慢性胃炎。

4. 生冷食物

经常吃生冷食物,尤其是睡前吃生冷食物易导致胃寒,出现恶心、呕吐、食欲不振。

5. 睡前饱食

晚餐过饱,必然使胃肠负担加重,胃液分泌紊乱,易出现食欲下降。另外,还可导致肥胖、睡眠不实、结石、糖尿病等。

6. 饱食后运动

饱食后短时间内剧烈运动会导致胃蠕动增快,继而出现胃痉挛,出现胃部长痛不适、恶心呕吐、食欲不振,有的甚至可能造成胃扭转。

7. 饥饱不均

胃经常处于饥饿状态,久之会造成胃黏膜损伤。

8. 暴饮暴食使胃过度扩张

食物停留时间过长,轻则造成黏膜损伤,重则造成胃穿孔。

9. 药物因素

有些慢性疾病需要长期服药,某些药物长期服用可导致药原性味觉障碍。有时也与环境、心理状态、食品的加工剂等有一定的关系。

肚脐

奇妙的肚脐形状

1. 肚脐偏右

应注意肝炎、十二指肠溃疡等疾病。

2.肚脐凸出

当腹部有大量积水或卵巢囊肿时,肚脐就会向外突出。

3.肚脐凹陷

肥胖或腹部发炎时,如粘连性结核性腹膜炎,肚脐会向内凹陷。

4.肚脐浅小

表示身体较为虚弱,体内激素分泌不正常,浑身无力,精神状况不佳。

5.向上形

肚脐眼向上延长,几乎成为一个顶端向上的三角形。具有这种肚脐的人,应多留意胃、胆囊、胰脏的健康状况。

6.向下形

应注意预防罹患胃下垂、便秘、慢性肠胃疾病及妇科疾病。

7.圆形

女性肚脐若为正圆形,表示身体健康,卵巢功能良好;男性则表示精力充沛、血压正常,五脏六腑都很健康。

8.海蛇形

为肝硬化等肝脏疾病的征兆,要小心注意。

9.满月形

看起来结实丰盈,下腹有弹性,对于女性来说是卵巢功能良好的表征。

10.肚脐偏左

应预防肠胃功能不佳、便秘或大肠黏膜病变。

怎样从肚脐疼痛查出疾病

1.脐周围痛可能是患有肠梗阻等小肠疾患。

2.脐部压痛,见于小肠病变、肠系膜病变或横结肠病变。

3.肚脐微痛微肿,渐渐高突,或肿大如茄,皮色或红或白,触之疼痛加剧,此为脐痈,多因局部不卫生、感染邪毒所致。

4.脐痈溃后脓汁稠厚而无臭味者为顺,容易收口;若溃后脓汁臭秽,甚或夹有粪汁,久不收口,内生窦管,脐孔部赘肉高突,脐孔正中下方有条索状硬结,此为脐瘘或肠瘘形成,又称为"瘘脐疮"。

5.脐水平线与腹直肌外缘的交点处(上输尿管压痛点)和(或)两髂前上棘连线通过耻骨所做垂直线的交点处(中输尿管压痛点)压痛,见于输尿管结石、输尿管结核,或输尿管化脓性炎症。

6.脐上部正中线稍外侧可听到强弱不等的吹风样杂音,伴有血压增高及高血压的临床表现,这很有可能是肾动脉狭窄。

7.儿童脐周围疼痛,可能是肠蛔虫病。

肚脐色泽自查

1.脐周发蓝色为腹内大出血的征象,称作卡伦征,见于急性胰腺炎、异位妊娠破裂的病人。

2. 脐风,即脐边青黑色,肚脐突出,腹肌紧张,角弓反张者为脐风险证,多见于婴儿。为婴儿出生断脐时感染风毒所致,病情严重。

3. 肚脐颜色红赤,甚至有疮疖,提示心火重、热毒内蕴,或心火下移小肠、热积腹中,或腑气不通、阳明热毒内蕴、毒溢于脐。

4. 肚脐色黑为人体肾阳衰微、命火败绝的凶讯,也为暴病将卒和久病生机将绝的征兆,临症险恶。

5. 肚脐发黄,并有油性分泌物渗出,发痒,为湿热淤积脾胃或肝胆湿热之体象,多因感受湿热外邪或过食肥甘酒肉,内生湿热所致。

6. 肚脐色发青或呈青蓝色,为体内有寒积、水饮或风寒内伏中焦脾胃,或为痛症。

7. 肚脐色紫,色泽晦枯,或见淤斑,为体内有淤积之体象,腹腔症积和盆腔肿瘤尤可反映于脐。

8. 肚脐颜色淡白无光泽,提示人体肺气虚、心阳不足或血虚,常与肚脐下陷、腹凉同时出现。

腰背

腰痛病证探究

中医学认为,腰为肾之府,所以平时我们要保护好我们的腰。如果出现腰痛,它可能预示着你身体里出现了某种疾病。

1. 骨质疏松症

该症可引起不同程度的腰痛,严重者疼痛剧烈,登楼或受到震动时疼痛加剧。

2. 风湿性关节炎和白血病

腰部疼痛不已,且痛处伴有热感,热天或雨天加重,但活动后有时会减轻。此种疼痛属湿热蕴结,多见于急性风湿性腰痛,可引起轻度细胞增多和贫血。此外,白血病也能引起腰痛。可通过血常规检查,判断是否有以上两种疾病。

3. 腰椎间盘突出

腰痛剧烈,且疼痛有固定的位置,轻者仰卧困难,重者因疼痛不能转侧,这种表现多半是因跌打损伤及腰椎间盘突出而引起。

4. 腰肌劳损

由于长期伏案工作,平常缺乏锻炼,腰部肌肉逐步萎缩,韧带伸展力减弱,易发生腰肌劳损而产生腰痛。

5. 根性坐骨神经痛

该疾患与腰椎间盘突出密切相关,尤其以第四五腰椎旁疼痛更为厉害,并向一侧大腿放射。

6. 尿路感染和尿路结石

家庭醫生

对于可疑的或与泌尿系统有关的腰痛,应检查尿常规,可诊断是否患有尿路感染和尿路结石。

7.胆囊疾病

腰背右侧出现牵涉疼,并同时伴有肩胛牵涉疼,右上腹痛。

8.结核病

结核病会引起腰痛,可进行红细胞沉降率检查。

9.肾脏疾病

疼痛向尿道部位放射,甚至疼痛很剧烈,或伴有小便赤涩、混浊与尿血,主要见于肾脏疾病,如肾盂肾炎、肾积水、肾结核、肾结石、急性肾小球肾炎及妇女盆腔炎等。如果腰痛以酸软为主,腰膝无力,遇劳更甚,卧即减轻,则为慢性肾脏疾病所致。

10.生殖器官肿瘤及炎症

女性生殖系统患肿瘤时,可引起不同程度、不同性质的腰痛。如子宫旁组织受盆腔肿瘤压迫,或恶性肿瘤向骨盆内组织浸润时,都能引起腰痛。妇女慢性子宫颈炎和盆腔炎也会引起腰痛。

11.感冒

许多人感冒的症状大都有腰背痛的现象,主要是由于毒素、病毒引耗的肌肉酸痛。

腰酸的根子在哪儿

腰酸并伴有蛋白尿、血尿、水肿和高血压等症状,是肾炎的征象,有时是急性肾炎的症状。这是由于肾组织充血、水肿所致,但肾炎所导致的腰酸并不是十分严重。

腰酸症状较为严重,常为单侧性腰酸,多见于非肾炎性肾脏病,特别是泌尿系统结石、肾盂肾炎、肾脏肿瘤等。不少妇科疾病,如患慢性盆腔炎等,也常感到腰酸。腰肌劳损患者的主要症状也是腰酸。因此,感到腰酸应从多方面考虑,并应进行全面检查。

背痛千万别硬撑着

腰背痛背后潜藏着哪些疾病呢?

1.外伤病

(1)急性损伤:因各种直接或间接暴力,肌肉拉力所致的腰椎骨折、脱位或腰肌软组织损伤。

(2)慢性损伤:工作时的不良体位、劳动姿势、搬运重物等引起的慢性积累性损伤。在遇到潮湿寒冷等物理性刺激后极易发生腰背痛。

2.炎症

引起腰骶部疼痛的炎症性病变包括:

(1)感染性:可见于结核菌、化脓菌或伤寒菌对腰部及软组织的侵犯形成感染性炎症。

（2）无菌性炎症：寒冷、潮湿、变态反应和重手法推拿可引起骨及软组织炎症，导致骨膜、韧带、筋膜和肌纤维的渗出、肿胀变性。

3. 退行性变

近年来因胸腰椎的退行性改变引起的腰背痛呈上升趋势。人体发育一旦停止，其退行性改变则随之而来，一般认为人从 20～25 岁则开始退变。包括纤维环及髓核组织退变。如过度活动，经常处于负重状态则髓核易于脱出，前后纵韧带、小关节随椎体松动移位，引起韧带骨膜下出血、微血肿机化、骨化形成骨刺。髓核突出和骨刺可压迫或刺激神经引起疼痛。

4. 先天性疾患

最常见于腰骶部，是引起腰痛的常见病因。常见的有隐性脊柱裂、腰椎骶化或骶椎腰化、漂浮棘突、发育性椎管狭窄和椎体畸形等。此类疾病在年轻时常无症状。但以上骨性结构所形成的薄弱环节，为累积性损伤时出现腰背痛提供了基础。

5. 肿瘤性疾患

原发性或转移性肿瘤对胸腰椎及软组织的侵犯。

腰背部的组织，自外向内包括皮肤、皮下组织、肌肉、韧带、脊椎、肋骨和脊髓。上述任何组织的病变均可引起腰背痛。此外腰背部的邻近器官病变也可引起腰背痛，按引起腰背痛的原发病部位可分为：

（1）脊椎疾病：如脊椎骨折、椎间盘突出、增生性脊柱炎、感染性脊柱炎、脊椎肿瘤、先天性畸形等。

（2）脊柱旁软组织疾病：如腰肌劳损、腰肌纤维组织炎、风湿性多肌炎。

（3）脊神经根病变：如脊髓压迫症、急性脊髓炎、腰骶神经炎、颈椎炎。

（4）内脏疾病：呼吸系统疾病，如肺胸膜病变引起上背部疼痛；泌尿系统疾病，如肾输尿管结石、炎症；盆腔、直肠、前列腺及子宫附件炎症均可引起放射性腰背部疼痛。

6. 消化系统疾病

消化道及脏器的传入纤维与一定皮肤区的传入纤维进入相同的脊髓段，故内脏传入疼痛感觉刺激兴奋了皮肤区的传入纤维，引起感应性疼痛。胃、十二指肠溃疡，后壁慢性穿孔时直接累及脊柱周围组织，引起腰背肌肉痉挛出现疼痛。有上腹部疼痛的同时，可出现下胸上腰椎区域疼痛。急性胰腺炎，常有左侧腰背部放射痛；1/4 的胰腺癌可出现腰背痛，取前倾坐位时疼痛缓解，仰卧位时加重。溃疡性结肠炎和克隆病有消化道功能混乱的同时，常伴有下腰痛。

7. 呼吸系统疾病

胸膜炎、肺结核、肺癌等可引起后胸部和侧胸肩胛部疼痛。在背痛的同时伴有呼吸系统症状及体征，胸膜病变时常在深呼吸时加重，而脊柱本身无病变、无压痛，运动不受限。

请注意肩关节疼痛

肩痛伴随的疾病有如下四种：

1. 肺癌

肩痛是肺癌转移压迫臂丛神经引起,可出现在咳嗽、咯血、胸痛等呼吸道症状之前。

2. 颈椎病

长期伏案工作等职业因素,颈椎易发生增生等退行性病变,增生骨刺压迫颈部神经可引起肩痛,但这种肩痛多伴有颈部的不适及头昏眩晕等症状。

3. 胆囊炎、胆石症

炎症或胆石牵涉引起右肩痛,患者常有反复发作的病史可询,B超可以确诊,经抗感染、解痉止痛治疗可缓解肩痛。

4. 心绞痛、心肌梗塞

疼痛因心肌缺血放射至左肩引起。心绞痛常因劳累或兴奋诱发,休息后疼痛可缓解,含硝酸甘油有显效;心梗则常在睡眠或安静状态下发病,常伴有面色苍白、大汗淋漓及呼吸困难的休克、心衰严重,含服硝酸甘油及休息均缓解不显。这两者常危及生命,有冠心病史者尤应小心。

第四节 四肢异常疾病预警

四肢

四肢形态

健康人四肢骨骼挺拔,无异常弯曲,肌肉丰满结实,韧带坚韧有力,左右两侧对称。若四肢形态有异常改变,应追溯其病因,以便采取相应的措施。

1. "O"形腿与"X"形腿

正常人两腿直立时,膝关节居中,略微可见有生理性外翻,大腿外侧与小腿外侧之间的角度为170°~175°。如直立位两下肢靠拢时,两膝分离并向外弓出,膝外侧角度大于180°,看上去恰似英文字母"O",故被形象地称为"O"形腿,医学上称为双膝内翻。"O"形腿有真假之分。真性"O"形腿,指的是佝偻病所致的下肢畸形。其下肢弯曲比较严重,一般两膝关节空隙往往大于3cm。同时患者还伴有夜啼、多汗、食欲减退、摇头擦枕而出现的圈状脱发,血液检验和X线摄片提示体内钙质缺乏。假性"O"形腿有两种情况:一种是1周岁内的婴儿,因小腿胫骨内侧肌肉较为薄弱,而外侧的肌肉比较厚实,两腿似乎也呈"O"形,但实际上这是一种错觉,因其小腿骨骼是直的。另一种情况是1周岁左右的小儿,刚刚开始学步,由于大脑调节平衡的功能较差,重心不稳,走路时两下肢可能轻度内旋,发生弯曲,X线摄片可显示小腿骨骼略有弯曲,两膝之间的空隙不会超过3cm。这种情况以体胖孩子较明显。真性"O"形腿会引起身体负重力线的改变,造成慢性关节损伤,以后经常会发生创伤性关节炎和腰背酸痛等症状。因此,必须早期发现,及时治疗。下肢畸形明显,影响走路的,可在佝偻病痊愈后(大约在4岁左右)作矫形手术。假性"O"形腿一般到2～3岁时即能自行恢复正常,不必服药或限制小儿活动。

"X"形腿是指直立位时,两膝靠拢,两小腿即斜向外方,踝关节分离,膝外侧角度常小于170°,看上去似英文字母"X"形。"X"形腿多见于佝偻病患儿,常常与方头、鸡胸、漏斗胸和体质虚弱等病态并见。治疗上与真性"O"形腿相同,一方面要尽快治愈佝偻病,另一方面要配合矫形方法。

2. 内翻足与外翻足

整个脚向内侧扭,脚心面向内侧,称为内翻足。如整个脚向外侧扭,脚心面向外侧,则称为外翻足。内翻足或外翻足可因先天骨骼畸形而成,也可因后天患足关节结核、骨髓炎、肌炎、蜂窝织炎和脊髓灰质炎等,造成踝关节或局部肌肉、神经等损伤而发生。一旦发现踝关节异常,应及时去医院用针灸、推拿和石膏矫正。

3. 先天性髋关节脱位

其主要表现为脱位一侧的腿转向外侧受限,大腿内侧的皮肤皱褶,左右不对称,患肢较短,患侧骨盆下可触及股骨头大粗隆凸出,腰前凸增加,X线摄片符合髋关节脱位的诊断。这是小儿常见的畸形之一,疾病在出生时已存在,但常在较晚时才被发现和确诊,近年来发病率有增高的趋势。孕妇孕期患病、有外伤史、胎位不正等多种因素均可导致患儿发育异常。其治疗方法是手法整复或手术。2个月内婴儿一般以轻柔手法整复即可;4岁以下患儿也可用手法整复,可配合牵引法,蛙式石膏固定;4岁以上需行矫形手术;8岁以上则需根据其骨骺发育后的实际情况而决定手术方法。

4. 脚肿

脚肿而无疼痛,如肿从脚趾开始,然后逐渐向踝部延伸,多为心脏病的征兆。如脚和脸同时出现浮肿,则是肾病的征兆。假如只是一侧脚肿,应考虑是静脉血栓造成的静脉回流受阻的疾病。脚部肿大,皮肤粗糙增厚如皮革样,起皱褶,此属于象皮肿,是由丝虫病引起淋巴回流受阻所致。如足背皮肤呈结节状增厚、粗糙、隆起,毛孔粗大如猪皮样,可呈红、棕、紫或正常颜色,此为局部粘液性水肿的特征。

5. 下肢静脉曲张

其主要表现为小腿部青筋暴涨,像蚯蚓似的弯曲蜿蜒,站立时更明显,平卧后减轻。下肢静脉曲张常见于营业员、纺织女工、交通民警等需长时间站立工作的人,也可见于妊娠中、晚期的孕妇的由于增大子宫的机械性压迫所导致的下肢静脉回流受阻,常伴有轻度胀痛。

四肢感觉

通常在劳动或体育锻炼后,会出现一时性的肌肉酸痛,这是正常生理现象。如果原因不明而出现四肢不适感觉,多是病态的表现。

1.肩痛

如中年以上,尤其是50岁左右的人,肩部突然疼痛并不能动弹,每天早晨起床时疼痛明显,上臂外展动作到70°~80°时肩关节发生疼痛,而且随外展幅度的增大,疼痛也加重,此为肩关节炎的特征。

肩痛除骨关节疾病可引发外,软组织疾患所致者也不少。后者所致的肩痛虽然大多症状较轻,但由于早期治疗的延误,常遗留不少扰人的症状,以致影响日常生活,如最易被忽视的冈上肌损伤。肩部后面深层肌肉有冈上肌、冈下肌、小圆肌和肩胛下肌,都从肩胛骨起始,共同构成一个连续的带状,附着于肱骨(上臂骨)颈部,成一个马蹄形。冈上肌位于肩胛骨背面的棱形骨嵴,即肩胛冈上,是肩部四方力量集中交叉点,故极易受到损伤。冈上肌损伤的特征为肩部外侧疼痛,痛至整个上肢和手指,肩关节运动不受任何方向限制,唯在上臂外展60°~120°时,有剧烈疼痛,但超越这个范围后,又不再感到疼痛;同样,当上臂由极度外展位置逐渐放下,在经过60°~120°时,又会产生尖锐的疼痛。这与肩关节炎显然不同。

对于这些肩痛的治疗,口服药物效果并不显著,较为理想的方法是精确定出压痛点,注入一些抗炎、止痛、活血、促使损伤组织修复的药物。

2.腕痛

如在劳动时或劳动后感到腕部桡侧(拇指侧)骨突处疼痛,并向手及前臂放射,桡侧骨突处有轻度肿胀、压痛,多是患了腱鞘炎。腱鞘炎是由于鞘管狭窄而致筋腱运动发生障碍、出现疼痛的疾患,又称筋劳损。腱鞘炎多见于家庭妇女、手工业工人,女性多于男性。其发生与某一局部活动过多的职业有关,也与局部供血状况有关。

要确定是否是腱鞘炎,还有一个方法:将患手拇指侧曲折入手心,然后握拳并将手腕向小指侧偏斜,如疼痛加剧,则基本可确定是腱鞘炎。

3.膝痛

膝部肿痛是中老年人主要伤痛之一,引起膝痛的病因很多,除急性损伤外,最常见的膝痛有以下这些病因。

膝关节骨质增生又称膝关节骨关节炎,表现为膝部持续性钝痛,或在活动时突然剧痛,并伴有膝盖发软欲跌倒的滑落感,腘窝处有吊紧感,且在步行上下台阶时疼痛加重,早晨起床或从坐位站起时疼痛也加重。X线片可见胫骨棘突尖锐,关节间隙狭窄,关节边缘骨刺形成。

类风湿膝关节炎是由于类风湿侵犯关节和腱鞘滑膜,引起滑膜肿胀、肥厚和关节积液。其主要表现为晨起膝部僵硬、疼痛,局部压痛明显,膝关节肿胀积水,两膝眼饱满,皮温升高,若穿刺可抽出稍混、淡黄色液体,股四头肌萎缩,后期膝关节屈曲挛缩,行走困难,甚至致残瘫痪。

髌下脂肪垫表现为膝部疼痛,可放射至腘窝,甚至沿小腿后侧肌肉窜到足跟,劳累后症状加重,膝伸屈受限,下蹲困难。患者步行无力,难以持久,突然伸膝时疼痛明显。若脂肪垫嵌夹于关节间隙内,会出现跛行和剧痛。

髌骨软化症患者有长期过劳或外伤史。表现为膝部间歇性疼痛,在半蹲位时症状加重,尤其上下楼梯及关节开始活动时,突然感到患膝不稳及发软。伸膝时按压髌骨并转动时感到疼痛,并出现摩擦音。

陈旧性半月板损伤患者走路时感到膝关节不稳或有滑落感,尤其上下楼梯或行走在不平的路面上更甚。股四头肌萎缩,约一半患者发生关节绞锁,勉强伸直时,患者多感疼痛明显,稍按摩活动,听到一记响声,症状顿消。

膝关节特发性骨坏死症多发于老年肥胖妇女。病人常因在走路中突然膝内侧剧痛来就诊。检查发现局部肿胀,压痛明显,活动受限。X线侧位片可见股骨内髁靠近关节面处骨质致密,有时见游离体。

对膝痛的治疗,可用针刺、温灸和局部敷贴消肿止痛膏,或局部注射药物等方法。

4. 四肢关节痛

引起四肢关节红、肿、热、痛的关节炎有风湿性关节炎、类风湿性关节炎、痛风性关节炎、化脓性关节炎等。只有关节疼痛,却无关节肿大及发红发热现象的关节炎,主要是骨关节炎。鉴别诊断时要注意疼痛发生的部位、疼痛的性质、加重和缓解的原因等。

风湿性关节炎的特征是关节肿大疼痛,常有多个关节呈对称性发病,初起为游走性大关节疼痛。患者往往有上呼吸道溶血性链球菌感染史,常伴有发热、胸闷、心悸等症状,容易发生风湿性心脏病。使用阿司匹林治疗能明显见效。

风湿性关节炎又称类风关,其特征是:常以进行性、对称性小关节病变为多,并具有自行缓解又逐步加重的特点,在僵直的关节附近,其肌肉趋于消瘦,化验血中"类风湿因子"的阳性率可达80%左右。使用水杨酸制剂和可的松类药物治疗,能迅速见效。本病以青壮年为多见,男女之比与风湿性关节炎相同,为1∶3,属于自身免疫性疾病。

痛风性关节炎的特征是:疼痛先从蹋趾关节开始,72小时达到顶点,约1~2周会自行消失,常因进食海鲜、动物内脏、啤酒等富含嘌呤食物引发。患者血液中尿酸含量增高,在组织内可找到含有尿酸钠结晶的痛风石。本病好发于成年人,特别是肥胖、高血压、冠心病和糖尿病患者,男女比例为20∶1。痛风的急性发作是尿酸盐在关节及关节周围组织沉积引起急性炎症反应,故使用秋水仙碱药物治疗,能很快好转。近年来我国人民生活水平不断提高,此病逐年增多,与多食富含嘌呤的食物(如动物内脏、海鲜、鱼虾等)及嗜酒有关,应引起重视。

化脓性关节炎常见于肺炎、中耳炎、鼻窦炎、猩红热、产褥热、败血症的病程中,表现为以下肢为多的关节剧痛。患者血液及关节液内可找到同一类致病菌,使用抗生素见效很快。

淋病性关节炎一般在发高热的急性淋病中出现,多表现为跟骨和蹋趾关节剧烈疼痛。患者血清淋球菌补体结合试验阳性,使用青霉素治疗效果很好。

129

牛皮癣关节炎好发于牛皮癣患者的指趾关节,也可累及骶髂关节。关节部位的红肿热痛明显地随着牛皮癣好转或恶化而改变。X线显示可见末节指骨呈刀削样缩短。

结核性关节炎多发生于髋关节和膝关节,很少有几个关节同时发病的。患者以年轻人为多。如髋关节发生结核病变,其疼痛最剧,常在梦中痛醒。病及大腿下端或膝部时,患肢常取外转、外展及屈曲位置较为适意。X线可示骨质成楔形毁损,关节可融合,骨旁常有脓肿形成。

骨关节炎好发于中老年人,常在活动时感觉指、肩、膝关节不灵活,僵硬疼痛。在颈、肩、膝关节部位可闻及淅淅沥沥的摩擦声。当累及胸椎时,可引起驼背。但即使关节非常疼痛,却无全身不适症状,血沉也正常。X线显示关节边缘有骨赘形成,发展到严重时,关节间隙狭窄,骨组织可出现凝缩现象。

5. 下肢冷麻

如果下肢经常地出现发冷、麻木的感觉,甚至是在气候并不十分寒冷或是在炎热的夏令也有这种感受,则往往是周围血管疾病的一种信号。如闭塞性动脉硬化、多发性大动脉炎、雷诺症、血栓闭塞性脉管炎等,常常表现为下肢发冷、麻木、疼痛,并可出现间歇性跛行。此外,神经衰弱所致的自主神经功能紊乱患者也可出现持续性下肢发冷感,常常伴有气短、心悸、多汗、腹胀等表现,且常感到脑力和体力不足,极易疲劳,工作效率低下,伴头痛、躯体不适感和失眠。所以,对下肢麻冷应积极诊治,不可等闲视之。

四肢关节音

人体各个关节的软骨面很光滑,富有弹性,关节腔内有少量滑液滋润,关节活动灵活,很少有弹响声。正如滚珠轴承,内有润滑油,转动时无声。有的人关节囊及韧带松弛或过度屈曲时也会发出响声,但不发生疼痛及活动限制。如果关节活动时发生弹响,伴有疼痛及关节活动限制,则表示关节内或关节附近有病变。

1. 关节脱位声

因暴力伤引起关节脱位时,会突然发出清脆的响声,关节立即不能动弹,肿痛剧烈。但有些习惯性的关节脱臼,能在不知不觉中脱出,可无响声。关节脱位常伴骨折,应去医院检查治疗。

2. 髋关节弹响声

当大腿外侧的髂胫束或臀大肌的腱部发生增厚,虽然病变在髋关节外侧,但这时髋关节做屈曲、内收或内旋活动时,就会发生弹响声,同时可摸到和见到一条粗而紧的纤维带在股骨上端滑动。对该症的治疗,有局部热敷,适当休息,或局部绷带固定,常能好转。若经常发作,应手术切断增厚的髂胫束。

3. 半月板摩擦声

先天性膝关节半月板异常多在10~30岁时出现症状。当膝关节屈伸活动时,异常增厚的盘状半月板受到摩擦,会发生钝而强的弹响声,并有酸痛感。正常人半月板破裂时也会有膝部屈伸的弹响声及被交锁住感。

4. 髌软骨摩擦声

髌软骨软化症是指人的膝盖骨(髌骨)发生退行性变,髌软骨分裂,碎裂成片。当关节伸屈到某一角度时,突然会有物钩住的感觉,有时有摩擦声,关节活动不受阻。因为本症常同时存在有创伤性关节炎、关节肿胀及积液,治疗可采用热敷和理疗,并注意适当休息。如严重者,可切除病变的髌骨。

5. 腱鞘炎弹响声

狭窄性腱鞘炎因与关节贴近的肌腱发生增生变性,嵌在狭窄的腱环中,当用力伸屈手指时,嵌顿的肌腱解脱,会发出响声。此病用激素局部封闭治疗常有良效。屡次发作者,需手术切开狭窄的腱鞘,以达到根治的目的。

手

从指甲知疾病

1. 杵状膨大

指甲显著地向上拱起,而且围绕手指变曲。指甲杵状膨大可能表示患有肺气肿、结核病、心脏血管病、溃疡性结肠炎或肝硬化。

2. 蓝新月

指甲根部的新月形白痕若有一层蓝晕,表示可能有下列病证中的任何一种:血液循环受阻、心脏病、雷诺氏征、手指和脚趾的血管痉挛,通常是由于曾受冷冻所致。但有时也与类风湿关节炎或自身免疫性疾病红斑狼疮有关。

3. 匙状甲

指甲中间下陷,整片指甲变成平坦或匙状。这种指甲与缺铁性贫血病、梅毒、甲状腺障碍、风湿热等有关。

4. 林赛氏指甲

指甲近甲尖的一半呈粉红色或褐色,近甲状表现的一半呈白色,这种指甲又名两截甲,可能是慢性肾衰竭的一个迹象。

5. 博氏线

指甲上出现横沟,是表示营养不良或得了某种会暂时影响指甲生长的严重病证,如麻疹、腮腺炎、心脏病突发。

6. 泰利氏指甲

指甲下面的皮肤大部分变成了白色,只剩下近指甲尖处的一小部分仍然呈现正常的粉红色。这可能表示肝脏硬化。

7. 黄甲征候群

指甲生长速度减慢,而且变得厚和硬;呈黄色或绿色,成因包括慢性呼吸疾病、甲状腺病或淋巴病等。

8. 出血

指甲上如果出现一些纵向红纹,是表示微血管出血,如果多条这种血线出现,可能预示患了慢性高血压、牛皮癣或一种名叫亚急性细菌性心内膜炎的致命感染。

9. 不规则凹点

很多牛皮癣病人有此现象。

10. 成行的凹点

指甲的表面变成如打铜师傅捶成的铜器表面,有时是因为患了簇状秃发症所致。这是一种医学界还不甚了解的身体免疫病,会造成头发部分或全部脱落。

11. 褐斑或黑斑

这种色斑,特别是那种指甲扩展到周围的手指组织的,可能是表示患了黑色瘤。它们也许是单一的一大块,也可能是一堆小斑点,最常见的出现地方是拇指和大脚趾。

你了解手颤吗

经试验证明,手颤确实是疾病的表现。

1. 动脉硬化症

老年人患动脉硬化,可导致自主运动不协调,症状之一就是手颤,严重时还可发生头部震颤。应针对动脉硬化的病因治疗及对症处理。

2. 中脑病变

老年人中脑发生病变时,可引起震颤麻痹,以手震颤最为明显。治疗上宜用抗胆碱能药物。

3. 小脑病变

小脑的主要功能是维持人体活动的协调稳定,一旦发生病变,易发生"意向性震颤",难以完成特定的动作,如举杯进口时,手抖得厉害,还伴有走路蹒跚、说话口吃等,服用苯海拉明等药物可改善症状。

4. 书写性震颤

主要表现为握笔写字困难,但从事其他手部精细动作时手并不颤。一般认为这种情况是由于大脑皮层功能失调所致。

手心发热给你的提醒

下面是手心发热可能出现的四种疾病证状介绍:

1. 肝病

病毒性肝炎(乙肝等)、肝硬化、慢性胆道感染等,均可能有手心发热现象。这些病一般还伴有食欲不振、消瘦、乏力、腹胀、肝区隐痛、失眠等。肝功能或肝炎免疫学检查通常能查出病情。

2. 肺结核

为最常见的手心发热原因,特别是青年人,同时伴有盗汗、乏力、咳嗽、精神萎靡不振等。照胸片或化验检查一般可以发现病变的存在。

3. 结缔组织疾病

风湿热、系统性红斑狼疮、类风湿性关节炎等虽可引起手心发热,但发生率不高,而且一般伴有明显全身发热证状。

4. 慢性肾盂肾炎

大多数中青年女性,慢性活动期一般有持续性或间歇性手心发热,或伴有全身发热。仔细回忆在当时或以前有腰酸、乏力、尿频、尿急、尿痛等症状,尿液检查能发现异常。

手指麻痛是健康的大敌

手背麻痛意味着哪些疾病?

1. 正中神经损害

前臂和上臂的正中神经因外伤、肿大或受压后,常会引起掌面、大拇指、食指、中指麻痛。尤其是腕部最易受损伤或受压,医学上称为腕管综合证。

2. 桡神经损害

上臂外侧中下段的桡神经也较易受损伤,出现大拇指、食指的背面麻痛及手指、手腕下垂。

3. 臂丛神经损害

在腋窝部或颈前部的病变或损伤,可引起尺、正中、桡神经全部或部分损害的混合症状。

4. 颈椎病

颈椎肥大增生或颈椎间盘变性突出等压迫颈部神经根或颈髓,可以引起单侧或双侧手指麻痛,并逐渐发展至上臂、前臂,甚至上肢活动障碍。右手指麻痛,可发展为整个胳膊到肩部都麻木疼痛难忍,握笔、织毛衣都困难,但当手下垂时,不用力则手指不发麻也不痛。这表示右上肢放松后即不受压迫,病变还较轻。

5. 末梢神经炎

手指末梢神经由于中毒、感染、维生素 B_1 缺乏、手指供血障碍等原因,引起炎症反应,都可产生手指麻痛。大多两手的手指同时发生,原因消除后常可恢复,口服或注射维生素 B_1 或针灸等治疗可促使恢复。

6. 尺神经损害

前臂和上臂的尺神经受到外伤、压迫,或患肿瘤时,可引起同侧的小指和无名指麻痛及部分手指活动障碍。在肘后部的尺神经沟处比较容易受损伤或压迫。多数在损伤后半年左右逐渐恢复,但如患肿瘤、完全断裂或严重受压后,常需手术治疗。

脚

警惕足部异常出现

1. 畸形足

内翻足,指足的内缘向上,外缘向下的状态,由腓长肌麻痹时出现,见于偏瘫、脊髓痨、腓神经麻痹，或脊髓灰质炎。外翻足，由于腓骨肌群挛缩而致足呈外翻位，即腓骨长肌挛缩致足外翻，而腓骨短肌的挛缩呈跖屈外翻足，如趾长伸肌挛缩呈外翻勾足。扁平足，也叫"平底足"，由维持足弓的肌肉及其神经损害引起，也见于先天性。大部分仅有变形而无症状，有时步行后有疲劳感或荷重后出现疼痛，甚至于有轻度跛行，往往足部有压痛点，主要见于肌病。

2. 足部腐烂

指足掌部皮肤破损胀痛，伤口四周呈暗红色，旋即迅速蔓延成片，状似丹毒，伴有高热头痛、神志不清，继之灼热肿痛剧烈，皮肤上形成大水疱，溃破之后，流出淡棕色浆水。如果身热逐渐消退，患处红肿消失，腐肉与正常皮肉分界明显，且在分界处流出稠脓的液体，为转机之象；如果身热不退，患处腐烂及肿热继续蔓延不止，为逆证，病情恶化。本病多因皮肤破损，接触潮湿泥土，感染毒气，毒聚肌肤；或因湿热火毒炽盛，蕴蒸肌肤，致毒滞血凝、热盛肉腐所致。

3. 一侧脚肿

属于由静脉血栓造成的静脉回流受阻所致的疾病。

4. 足背浮肿

久居潮湿的地方，引起足背浮肿，行走时感觉沉重。多为感受湿邪所致，可逐渐发展为脚气肿胀。

5. 足背肿胀

活动后加重，休息后减轻。多为脾虚水湿下注所致，也见于水肿病（肾炎）的初期。

6. 足肿

妇女妊娠晚期出现脚部浮肿，渐及下肢，延至周身头面，皮薄光亮，压痕不易起，又称为"脆脚"。多因平素脾肾阳虚，复因胎体渐长，气机不畅，运化敷布失职，水湿泛滥，流于四肢所致。

7. 冻疮

足部皮肤初始为苍白色，继之出现红肿，自觉灼痛或瘙痒，或有麻木的感觉。重者可出现大小不等的水疱，或起肿块，皮肤呈灰白色、暗红色，渐转紫色，此时疼痛剧烈，或局部感觉消失。一旦出现紫血疱，必将腐烂，溃破后流脓流水，收口缓慢，待气候转暖时才能痊愈。多因遭受严寒空气的侵袭、受冻时间过久，或严冬季节静坐少动、气血运行不畅，以致气血淤滞所致。

8. 两足浮肿

按之凹陷，皮色光亮，为湿热下注所致。

9. 平板脚

指脚的跟骨横卧，脚心突出，多提示体质衰变。

10. 左右脚尖方向

俯卧时，左右两脚尖向外转时感到舒服、安稳，而向内侧转时感到难过（健康的人两脚同时向外转会感到难受，也放不稳），若见于左脚尖外转型的人，提示可能左腿有病,或患有心脏病,且往往是左心有病;若见于右脚尖外转型的人,提示右侧肾脏和心脏有病,且颈部容易生淋巴结核。俯卧时左右两脚尖长短不一,提示可能易患感冒和胃病,女性还易患痛经。

11. 脚尖形态

仰卧时,脚尖向前伸得很长,即脚尖不向躯干方向收,只是向前伸(健康的人脚尖可向躯干方向收),提示肺弹性不良,容易患肺气肿;两脚掌不能正常合到一起的女性,提示容易患痛经、难产、子宫癌、不孕症、子宫肌瘤、子宫转位、性功能减退等妇科疾病;一只脚倒向外侧,易患同侧腋下淋巴腺肿胀;若两脚尖向外张开,容易患盗汗。

怎样以足掌辨疾病

1. 脚掌纹路十分明显,患有抑郁症的征兆;五个趾甲都翘起,为精神压力过重的征兆。

2. 足部湿气

指脚丫潮湿,剧痒难忍,常常搓至皮烂疼痛,流出血水,其痒方止,但至第二天又痒,多年难愈。重者腐烂疼痛,足趾浮肿,流脓淌水,臭味难闻,行走不便,称作"臭田螺",又叫作"烂脚丫",多因湿热下注,水液浸渍所致。

3. 足底疔

指足掌中心生疔疮,开始无痛,麻木作痒,继之发热疼痛,红肿明显。随着肿势的扩大,疼痛剧烈而呈搏动性,其痛连心,继之脓出,黄白黏稠,逐渐肿退痛止,多由脏腑火毒凝结所致;针头、竹木等刺伤,感染毒气,阻于皮肉之间,留于经络之中,也是诱因。

4. 鸡眼

指足生老茧,根陷肉里,顶起硬凸,疼痛,妨碍行走,又称"肉刺",多因穿窄鞋远行,或走崎岖道路伤及血脉所致。擦伤在足跟旁的,形似枣栗,肿起色亮、化脓,称作"土栗",多因擦伤后风热邪毒外袭所致。

5. 脚后跟部的鞋底磨损明显减少的人

提示其输尿管、膀胱壁有病,且左右鞋底与左右侧输尿管、膀胱壁的病变相对应,这种人不能仰卧,夜尿多,易尿床。

6. 皲裂疮

即足底皮肤枯燥裂开疼痛,多因摩擦、压力、破伤和浸渍所致。

7. 鞋底脚后跟外侧明显磨损的人

提示肾脏有病。其中,左脚后外侧鞋底明显磨损的人提示左肾有病;右脚后外侧鞋底明显磨损的人提示右肾有病。

8. 两足胫肿大

按之凹陷不起,下肢重着无力,见于脚气病,多由于寒湿下阻,或由于脾阳不振,水湿之邪袭入经络,壅遏气血,不得疏通所致。

9. 干脚气

足胫枯燥,皮肤粗糙,伴有掣痛麻木,食减便秘,小便黄赤,时作干呕,由风热偏盛,损伤津血所致。

怎样以足纹形态辨疾病

1. 足拇趾端花纹,男性多见腓侧箕形纹,女性多见简单弓形纹,视网膜色素变性。

2. 足底拇趾区呈现弓形纹,为智能发育不全者;有的女子斗形纹在 8 个以上,性功能不全;有的男子弓形纹增多,为性功能不全。

3. 足拇球区可见大的斗形纹和大的远侧箕形纹,可能为先天性卵巢发育不全综合证。

4. 女性病人的足拇球区远侧箕形纹明显高于健康的人,可能为视网膜色素变性。

5. 足底花纹明显减少,花纹强度也下降,甚至比 13 – 三体综合证和先天愚型还低,足拇球区各形真实花纹均低于健康的人,为爱德华综合证。

6. 足底花纹强度降低,足拇球区最常见的花纹为腓侧弓形纹或"S"形腓侧弓形纹,可能为三体综合证。

7. 一侧上肢或双侧上肢麻木,多表现为手指麻木,神经根型的颈椎病。

8. 女性脚拇趾腹侧皮肤有网状粗纹,且有针孔状损害,可能患有性腺内分泌失调各种症状(如月经不调、性欲减退等)。

怎样以足踝辨疾病

1. 踝部水肿,伴有局部起病的上行性紫癜,且瘙痒剧烈,瘙痒性紫癜,又称为播散性瘙痒性血管皮炎。

2. 胫骨和腓骨间隔过宽的一侧,脚腕运动困难,该侧肾脏有病。

3. 脚腕粗大多见于肾病。右脚腕粗的人提示右肾有病,这种人面色紫暗,与静脉受阻有关,常因右心有病所致;左脚腕粗的人提示左侧肾有病,此种人面色红润,与动脉系统有关,是左心有病的显示,易患动脉硬化等疾病。

怎样以脚趾辨疾病

1. 脚趾开始肿胀,然后逐渐向膝上延伸,多半为心脏病的征兆;脚和脸部都浮肿,是肾病的征兆。

2. 脚趾从侧面看,第二趾、第三趾的关节曲起,提示可能会有胃肠疾病。

3. 脚趾腹侧呈现不自然的凹凸,多为药物使用过多所导致。

4. 小趾侧鞋底磨损明显的人心脏有病,而且多是心室有病。其中,左小趾侧鞋底明显磨损的人为左心室有病;右小趾侧鞋底明显磨损的人为右心室有病。

5. 锤状趾(鹜趾或爪趾),表现为足的前部出现变形,呈尖足,足趾第二趾节极度背屈,末节跖屈,多伴有跟骨内翻变形,可见于肌肉病的跖肌与骨间肌萎缩、胫神经麻痹、面偏侧肥大症,或急性脊髓灰质炎。

6. 足小趾细小皮薄者,肾气多衰。

怎样以趾甲识疾病

1. 爪甲干枯脱落,与十二指肠球部溃疡有关。辨症为肝气犯胃的十二指肠球部溃疡病人,症状严重发作时,双足大拇指甲内侧颜色发生改变,趾甲增厚干枯,用手可剥落,但无疼痛不适,爪甲干枯无光。每逢冬季发病时都有类似的爪甲荣枯改变。溃疡病缓解后,爪甲亦恢复正常。故以为爪甲的荣枯变化,是溃疡病发作的体象。

2. 脱疽,指足趾四周的皮肤由紫变黑,逐步蔓延,渐致腐烂,流出败水。溃处肉色不鲜,气味剧臭,疼痛异常,晨轻夜重。腐烂蔓延至五趾,逐渐致关节坏死,自行脱落,疮面久不收敛。多由于严寒涉水、寒湿交浸,以致寒凝络痹、血行不畅、阳气不能于足所致;或由于过食膏粱厚味、辛辣之物,致火毒内生、侵袭于足所致;或因为房事过度、邪火灼伤、水亏不能制火等,以致火毒内生蕴结、筋脉阻塞、气血凝滞所致。

3. 趾甲有纵行条纹,表示人体处于极度疲劳状态,身体机能低下,容易患病。

第五节　身体私密自查须知

女性生殖器

白带见证了女人的健康

白带是妇科疾病的警示器:

1. 炎症感染

阴道滴虫感染引起的滴虫性阴道炎,白带可呈浅黄色或脓性,并带有泡沫,常伴有外阴或阴道瘙痒。霉菌性阴道炎的白带为白色、黏稠、奶酪状,常紧贴于外阴和阴道壁的黏膜上,且合并外阴及阴道奇痒,甚至需要不断搔抓。非特异性感染所造成的白带增多,常见于老年阴道炎,白带为黄色、脓性,有时还可带少许血丝,伴有外阴灼热感。这是由于卵巢分泌的雌激素水平低落,造成阴道上皮细胞变薄,所含糖原减少,阴道酸度减弱,因缺乏自洁作用,而易发生炎症感染。除老年妇女外,经手术切除卵巢或放射治疗以后,也可发生这种疾患,称萎缩性阴道炎。幼女因缺乏雌激素的保护,由于同样原因,也常发生外阴炎、阴道炎,表现白带增多。

2. 慢性宫颈炎或宫颈糜烂

慢性宫颈炎或宫颈糜烂的患者,白带量甚多,常呈黄色且夹杂有大量的宫颈黏液。由于盆腔充血的结果,盆腔炎患者也可出现白带增多,甚至呈脓性的情况。

3. 肿瘤

属妇科范围的肿瘤中能表现白带异常者,最常见的是子宫颈癌。早期仅有黏液样白带增多,晚期因为肿瘤组织坏死、分解,除白带量增多外,还伴有明显的恶臭。此外,输卵管癌早期症状中,最易引起人们注意的就是有大量清水样白带。黏膜下子宫肌瘤继发感染坏死时,出现大量血性或脓性白带,也可有极大臭味。子宫体癌晚期常具有血性或脓性白带,也可有极大臭味。子宫体癌晚期具有血性或脓性白带,但无明显腹痛。这些肿瘤多发生于中、老年妇女中。

4.异物

幼女由于无知将异物放入阴道,而引起白带增多者,在临床并不少见。进行阴道或腹部的手术时,如有纱布或棉球遗忘在阴道内,亦可引起大量脓性白带,久而有臭味。也可刺激局部,发生炎症反应,出现大量白带。

痛经掩盖的毛病

导致痛经的疾病有哪些?

1.妇科疾病

如子宫内膜异位症、盆腔炎、子宫腺肌症、子宫肌瘤等,子宫内放置节育器(俗称节育环)也易引起痛经。

2.内分泌因素

月经期腹痛与黄体期孕酮升高有关。

3.子宫颈管狭窄

使月经外流通道受阻,或流通不畅,从而引起痛经。

4.子宫发育不良

子宫发育不好时容易合并血液供应异常,造成子宫缺血、缺氧而引起痛经。

5.子宫位置异常

若妇女子宫位置极度后屈或前屈,可影响月经血流通畅而引起痛经。

6.精神、神经因素

部分妇女对疼痛过分敏感。

7.遗传因素

女儿发生痛经与母亲痛经有一定的关系。

小心闭经携带疾病

闭经可能出现以下疾病:

1.卵巢性闭经

由于卵巢疾病引起内源性雌激素缺乏而发生的闭经称卵巢性闭经。包括:

(1)先天性无卵巢或发育不良。

(2)卵巢破坏。如手术、放疗、炎症或肿瘤破坏卵巢引起的闭经。

(3)卵巢肿瘤。有些可产生雄激素的肿瘤,通过抑制卵巢功能致闭经;产生雌激素的卵巢肿瘤通过抑制排卵而致闭经。

(4)卵巢功能早衰。40岁以前闭经绝经者,为卵巢功能早衰,还伴有不同程度的更年期症状。

2. 子宫性闭经

由于子宫出现疾病而导致的子宫内膜缺血引起的闭经。包括：

（1）先天性无子宫或发育不良。子宫形如结节，阴道缺如，可致原发性闭经。

（2）后天性子宫内膜损伤。由于严重的产后感染、严重的结核性子宫内膜炎或放射治疗，可引起闭经；人工流产时刮宫过度，使宫腔内形成瘢痕或粘连也会引起闭经。

（3）子宫内膜反应不良。因哺乳时间过长或长期服用避孕药，使性激素长期缺乏，引起子宫内膜过度萎缩，可致闭经。

3. 下丘脑性闭经

下丘脑疾病引起的闭经。包括：

（1）精神神经因素。突然或长期的精神压力，如精神紧张、恐惧、忧虑及环境改变、寒冷刺激等都可引起神经内分泌障碍而导致闭经。

（2）消耗性疾病及营养不良症。如严重肺结核、贫血及青年妇女的神经性厌食等。

（3）药物抑制综合证。如少数服用长效或短效避孕药的妇女停药后可发生闭经。利血平、氯丙嗪、眠尔通等，也可引起闭经。

（4）肾上腺、甲状腺、胰腺功能紊乱也可通过下丘脑影响垂体引起闭经。

（5）其他疾病。如肥胖生殖无能、营养不良症、闭经泌乳综合证、多囊卵巢综合证、糖尿病等均可引起闭经。

4. 脑垂体性闭经

脑垂体功能或脑垂体疾病引发的闭经。包括：

（1）垂体损伤。由于头颅损伤或颅内手术、放射、炎症等原因使垂体损伤引起垂体功能减退，卵巢功能低落，导致闭经。

（2）垂体肿瘤。是器质性病变中引起闭经的最常见原因，有的可出现溢乳。

（3）"空"蝶鞍综合证。此征属先天疾患，引起闭经，但不会发展到垂体衰竭。

月经量过少给你的提醒

月经少常为闭经的前驱表现，不仅如此，还是其他病证的先兆。

1. 子宫内膜结核

子宫内膜被结核杆菌破坏，形成疤痕，月经量就减少。

2. 宫腔积脓

炎症破坏子宫内膜愈合形成疤痕而使月经量少。

3. 卵巢发育不全

在子宫内膜细胞中，有一类特殊的颗粒，称为溶酶体，与月经血量和流血时间有关。若雌、孕激素水平高，溶酶体复合物形成良好，出血就较多，流血时间相应较长；相反，若卵巢发育不良，性激素产量低，溶酶体复合物形成不好，流血就少，流血时间也缩短。

4.先天性子宫发育不良

子宫很小,子宫畸形,只有很少量的子宫内膜脱落,从而导致月经量少。

5.已婚妇女可发生于刮宫术后

尤其是多次人工流产刮宫术后,造成子宫内膜外伤以致宫腔发生粘连,轻者月经过少,重者可发生闭经。

6.节食减肥影响月经

正常月经的维持需要一定比例的脂肪,过分节食会造成躯体脂肪不足。同时,部分激素在体内合成需要一定量的蛋白质,过分节食可造成营养不良,影响激素合成,如果全身处于低雌激素状态,就可表现为月经量过少,甚至引起营养性闭经。节食年龄越轻,受累越重,且不易恢复,造成永久性损害,卵巢、子宫及其他生殖器官都会萎缩,第二性征衰退。此外过分节食,个别妇女还会引起严重的情绪紊乱,表现为消瘦与闭经,即神经性厌食,严重者甚至危及生命。

为月经量过多分忧

月经量多预示的疾病如下:

1.全身性疾病

如血小板减少、凝血功能不良等出血性疾病可引起月经过多;肝病、高血压、糖尿病等可影响雌激素排泄导致血管脆性增大,使子宫内膜增生而致月经增多;凝血障碍而导致月经过多;心功能代偿不全患者,因静脉淤血致月经量过多。

2.妇科疾病

常见的有子宫肌瘤,特别是子宫黏膜下肌瘤,即使是体积较小的肌瘤,也会引起月经过多。其次是子宫腺肌症和盆腔子宫内膜异位症。由于子宫内膜向子宫肌壁生长、子宫增大等因素,月经量往往较多。全身性因素主要是肌体处于高雌激素状态时,引起单纯性的月经过多。

3.子宫损伤

这种情况多发生于产后、人流后、置环后、扎管术后,在青春期一般无排卵性月经过多,属功能性月经过多。

4.使用药物不当而引起月经过多

如激素、抗凝血药物等会造成一次性月经量过多。

因此,凡月经量多的女性,都要查找原因,以免造成慢性失血性贫血而危害健康。

可怕的阴道出血

检查阴道出血测疾病应从具体的情况着手:

1.妇女不规则的阴道出血

这种出血有两种情况,如果是育龄妇女出现不规则的阴道出血,则应多考虑与妊娠有关的疾病,如流产、宫外孕、葡萄胎等;绝经后妇女出现不规则的阴道出血,则多有患恶性肿瘤的可能。

2. 长期持续阴道出血

多为生殖器官恶性肿瘤,如子宫颈癌、子宫内膜癌等。

3. 月经周期不规则的阴道出血

多为功能性子宫出血,但应首先排除患子宫内膜癌出血的可能性。

4. 月经量增多,经期延长但周期正常

大多数可能是因为子宫肌瘤、子宫肌腺症、功能性子宫出血等引起。另外,使用避孕环避孕的妇女也有可能经量增多。

5. 阴道出血伴白带

应多考虑为晚期宫颈癌、子宫内膜癌伴感染。

6. 同房后出血

同房后出血是指性交后有阴道出血,出血量常常很少,有时仅仅是白带中混有一点血丝,医学上称为接触性出血。这种出血常预示着某些疾病的存在。常见的疾病有:宫颈糜烂、宫颈息肉、宫颈管炎、子宫黏膜下朋瘤和阴道炎。最严重的是子宫颈癌,特别是宫颈癌早期,接触性出血是唯一的症状。所以,出现有同房后出血的情况要及时去医院检查,以便及早发现宫颈癌。即使确诊,大多也为宫颈癌早期,尚有手术时机。

7. 行经期间出血

是说出血发生在两次月经之间,历时 3~4 天,血量极少时,大多为排卵期出血。

8. 阵发性阴道出血

有原发性输卵管癌的可能。

9. 经前经后点滴出血

月经来潮前或后数日有少量血性分泌物,一般为卵巢功能异常,亦可能是子宫内膜异位症。

不规则的子宫出血应引起足够的重视,如果出血过多可出现贫血,严重时还可并发出血性休克,危及生命,但出血量少者可能为生殖道癌肿的一个早期症状。为此,如阴道出血一定要到医院进行检查,找出原因,不能盲目治疗,以免延误病情,引起不良后果。

外阴变白有病变

外阴变白会有哪些病变呢?

1. 继发性外阴过度角化

各种慢性外阴病变的长期刺激都能引起外阴表皮过度角化、脱屑而呈现出白色。这些慢性外阴疾病包括糖尿病性外阴炎、霉菌性外阴炎、外阴擦伤、湿疣等。患者也有局部瘙痒、灼热或疼痛等症状,与外阴白斑不易区别。但在患处表面涂以油脂时,白色可以减退。治疗原发病后,白色区域也会逐渐消失。

2. 硬化性苔藓

可发生于任何年龄,但多见于40岁左右的女性。病位多位于大小阴唇、阴蒂、阴蒂包皮、阴道、会阴处及肛周。初起为扁平丘疹,蜡黄色,然后相互融合,并逐渐变白,随之出现奇痒。病变边缘清楚,双侧对称,变白皮肤外形常呈"8"字型或沙漏形。病变日久,外阴明显萎缩,表面光滑而菲薄,甚至阴蒂与包皮粘连,阴道口狭窄,影响排尿和性生活。

3.外阴白癜

常无自觉不适,病变也不转化为癌,且病变区皮肤光滑、弹性正常。通常在青春期即发病,一般不必治疗。

4.外阴白斑

多见于中年或绝经后的妇女。病位在小阴唇和大阴唇的内侧、阴蒂及其包皮、会阴等处,不累及阴道和肛周。初起外阴即红肿瘙痒,以后皮肤逐渐变白,病变皮肤呈不规则的白色斑块,双侧多不对称。外阴常不萎缩,但变白的皮肤增厚、粗糙而脆,挠抓后易皲裂,引起局部疼痛。外阴白色病变的确切分类取决于外阴组织病理检查,并应与白癜风(身体其他部位也可出现)等疾病相区别。外阴白斑的病因还不清楚,中医认为本病属中医"阴痒"、"阴痛"等范畴。多由肝经郁热、灼血伤津引起,或由肝肾阴虚、精枯血燥所致,或由气血亏虚、失于荣养而成。过去认为是一种癌前期病变,主张手术切除,但术后仍会复发。现在发现,外阴白斑的癌变率仅为2%,所以目前多主张非手术治疗。

5.外阴局部性白化病

多为遗传性疾病,无自觉症状,不致癌,一般不必治疗。

别让外阴瘙痒骚扰你

外阴瘙痒体现的病证如下:

1.外阴局部病变

如外阴湿疹、神经性皮炎、慢性外阴营养不良、外阴肿瘤等均能引起外阴瘙痒。

2.感染性疾病

最常见的是滴虫感染或霉菌致病。患滴虫性阴道炎或细菌性阴道炎,或宫颈糜烂时白带明显增多,炎性分泌物刺激外阴皮肤黏膜,会引起瘙痒。另外,阴虱、阴部疥疮及有些性病也会出现外阴瘙痒。

3.全身性疾病

如维生素A及B缺乏、黄疸、贫血、白血病等疾病引起的外阴瘙痒是全身瘙痒的一部分。糖尿病病人的糖尿刺激外阴,也是引起瘙痒的常见因素。另外,肥胖病人因皮脂腺、汗腺分泌过多,刺激外阴,也会引起外阴瘙痒。

4.粪便、尿液刺激

极少数病人会因患有尿道阴道瘘,或小便失禁,或肛瘘,使粪便、尿液长期刺激外阴而出现瘙痒。

5.敏感物刺激

全身或外阴局部用药过敏,引起外阴瘙痒。

6. 月经因素

由于月经血流经阴道,干扰了正常的阴道酸碱度,原来隐匿的致病菌可被诱发感染而引起外阴瘙痒。另外经血的直接刺激,也会引起会阴部的不适。绝经期由于体内雌激素水平下降,生殖器萎缩,降低了对寄宿在阴道的菌群的抵抗力,易继发老年性阴道炎。

7. 妊娠期外阴部充血

有时还有静脉曲张,可导致外阴瘙痒;妊娠期宫颈、阴道分泌物增多也是原因之一。

8. 顽固性外阴瘙痒

因长期的挠抓,局部皮肤发红,日久引起局部皮肤肥厚、变硬、粗糙、色素沉着或继发其他感染。大多是由糖尿病引起,由于尿糖刺激以及局部酸碱度的改变,直接造成外阴瘙痒,或因合并阴道念珠菌感染加重痒感而致恶性循环。所以出现顽固性外阴瘙痒一定要检查空腹血糖或做葡萄糖耐量试验,及时发现糖尿病。当血糖正常时,外阴瘙痒症状也随之消失,真菌性阴道炎也易治愈。

9. 精神因素

也有部分病人无法查出引起外阴瘙痒的原因,可能是因为精神过度紧张所致。如情绪忧郁紧张、焦虑等都容易发生外阴瘙痒。

小心外阴溃疡毁了你的"性福"生活

下面的 5 种疾病可能就是外阴溃疡背后隐藏的疾病:

1. 恶性肿瘤

以外阴痛为主,但也有 1/3 的人表现为外阴无痛性溃疡。慢性外阴溃疡可见于结核及癌症,溃疡经久不愈,并向周围扩展,结核性溃疡与癌性溃疡肉眼难以鉴别,需做活检确诊。

2. 急性白血病

可在外阴发生结节状浸润性溃疡。

3. 自身免疫性疾病

如寻常型天疱疮和播散性盘状红斑狼疮会有外阴反复发作阴洼溃疡。

4. 皮肤病

皮肤疾病累及外阴时也会有水疱—大疱多形红斑发生。

5. 性传播性疾病

包括病毒引起的外阴疱疹,衣原体引起的腹股沟肉芽肿,螺旋体引起的 I 期梅毒硬下疳,细菌引起的软下疳和慢性肉芽肿。由性疾病引起的外阴溃疡可见于外阴各部,以小阴唇和大阴唇内侧为多,其次为前庭黏膜及阴道口周围。非特异性外阴炎,其溃疡特点为,溃疡浅表,数目较少,周围有明显的炎症;疱疹病毒感染,其溃疡大小不一,其底呈黄灰色,边缘组织略高,有明显充血水肿,多在 1～3 周内自行愈合,但常复发;白塞氏病,其溃疡可与口、眼病变同时发生或先后发生,溃疡可泛发于外阴各部,起病急,常复发,临床分坏疽型、下疳型、粟粒型。

阴道有液体排出的神秘始作俑者

阴道有液体排出可能会出现如下 7 种疾病:

1. 子宫内膜癌

子宫内膜癌性渗出或组织坏死,少数患者有白带增多,浆液性或血性或白带中混有坏死组织。若合并感染可出现脓血性排夜,恶臭明显。

2. 严重的阴道感染

如滴虫感染、阿米巴感染、细菌感染、病毒感染等,有大量白带自阴道排出,在这种液体中能找到相应的病原体。

3. 宫颈溃疡

其他疾病的病理产物或其他疾病病毒侵犯到宫颈,使宫颈部位发生溃疡坏死,其病理组织随大量白带排出。

4. 宫腔积脓

宫腔积脓刺激子宫,可使子宫收缩,产生阵发性脓液排出。

5. 宫颈癌

开始时排液量少,随癌组织溃破产生浆液性分泌。晚期大量癌组织坏死,若感染则出现大量米汤样恶臭白带。

6. 输卵管癌

有 50% 的输卵管癌患者有大量黄水样液体或血性液体自阴道排出,常呈间歇性排液,其液体是输卵管性渗出液及癌组织溃烂、坏死产物,积聚于管腔内,当输卵管收缩时,因伞端封闭而向管腔阵发性排出。

7. 幼女出现阴道排液时首先要考虑阴道感染性炎症、阴道异物刺激的可能性

这是因为幼女阴道上皮薄弱,抵抗力弱,卫生不良,发生阴道炎机会相对较多,如果幼女性阴道炎经抗炎处理后没有好转则要考虑有异物存在。常见的异物有发夹、花生米、棉花、玻璃珠、钢珠等。必要时应做 B 超、X 线辅助检查。

尴尬的秘密——性交疼痛

性交疼痛可能是下面 4 种疾病在作怪:

1. 阴道痉挛

阴道痉挛又称性交恐惧综合证,系指在想象、预感或事实上试图向阴道内插入阴茎或一个类似物时,围绕阴道外三分之一的肌肉发生不随意的痉挛反射,以致性交时阴茎难以插入,从而使性交根本不能进行。这些肌肉群的痉挛收缩与性高潮中发生的节律性收缩截然不同,这是一种影响妇女性反应能力的心理、生理综合证。

2. 处女膜闭锁和先天性无阴道

处女膜闭锁是因尿生殖窦的阴道牙状突起处未被贯通所致,在青春期后会因

经血潴留有周期性腹痛现象,检查第二性征发育正常,可见阴道口处无孔的处女膜,如有经血潴留而量较多时,无孔的处女膜明显突出且带淡蓝色,上方为扩张的阴道形成的囊性肿物。先天性无阴道常伴有子宫发育不全或未发育。

3. 器质性原因

任何造成现在的或过去的性交疼痛的盆腔器官病理变化,都可以成为致病的基本原因,例如,处女膜坚韧、致痛的处女膜痕、盆腔内膜异位症、盆腔内感染、阴道炎、阴道和会阴手术,等等,由于接触时的剧烈疼痛感,导致产生保护性的阴道痉挛反射,一旦条件反射形成,即使局部器质性病变已治愈,但阴道痉挛已成为条件反射性的消极反应而会继续存在。

4. 心理性原因

比如,女性过去有失恋经历、遭受残暴的惊恐和疼痛的创伤性经历,造成身心深刻的创伤,虽然仍能保持正常的性反应能力,但对性交充满惊惧和反感,于是婚后性交一开始就可出现阴道痉挛。也可能由于性知识的不足、丈夫的粗暴、新婚性生活造成肉体痛苦和心理创伤,对性交极为紧张及害怕,再尝试即引起保护性阴道痉挛反射。

男性生殖器

阴茎异常勃起不是性冲动

阴茎为什么会异常勃起?它背后是不是存在什么病情?

1. 血液病

在阴茎异常勃起发病中占有重要地位,其中镰刀状细胞贫血是最常见的原因,据统计,约25%的阴茎异常勃起与该病有关。其发生可能是当红细胞变成镰刀状后容易在海绵体的血管窦状隙内聚集淤滞所致。但是不必担心,这种病在我国很少见。然而要注意的是白血病,它可以通过直接浸润到阴茎海绵体内而引起阴茎异常勃起,约占发病率的5%。其他能引起此病的血液病包括地中海贫血、红细胞增多症、原发性血小板增多、多发性骨髓瘤等。

2. 神经系统疾病

如脑出血、脑干病变、脊髓痨、癫痫病等均可能对脑、脊髓的勃起中枢长期病理性刺激而引起阴茎异常勃起。

3. 局部刺激或疾病

很容易理解,像包茎、包皮手术、尿道炎、前列腺炎、尿路结石、内镜检查等可以刺激神经末梢,通过脊髓神经反射性勃起环路促发阴茎异常勃起。

4. 肿瘤

当浸润范围广的局部肿瘤浸润海绵体或引起静脉回流受阻时,则阴茎可出现持续性勃起。

5. 炎症和变态反应

如流行性腮腺炎、睾丸炎、破伤风抗毒素等可引起血管周围淋巴细胞反应,阻碍静脉回流。

6. 药物

(1)抗精神病药:氯哌三唑酮、氯丙嗪、安定、安眠酮、泰尔登、氟哌啶醇。

(2)抗高血压药:胍乙腚、利血平、哌唑嗪、丙苯哒嗪等。

(3)抗凝药:肝素。

(4)血管活性药物:罂粟碱、酚妥拉明、酚苄明、前列腺素 E_1 等。

(5)激素类:肾上腺皮质类固醇、外原性睾丸酮。

7. 如淀粉样变、糖尿病、慢性肾衰、全身麻醉等均有报告可引起阴茎异常勃起。

早泄,男人的天敌

早泄其实是身体疾病的先兆:

1. 中枢神经紊乱

早泄者的阴茎海绵体肌的反射比非早泄者快。可能由于血中睾酮含量高,使射精中枢兴奋性增高,阈值下降,射精中枢容易兴奋而过早射精。

2. 引起交感神经器质性损伤的疾病

如盆腔骨折、前列腺肿大、动脉硬化、糖尿病等。直接影响控制性中枢,对射精中枢控制能力下降而产生过早射精。

3. 生殖器官的疾病

阴茎包皮系带过短,妨碍充分勃起;精阜炎症处于慢性充血水肿,稍有性刺激即有性兴奋而很快射精。

拒绝阳痿,我要做真男人

如果出现阳痿,那证明疾病已经缠上了你。

1. 泌尿生殖器畸形

先天性阴茎弯曲、双阴茎、小阴茎、阴茎阴囊移位、膀胱后翻、尿道裂、先天性睾丸缺失或发育不良、阴茎海绵体纤维疤痕形成、精索静脉曲张等可因畸形、弯曲、海绵体功能障碍等而不能勃起。

2. 泌尿生殖器疾病

泌尿生殖器慢性炎症继发阳痿者较为常见,如睾丸炎、附睾炎、尿道炎、膀胱炎、前列腺炎等,其中以慢性前列腺炎出现阳痿者最为多见。泌尿生殖系统手术及某些损伤等,如前列腺增生,前列腺切除术及尿道断裂,阴茎、睾丸损伤等均可引起阳痿。慢性肾功能衰竭病人因睾丸萎缩及睾酮下降,常发生阳痿。

3. 内分泌疾病

阳痿因内分泌疾病引起者很多,主要见于糖尿病、下丘脑垂体异常及原发性性腺功能不全。据国外报道,约有23% ~60%的男性糖尿病患者继发不同程度的阳痿。其发生机理主要与阴茎海绵体上的自主神经纤维病变、阴茎血管狭窄、内分泌异常及精神因素等有关。

4.神经精神疾病

中风后遗症、颅脑损伤、脑瘫、重症肌无力、晚期梅毒、脊髓损伤、截瘫、多发性硬化症、腰椎间盘突出症、慢性酒精中毒等均可导致阳痿。智力不全、精神分裂症、神经官能症、抑郁症、癫痫等也可发生阳痿。

5.心血管疾病和药物影响

如抗高血压药甲基多巴、利血平、酚噻嗪、甲氰咪呱、胃复安、三环类抗抑郁药及激素制剂(雌激素、黄体酮)均有此作用。

6.心理性(精神性)

心理性阳痿约占阳痿总数的85%～90%,是最常见的性功能障碍性疾病。经检查病人并没有引起性功能障碍的器质性疾病,而性交时阴茎却不能勃起,但在一些非性活动情况下,如梦中或看一些有性刺激的书刊、电影,以及膀胱尿液充满时,甚至在手淫时阴茎却能勃起。心理性阳痿的机制可能是由于多种精神心理因素干扰了大脑性中枢,使大脑性神经中枢得不到足够的兴奋所致。

不射精暗藏杀机

不射精是指在正常性交过程中不能射精,或性交后的尿液检查没有精子和果糖。按其发病原因可分为功能性和器质性两类。

1.器质性不射精

(1)内分泌异常:主要见于垂体、性腺、甲状腺功能低下及糖尿病引起的周围神经损伤。

(2)神经系统病变与损伤:大脑侧叶的疾病或手术切除;腰交感神经节损伤或手术切除;各种原因所致的脊髓损伤;盆腔手术,如前列腺摘除或根治、直肠癌根治术等,引起了神经系统损伤,使射精功能失调而不射精。

(3)阴茎本身疾病:包皮过长、包皮口狭窄使性交时嵌顿,产生疼痛而使性交中断。包茎由于包皮遮盖龟头,使摩擦产生的刺激减弱,达不到射精"阈值"。此外,阴茎龟头炎症、过敏等不能耐受来回摩擦而不射精。

(4)药物性因素:许多药物可引起射精功能障碍,如镇静剂、安眠药使神经的兴奋性降低,性兴奋亦受到抑制,肾上腺素能受体阻滞剂(胍乙啶、酚噻嗪类)、抗雄性药(醋酸环丙氯地孕酮等)均可对射精产生抑制作用,此影响射精的程度多与用药量大小和用药时间长短有关,用药量大且时间长,影响就越大,但多半于停药后可逆转。

(5)毒物因素:慢性酒精中毒、尼古丁中毒以及吗啡、可卡因、可待因中毒等均能使中毒者性能力低下而引起不射精。

2.功能性不射精

(1)射精衰竭症:是指男子过度纵欲、频繁性交射精,致使射精中枢处于疲劳衰竭状态而不能射精。

(2)性知识缺乏:往往是由于缺乏婚前性教育,不懂性交过程,而在性交时体位不当或不知道阴茎在阴道内需进行频率较快、幅度较大的持续摩擦,使阴茎的刺激强度不够,而不能射精。或错误认为性生活是污秽、肮脏而抑制性欲,致使性兴奋不够而不能射精。

(3)心理因素:常见于新婚时的紧张情绪,过度担心手淫的危害而致忧虑和紧张;对配偶缺乏感情或夫妻生活不和谐;家庭过于拥挤嘈杂,使性交时注意力不集中,或害怕弄出声响,以致使阴茎摩擦的刺激强度不够等而引起不能射精。男女双方心理因素的影响,如担心性交时疼痛而限制阴茎的摩擦,女方对男方的冷遇等恶性刺激,均可使男子的性冲动受挫而致不射精。

怎样以男人的精液测疾病

但如果出现异常现象就要谨防下面几种疾病:

1. 性传播性疾病引起精液异常

在整个人群中,患有性传播性疾病与未患此病者的无精子症发生率相似,但是前者精液分析异常发生率较高。性传播性疾病似乎不影响精子密度,说明不会引起输精管道狭窄或堵塞。性传播性疾病者一般表现在精子活动率下降,这与附性腺功能的紊乱特别是与附睾炎有关。不可忽视的是,解脲支原体、沙眼衣原体感染在临床上也是很常见的,而且这些感染并没有显著的症状,有一定的隐蔽性。

2. 腮腺炎

青春期前后发生腮腺炎,并不会引起无精子症的发生率增加,但是伴有较高的异常精液的可能性。青春期后发病者精子密度明显低于未发病者或青春期前发病者。腮腺炎病人中仅有 4.4% 合并有睾丸炎。青春期前患病者很少合并睾丸炎,但是青春期后患病则可以发生。睾丸炎显著影响精子质量,增加无精子症的发病率,特别是双侧睾丸炎。无论是单侧或双侧睾丸炎,精液分析均显示异常者增加。总之,腮腺炎特别是合并睾丸炎时,对生育会产生不良的影响。

3. 睾丸本身的问题

睾丸下降不良也是很常见的因素,具有这种病史的人无精子症发生率显著升高,并且双侧睾丸下降不良者的无精子症发生率比单侧的高两倍。这类患者即使有精子,精液质量也异常,尤其是少精症显著升高。

睾丸损伤往往影响其正常功能,虽然许多男性在生活中发生过一定程度的睾丸损伤,这类病人的无精子症或精液变异发生率显著增加。睾丸损伤常伴有尿道症状(16.8%),而无损伤者则仅有 8.8% 出现这种症状,两者有显著差异。而且前者的附性腺感染率也较高。睾丸扭转尽管发病率不高,一旦发病常常并发无精子症和少精症。

附睾或睾丸炎也是常见的疾病,这类病人的精子密度和活动率显著低于无这种病史的人,睾丸体积较小。尿道症状可能有免疫因素,附性腺炎症的发生率也较高。

4. 泌尿系统疾病

如果有排尿困难、尿频、血尿等症状,应该排除精囊炎、前列腺炎等可能。这些病人有较高的无精子症的倾向,更常见精液质量异常,特别是精子形态和活动率较低。有泌尿系统症状的患者中,27%前列腺液化验异常,或者精液细菌学、细菌学或生化学检查异常,应该进一步检查确诊。

5.其他疾病

支气管炎也可能导致精液异常,支气管炎常常是延及全身的纤毛功能紊乱的临床表现。这类病人中,无精子症发生率显著增高。所有这种病人的睾丸容积正常,说明无精子症是由于输精管道堵塞引起的。支气管炎患者的精液分析异常率增高,精子平均密度和向前运动的精子比例较低。糖尿病也是常见的,糖尿病与射精功能障碍相关,并不引起无精子症或者精子质量异常,所以,糖尿病对生育的影响是通过性功能紊乱而造成的。具有神经系统病史的患者常常表现为射精障碍,但无精子症和精液质量异常的发生率并无增加。

血精的露面

一般来讲,正常的精液应该呈半透明蛋清样乳白色,久未射精的人的精液可呈淡黄色,且较黏稠。

男子生殖道有炎症时,精液可呈黄色,显微镜下可见大量脓球。有些男子在某次射精后可能发现精液变成粉红色,或者混有血丝,这常使他们大吃一惊,以为得了绝症。其实,这种情况大多数是由精囊的炎症引起的,是一种症状轻、预后好的疾病。精囊罹患炎症引起充血、水肿时,很容易出血,当精囊的分泌物和精液通过精囊时,就会与血液混合,产生血精。另外,前列腺炎常累及精囊,也可产生血精。对此,只要暂停房事,在医生指导下服用抗生素和止血药,病情多能得到控制。

当然,精囊、前列腺肿瘤也会导致血精,但一般来说,癌性血精的特点呈持续性,且逐渐加重,与炎症的一过性血精有所不同。另外,结核、血吸虫病或全身血液系统疾患偶尔也可引起血精,出现这些情况均应治疗相应疾病。临床证实,生殖道有出血时,精液呈红色或淡红色,镜下可见大量红细胞,有的肉眼看上去呈棕红色或酱油色,是因为精液中含有大量红细胞之故。对于这些病理性血精也应及时寻因诊治。

出现血精也有生理性的,这里有三种情况:一是在射精的时候,精囊发生强烈的痉挛性收缩引起精囊壁毛细血管的通透性改变,使血管中的红细胞渗透到精液中;二是性生活频率低时,精囊内的分泌液不断增多使压力升高,射精后精囊压力一下子降低,使毛细血管破裂出血;三是过敏性体质的男子的精液中溶解组织纤维原的酶类物质活性增加,使精囊管壁上的毛细血管受损而发生渗血。这类生理性血精,大多数可不治而愈,不必为此忧虑。

男人的羞涩——睾丸小

睾丸小也有生理性和病理性的区别。生理性的睾丸小,只要是能够制造出足量的正常精子,一般不会影响生育。

引起病理性睾丸变小的原因很多，最常见的有慢性消耗性疾病、内分泌障碍（甲状腺、脑垂体机能减退）、持续高热、服用大量雌性激素、病毒性睾丸炎（如腮腺炎并发睾丸炎）、睾丸梅毒等。这些病证均可致使睾丸萎缩，以致体积小于正常。

病理性的睾丸萎缩变小，通常以曲细精管的精原细胞或精母细胞容易受累，当这些细胞发生萎缩，则不能生长精子，或受到损害不能产生正常的精子时，除表现为睾丸萎缩体积变小以外，往往伴有不育症，但是，因为具有分泌雄性激素的间质细胞较少累及，所以一般不影响男性生殖器官和男性副特征的发育（比如胡须生长、音调变低、喉结突出、肌肉发达等）。但从临床实际情况来看，睾丸严重萎缩以致发生不育症者并非多见。睾丸萎缩是否伴有生育机能障碍，可以进行精液显微镜检查。如果每毫升精液内，精子数低于 2~6 千万个，而且活动机能减退、形态不正常时，就应考虑患有不育症。

附睾丸增大是什么病

如果附睾丸增大那是什么疾病的信号呢？

1. 附睾结核

此症是男性泌尿生殖系统结核的一部分，常与其他泌尿生殖部位的结核同时发生，也可单独发病。感染的途径主要有血行感染和继发于后尿道感染两种。

2. 附睾炎

急性附睾炎，可有附睾增大的症状信号；慢性附睾炎，也可表现出附睾增大。前者可伴有高热、寒战、恶心，附睾局部肿大，有红、肿、热、痛的现象，且疼痛可放射至同侧下肢部，同时精索亦有肿胀和压痛。慢性附睾炎可同时伴有下坠感和不定期的肿胀、疼痛，表面光滑，与睾丸之间的界限多可扪清，有时还可继发鞘膜积液。

3. 附睾囊肿

它既可单发也可多发，形成的肿块较小，呈圆柱形或分叶状，表面光滑，半透明，在附睾的任何部位均可发生，患者多无明显的自觉症状或微感酸胀，一般都是在体检时发现。

4. 附睾肿瘤

此病在临床上少见，它可分为良性肿瘤和恶性肿瘤。良性以肌瘤或血管瘤最多见；恶性则有痛、肉瘤和畸形瘤三种，诊断较为困难，而且难与其他附睾丸肿大的疾病相鉴别。

5. 附睾丝虫性肉芽肿

多由于成虫在淋巴管内死亡后形成，偶尔可发生在附睾内。在附睾上可出现附睾小硬结，无痛感，可波及精索。如果视野中出现了 3 个或 3 个以上的白细胞时，就说明精液中的白细胞过多，此时即称为白细胞精子症。

尿道口发红不可忽视

那么，尿道口为什么会发红？尿道口发红到底是有什么病？

1. 包皮过长或包茎的刺激

因为包皮过长或包茎的刺激可引起尿道口发红，但患者往往无其他不适感，尿道口也无分泌物。有些人常患包皮龟头炎，此时可见龟头有大小不等的小红点，局部较湿润，并且发痒。对于以上情况，建议将过长的包皮或包茎切除，使阴茎头外露也就保持了干燥。

2. 淋病、非淋菌性尿道炎等性传播疾病

对于有不洁性行为的人来说，如发现有尿道口发红现象，还是应到正规医院的专科检查一下，以获得明确的诊断和正规治疗。另外，我们需要注意的是，观察尿道口的颜色不能作为疾病是否治愈的标准，还应辅以实验室检查等。淋病、非淋菌性尿道炎等性传播疾病，因发生尿路感染，尿道口发红是疾病的表现之一，当然它多伴有其他症状。

3. 局部和环境因素

尿道口的颜色易受血液循环、局部和环境等因素的影响，如高温天气、坐浴、剧烈运动等因素多能引起尿道口发红。

在很多情况下，应该说尿道口有些发红是一种正常生理现象。如没有什么不洁性生活史，大可不必惊慌，也用不着去关心它。如果有相关疾病或疾病而引起的尿道口发红要注意及时检查治疗。

小便

小便颜色

尿液中含有许多新陈代谢的废物，还有如尿素、尿酸、肌酐、肌酸、氨等有毒物质。尿液的成分可以影响尿的颜色，而尿色主要来源于尿色素。正常新鲜小便呈黄色的透明液体。饮水多时，尿液被稀释，小便呈浅黄色或无色；少饮或多汗，尿液浓缩，小便呈深黄色；若尿中含有较多的盐类，或服用了某些食物和药物，或因疾病损伤，尿色会有异常改变。

1. 无色尿

无色尿是由于尿液被稀释，正常尿色素减少所致，常见于精神性多饮多尿症、尿崩症和糖尿病等。如偶尔大量饮水出现无色尿，不属于病态，应加以鉴别。

2. 乳白尿

新鲜尿液透明而无沉淀物，但尿液搁置后可因细菌繁殖、粘蛋白和少量上皮细胞下沉或盐类析出而混浊。如果排出的新鲜尿混浊如米汤，可能是尿液内存在有大量细胞、盐类或微生物、淋巴液，多见于丝虫病、泌尿系统化脓性感染或淋病等，此外，泌尿生殖系感染以及代谢过敏性疾病也可出现。

乳糜尿是指当食入的脂肪经胃肠道消化吸收后，不能按正常淋巴道引流至血液而通过泌尿系统破裂的淋巴管进入尿液中，尿中含有微小的脂肪颗粒使尿呈乳白色，临床称此种尿为乳糜尿。乳糜尿常见于丝虫病感染，其次是肿瘤压迫胸导管和乳糜池，或腹膜后手术、外伤等使腹腔淋巴管受损坏或被堵塞以致淋巴回流发生障碍,肾脏淋巴管内压力升高导致破裂,使乳糜外溢进入尿液而出现。

蛋白尿与乳糜尿从肉眼看有时很难区分,可通过蛋白的定性试验与脂肪定性试验来区别。蛋白尿若发生在健康的青壮年剧烈运动、体力劳动后,或高温作业或严重受寒,以及精神紧张、进食高蛋白等,为短暂的少量的蛋白尿,属生理性蛋白尿。常见的病理性蛋白尿主要为肾小球炎的病变、血循环障碍(严重心力衰竭等),或严重缺氧(如一氧化碳中毒等),导致肾小球渗透性增加,使血液中大量蛋白质渗入肾小球滤液随尿排出。

脓尿是指尿液中有大量白细胞,甚至眼睛不依靠显微镜能直接观察到乳白色甚至是脓块的改变,常见于泌尿系感染如肾盂肾炎、肾脓肿、肾结核、膀胱炎等。男性生殖系统疾病如前列腺炎、前列腺脓肿、精囊炎等也可引起脓尿。此为真脓尿。而假脓尿是指由于女性白带或其他化脓性疾病的脓性分泌物污染了尿液所造成的,如肛门瘘、会阴部感染脓性分泌物都有可能污染尿液。因此,留尿送化验时要注意。

大量无机盐类在碱性尿液中可呈白色混浊,可能会被误认为脓尿,但镜下检查无多量的白细胞和脓细胞。尿中无机盐类常见的有磷酸、碳酸盐、尿酸盐。冬季大量食用大白菜、白萝卜、苹果之后,可见到乳白色尿。

中医认为,小便浑如米泔,色浓而腥臭,为下焦湿热所致;尿浑色浓无臭,为肾阴亏虚;尿浑色淡清,为肝肾阳虚,脂液失约。

3. 黄色尿

尿液呈深黄色或红茶色,振荡时尿液上层产生黄色泡沫,提示胆道受阻,胆汁排出不畅并反流入血,因尿中含有大量胆红素,将尿液染成黄色。常见的肝胆系统疾病(如急性肝炎、胆囊炎和胆石症)、总胆管结石、胰头癌引起的阻塞性黄疸,也容易产生黄色尿。

人体发热及代谢旺盛时尿中色素增多,故尿色加深。另外,当食用胡萝卜或服用药物如呋喃唑酮、黄连素、甲基多巴、四环素、番泻叶、芦荟、维生素 B_2、大黄等时,尿液也可呈黄色,但一般病人无任何自觉症状,一旦停药 1~2 天后,尿色可转正常。

4. 红色尿

红色尿又称为血尿,是血细胞进入尿中所致。健康人尿中一般不出现红细胞,有时偶有 1~2 个出现在尿沉渣的高倍视野中,也算正常。在显微镜下出现较多的红细胞,称为"镜下血尿"。而用肉眼就能发现尿色红如洗肉水样,则称为"肉眼血尿"。

新鲜血尿如洗肉水样;陈旧性血尿呈酱油色。血尿若有血块,血块呈条状蚯蚓样,说明血尿来自肾脏,因血块经过输尿管而铸型。观察血尿的色、质对诊断十分有帮助。其次,注意血尿与排尿的关系,可以初步判断血尿来自于哪一部位的病变,如尿初为红色,随后色清,表示病变在尿道;如尿初色清,至尿末时呈血色,则病变在后尿道或膀胱颈部;尿初及尿终末的血尿,一般来自前列腺病变;全程血尿,则出血来自膀胱、输尿管、肾脏，或泌尿系统以外的疾病所引起。此外，血尿时伴随出现的症状和病史，可以帮助诊断鉴别，如尿频、尿痛、腰痛、浮肿，以及有无外伤、剧烈运动等，还包括服用饮食、药物等情况，需详细询问或检查。

血尿绝大部分发生在泌尿系统，约占所有血尿的98%。其发病机制有3个方面：①泌尿系统各器官的粘膜下有非常丰富的毛细血管，由于炎症、充血、机械刺激的损伤或梗阻引起毛细血管破裂，以及肿瘤对组织的破坏，均可引起血尿。②全身性疾病，如血液凝血机制差（如血小板减少性紫癜、白血病、坏血病、过敏性紫癜等）；循环系统疾病（如心力衰竭等），使泌尿系统特别是肾脏的静脉回流差，静脉压增高，加上缺氧，毛细管壁脆弱易裂，从而导致出血。其他某些急性传染病（如流行性出血热）、丝虫病，或服用某些毒物（如醇、砒霜、磺胺等），也可见血尿。③泌尿系统临近器官疾病的影响，如阑尾炎、盆腔炎、子宫或直肠肿瘤，以及放射线的治疗等，都可引起泌尿系统出血。

肾脏病变引起的出血一般有以下特点：①全程血尿，从小便开始到排尿结束，可见均匀的血尿，其颜色常为暗红色或棕褐色，若迅速大量出血可呈红色。②常伴患侧肾区（后腰背脊肋部）钝痛或绞痛。③血块常可呈细长条状。④一般没有明显排尿不适症状。如果血块堵塞尿道时可发生排尿困难，甚至尿潴留，如果血块堵塞输尿管，患侧肾区疼痛加剧，如出现肾绞痛，同时输尿管痉挛，加剧疼痛及疼痛的范围。

膀胱病变引起的血尿有以下特点：①血尿颜色较鲜红，可出现全程血尿，可伴有不规则血块，但膀胱三角区病变引起的出血，可能为终末血尿。②排尿不适症状常有发生，但肿瘤出血也可无排尿不适。③经尿道插入导尿管冲洗膀胱有助于判断血尿的来源。

前列腺、尿道疾病引起的血尿有以下特点：①血尿呈鲜红色。前尿道出血可呈尿道口滴血或流血，或者尿前段为血尿，可见于尿道损伤、尿道肉阜、肿瘤等前尿道的疾病。排尿终末血尿，多见于前列腺、精囊的炎症、肿瘤及后尿道的炎症、损伤、结石、肿瘤等。②多伴有尿频、尿急、尿痛及排尿困难等症状。

以疾病的性质来分类，泌尿系统结石、炎症、结核、肿瘤等引起血尿各有特点。

泌尿系结石为肉眼血尿伴尿痛。若系膀胱结石可伴排尿困难；肾结石则伴腰痛；若肾与输尿管结石则出现肾绞痛。

泌尿系感染常见于妇女，多为镜下血尿，且伴尿频、尿急、尿灼痛等膀胱刺激。

膀胱、肾脏结核可见全程血尿。前者呈洗肉水样，混有脓性沉渣和絮状物，并伴顽固性尿频、尿急和尿痛；后者多为镜下血尿，伴蛋白尿，无尿痛表现。

泌尿系肿瘤多为肉眼血尿，且量多夹有血块，呈间歇性，无尿痛现象。但晚期患者可出现尿频、尿痛。

泌尿系统异位和畸形，其血尿的特点是患者立位姿势和活动时加重，卧床休息时减轻，常见有肾下垂、双肾盂、双输尿管畸形、多囊肾和海绵肾等。

肾小球肾炎和出血性肾炎多为镜下血尿，常在上呼吸道感染后出现。前者有蛋白尿、浮肿等;后者无明显浮肿和高血压征象。

特发性肾出血为肉眼全血尿,常为急性或间歇性发作,出血量大,类似肿瘤性血尿,严重大失血会危及生命。

此外,服用药物如利福平、水杨酸、覆盆子、酚酞、酚磺酞、苯妥英钠等,可使小便变红色或粉红色。

运动后血尿为肉眼血尿,多在剧烈运动后出现,休息3～7天后即自行消失。

血尿是许多疾病的一个共同症状,治疗血尿根本办法是找出病因,治本除根。对已确诊病因者,如药物过敏引起者,应马上停用药物,同时用抗过敏治疗;结石患者应根据结石大小、有无合并症和尿路是否通畅等,选用中西医结合保守治疗、体外震波碎石术或手术摘石术及输尿管肾镜取石术等;如是肿瘤应早期手术或加放疗、化疗等治疗;如是炎症应抗感染治疗;结核病则应采用抗痨治疗等。对暂时找不出出血原因者,必须严密观察定期复查(第一次不超过3个月,第二次不超过半年),如作尿常规、尿细菌培养、尿结核菌培养、尿病理或B超检查、静脉肾盂造影、膀胱镜、逆行造影或输尿管肾镜或CT等检查。对未能确诊时可给予止血等对症治疗,同时给予诊断性治疗观察,如抗炎、抗组织胺药物的使用,解痉药及排石药物的应用;同时治疗身体其他疾病,如扁桃体摘除术等。

5. 蓝色尿

小便呈蓝色可见于霍乱、斑疹伤寒等,特别是当尿液腐败时更显著。如见尿液暗绿色,则尿内可能有绿脓杆菌滋生,或胆红素尿放置过久,氧化成胆绿素所致。如果服用吲哚美辛(消炎痛)、阿米替林、氨苯喋啶等药物,有时小便也可呈蓝绿色。

6. 黑色尿

尿液呈黑色如酱油,或呈棕色如葡萄酒,提示急性溶血(红细胞大量被破坏),血浆中游离的血红蛋白含量升高,从尿中排出,产生血红蛋白尿,常见于血型不合的输血、蚕豆病等。黑色尿多提示病情凶险,需积极采取抢救性措施以挽救生命。如果服用呋喃咀叮、伯奎、氯喹、对氨基水杨酸等,可使小便变棕色;服用硫酸亚铁、非那西汀、灭滴灵、奎宁等药物,可使小便变浅黑色或淡棕黑色。

7. 气泡尿

正常人在排尿过程中由于尿液的互相冲击,会产生少量泡沫;成年男子如果尿道球腺分泌的粘液较多,尿中也可能出现少量气泡。这些都属于正常的生理现象。但如果尿液中存在大量而且较大的泡沫,或者在表面泡沫消失后,仍然见到大小不等的气泡从尿液中不断向上冒出,那么这种情况就属于病理性了,医学上称此为"气泡尿"。

气泡尿可分为两类,一类是尿中气泡在排尿过程中产生;另一类则是在膀胱中产生。前一类主要由肝、肾疾病所致,由于尿液中含有一定量的胆红素或蛋白质,使尿液的表面张力增大,从而在排尿冲击过程中产生气泡。后一类气泡尿常见于膀胱炎、糖尿病、结肠炎、膀胱癌、直肠癌等疾患。膀胱炎是由于细菌在膀胱中生长繁殖,分解尿中的有机成分,从而产生气体随尿液排出体外。排出体外的尿液中细菌仍在继续繁殖并产生气体，所以肉眼就可见到。糖尿病人由于尿中含有大量葡萄糖，极易被细菌分解、利用并繁殖，故尿液中有气泡不断逸出。膀胱癌、直肠癌、乙状结肠憩室炎、节段性结肠炎这些疾患，可在膀胱与直肠之间形成瘘道（医学上称肠道膀胱瘘），肠腔内的气体可以通过瘘孔进入膀胱。故对持续性的气泡尿，且气泡多而大者，应去医院检查，对于早期发现症状不明显的病理性变化十分重要。

尿次尿量

正常成人一般白天排尿3～6次，夜间0～1次，一天尿量为1500～2000ml左右。小便的次数和量受饮食、环境、温度、运动、年龄、情志等因素的影响。如饮食量增加，尿量增加；摄取高蛋白食物后，其代谢产物尿素有利尿作用，所以尿量也较多；剧烈运动、高温条件下出汗量增加，则尿量减少；腹泻或呕吐失水，也可使尿量减少；儿童各阶段尿量不同，婴儿约400～500ml，幼儿500～600ml，学龄儿童约600～1400ml。这些均为正常生理变化。因疾病引起的尿次和尿量改变很多见，鉴别诊断时需结合尿色和排尿异常感及病史等综合考虑。

1. 尿次增多

尿次增多，尿意频数，甚至每小时出现4～5次，称为尿频。尿频是膀胱刺激症之一，最多见于泌尿系感染，如膀胱炎、尿道炎、肾盂肾炎。其他如泌尿系结石（肾盂、输尿管、膀胱内结石）、出血（膀胱内息肉、损伤、结核、肿瘤等）及膀胱及尿道有异物（如塑料绳、纸绳、电线、竹签、芦苇杆的断节等，多见于小儿）等，也可出现尿频。老年人夜间排尿次数增多，与肾功能减弱或前列腺肥大有关。

小儿神经性尿频是近年来新发现的疾病，多见于3～5岁的学龄前儿童及幼儿，男孩多于女孩。其特点为昼夜排尿次数过多，总尿量无明显增多，夜间睡眠中次数相对减少，无其他排尿异常感。小孩的意识一旦被某种有浓厚兴趣的游戏或事物所吸引时，排尿次数就减少。小便镜检正常。有人认为该病是由于交感神经与副交感神经调节失衡，导致副交感神经兴奋性增高，逼尿肌频繁收缩，使膀胱储尿尚未达饱满时即转入排尿期而出现尿频。有人用谷维素片或山莨菪片口服治疗，3～4周可望见效。

2. 尿次减少

生理性尿次减少常见于饮水少、食盐多、出汗多等情况下。病理性尿次减少可见于各种原因所致的肾功能衰竭。当脑和脊髓有病时，排尿的神经控制受损害后，也不能自觉地排尿，尿次也会明显减少。

3. 尿量增多

病理性尿量增多，一昼夜小便超过2400ml者，多见于糖尿病、尿崩症、肾功能不全。糖尿病的特征是尿次多，尿量多而稠，饮水也多，且伴有食欲旺盛和疲劳等症状。尿崩症患者，尿量一天在3000ml以上，甚至达7000～10000ml，并伴有大量饮水。肾功能不全多尿期，可出现口渴咽干、饮水多、尿量多，夜间排尿次数明显增多。

4. 尿量减少

一昼夜尿量少于 400ml 称为少尿，少于 100ml 称为无尿。病理性少尿可见于急性肾炎，其次是充血性心力衰竭。急性肾炎在出现面目浮肿、少尿前期多有发热、嗓子痛等上呼吸道感染症状。充血性心力衰竭由于心脏功能减弱而发生瘀血，输送到肾脏的血液减少，尿量也锐减，其症状除浮肿外，还伴有明显的心悸和气喘。

排尿感觉

原尿经过肾脏的几次过滤而成为终尿，通过输尿管输入膀胱，当膀胱充盈到一定程度时，刺激膀胱壁，兴奋大脑皮质产生排尿感，然后在大脑皮质的控制下，膀胱收缩，尿液经尿道而排至体外。健康人完成上述过程无不适感觉，但如出现排尿不畅、中断或疼痛，或不自主地排尿，则为疾病的表现。

1. 排尿不畅

男性患者如果出现排尿不畅，尿线细而向下，排尿时间长，排完后仍有少量尿液滴出等症状，很可能是患了前列腺肥大症；若突然排尿中断，并有下腹部放射痛，体位稍变又开始排尿，多见于泌尿道结石；前列腺癌、尿道狭窄、膀胱颈部硬化症等也可出现排尿不畅。

中医认为，排尿不畅，小便点滴而出者为"癃"，点滴不出者为"闭"。癃闭有虚实之分，虚证是由于老年气虚、肾气亏损所致；实证是由于湿热、瘀血、结石所致。

2. 排尿疼痛

排尿时出现疼痛，常见于膀胱炎和尿道炎。如果炎症在尿道前部，表现为开始排尿时疼痛；若是尿道后部和膀胱的炎症，则在排尿结束时及排尿后有波及腰部的不快感和疼痛。此外，膀胱、尿道结石也可引起排尿疼痛，大多向下腹部或骶尾部放射。

中医认为，尿道热、涩、疼痛，是由于膀胱湿热蕴结所致，治疗可采用清热利水化湿之法。

3. 小便失禁

在清醒状态下，尿液不自主地流出，称为尿失禁。膀胱的正常排尿功能是受到大脑和骶髓的排尿中枢调节的，并由膀胱逼尿肌收缩而排尿。一旦膀胱不能保持正常的节制能力，就会发生尿失禁。

真性尿失禁常见于膀胱及尿道炎症、膀胱结石、膀胱肿瘤、输尿管结石等，患者常有尿频尿急，甚或疼痛的感觉，故也称作"尿急性"尿失禁。

老年男性病人因膀胱逼尿肌无力，小便不时溢出者，应考虑为前列腺肥大、前列腺肿瘤所致。这种尿失禁称为"溢出性"尿失禁，即假性尿失禁。

"应力性"尿失禁是由于尿道括约肌松弛，当腹压骤然升高，压迫尿液溢出。应力性尿失禁在经产妇尤为多见，多由于分娩时尿道损伤，或妊娠后期膀胱受压，或盆腔会阴手术，损伤尿道括约肌所致。患者每于咳嗽、喷嚏、大笑，或抬举重物时发生。

中医认为,小便失禁多因元气虚损,或下焦虚寒所致。若见神昏尿流,则为阳气外脱,精气衰败之象。

4.遗尿

遗尿俗称"尿床",是指夜间睡眠中不自主地排尿。3岁以前婴幼儿由于中枢神经系统发育尚未完全,不能有效地抑制骶髓排尿中枢,所以经常发生遗尿,此不属于病态。但3岁以上的儿童还时常尿床,则为遗尿症。

遗尿与遗传、睡眠、精神等有关。父母中有遗尿史者,其子女有遗尿者为多。临睡前紧张、兴奋,或睡眠过深,以致大脑皮质接受尿意冲动的区域被抑制,易遗尿。严重精神创伤、极度惊吓、打骂、家庭不和、过分溺爱、过度疲劳后常发生遗尿。教育上欠缺,如疏于排尿训练,或过早强制排尿训练,或无规律的喊醒孩子,也是导致遗尿症的原因之一。儿童睡在过软或过暖的床上,也可促成尿床发生。尿床病约90%都是属于功能性的,而且大多数病儿在青春期后可自愈。老年人则由于大脑功能衰退也可发生遗尿。

遗尿由疾病引起的有包茎炎、包皮龟头炎、尿道口狭窄、外阴炎、阴道炎、尿路感染、肾病等,多伴有泌尿系统的其他症状。此外,某些精神、神经疾病,如癫痫大发作、精神失常,也可导致遗尿。另有一种先天性骶椎裂,可引起顽固性遗尿,难以治愈。该病X线摄片可确诊。

中医认为,小儿遗尿多因肾气未充,不能制约膀胱所致;成人夜间遗尿,多为肾阳亏虚,下元不固引起。

小便气味

正常人尿液澄清透明,因含有挥发性酸类常带特殊的芳香性气味。但有时进食较多的葱蒜类可嗅及蒜味,若尿放置过久有细菌繁殖使尿素分解则呈氨臭味,若新鲜尿嗅及异味,并发现有其他方面的排尿异常,应引起注意,及时诊治。

1.腐臭味

新鲜尿而有腐败性臭味,往往是由于泌尿道细菌感染所致,如膀胱炎、肾盂炎并发脓肿等。

2.苹果香味

糖尿病酸中毒或饥饿时,尿中可含有丙酮,呈苹果香味。

3.氨臭味

新鲜尿有氨臭味,常见于尿毒症患者。

4.粪臭味

尿液含有粪便(可见于尿路或膀胱与肠道相通),或大肠杆菌滋生时可有粪臭味。

5.恶臭味

尿液气味恶臭难闻,多见于恶性肿瘤溃烂、坏死性膀胱炎等。

157

大便

大便次数

在摄入含适量纤维混合食物的健康人,多数每日排解成形软便一次,但在进低纤维食谱时可隔日排便一次,也属正常排便频率。《医学入门》曰:"一日一便为顺,三四日不便为秘,一日便三四次为利(痢)。"指出大便次数异常有便秘和腹泻两种情况。

1. 便秘

凡粪便质地干燥坚硬、排便困难、正常频率丧失,一般每周排便少于3次者,称为便秘。排便生理可受多种因素的影响而引起便秘。

原发性便秘包括常见的单纯性便秘,指进食过少、食物残渣不足、受生活与工作等因素影响忽视日常的便意所致,也包括一组迄今病因尚不清楚的顽固性便秘,称为特发性便秘。肠易激综合证是一种肠神经官能症,泻药性肠病系长期滥用泻药引起,因此,这些无器质性病变的腹泻都属原发性便秘。

器质性便秘是由于肠内或肠外机械性梗阻引起。常见的疾病有肿瘤梗阻、肠套叠、肠粘连、腹腔内巨大肿瘤等。这类便秘可以在患者的腹部摸到肿块。另一类器质性便秘是由于直肠肛门疾患引起,如痔疮、肛裂等,使患者害怕解大便,然而粪便在肠内呆的时间越长,就越干燥,以致形成恶性循环。

排便动力缺乏如长期卧床、年老衰弱、营养不良、消耗性疾病、精神病、恶病质、肥胖等引起有关肌肉衰弱无力,也可导致便秘。

除此之外,全身性疾病也会出现便秘,如甲状旁腺功能亢进,因高钙血症而使肠神经肌应激性减退;甲状腺功能减退、低钾血症使肠平滑肌张力缺乏;慢性铅中毒等常有肠平滑肌痉挛;吗啡、可待因、颠茄等抗胆碱能药物以及抗癫痫、抗抑郁、抗帕金森病、神经节阻滞药物均可使结肠前伸运动受到抑制;碳酸钙、氢氧化铝、次碳酸铋、活性炭、硫酸钡等药物的结块、吸附、收敛作用,均可使粪质变硬,导致便秘。

综上所述,便秘的病因十分复杂,临床上可通过询问病史、体格检查、粪便性状检查,并结合内镜检查(如直肠镜、乙状结肠镜或纤维结肠镜),或X线检查以确诊。

2. 腹泻

排便次数增多,超出原有的习惯频率,粪质稀薄,容量或重量增多,或排脓血便者称为腹泻。若病程在2个月以上者,为慢性腹泻。

一般粪便重量每日为100～200g,水分占60%～85%,多进粗纤维食物者重量略增。腹泻时粪便重量则超过250g,水分占80%以上,甚至呈一泻千里之势,水分占90%以上。

急性腹泻常见于急性肠道感染,如细菌性痢疾、急性出血性坏死性肠炎、沙门菌食物中毒、轮状病毒胃肠炎、诺瓦克病毒胃肠炎等，其次是食物中毒，包括植物类、动物类或化学毒物中毒等，或结肠过敏，如变态反应性胃肠病、腹型过敏性紫癜等。

如每天稀便 3~6 次或 10 次以上，粪便稀薄或水样，量多，色黄绿，常由于小肠急性炎症所致。如果每天泻下 10~15 次或更多，大便量少而混有粘液，或带脓血，伴有明显腹痛等症，则常由结肠急性炎症引起。细菌性痢疾大便次数一般每天 10 次以上。阿米巴痢疾每天多在 10 次以下。

感染性腹泻常常有流行病史，如急性菌痢常有和痢疾患者接触史或不洁饮食史，以夏秋季多见；霍乱在沿海地区易于发病，在短期内暴发流行，且可经交通线传播；急性阿米巴痢疾则常为散发，接触史不明显；急性食物中毒性感染常见于进食后 2~24 小时内发病，有集体暴发史或同餐多人先后发病，亦以夏秋季多见，化学毒物中毒有摄入毒物史，亦可集体发病；艾滋病常以腹泻和体重下降起病，可有性病史和药瘾史；手术后发病者，或老年患者、有休克病史者，尤其是长期接受抗生素治疗者，多为难辨梭状芽胞杆菌引起的伪膜性肠炎。

慢性腹泻常见于慢性肠道细菌感染（如慢性菌痢、肠结核等）、肠肿瘤（如结肠癌、直肠癌等）、肠炎（如慢性非特异性溃疡性结肠炎、局限性肠炎等）、胃源性腹泻（如萎缩性胃炎、胃癌）、胰源性腹泻（如慢性胰腺炎、胰腺癌）、肝胆源性腹泻（如肝硬变、长期阻塞性黄疸）等。此外，抑制交感神经、兴奋副交感神经的药物，如新斯的明、乙酰胆碱等，均可引起腹泻。甲状腺功能亢进伴腹泻者，是因肠道蠕动亢进引起。

辨别急慢性腹泻的病因，除上述便次、病史可参考外，很重要的是观察大便的性状、颜色及其排便感。

3. 腹泻与便秘交替

腹泻与便秘交替出现，常见于肠结核、慢性非特异性溃疡性结肠炎、慢性菌痢、结肠易激综合证等。后者又称结肠过敏，急性发作常和情绪紧张有关。

大便性状

正常人大便质地软硬适中，不干不稀，成条状，无粘液脓血等。腹泻者便稀薄不成形，而便秘者多干硬干燥。若便下粘液脓血，必有疾患。

1. 水样便

大便稀薄如水样，无里急后重感，往往是急性肠胃炎的表现，常有饮食不洁史，为变形杆菌性食物中毒所致。大便稀薄如米泔水样，泻下急迫，患者有严重失水现象，如皮肤皱缩、眼眶凹陷、小便减少等，如果有地区流行病史，应考虑为霍乱、副霍乱。不过霍乱在新中国成立后已绝迹，而副霍乱在我国华南沿海地区仍有散在。

2. 溏薄便

大便稀溏不化，常为慢性结肠炎的表现。中医认为，过食生冷坚硬或油腻滑肠之品，易损伤脾胃而致大便溏软不化。若脾肾阳虚，则可出现"五更泄泻"，即每于

159

黎明时腹痛腹泻,泻下稀溏,完谷不化。有些女性每次月经来潮会出现大便溏薄,甚至呈水样泻,这是由于体内雌激素水平增加而造成胃肠道的钠水潴留,以致粘膜水肿。患者应在经期和经前吃少盐饮食,也可用中药调理,严重者可适量服些利尿剂。

3. 粘液便

正常大便可沾有少量的粘液。如果出现大量粘液,考虑为结肠绒毛状腺瘤。如粪便中仅见粘液呈透明状,常为肠易激综合证。如果粘液与粪便相混,说明病变在小肠。如果粘液附着于粪便表面,则说明病位在大肠。

4. 脓血便

粪便中混杂有脓血或脓血样粘液,是细菌性痢疾的大便特征。其便血量较少,色多为鲜红。非特异性溃疡性结肠炎常见脓血粘液与粪便相混,出血常为间歇性,便血量较少,色暗红。脓血便还可见于结肠或直肠癌等疾病中。

5. 羊屎便

大便坚硬成团,如羊屎样,为干结性粪便,多由于偏食,食入蔬菜、水果过少,或饮水不足所致。老年人阴津亏虚,大肠失于滋润,常可出现大便干结。佝偻病患儿也常出现便干结如羊屎。中医认为,羊屎便是由于机体内热或阴液不足所致。

6. 细条状便

如果大便形状扁平或变细,说明直肠狭窄。如大便一侧有沟槽,则提示直肠或肛门有赘生物。这些改变常见于直肠癌、直肠息肉。

7. 油脂便

大便量多、油腻泡沫样者,提示为脂肪泻,如胰腺病变、乳糜泻等,因脂肪消化不良引起。

8. 凝乳块便

哺乳期婴儿如果大便中出现白色小乳块,提示乳汁消化不良。

大便颜色

正常成人大便的颜色因其含有粪胆素而呈棕黄色或褐色,并可因摄入食物的种类而各异。例如,吃混合性食物时呈黄棕色;多食肉类时,大便呈深褐色;吃叶绿素丰富的食物时呈绿色;吃动物血及动物肝脏时呈黑色等。吃全乳的婴儿大便呈淡黄色。此外,许多药物也常会引起大便颜色改变,如服恩波维铵(扑蛲灵)大便呈红色;服利福平、氮苯吡啶呈橘红色;服吲哚美辛(消炎痛)呈绿色;服含铋制剂呈墨绿色;服铁剂呈黑色;服中药汤剂呈棕色等。如无明确原因而大便颜色改变,则应考虑是疾病的信号。

1. 鲜血便

大便带血或便后有血滴出,色鲜红,多见于直肠、肛门疾病。如果大便中夹有鲜血,成条的粪便一侧又有凹槽,往往是直肠肿块引起,或为息肉,或为癌肿,应引起足够重视。如大便后有鲜血滴下,没有疼痛感,则常为内痔出血。如大便较干,排便时肛门疼痛出血,则多为肛裂。

2. 暗红色便

大便颜色呈紫红色或暗红色如果酱样,往往是小肠或结肠出血,如急性出血性坏死性肠炎,大便如赤豆汤样或果酱样,内杂有暗红色血块和少量粪质,并伴有特殊的恶臭气;阿米巴痢疾大便为暗红色、酱色或血水样。某些血液病如白血病、再生障碍性贫血、出血性紫癜、血友病等均可引起出血,大便颜色多为紫红色或鲜红色,常伴有其他器官的出血。上消化道出血的速度较快时,也可见到紫红色便,但较为少见。

3. 柏油样便

大便色黑如柏油样,往往是上消化道出血的征兆,可见于肝硬化病人的食管、胃底曲张静脉破裂,胃、十二指肠溃疡出血,胃炎的出血,胆道出血,胃癌出血等。有时鼻或口腔出血以及肺咯血时血液被吞下也会出现柏油样便,应注意区分。如果是由于过食肉类、动物血、肝脏以及口服补血药铁剂等而出现的黑便,可在素食二三天或停药后马上转为棕黄色。

4. 陶土便

大便色白如白陶土样或豆腐渣样,是由于胆总管阻塞,胆汁排泄障碍,大便中缺乏粪胆素所致,可见于黄疸型肝炎早期、胆结石、胆道肿瘤、胰头癌等。婴儿秋季病毒性腹泻,大便多呈灰白色。此外,在钡餐造影后,也可以见到白色粪便,此不属于病态。

5. 海水样便

大便颜色呈深绿色如海水样,仔细观察内有白色半透明的伪膜,气味腥臭,为金黄色葡萄球菌引起的肠炎,常易发生在手术后,或见于老年患者,尤其是长期应用广谱抗生素者。婴儿腹泻时,因肠蠕动极度加快,大便也可因含胆绿素而呈绿色。

6. 洗肉水样便

大便颜色呈粉红色洗肉水样或血水样,为嗜盐菌食物中毒的特征。该病主要见于沿海地区。

排便伴随症状

排便时的伴随症状对于疾病的诊断十分有意义,应仔细观察。

1. 里急后重

里急后重是指便意频繁,但入厕后反排不出大便,或便后仍觉未排清,排便不爽。这是由于直肠壁神经感受器不断受到炎症性或机械性刺激,频频发出冲动至大脑皮质下而形成。里急后重症多伴随腹泻出现,如细菌性痢疾、阿米巴痢疾、单纯性或溃疡性结肠炎等。其他如直肠癌、直肠息肉等,也可引起里急后重。重度的里急后重多见于急性细菌性痢疾。阿米巴痢疾所致的里急后重常较轻。食物中毒性感染和病毒性胃肠炎一般无里急后重。

2. 肛门疼痛

排便时肛门疼痛剧烈，大便上沾有鲜血，疼痛于排便后一度好转，后又出现一阵肛门剧痛，以致每逢要大便时会出现一种对疼痛和出血的担忧。这是肛裂的特征。如果只有肛门疼痛而无出血，很可能是痉挛性肛痛，可能为骶尾肌或肛提肌痉挛所致。

3. 腹痛

腹泻伴有腹痛时，应仔细询问腹痛的性质和部位，并注意大便的性状。小肠疾病的腹痛常在脐周；结肠疾病疼痛多在下腹；便后腹痛常可缓解或减轻；上腹疼痛者，应考虑慢性胰腺炎或胰头癌；有阵发性肠绞痛者，提示各种原因引起的部分肠梗阻。急性腹痛应予高度重视。如剧烈腹痛、休克、便血色暗红、腹部有结块，多为肠息肉、结肠癌、肠套叠、肠扭转等急腹症。如腹部无痞块，可能为心内膜炎、心力衰竭等内科急症，便血是因肠系膜血栓而发生。

腹泻无腹痛，多为吸收不良综合证、肠道菌群失调、糖尿病性肠病等。

4. 发热

急性腹泻伴有高热者，以细菌性痢疾、沙门菌属食物中毒性感染可能性为大。金黄色葡萄球菌、变形杆菌、A 型产气荚膜梭状芽胞杆菌、产肠毒素性大肠杆菌、霍乱弧菌等引起者无高热或不发热。暴发型阿米巴痢疾、轮状病毒胃肠炎也常有发热。

5. 食欲不振

腹泻伴厌食、大便酸臭，常为暴饮暴食、缩食内停所致的伤食。腹泻伴食欲不振，可见于慢性肝胆疾病、胃肠道恶性肿瘤、肾上腺皮质功能减退症等。

6. 皮疹

在腹泻期，如皮肤上出现各种斑丘疹、皮屑等，可能为麻疹、变态反应性胃肠病、过敏性紫癜、伤寒与副伤寒、糙皮病等。其中肠炎并发皮炎、舌炎者，往往是糙皮病。

其他废泄物

怎样从呕吐辨病

呕吐究竟会预示什么病呢？根据什么才能看出来呢？

1. 看呕吐时间

如果食物尚未到达胃内就发生呕吐，多为食道有疾，如食管癌、食管贲门失弛缓症。

食后即有恶心、呕吐，伴腹痛、腹胀者，常见于急性胃肠炎、阿米巴痢疾等。

呕吐发生于饭后 2～3 小时，可见于胃炎、胃溃疡和胃癌。

呕吐发生于饭后 4～6 小时，可见于十二指肠溃疡。

呕吐发生在夜间，且量多，有发酵味者，常见于幽门梗阻、胃及十二指肠溃疡、胃癌。

妊娠呕吐常于清晨发生。

2. 看呕吐前是否恶心

恶心和呕吐可单独或同时发生。呕出物一般为胃内容物,如持续不止,可呕出胆汁和肠液。

从恶心与呕吐的关系上,大致可判断引起呕吐的疾病的性质。例如,呕吐突然发生,没有恶心的先兆,而且常伴有明显头痛,且呕吐往往于头痛剧烈时出现,常见于血管神经性头痛、脑震荡、脑溢血、脑炎、脑膜炎及脑肿瘤等。

呕吐伴有恶心,呕吐后恶心能得到暂时缓解,常见于胃炎、溃疡病、胃穿孔、胃癌、肠梗阻、腹膜炎等。

3. 看呕吐状态

呕吐而不费力,进食即吐,吐出量不多,常因嗅到不愉快的气味或看到厌恶的食物而引起,属于神经官能症范畴。

呕吐呈喷射状,常见于脑炎、脑膜炎等颅内压增高的病人。呕吐时呈满口而出状态,常见于肠梗阻。

4. 看呕吐伴随症状

呕吐(进食甚至饮水后即吐),伴有发烧咳嗽,常见于伤风感冒。

剧烈呕吐(呈喷射状),伴高热、头痛、颈强直,常见于脑炎、脑膜炎。

呕吐伴有高血压的老人,没有头部外伤史的人,如发生剧烈头痛且进行性加重,应考虑颅内出血或感染。

经常头痛,头痛剧烈时突然发生喷射性呕吐,并有视力减退或短时间内视物不清,当疑为脑瘤。

呕吐伴眩晕、眼颤、平衡失调,常见于前庭器官疾病,如内耳眩晕症、脑供血不足。

恶心、呕吐,伴有剧烈的眼痛、头痛,眼部显著充血发红、瞳孔开大,应警惕青光眼。

食后即恶心、呕吐,且多伴腹痛、腹泻,常见于急性胃肠炎、急性阑尾炎、急性菌痢及阿米巴痢疾等。

突然持续性腹痛,呕吐早期吐出物有胆汁,后有肠内容物,臭并发热,为急性弥漫性腹膜炎。

呕吐伴有上腹剧烈疼痛与发热,且在发病前有暴饮暴食,应疑为急、慢性胰腺炎。

呕吐伴发热、黄疸、阵发性腹部绞痛或持续性剧痛,疼痛多饱餐或进食油腻食物后急骤发作,且向右肩背放射,应考虑急性胆囊炎或结石症。

呕吐伴阵发性剧烈腹痛,大便秘结,应考虑肠梗阻。

呕吐伴黄疸,全身无力、食欲不振、腹胀、肝区痛,应考虑传染性肝炎。

呕吐伴昏迷,应考虑尿毒症、糖尿病酮中毒、肝昏迷等。

呕吐伴皮肤苍白、出汗、血压下降等植物神经失调症状,多见于休克。

已婚妇女月经突然停止将近2个月后呕吐,应考虑妊娠呕吐。

5. 看呕吐物性状

呕吐物有酸臭味及隔日的食物,见于幽门梗阻。

食后即吐而无酸味,多数为食管梗阻。

呕吐物为黄绿色的胆汁,可能是十二指肠梗阻。

呕吐物含有烘便,见于畅梗阻晚期,带有粪臭味,见于小畅梗阻。

呕吐物为枣黑色液体,见于急性胃扩张。

怎样从放屁辨病

1. 没有屁放

如果长时间不放屁,说明问题严重。新生儿不放屁,要检查是否为无肛症或肛门发育不全。大人没有屁放,腹部发胀如鼓,说明腹部胀气,这就要考虑肛门直肠是否有毛病,如炎症、肿瘤、便秘、痔疮等,必要时需肛门插管排气。患有肠套叠、肠扭转、肠梗阻无屁,是因为屁被肠子堵住。

如果无屁放出并伴有剧烈的肠绞痛者,必须紧急到医院求治,作为急诊进行抢救处理。此外,胃穿孔、阑尾炎穿孔形成的腹膜炎,腹部发硬,触之剧痛,也可无屁。

2. 放屁增多

这可能是消化系统出了问题。有时放屁过多,与吃了过多的淀粉类食物有关,如市场上出售的甜食、红薯、土豆等。多吃面食的人放屁也多,这类食物使肠腔产气过多,导致放屁增多,粪便量加大。此时应当减少淀粉类食物,增加蛋白质、蔬菜类食物,使饮食达到平衡。

3. 放屁很臭

一种是因常吃一些产气的食物,例如,地瓜、洋葱、高丽菜、豆类及其他豆制品,所以会有放屁的情形,另外则有可能罹患"激惹性大肠证候群"。

怎样从吐痰辨病

1. 乳白色痰。常见于因大量长期使用抗生素后,一般细菌被抑制,而白色念珠菌却大量繁殖并引起支气管炎或肺炎,此时,患者可咳出乳白色痰液。

2. 巧克力色痰。常见于阿米巴肺脓肿。

3. 烂鱼肝样痰。常见于肺吸虫病。

4. 浆液脓性痰。若痰静置后可以看到其形状分为三层,上层是黏液样,中层是水样浆液,下层是脓层,则多是得了肺化脓症。

5. 白色黏液性痰。一般呈无色或浅白色透明黏液状。常见于急、慢性支气管炎。前者痰量稀薄较少,后者痰黏稠度大,不易咳出。

6. 黏液脓性痰。外观多呈淡黄色块状。常见于支气管炎、支气管肺炎或肺部混合感染、肺结核等疾病,亦常见于急、慢性咽炎或化脓性扁桃体炎。

7. 黄脓性痰。外观多为黄绿色黏稠的块状或不透明的脓汁状。常见于肺脓肿、慢性支气管炎、支气管扩张、空洞型肺结核合并严重感染等病证。脓痰若伴有明显腐臭味,则是厌氧菌感染特有之征象。

8. 血性痰。痰中带血,鲜红色痰常见于肺结核、支气管扩张、肺癌;铁锈痰则是大叶性肺炎的特征;当黑红色痰伴有剧烈胸部疼痛时应想到肺梗塞;红色泡沫见于急性肺水肿。

9. 黑色痰。可见于长期接触黑色粉尘的正常人。

10. 黄绿色痰。多见于绿脓杆菌引起的肺部感染。

11. 腥臭痰。痰液一般无特殊味道,若痰咸色黑而呈块状,多提示呼吸道某局部有慢性炎症;痰量多味腥而臭,常见于肺脓肿;痰呈黄绿色而臭,提示有厌氧菌混合感染;如痰液恶臭色红,多是肺癌晚期。

第七节　癌症自测挽救生命

居死亡率首位的癌症,是人类最凶恶的杀手。据世界卫生组织统计,每年10万人中大约有150人患癌症,全世界每年约有400多万人死于癌症。长期以来,人类与之抗争的手段大多是手术、化疗药物和电离射线,但接受治疗的患者的5年存活率只有50%左右,甚至更低。但早期发现癌症,采取积极的方法进行治疗,结果则大不相同。

癌属于恶性肿瘤,约占肿瘤的80%以上,其余为肉瘤。人是众多细胞组成的多细胞生物。每一个细胞都有增殖和分化两种潜能。细胞通过分裂增殖使细胞数量增多,机体体积增大。细胞分化则使细胞在结构和功能上发生多样化。细胞增殖和分化两者的共同效应使人体产生出完备的组织和器官。但这两个过程都是在众多基因协调下进行的,体内每个细胞的分裂或分化主要听命于外源信号。目前已证明,大多癌基因和抗癌基因都参与信号传递系统。由于致癌因素的干扰或诱变作用,导致癌基因和抗癌基因发生变化,解除了对细胞增殖的控制,使细胞得以自由独立增殖,即为癌变。细胞一旦癌变,便会无休止地繁殖,形成无限增殖的癌肿。更可怕的是,当活的癌细胞遇到营养供给不足而崩溃时,会突然陷落,而随着血液的循环,流浪到更好的居住场所,然后以2成4、4成8的几何级数快速递增,从而引起癌肿的快速转移。此时,大量的癌细胞不仅消耗人体大量的营养物质,破坏人体组织器官的结构和功能,还能够产生毒素使机体中毒,出现明显的消瘦、衰弱、厌食、贫血、出血、水肿或脱水等症状。这些都是癌症晚期的恶病质现象。

癌症晚期痛苦不堪,既受到肿瘤局部病痛的折磨,还要承受癌细胞对身体的啃蚀。早期诊断对提高癌症治疗效果,控制疾病发展有至关重要的意义。

癌症信号

人体恶性肿瘤有75%长在体表,而且癌肿发生后会引起机体的一系列病理反应。这些异常改变有一定的规律可寻。临床观察发现,在癌症的早期会有一些症状出现,这些症状与其他疾病有所不同,医学家们称之为"癌症信号"。由于癌症好发于40岁以上的人,所以,中老年人如果出现某些癌症信号,尤其要提高警惕。综合中外广为宣传的癌症警报信号,主要有以下11条:①身体任何部位的肿块,如乳腺、颈部和腹部肿块日久不消,尤其是逐渐增大者。②身体任何部位发生溃疡,如舌头、颊粘膜、皮肤等,经久不愈者。③长期消化不良,进行性食欲减退,或感觉所有的食物味道都相同者。④吞咽时胸骨后不适,有梗噎、疼痛感觉者。⑤久治不愈的干咳,痰中带血丝,或声音嘶哑者。⑥耳鸣、听力减退、鼻塞、鼻血,或视力减退、复视、目光呆滞而模糊、单侧持续性头痛进行性加剧者。⑦大便习惯改变,便秘与腹泻交替出现,便中夹血。⑧小便习惯改变,原因不明的血尿。⑨月经期以外或绝经以后的阴道出血,特别是性交后阴道出血,白带夹血。⑩疣或痣突然增大,或破溃出血,脱毛,色素加深。⑪不明原因的发热、乏力、消瘦、贫血等。

以上11条癌症信号并非一定是患了癌症,只是提醒人们警惕癌症的进攻。所以,不可对上述临床表现神经过敏,若断章取义地往自己身上硬套,终日如惊弓之鸟,寝食不宁,反而有损健康。

癌前病变

癌症的发生与某些疾病有一定的关系。有些病变本身并不是癌症,但在其基础上容易发生癌变。这就是所谓的癌前病变。常见的癌前病变有以下几类。

1. 粘膜白斑

粘膜白斑发生于口腔的粘膜白斑属于最常见的癌前病变之一,其癌变率约占5%左右。初起为白色烟雾样白斑,不高出粘膜表面,以后逐渐发展为灰白色斑点,高出于粘膜表面。如果粘膜表面发生溃疡,基底部变厚变硬,即为恶性病变的征兆。粘膜白斑还可发生于皮肤、子宫等处,一旦发现,要及时治疗,不可掉以轻心。

2. 溃疡、瘢痕和瘘管

经久不愈的粘膜或皮肤上的溃疡、瘢痕或瘘管等,往往有癌变的可能,要引起重视,如皮肤或口腔粘膜、胃粘膜、舌粘膜上的慢性溃疡;烧伤、烫伤或冻伤后的瘢痕;长期存在的骨髓炎和结核性瘘管等。

3. 增生

许多部位如食管粘膜、支气管粘膜、乳腺和皮肤的不典型增生,即有细胞形态结构异常,有可能转化为癌症。皮肤和乳腺等外表部位的增生容易被发现,内部粘膜增生则要靠X线、纤维镜检查才能发现。

4. 慢性炎症、息肉

胃、肝、胰、直肠、结肠、肺、子宫颈、皮肤等慢性炎症或息肉,常可引起癌变,如慢性萎缩性胃炎、胃窦炎的癌变率约为10%;胃息肉的癌变率在10%以内。反复发作性慢性肝炎,易形成增生性结节。增生的肝细胞即有癌变的可能。有报道,乙型肝炎的患者癌变率比正常人高出200倍以上。慢性胰腺炎纤维化形成有癌变的可能。慢性溃疡性结肠炎、血吸虫性肠炎等,可因溃疡、增殖而发生癌变。结肠息肉的癌变率较高,尤其家族性多发性息肉的癌变率更高,可达40%～50%。子宫颈慢性炎症可能为宫颈癌的潜兆,有些宫颈癌以宫颈慢性炎症的形式隐伏存在。

癌症转移信号

由于淋巴结位于皮肤表层,而癌症转移往往累及淋巴结,故对癌症病人的淋巴结肿大要仔细检查。癌症转移的淋巴结肿大质地坚实,甚至坚硬如石块,且不易推动。这是由于癌细胞侵袭淋巴结的淋巴窦和髓窦之后,就波及整个淋巴结,并穿破被膜与周围组织发生粘连所致。

一般胸腔里的肺癌、气管癌、食管癌、纵隔癌常转移至右侧锁骨上淋巴结,引起右锁骨上淋巴结发生癌变肿大;腹腔里的胃癌、胆癌、胰癌、十二指肠癌以及直肠癌、卵巢癌、睾丸癌、肾癌等,常转移到左侧锁骨上淋巴结,引起左锁骨上淋巴结发生癌变而肿大;乳房癌常转移到同侧腋下淋巴结;舌、唇、齿龈、颊、鼻、腭、扁桃体、咽、喉部的鳞状细胞上皮癌,常转移到颈颌下淋巴结,引起颌下淋巴结肿大;罕见的上皮癌,常出现耳前淋巴结肿大;鼻咽癌患者常先发现颈部淋巴结癌变,这是因为鼻咽部的淋巴上皮癌因体积极小,不易发觉,往往在颈部淋巴结出现异常肿大时,作进一步检查才能明确鼻咽癌是原发病变。

癌症病人摸不到淋巴结肿大,可以注意有关症状,同样能得知癌的转移动态,因为癌细胞可以向深层淋巴结转移。肿瘤向深层淋巴结转移,总是会发生种种压迫症状,如压迫心脏及大血管后,即产生上腔静脉综合证,出现颈部肿胀、青紫、胸壁静脉曲张;压迫喉上神经,则出现声嘶或失音;压迫交感神经节、肋间神经及食管,则发生胸痛及吞咽困难;压迫气管则产生咳嗽和呼吸不畅;颈交感神经节被癌肿压迫或浸润,会引起单侧眼球凹陷、瞳孔缩小、眼睑下垂及汗闭;癌肿侵至胸膜,则发生胸膜腔内血性积液,引起呼吸急促;侵及腹膜,则发生腹腔积液等现象。

常见癌症的早期表现

我国死亡率最高的九大癌症为胃癌、食管癌、肝癌、宫颈癌、肺癌、肠癌、白血病、鼻咽癌、乳腺癌。其中最凶险的癌症要算肝癌。其发展迅速,死亡率极高,一般不超过6个月至3年。以上这些癌症在早期均有其独特的症状表现,只要留心观察就能区分辨别。

1. 胃癌

胃癌是亚洲,尤其是东亚、南亚各国发病率较高的一种恶性肿瘤。在我国,胃癌占各种恶性肿瘤发病率的首位。早期胃癌一般无特殊的临床表现,或出现胃炎或胃溃疡的症状,如上腹部剑突下疼痛,空腹时或食入东西时痛增,胃脘胀闷不舒、食欲减退或厌食,对食物的喜好突然改变,或有恶心呕吐,大便失常等。胃肠X线造影、胃镜检查可以确诊。

家庭醫生

但是,临床上不少胃癌病人早期没有明显的症状,待发现时已是晚期。因此,要做到早期诊断早期预防,就需对那些只有轻微症状或没有症状但属于胃癌高危人群进行检查。胃癌的高危对象主要是:①患有胃息肉症的人。②患有慢性胃溃疡的人。③患有萎缩性胃炎的人。④曾作过胃大部切除的人(残胃有发生胃癌的可能性)。以上这些疾病被称为癌前病变,因这些病变确有发展为癌的可能性。

如果出现持续性腹部剧痛、呕吐、便血,或心窝下有梗塞感、上腹部可能摸到肿块等,则多已属于晚期胃癌。此期治疗为时已晚。而胃癌早期手术治疗的 10 年生存率可达 90%。由此可见胃癌是可以预防的。

2.食管癌

食管癌的发病率名列第四位。我国每年死于食管癌的患者约十几万,即 16.7/10 万人口,占全部肿瘤死亡率的 22.34%。男性比女性多 5～10 倍,多在中年以后发病,并随年龄增长而增高。

早期食管癌症状多轻微,如果在吞饮过冷、过热。过酸或过硬的食物,时常感觉胸骨后酸痛,或刺痛、灼痛或隐痛,就要引起注意。食管癌最常见的症状是吃东西时有梗塞感,有些病人诉说食物咽下时,滑过食管的感觉很清楚,或是觉得咽喉或食管有异物,吞咽时有梗噎感,脊背发沉等。食管癌进一步发展,到了中期就会出现吞咽困难。当流质食物都难以下咽时,病情已趋恶化,此时治疗为时已晚。

食管癌与食管炎的症状很相似,但症状的剧烈程度不同,而且通过食管 X 线片或食管纤维镜能够鉴别。食管癌如果发现得早,其 5 年生存率为 80%。

3.肺癌

肺癌占恶性肿瘤的第二位,绝大多数为男性病人。肺癌的发生与接触化学致癌物质、吸烟及放射性物质等有关。尤其是吸烟,若一天吸烟的根数乘吸烟年数,得出吸烟量,如超过 600 的人,每 8 人中就有 1 人会得肺癌。肺癌患者总的 5 年生存率仅 10% 左右;而经过外科手术及综合治疗后,其 5 年生存率可提高 3 倍。事实上,大约 50% 的患者被诊断为肺癌时已有远处转移;其余 50% 中,因身体条件不能手术者占 25%;在能手术的 25% 患者中,肿瘤可被切除或基本被切除的有 20%。换言之,全部患肺癌病人中,能得到外科手术治疗的,只有五分之一。可见,肺癌的早期发现、早期手术是提高年生存率的关键。

一般来说,肺癌早期不易被发现,初起时与上呼吸道感染、肺结核等相似。一旦出现持续性咳嗽,久治不愈,多呈干咳,或痰中带血丝,并伴有胸背疼痛不适,或低热持续不退,或咯血等症状时,往往已是肺癌的中晚期。因此,早期诊病非常重要。当发现以下几种情况,须采取有效检测手段如胸部分层片、电视透视、CT、痰液找癌细胞、光束纤维支气管镜检查等以确诊:①各种体格检查或患其他疾病作胸部拍片时,偶尔发现肺部阴影者。②有感冒、发热、咳嗽等呼吸道症状,X 线胸片有炎症阴影,经 2 个星期抗炎治疗,症状改善不明显或肺部阴影吸收不佳者。③属于"高度危险人群"对象,即 45 岁以上男性,有 10 年以上老慢支、肺结核等慢性呼吸道疾病,或有长期吸烟史,近期发现血痰或咳嗽加剧而疗效不佳者。

其实,肺癌性骨关节病变往往先于肺部症状数月或更长时间出现,临床上多误诊为风湿性关节炎或类风湿性关节炎,从而常延误了手术的机会。所以,凡中年以上病人出现不能解释的大关节肿痛,四肢末端肥大、胀痛麻木,杵状指及甲床周围红晕,用一般抗风湿药物治疗无效时,应该作仔细的胸部检查,密切随访有无发生肺癌的可能。

4. 肝癌

我国为肝癌的高发区,发病率约为 5.2/10 万人口。肝癌虽然在恶性肿瘤中屈居第三位,但其凶险程度为其他肿瘤所不及。

肝脏深藏在人体的上腹深处。据统计,肝癌在长到直径 5cm 以前,一般既无症状也难以被摸到肿块。也就是说,如若肝癌病人感到某些不适,或是被摸到肿块,那么体内的肝癌大致已经长到 5cm 以上了。肝癌的早期症状首先表现为全身倦怠、容易疲倦,即使静卧休息也无法消除。这一症状常会被人忽视。病情进一步发展,可感觉右上腹、心窝部钝痛,或有胀闷不适感,食欲减退,恶心,食后胃脘部胀饱不适,或有巩膜黄染。如果出现蜘蛛痣或肝掌,则疑有肝病。

肝癌有其特定的易患对象,好发于中老年,40 岁以上年龄的人患肝癌的机会增多。乙型肝炎病毒感染与肝癌关系密切,乙肝表面抗原(即 HBsAg)阳性者患肝癌的危险性 10 倍于阴性者,若为乙肝表面抗原阳性的慢性活动性肝炎患者,则其危险性更高,是阴性而无肝炎者的 30 倍。丙型肝炎病毒感染常可形成慢性肝炎,并可转化为肝硬化、肝癌。

此外,肝癌还有一定的家族聚集倾向,即直系家属中有人患肝癌的,其肝癌发病的机会亦多。

所以,40 岁以上的乙肝表面抗原阳性者或 40 岁以上的慢性肝炎患者皆应视为肝癌的高危对象,肝癌患者的亲属也可视为肝癌的高危对象。以上人员应每年 2 次到医院检查。甲胎蛋白(即 AFP)检查与 B 超检查联合应用,可使 95% 以上的早期肝癌被发现。这是由于肝细胞癌有异于其他癌症的特性就是它能分泌甚具特异性的甲种胎儿蛋白,因此对高危对象定期检查血清甲种胎儿蛋白,可以筛选出早期小型肝细胞癌。不过只有 70% 的肝细胞癌病人能分泌异于正常值的甲胎蛋白。为避免有漏网之鱼,再加以肝脏 B 超检查,不失为可行的办法。目前肝脏 B 超可测到肿瘤之最小直径为 1cm。

5. 乳腺癌

乳腺癌为女性的高发恶性肿瘤之一,占女性恶性肿瘤的首位,居我国恶性肿瘤的第九位。

在各种癌症中,乳腺癌是最易自我发现的。早期乳腺癌多表现为单侧乳房上有硬块,初起小如米粒,活动度好,以后逐渐发展增大。由于这种硬块多无疼痛,故常被忽视。如果在乳头附近出现硬块,乳头便会受牵拉而扭转凹陷,有时还有褐色分泌物渗出,夹有血丝。如果病情继续恶化,则可在表面形成溃疡。绝经期前后的女性,或未婚女性,或未充分哺乳的女性易患乳腺癌。乳腺增生症有癌变倾向,而几乎半数的妇女患有该病。所以对乳房小结要特别留意。早期发现病变的最好办法是妇女学会自我检查：取坐位或立位，在镜子前自我观察双侧乳房和乳头是否对称，皮色是否正常，然后高举双手，再两手叉腰，观察乳房的变化，最后仰卧位轻压乳房（注意不要捏起），仔细分辨乳房和腋窝有无肿块。对早期乳腺癌治疗的疗效较好，如果硬块小于1cm者，约有95%的人可治愈。肿块越大，则疗效越差。

但是，还有几种特殊类型的乳腺癌，常被误诊而延误了治疗时间。如隐匿性乳腺癌，乳房部位摸不到肿块，早期表现为乳头有异常分泌物，多为血性，也可有粘稠液体，乳头有回缩和凹陷，腋窝淋巴结随癌细胞的转移而肿大。这种癌需放射线摄片等检查以确定诊断。炎性乳腺癌的恶性程度高，病程短，死亡率高。其表现为乳腺局部皮肤发红，皮温升高，乳房增大，与炎症初期的肿块几乎无区别，故常被误诊为"急性乳腺炎"。妊娠期乳腺癌因妊娠后期、哺乳期乳腺增大并有轻度疼痛而疏忽诊断，故应特别注意特殊时期的乳房变化。男性乳腺癌约占乳腺癌的1%，也不可忽视。由于男性乳腺较小，又缺乏腺体组织，一旦发生癌变，很快就会波及到胸肌、胸膜，并发生远处转移。因此，必须提高对男性乳腺癌的认识和警惕，以便及早发现，及早手术治疗。

6. 子宫癌

子宫癌为女性生殖器最多见的恶性肿瘤，其中宫体癌占15%～25%，宫颈癌则占75%～85%，患者以30～55岁最多。子宫体癌好发于未婚未育，或患有肥胖、高血压、糖尿病者。子宫颈癌好发于性经验较早，与许多异性有过性关系，或生产次数较多的女性。

子宫体癌主要有3种，即子宫内膜癌、绒毛膜上皮癌和子宫肉瘤。而子宫内膜癌80%以上为腺癌。子宫内膜癌是一种常见的恶性肿瘤，发病率仅次于子宫颈癌。本病大多发生在50岁以上，临床表现为绝经前月经不规则出血，经药物治疗不能控制；绝经后又有不规则阴道出血；当癌瘤溃烂时，带有血性的白带增多；早期很少腹痛，晚期可经常发生腹痛，这是由癌肿对神经的刺激和压迫，或继发感染引起的。

子宫颈癌为女性各种恶性肿瘤中最多见的肿瘤之一。接触性出血是早期宫颈癌的重要症状，有时可见到绝经后出血，其次为白带增多。晚期则见阴道不规则出血，量时多时少，反复发生或持续少量出血，可以引起贫血，甚至因出血性休克而致死；白带增多可混有血液；局部组织坏死感染后则出现恶臭排液。若疼痛提示病情已到晚期，因癌肿浸润局部神经或大血管而引起。

子宫癌可通过妇科检查、阴道镜检查、子宫颈活组织检查或子宫体诊断性刮宫活检、阴道细胞学检查等而确诊，早期以手术治疗为主。

7. 肠癌

肠癌为我国六大癌肿之一，其发病率为消化系肿瘤的第三位，仅次于食管癌和胃癌。肠癌有55%形成于直肠，还可发生于十二指肠、结肠、肛门等。

直肠癌最常见的症状就是排粘液掺血样便，排便时感觉肛门深处痛楚，或排便

家庭健康宝典

家庭醫生

物理保健篇

困难,经常有残便感,或便意频频,如果癌肿发生于结肠或十二指肠部位,则多无排便疼痛感,而贫血、大便出血的情况比较严重。如果肿瘤进一步发展,可出现排便失常,或便秘或下痢。当肠癌可以在腹部摸到肿块时,多已属晚期。

盲肠也是恶性肿瘤经常问津之处。盲肠癌的早期可毫无症状,随着病情的进展相继出现消化不良、便秘或腹泻、右下腹疼痛等异常,并且盲肠癌有时造成阑尾腔的轻度梗阻,使之发生轻度的炎症,其表现酷似慢性阑尾炎。因此,当右下腹疼痛和不适被诊断为慢性阑尾炎时,在积极治疗的同时,应注意观察大便情况。若是出现排便习惯改变(便秘、腹泻或便秘腹泻交替)、右下腹有肿块、便中带血和逐渐消瘦等异常,应立即请医生做进一步检查,以便及早发现盲肠癌。

肠癌多发于60岁左右的老人,尤其是排便习惯不良者,故老年人大便有异常改变,应及时去医院请肛肠科医生检查。

8. 血癌

血癌即白血病,为骨髓造血组织的恶性肿瘤,患病率为3/10万人口,多发于35岁以下的年轻人,但老人也可见此病。在我国,白血病占各种恶性肿瘤的第六或第七位,在儿童和青年中罹患恶性肿瘤者占首位。

儿童及青年患者起病多急骤,有高热、全身疼痛、进行性贫血及显著出血倾向。老年及有些青年也可缓慢起病,逐步进展,以乏力、食欲不佳、劳动后气急等为主。据报道,急性淋巴细胞白血病(即急性淋巴细胞异常增生)可以淋巴结肿大或关节疼痛而起病。急性白血病的典型症状为发热、出血和贫血。在病变初期常有疲倦、懒散感、头晕、面色苍白等症状,或有原因不明的持续性高热,并可见颊粘膜、牙龈粘膜出血,或皮肤上有瘀点瘀斑。成人急性白血病以发热为常见症状。早幼粒细胞白血病和急性单核细胞白血病出血症状最为严重。几乎所有患者早期都有贫血,随病情进展而加重。

慢性白血病起病缓慢,早期多无明显症状,个别患者在体格检查或其他疾病就诊时偶尔发现脾肿大或白细胞异常而获得确诊。各型慢性白血病的一般表现可归纳为以下3个方面:①代谢亢进导致体重减轻、发热、盗汗、脉速,晚期则见恶病质。②进行性贫血而致苍白、乏力、眩晕、心悸等,或因血小板减少而出血。③肝脾肿大或淋巴结肿大压迫局部器官或白血病细胞浸润而出现各种症状,如左上腹坠胀、胸骨压痛、关节痛等。

若临床表现为发热、出血、贫血、肝脾肿大者,应引起高度重视,骨髓、血象检查可帮助确诊。

9. 鼻咽癌

在全世界的鼻咽癌发病率中,我国高居首位,占全身肿瘤的12.4%,男女之比为2~6:1,以中年人多见。

鼻咽癌的早期症状既轻微又不典型,但仔细观察,有以下异变信号:①鼻涕带血,这是典型的鼻咽癌早期表现。②颈部耳后出现肿块,初起较小,似花生米样,质地偏硬,无灼热、疼痛感,服用消炎药肿块不缩小反而增大,活动度减少直至完全固定，这是鼻咽癌的淋巴结转移性癌。③耳胀、耳鸣，甚至耳聋，排除耳部疾病引起者，可因鼻咽癌所致。④斜视或复视，排除眼病引发者，可能是鼻咽癌向颅内扩展时，波及外展神经，致使该侧眼外肌麻痹所致。⑤顽固性头痛，多为一侧性、持续性，轻者隐隐作痛，重者呈抱头呻吟痛苦状，使用止痛片无效，需用麻醉剂（如杜冷丁）才能止住。⑥鼻塞，嗅觉减退，这是癌肿向后鼻孔扩展时出现的症状。

此外，当癌肿侵入邻近组织、器官，可出现相应的症状，如突眼、失明、声音嘶哑、咳嗽、胸痛等。若见上述表现，应尽早去医院检查，争取早期诊断。早期治疗的预后一般较好，术后 5 年生存率可达 80% 以上。

第八章　常见病物理疗法

第一节　内科

感　冒

【病因与症状】

感冒可分为普通感冒和流行性感冒两种。

普通感冒俗称伤风、上感,是由一般的细菌(如链球菌)或普通病毒(如鼻病毒)引起的上呼吸道黏膜发炎所致的疾病。普通感冒是最常见的疾病之一,不分男女老少,一年四季均可以发生。普通感冒症状轻、病程短、传染性小,病后免疫力低,可反复患感冒。受凉、疲劳、营养不良、年老体弱、情绪不佳等都可以成为感冒的诱因。

流行性感冒是由流感病毒引起的急性呼吸道传染病,病原体为甲、乙、丙三型流行性感冒病毒,通过飞沫传播。本病传染性强,具有"变异"特性,不断产生新的亚型而易感者普遍存在,造成暴发性流行。

【按摩疗法】

(1)按压百会、天柱、脑户各穴位30～50次,力度稍重,特别是打喷嚏、鼻塞严重时,百会、天柱二穴很有效。

(2)掐按孔最、合谷各穴位20～30次,力度适中,此二穴对感冒时发生倦怠、无力并伴有发热有奇效。

(3)按揉风池穴、风府穴、风门穴、肺俞穴各50～100次,力度以酸痛为宜。(图8－1)

风门、风池、风府三穴是感冒的特效穴位。中医认为疾病是因外界的"邪气"侵入体内所致。在感冒时,邪气最初是由风门侵入,积蓄于风池,再集中于风府。所以,在感冒时,重点按摩这三个穴位,感冒的症状很快就消失了。

风寒型

选穴:取大椎、风门、肺俞、曲池、印堂、太阳、合谷穴,以及背部督脉、膀胱经循行部位。(图8－2)

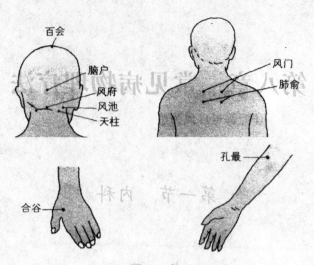

图 8-1

【拔罐疗法】

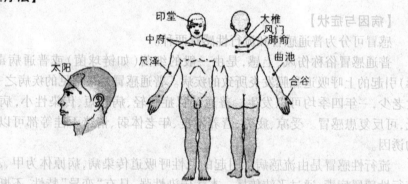

图 8-2

方法:用火罐采取闪火法,对穴位施连续闪罐,以皮肤潮红为度,每日 1 次,或施以单纯火罐,留罐 10～15 分钟,每日 1 次。也可与贮水罐、药罐配合使用,留罐 15～20 分钟,每日 1 次。走罐法将润滑剂或药液涂在背部,在督脉及膀胱经循行部位连续走罐,至皮肤发红为度,每日施罐 1 次。

风热型

选穴:取大椎、肺俞、风池、尺泽穴。(图 8-2)

方法:用刺络罐法,首先以三棱针在穴位上进行点刺,至出血为度,然后用罐立即吸拔在点刺的部位上,留罐 20 分钟,起罐后将吸部的血液用消毒棉球擦净,每日 1 次。亦可用银翘散、桑菊饮药水煮罐,对穴位施以药罐。

此外,对久病体虚的感冒患者,除辨别风寒、风热选穴外,如兼气虚者加拔气海穴、足三里穴;血虚者加拔血海、三阴交穴;阳虚者加拔关元、命门穴。

【刮痧部位】

以下列顺序进行刮痧治疗。项丛刮 1—太阳刮;2—肾俞;3—骶丛刮;4—膻中刮;5—中脘;6—天枢;7—曲池;8—列缺;9—合谷;10—内榙;11—足三里;12—阴陵泉;13—三阴交;14—太溪;15—太冲 16。（图8-3）

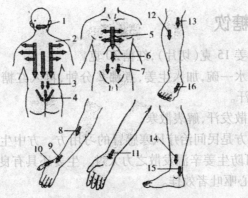

图8-3

【针灸疗法】

取风池、大椎、肺俞、列缺并配合风门、外关、曲池、合谷、丰隆、阴陵泉、足三里等穴位。每次选取3~4个,采取悬灸法每穴灸治10~15分钟,每日1~2次,3天为1疗程。（图8-4）

【足部热浴】

每晚将双足泡在热水中,水温以能耐受为度。泡30~50分钟,水凉需不断续热水。泡脚后会浑身出汗,鼻塞通畅,如是几次感冒可愈。

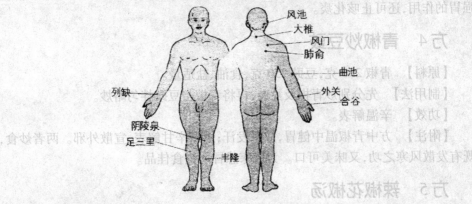

图8-4

【饮食疗法】

方1　葱白粥

【原料】　连须葱白5~10根(每根寸许,切细),粳米50克。

【制用法】　先用粳米煮粥;粥熟后加入葱白再煮片刻,趁热顿服,温覆取汗。

【功效】　发汗解表,散寒通阳。

【附注】 方中葱白辛散温通,解表散寒;粳米甘温益胃,助阳发汗。两者配伍,既发汗解表,又益胃,尤其适用于年老体虚风寒感冒者,常人风寒感冒服之亦佳。

方2 姜糖饮

【原料】 生姜15克(切片),红糖30克。

【制用法】 水一碗,加入生姜,煮沸2分钟,再入红糖煮1分钟,即可趁热饮用。饮后盖被取汗。

【功效】 辛散发汗,解表散寒。

【附注】 本方是民间治疗风寒感冒的习用方。方中生姜辛温发表散寒;红糖甘温缓急调味,可防生姜辛温发散之力太过。生姜还具有良好的止呕作用,因此用于风寒感冒兼恶心呕吐者效佳。

方3 生姜萝卜汤

【原料】 生姜25克,萝卜50克,红糖少许。

【制用法】 将生姜和萝卜洗净后切成片,加入适量的水后煎15分钟,再加入红糖稍煮片刻。

【功效】 辛温解表,止咳化痰。主治急性上呼吸道感染,属风寒型,恶寒重,发热轻,无汗,头痛鼻塞。

【附注】 现代医学研究表明,萝卜含有丰富的淀粉等消化酶,能促消化,且有强胃的作用,还可止咳化痰。

方4 青椒炒豆豉

【原料】 青椒250克,豆豉250克,食油、盐适量。

【制用法】 先分别炒青椒及豆豉,再将青椒与豆豉拌匀略炒。

【功效】 辛温解表。

【附注】 方中青椒温中健胃,散寒发汗;豆豉辛甘解表,宣散外邪。两者炒食,既有发散风寒之功,又味美可口。为风寒感冒的佐食佳品。

方5 辣椒花椒汤

【原料】 红辣椒15克,花椒5克,姜片2片。

【制用法】 红辣椒洗净拍裂与花椒、姜片同放入砂锅中,注入清水200毫升,煎至150毫升,去渣,加入精盐,调匀。分1~2次趁热服,取微汗。

【功效】 辛温解表,散寒发汗,适用于风寒感冒。

176

【生活宜忌】

预防感冒一定要做好以下六点:

（1）平时注意多锻炼，增强自身抵抗力。老幼体弱者、大量吸烟者、糖尿病人或有慢性胸部疾病的人要在冬春注意预防。容易罹患流行性感冒并发症的人每年最好注射抗流行性感冒的疫苗。

（2）饮食应清淡。胃口差的可以少食多餐，忌食生冷、寒凉性食品。多进清淡富含维生素的食物，并经常用温盐水漱口。多饮热开水、热姜糖水或热桔汁水。

发　热

【病因与症状】

发热是指体温升高超过正常范围。一般认为，正常健康人的体温保持在36.2℃～37.2℃，当口温超过37.3℃、肛温超过37.6℃、腋温超过37.2℃时，说明已有发热。根据发热的高低可分为以下几种：低热是指体温在37.4℃～38℃，中等热度是指体温在38.1℃～39℃之间，高热是指体温超过39.1℃；根据致热原的性质和来源不同，可分为感染性发热和非感染性发热两大类。

【按摩疗法】

可按摩百会、大椎、肝俞、肾俞等；足底区域都可按摩，重点是涌泉穴。（图8－5）

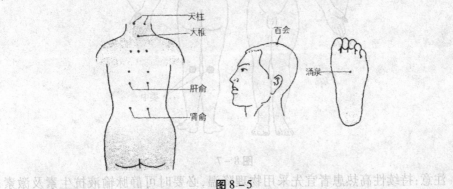

图8－5

【拔罐疗法】

选穴：太阳（侧）、大椎、曲泽、委中。（图8－6）

方法：一次取2～3处，三棱针点刺后，加拔火罐，留罐5分钟，待罐内血液部分凝结时取罐。用无菌干棉球擦净血液。

【刮痧疗法】

刮痧部位

（1）项背部：大椎、风池、两侧肩上区、脊柱两侧。

（2）胸部：胸骨柄区（膻中穴及周围）。

（3）上肢部：曲池及肘窝区、合谷、少商。

（4）下肢部：腘窝（委中）。（图8－7）

177

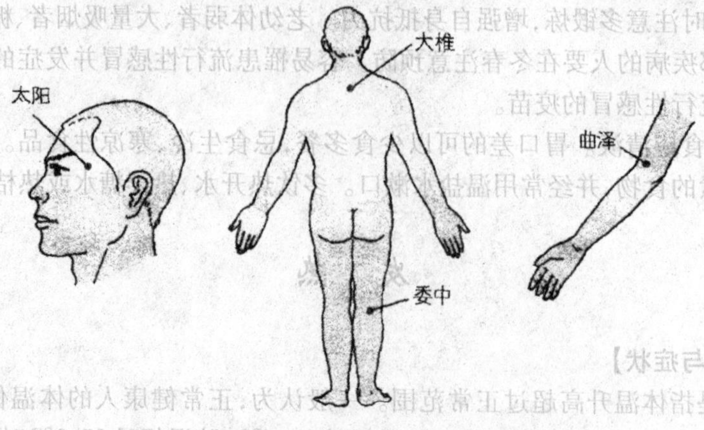

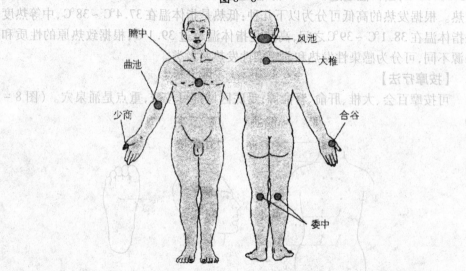

图 8－6

图 8－7

注意：持续性高热患者宜先采用物理降温，必要时可静脉输液抗生素及激素，防止并发症发生。

【饮食疗法】

雪梨 1 个，荸荠 5 个，茅根 30 克，麦冬 30 克，莲藕 1 节，以上五味分别洗净，雪梨、莲藕切块，荸荠打碎，混合加水煎煮，放凉饮用。

【生活宜忌】

凡发热病人，饮食宜选择清淡而易于消化的流食或半流食，以补充人体消耗的水分，如汤汁、饮料、稀粥之类；宜吃具有清热、生津、养阴作用的食品；宜吃富含维生素及纤维素的蔬菜瓜果。忌吃黏糯滋腻，难以消化的食品；忌吃高脂肪及油煎熏烤炒炸的食物。

宜食以下食物：

（1）柑。性凉,味甘酸,有生津止渴作用。崔禹锡《食经》载:"柑,食之下气,主胸热烦满。"《开宝本草》亦云:"利肠胃中热毒"。凡发热口干者宜食。

（2）香蕉。性寒,味甘,能清热解毒。《本草纲目》说它能"除小儿客热"。《日用本草》亦称"解肌热烦渴"。香蕉含较多的维生素 A、维生素 B、维生素 C、维生素 E 等,药理实验发现,成熟香蕉肉有抑制真菌和细菌的作用。所以,无论是感染性或非感染性发热者,均宜食用香蕉。

（3）椰子浆。适宜发热之人口渴时服用。《中国药植图鉴》载:"滋阴,清暑,解渴。"《药海本草》亦云:"椰子浆去风热。"所以,夏季风热感冒发烧者尤为适宜。

（4）甘蔗。性寒,味甘,能清热生津。《本草纲目》记载:"蔗,甘浆甘寒,能泻火热。"《本草经疏》亦称"甘寒除热润燥,除心胸烦热。"凡发热津伤口干渴者皆宜。

（5）萝卜。性凉,味辛甘。《本草经疏》认为萝卜"生者味辛,性冷;熟者味甘,温平",所以,生萝卜有化痰热、止烦渴的作用。鲜萝卜除含多量水分外,还含有大量的糖类和多种维生素,无论是感冒高热,或是感染性发热,或是猩红热,多吃萝卜,颇有裨益。

（6）冬瓜。性凉,味甘淡,能清热毒、消暑热、除烦渴。唐·孟诜说它能"去头面热,热者食之佳"。《日华子本草》称:"治胸膈热,消热毒痈肿"。《本草再新》亦云:"冬瓜清心火,泻脾火,解暑化热"。所以,冬瓜适宜发热或暑热天高热不退者,煎汤频饮,或捣汁服。

（7）绿豆。能清热、解毒、消暑,凡感染性发热病人及暑天风热感冒或夏季热者,均宜频饮绿豆汤。《本草汇言》对绿豆的评价是:"消暑热,静烦热,润燥热,解毒热。"尤其是感染性高热,及过高热患者,尤为适宜。

急性支气管炎

【病因与症状】

急性支气管炎是由细菌或病毒感染及理化刺激或过敏反应所引起的气管黏膜的急性炎症。受凉和过度疲劳可降低上呼吸道的防御功能,故可诱发急性支气管炎。

【拔罐疗法】

拔罐部位及方法

（1）选穴:大椎、风门、身柱、肺俞、膻中、中府、尺泽穴。（图8-8）

（2）方法:以单纯火罐法,按穴吸拔,留罐20分钟,每日1次。或取大椎、风门、膻中穴或身柱、肺俞、中府穴,施行刺络罐法。先用三棱针点刺穴位放血,然后在点刺部位吸拔,两组穴位交替应用,每次1组穴,每日1次。

【刮痧疗法】

刮痧部位

（1）背部:肺俞、定喘。

（2）胸部:天突、俞府、神封、紫宫。

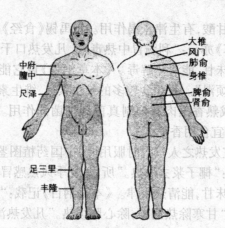

图 8-8

(3)上肢部:尺泽、列缺。

(4)下肢部:丰隆。(图 8-9)

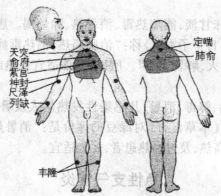

图 8-9

【针灸疗法】

取大椎、肺俞、膻中、天突、风门等穴。(图 8-10)

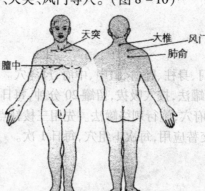

图 8-10

（1）温和灸：每穴灸 10 ~ 20 分钟，每日 1 ~ 2 次，5 ~ 10 次为 1 个疗程。

（2）隔姜灸：艾炷如枣核大，每穴 5 ~ 7 壮，每日或隔日 1 次，7 ~ 10 次为 1 个疗程。

（3）隔蒜灸：艾炷如枣核大，每穴 5 ~ 7 壮，每日或隔日 1 次，急性、重症日 2 次，7 ~ 10 次为 1 个疗程。

（4）无痕良灸：艾炷如麦粒大，每穴 3 ~ 7 壮，每日或隔日 1 次，7 ~ 10 次为 1 个疗程。

【饮食疗法】

方 1 　五味子 250 克，鸡蛋 10 个。五味子放入瓦器内，加水煮沸半小时，待药汁冷透后，放入鸡蛋，置阴凉处浸泡 7 日即成。每日早晨吃鸡蛋 1 个。此方适用于入冬遇冷即发的支气管炎。

方 2 　花生米、大枣、蜂蜜各 30 克，用水共煎饮汤，一日服 2 次。

方 3 　用甘蔗汁 1 杯，高粱米 100 克，合煮成粥，每天 1 剂，分 2 次服用；滋润心肺，咳嗽自愈。

方 4 　用柿饼 1 枚，切开去核，夹入川贝末 6 克，用饭锅蒸熟服用即愈。

方 5 　甜杏仁 5 克，冰糖 30 克，水煎服。

方 6 　雪梨 100 克，枇杷叶、款冬花各 12 克，煎浓汁饮用，每日 3 次。

方 7 　鲜梨 500 克，去皮剖开去核，填入川虫末 6 克，白糖 30 克，合起放在碗内蒸熟食用，早晚分食。

方 8 　杏仁 150 粒，去皮尖炒焦。每次 10 粒，每日服 3 次。

方 9 　白菜（开水烫熟后晾干）100 克，豆腐皮 50 克，红枣 10 枚。各味与盐等调味品一起炖汤服用，每日 1 剂。对秋、冬季肺燥性支气管炎咳嗽者较为适宜。

【生活宜忌】

（1）经常通风换气：家里和办公室都应常通风换气，以防病菌和烟雾等空气污染原滞留室内，加重病情或导致患病。

（2）预防感冒：感冒是急性支气管炎的主要诱因，因此避免在寒冷季节长时间待在室外，又湿又冷的环境极易着凉感冒。流感期间，也应避免去人多的地方，以免增加感染的机会。

（3）早防早治：急性支气管炎治疗不及时、反复发作易成为慢性支气管炎，所以应早防早治。

（4）戒烟：香烟对呼吸系统的损害是非常严重的，如果你正患急性支气管炎，吸烟将加重病情。戒烟后，你的支气管炎会逐渐改善。假使你长期吸烟，部分的肺部伤害可能无法回复，但你愈早戒烟，痊愈的机会愈大。

（5）加强锻炼：有助于提高机体的免疫力，减少疾病的易感性。

（6）饮食方面：多喝水，利于化痰。饮食宜清淡，多吃止咳平喘食物。

慢性支气管炎

【病因与症状】

慢性支气管炎是气管、支气管黏膜及其周围组织的慢性非特异性炎症，老年人发病较多，故有"老慢气"之称。多在冬季发作，春暖后缓解，晚期炎症加重，长年发作，不分季节，并可合并肺气肿、肺源性心脏病等严重并发症。慢性支气管炎多由急性气管炎、流感或肺炎等急性呼吸道感染转变而来。另外，慢性支气管炎与大气污染、吸烟、感染及过敏有关。

慢性气支管炎的主要症状是长期咳嗽、咳痰、气喘。咳嗽呈长期、反复发作，并逐渐加重。轻的仅轻微咳嗽，有少量黏痰，多在秋冬气候骤变或急性上呼吸道感染时发作。反复感染则咳嗽越来越重，痰液增多。咳痰以早晨和夜间最重，咳痰是主要症状之一，痰量多少不一，一般为白色泡沫状或黏液痰，伴急性感染时变成脓性痰，痰量也加多。咳嗽剧烈时可痰中带血丝。气喘也是慢性支气管炎病人经常出现的症状，特别是伴有支气管狭窄和支气管痉挛时更易出现，常伴有哮鸣。

【按摩疗法】

（1）按压肺俞、厥阴俞、心俞、肾俞、志室各 30～50 次，力度以酸痛为佳。

（2）揉按中府、膻中、巨阙、肓俞各 50 次，力度轻柔。

（3）揉捏侠白、孔最、太渊、阴陵泉、三阴交各 50～100 次，力度稍重，以胀痛为宜。（图 8－11）

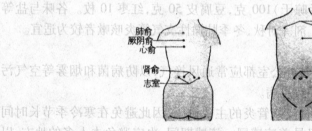

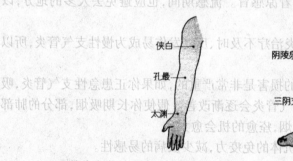

图 8－11

肺俞穴是呼吸系统疾病的特效穴，尤其是支气管气喘、慢性支气管炎所引起的咳嗽、吐血、胸部痛很有效;中府是治疗气喘、呼吸困难的特效穴,对咳嗽也有效;侠白穴位于肺部,对胸闷、咳嗽、痰、心悸、气虚等很有效。以上穴位可反复按揉,多按摩几次。

【拔罐疗法】

拔罐部位及方法

(1)选穴:大椎、风门、身柱、肺俞、膻中、中府、尺泽穴。(图8-12)

(2)方法:以单纯火罐法,按穴吸拔,留罐20分钟,每日1次。或取大椎、风门、膻中穴或身柱、肺俞、中府穴,施行刺络罐法。先用三棱针点刺穴位放血,然后在点刺部位吸拔,两组穴位交替应用,每次1组穴,每日1次。

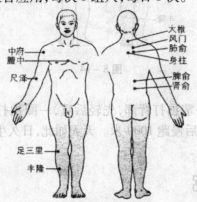

图 8-12

【刮痧疗法】

(1)头颈部:风池、天柱、大椎。

(2)背部:大杼、肺俞。

(3)胸腹部:膻中、中府、中脘。

(4)上肢部:合谷、列缺。(图8-13)

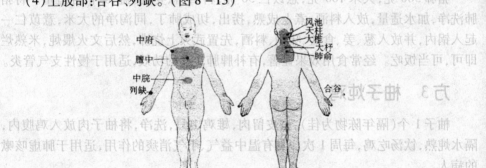

图 8-13

【针灸疗法】

(1)灸天突穴3～5壮,灵台穴3～5壮。

（2）灸肺俞、心俞、定喘、天突、曲池、丰隆穴等，每穴 3～5 壮，每天 1～2 次，5 天为 1 疗程。休息 3 天，再进行下 1 疗程。（图 8－14）

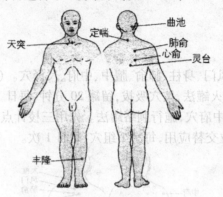

图 8－14

【体育疗法】

按顺时钟方向，用手掌拍打背部，先轻后重，一圈拍打 15 下，连续拍打 4～5 圈，以背部发热为宜。然后慢跑 1000 米。天天如此，日久生效。

【饮食疗法】

方1　车前子粥

车前子 1～30 克，粳米 100 克，将车前子用布包好后煎汁，再将粳米入车前子煎汁中同煮为粥，每日早晚温热食。可以利水消肿、养肝明目、祛痰止咳，适用于老人慢性气管炎及高血压、尿道炎、膀胱炎等。

方2　猪肺粥

猪肺 500 克，大米 100 克，薏苡仁 50 克，料酒、葱姜、食盐、味精各适量。将猪肺洗净，加水适量，放入料酒，煮七成熟，捞出，切成肺丁，同淘净的大米、薏苡仁一起入锅内，并放入葱、姜、食盐、味精、料酒，先置武火上烧沸，然后文火煨炖，米熟烂即可，可当饭吃。经常食用效果显著，有补脾肺止咳的功效，适用于慢性支气管炎。

方3　柚子炖鸡

柚子 1 个（隔年陈物为佳），去皮留肉，雄鸡 1 只，洗净，将柚子肉放入鸡腹内，隔水炖熟，饮汤吃鸡，每周 1 次。具有温中益气、下气消痰的作用，适用于肺虚咳嗽的病人。

方4　秘制萝卜干

红皮萝卜 1.5 千克，鸡蛋、绿豆适量。冬至日取红皮萝卜（不能用其他萝卜），去头尾，洗净，用无油污洁净刀将萝卜切成均匀片（约 3～5 毫米厚），再将其穿成串,晾干后收藏好。待三伏天使用。每次取萝卜干3片,鸡蛋1个,绿豆6克,共放入砂锅内(搪瓷容器亦可,但不能用金属锅),加水煮30分钟至豆熟烂。服时剥去鸡蛋皮,连同萝卜、绿豆及汤一起吃。从数伏的第一天开始,饭前服用,每日1次,连服30天。

【生活宜忌】

(1)按时进餐,每餐可适量多吃一些豆制品与蔬菜,如白萝卜、胡萝卜及绿叶蔬菜等清淡易消化的食物。

(2)多吃一些止咳、平喘、祛痰、温肺、健脾的食品,如白果、枇杷、柚子、北瓜、山药、栗子、百合、海带、紫菜等。

(3)忌食生冷、过咸、辛辣、油腻及烟、酒等有刺激性的东西,以免加重症状。

(4)适当进行体育锻炼并尽量选择不太激烈的项目,以利改善呼吸系统的机能,增强对寒冷和疾病的抵抗力。

支气管哮喘

【病因与症状】

支气管哮喘是由多种细胞特别是肥大细胞、嗜酸性粒细胞和T淋巴细胞参与的慢性气道炎症,在易感者此种炎症可引起反复发作的喘息、气促、胸闷和咳嗽等症状,多在夜间或凌晨发生,气道对多种刺激因子反应性增高。主要激发因素有特异性或非特异性吸入物、感染、食物、气候改变、精神因素、运动及药物因素等。临床症状可自行或经治疗后缓解。本病可发生于任何年龄,但以12岁以前开始发病者居多,以秋冬季节发病最多,春季次之,夏季最少,是国内外严重威胁公众健康的一种慢性疾病。本病反复发作可并发慢性支气管炎、阻塞性肺气肿、肺源性心脏病。

【按摩疗法】

(1)太溪、照海穴捏按30~50次,力度以胀痛为宜;

(2)足三里、上巨虚、丰隆各按揉30~50次;

(3)依次点按肾、肾上腺、垂体、膀胱各50~100次,按摩力度以局部胀痛为宜;

(4)推按输尿管、肺各50~100次。推按速度以每分钟30~50次为宜;

(5)点按鼻、头颈淋巴结各100次;

(6)推按升结肠、横结肠、降结肠、盲肠各50次,依次进行。(图8-15)

【拔罐疗法】

发作期

选穴:风门、肺俞、大椎、膻中、尺泽、定喘穴。(图8-16)

方法:在本病的发作期属寒饮者,取风门、肺俞、大椎、膻中穴,施以单纯火罐法、贮药罐法(方药用止嗽散:桔梗、甘草、白前、橘红、百部、紫菀煎煮取汁备用),留罐10分

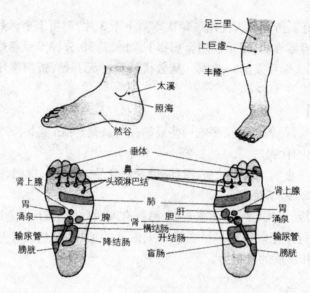

图 8 – 15

钟,每日 1 次。属痰热者,先以定喘穴行闪罐 5~6 次,以皮肤发红为度,然后取肺俞、膻中、尺泽穴施行刺络罐法,以三棱针在穴位点刺后,迅速用罐吸拔,留罐 10 分钟,各穴交替吸拔,每日 1 次。

缓解期

选穴:大椎、风门、肺俞、身柱、膻中、中府、关元、肾俞、脾俞、足三里穴及背部督脉和膀胱经循行部位。(图 8 – 16)

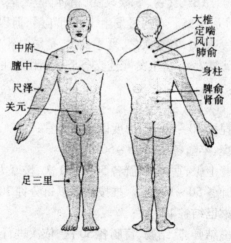

图 8 – 16

方法:缓解期可在背部督脉和膀胱经循行部位进行走罐,至皮肤紫红,亦可在上述穴位进行单纯火罐吸拔,或用贮水罐、水气罐留罐,每次 10 分钟,每日 1 次。亦可在单纯火罐吸拔后,在吸拔的穴位上涂抹“参龙白芥膏”(方见药罐法附方);还可以采用刺络留罐,取大椎、肺俞、脾俞、肾俞穴或身柱、关元、膻中、中府穴,先以

186

三棱针点刺穴位后,立即用罐吸拔,留罐10分钟,每次1组穴,每日1次。

此外,缓解期的病人可采用拔罐发疱疗法进行预防治疗。以投火法分别吸拔大椎以及肺俞穴,其火力要大,使吸力充足,待罐内皮肤起疱后方可起罐(要用玻璃罐以便于观察),在局部覆盖消毒纱布以保护创面,待水疱自行吸收。

【刮痧疗法】

刮痧部位

(1)背腰部:大椎、定喘、风门、肺俞、膏肓、脾俞。

(2)颈胸腹部:天突、膻中、气海。

(3)上肢:尺泽、列缺、太渊。

(4)下肢:足三里、丰隆。(图8－17)

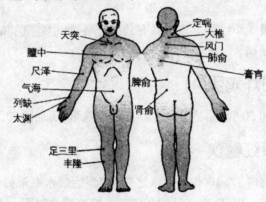

图8－17

【针灸疗法】

主穴:发作期:大椎、定喘、风门、肺俞、膏肓、身柱。缓解期:大椎、肺俞、肾俞、中脘、命门、气海、足三里。(图8－18)

以上主穴每次任选3~4次。配穴:胸闷者可加天突、膻中。痰多者可加丰隆、脾俞。

(1)温和灸:每穴灸5~10分钟,每日或隔日1次,7~10次为1个疗程。

(2)无瘢痕灸:艾炷如花生大,每穴8~10壮,每日或隔日1次,7~10次为1个疗程。

【体育疗法】

双足分开与肩等宽,双臂自然下垂。深呼气时,双手压迫胸廓两侧或压迫上腹部,徐徐将气呼出。吸气时头向后微仰,上臂下垂,尽量挺腹。每日2次,每次持续20分钟。

【饮食疗法】

方1 糯米白果粥

白果8枚,红枣10枚,糯米50克,加适量的水煮粥服,分早晚两次服完,15天

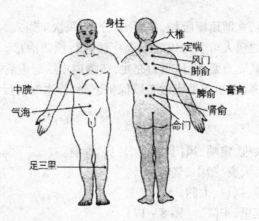

图 8 - 18

为1个疗程,可连服3个疗程。该方具有敛肺止咳、补中益气、和胃等功效,适用于儿童、老年哮喘间歇期。

方2　麻油炸鸡蛋

鸡蛋2个,麻油50克,醋适量。先用麻油炸鸡蛋,再加醋煮,早、晚各服1个。

方3　大葱红糖饮

大葱450克,捣碎,入1000毫升水之中(容器为暖水瓶最好),过10小时左右用纱布过滤去渣,加入1000克红糖调和备用。咳喘发作时服一匙,效果较好,常服更好。

方4　南瓜粥

南瓜5个,鲜姜汁60克,麦芽1500克。南瓜去籽,切块,入锅内加水煮极烂成为粥,用纱布绞取汁,再将汁煮剩一半,加入姜汁、麦芽,以文火熬成膏,每晚服150克,严重患者早晚服用。

方5　鸡蛋五味子汁

五味子25克,鸡蛋7个,五味子浓煎取汁,待凉,将鸡蛋浸没在药汁中,7日后,每天取出一个,蒸熟服食,连续服1个月。

方6　麻杏豆腐汤

麻黄30克,杏仁15克,豆腐120克。共煮1小时,去药渣,吃豆腐喝汤,分早晚两次服,连服4～5天。

【生活宜忌】

(1)避免变态反应原性物质。如果室内的灰尘是变态反应原,就要不使室内发生灰尘而铺上地毯,或者在清扫时注意不起灰尘。本人和家属都不要吸烟。

(2)扫除时或者寒冷时外出,要戴上口罩。老年人冬季不要到人多的地方去,可转移到温暖的地区,注意预防感冒。

(3)避免过劳和过食。由于过劳和过食都容易引起发作,所以在容易发作的季节一定要注意,特别是儿童更要注意。

(4)由于洗澡常常成为发作的诱因,所以在容易引起发作的季节,要在身体情况好时入浴,注意保持洗澡水的温度。

(5)慎重进行预防接种。并不是所有的预防接种都不好,但是容易成为发作的诱因。体质过敏的人,由于可引起其他副作用,所以应与医生商量。

(6)支气管哮喘患者在饮食上有哪些宜忌呢?

①宜多吃新鲜蔬菜。萝卜、刀豆、丝瓜等食品不仅能补充多种维生素和无机盐,而且具有祛风、下气、化痰的功效,可定量地食用梨、柑桔、枇杷、核桃、香蕉、芝麻、蜜糖,有助于大便通畅、腹压下降,能减轻哮喘。

②少食生冷瓜果。不宜吃易产气食品,如豆类、红薯、土豆、汽水等,因腹胀可使横膈上顶而影响胸腔,以致加重哮喘。

③少吃海腥发物。如黄鱼、虾、蟹等,这些发物有可能加重病情。

④忌烟、酒与辛辣食品。尽量减少对呼吸道的不良刺激。

肺气肿

【病因与症状】

肺气肿是因肺脏充气过度,细支气管末端、肺泡管、肺泡囊和肺泡膨胀或破裂的一种病理状态。严格地讲,肺气肿不是一种病,而是慢性气管炎、支气管哮喘等的并发症。按病因,肺气肿可分成老年性肺气肿、代偿性肺气肿、间质性肺气肿、阻塞性肺气肿等。最后一种最常见。主要因为慢性气管炎、支气管哮喘、空洞型肺结核、矽肺、支气管扩张等长期反复发作,使肺泡壁损坏、弹性减弱,甚至多个肺泡融合成一个大肺泡,使肺泡内压力增大,血液供应减少而营养障碍,最终形成肺气肿。

【按摩疗法】

选取肾、输尿管、膀胱、肺、喉和气管、心、肾上腺、甲状腺、淋巴结等反射区,每个反射区分别按摩3分钟,每日3次。(图8-19)

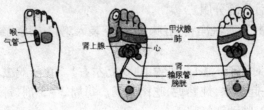

图8-19

【拔罐疗法】

选穴:大椎、肺俞、膻中、足三里。(图 8 – 20)

方法:取大椎、肺俞、膻中、足三里,施以单纯火罐法,留罐 15 分钟,每日 1 次。

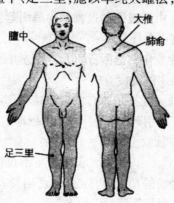

图 8 – 20

【刮痧疗法】

以下列顺序进行刮痧治疗。太阳刮 1—肾俞;2—膻中刮;3—中府;4—尺泽;5—内关;6—合谷;7—足三里;8—丰隆;9—太冲;10。(图 8 – 21)

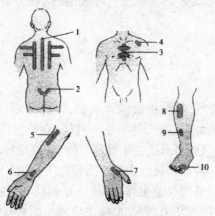

图 8 – 21

【饮食疗法】

方 1 冬瓜一个,切去上端当盖挖出瓜瓤,填入浙贝母 12 克,杏仁 10 克,冰糖少许,放锅内蒸熟后早晚分服。

方 2 母鸡 1 只开膛洗净,将五味子 50 克装入鸡腹中用线缝严,炖烂熟后分次食用。

方 3 蛤蚧 1 对,童子鸡 1 只(约 1000 克左右)。童子鸡去毛及内脏,洗净,与蛤蚧及葱、姜、盐一起加水,炖熟烂,吃肉喝汤。每周 2 ~ 3 剂,每日 1 次,随意服用。补肺脾肾,适于肺气肿动辄气喘者。

【生活宜忌】

（1）多走动、锻炼、增加耐受力，经常在空气新鲜的地方做适度运动。

（2）保持环境卫生，减少空气污染，远离工业废气；必要时用鼻呼吸，吸气时闭嘴深吸，吐气慢，嘴微开；少去公共场所，预防感冒；肺心病应及时入院治疗。

（3）注意饮用品的消毒，勿随地吐痰，调剂营养，努力培养良好的兴趣爱好。保持身心健康。

（4）饮食定量定时，戒烟、酒、赌等，避免过度劳累和剧烈运动，尤其要戒烟。

肺　炎

【病因与症状】

肺炎是细菌、病毒等致病微生物侵入肺脏引起的炎症。肺炎的种类繁多，按解剖部位可分为大叶性肺炎、小叶性肺炎和间质性肺炎。按致病微生物可分为细菌性、病毒性、支原体、立克次体和真菌性等。

引起肺炎的病原体包括从病毒到寄生虫各种生物性致病因子，其中以细菌最为常见，其次为病毒。一般青壮年多患细菌性大叶肺炎，老幼体弱者易患病毒性小叶或间质性肺炎。

【按摩疗法】

【有效反射区】腹腔神经丛、肾、输尿管、膀胱、肾上腺、肺及支气管、甲状旁腺、心脏、平衡器官、喉及气管、上、下身淋巴结反射区。（图8－22）

【按摩手法】按摩足部肾、膀胱、输尿管反射区各半分钟，肺及支气管、喉及气管、甲状旁腺、上身淋巴结反射区各1分钟，特别应加强各淋巴结的按摩。

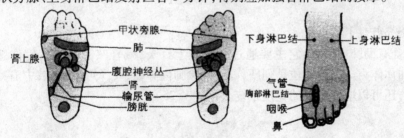

图8－22

【拔罐疗法】

选穴：大椎、身柱、肺俞穴。（图8－23）

方法：取上穴，可选用单纯罐法进行吸拔，亦可采用刺络罐、挑针罐、皮肤针罐法。首先在穴位上施针，然后以闪火法将罐吸拔在穴位上，留罐10～15分钟，每日1次。此外，还可以根据听诊时啰音较明显的相应区，如右侧肩胛区和右侧胸区稍下端等部位，施以单纯罐法。留罐10分钟，每日1次。此法具有改善临床症状、促进炎症消退的效应。

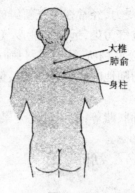

图 8 - 23

【刮痧疗法】

刮大椎、身柱、肺俞,刮膻中,刮曲池、尺泽、孔最、合谷,刮丰隆。(图 8 - 24)

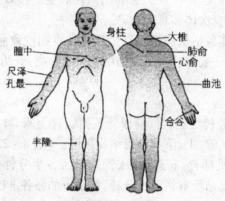

图 8 - 24

【针灸疗法】

针灸有助肺炎康复,它主要通过在肺经上针灸,减轻咳嗽、充血,使你感到舒适,增加你体力。关键穴位是列缺,可以清除肺内异物;尺泽可以止咳;中府减轻胸部充血,还可以增强机体的免疫系统。(图 8 - 25)

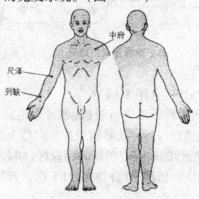

图 8 - 25

方1　刀豆姜糖饮治小儿肺炎

【原料】　刀豆子、红糖、生姜等量。

【制用法】　刀豆子炒干,研粉,加红糖生姜汤送服,每日3次,每次6克。

【功效】　宣肺平喘。适用于风寒闭肺、发热无汗、鼻塞流涕、喘重咳轻者。

方2　杏仁桑皮粥治小儿肺炎

【原料】　杏仁6克(去皮尖),桑白皮15克,生姜6克,大枣5枚(去核),粳米150克,牛奶30毫升。

【制用法】　杏仁研泥,调入牛奶取汁;桑白皮、生姜、大枣水煎取汁,以药汁入粳米煮粥,将熟时入杏仁汁再稍煮即成。一日分数次热服。

【功效】　宣肺止咳平喘。

【附注】　杏仁、桑白皮宣肺止咳,降气平喘;生姜发散风寒;粳米、大枣及牛奶补益肺胃。全方扶正祛邪,适用于风寒咳嗽、喘急痰多、体质虚弱、食纳不佳之患儿。

方3　银耳雪梨膏治小儿肺炎

【原料】　银耳10克,雪梨1枚,冰糖15克。

【制用法】　梨去核切片,加水适量,与银耳同煮至汤稠,再掺入冰糖溶化即成。日2次,热饮服。

【功效】　养阴清热,润肺止咳。适用于阴虚肺燥、干咳痰稠及肺虚久咳之症。

【附注】　银耳滋阴润肺,养胃生津,为补益肺胃之上品;雪梨清肺止咳;冰糖滋阴润肺。因此用于阴虚肺燥之证者颇佳。

方4　百合藕粉羹治小儿肺炎

【原料】　新鲜百合50克,藕粉适量,冰糖适量。

【制用法】　百合、冰糖加水煮烂后,加入已调成糊的藕粉,作为羹。每日2次,每次食用1小碗。

【功效】　润肺健脾。适用于小儿肺炎后期,阴虚低热盗汗,口干咽燥,干咳少痰者。

【生活宜忌】

(1)搞好个人卫生和环境卫生,经常开窗通风,保持室内的空气新鲜和清洁。

(2)冬春季节,年老体弱者应避免去公共场所,以防感染各种流行疾病。

(3)对老弱体衰和免疫机能减退者如糖尿病、慢性肝病、脾切除者,注射肺炎免疫疫苗。

（4）恢复期应避免淋雨、受寒、醉酒等诱发因素。

（5）肺炎患者在饮食上有什么宜忌呢？

①应补充能量，肺炎常伴有高热，机体消耗甚大，故应提供高能量、高蛋白且易于消化吸收的食物。可适当多吃水果，以增加水分和维生素。维生素 C 能增强人体抵抗力，维生素 A 对保护呼吸道粘膜有利。

②应尽量多饮水，多吃易消化或半流质食物，以利湿化痰。

③应忌烟、忌酒，慎吃辛辣刺激性食物，以避免发生过度的咳嗽。

肺 结 核

【病因与症状】

肺结核是由结核杆菌引起的慢性传染病，俗称痨病，是一种常见的呼吸道传染病。排菌病人是传染源，主要由患者咳嗽排出结核菌经呼吸道传播，在人体抵抗力低下时，容易感染发病。本病可累及所有年龄段，但青壮年居多，男性多于女性，近年来老年人发病有增加趋势。本病属中医"肺痨"范畴。

肺结核一般起病缓慢，病程较长，临床以咳嗽、咳痰、咯血、胸痛、发热盗汗、体重减轻为主要表现，兼有全身不适、乏力、倦怠、心悸、烦躁、月经不正常、不能坚持日常工作等。早期轻咳痰少，约 1/2 ~ 3/4 患者有咯血，量不等。发热可为不规则低热、弛张热或稽留热。盗汗多在入睡或睡醒时，可湿透衣服。中重度肺结核时，患侧呼吸音减弱，触诊震颤增强，叩诊呈浊音或高清音。听诊呈支气管肺泡呼吸音或湿性啰音（空洞）。胸痛时可听到胸膜摩擦音（结核性胸膜炎）。

【按摩疗法】

选取肾、输尿管、膀胱、肾上腺、肺、肝、胃肠、甲状腺等反射区，每个反射区分别按摩 4 ~ 5 分钟，每日 1 ~ 2 次。（图 8 – 26）

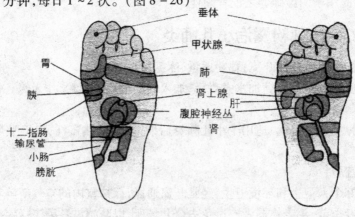

图 8 – 26

【拔罐疗法】

选穴:天突、通气、膻中、胆俞。(图8－27)

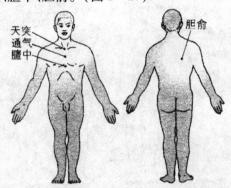

图8－27

方法:仰卧位取天突、通气、膻中穴,用单纯拔罐法,留罐5～10分钟,或俯卧位取胆俞穴,用单纯拔罐法,留罐10分钟。每隔1～2日1次。

【刮痧疗法】

刮痧部位

(1)背腰部:大椎、肺俞、膏肓、膈俞、脾俞、肾俞、志室;

(2)腹部:中脘、关元;

(3)上肢:尺泽、阴郄、鱼际;

(4)下肢:足三里。(图8－28)

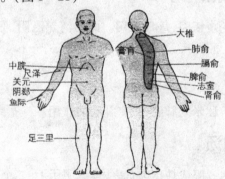

图8－28

【针灸疗法】

(1)艾柱灸,取穴天突、列缺、中脘、足三里。每次每穴灸10～20分钟,每日灸1次,5～7次为1疗程。

(2)瘢痕灸,取大椎、风门、肺俞、天突、膻中。多在缓解期进行,一般在夏天灸治。每次每穴灸5～9壮,隔日1次,3次为1疗程。(图8－29)

家庭醫生

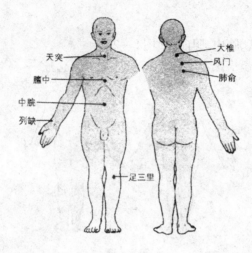

图 8 - 29

【饮食疗法】

方1 沙参鸡蛋汤

沙参 30 克,鸡蛋 2 个,冰糖 30 克,先将鸡蛋洗干净,将鸡蛋同沙参放入锅内,加清水两碗同煮。蛋熟后去壳再煨煮半小时,加冰糖调味,饮汤食蛋。本方可滋阴润燥、养阴清肺。

方2 马齿苋猪肉汤

生马齿苋 30 克,炖瘦猪肉,每日服用。此汤清热滋阴、润燥益气,为治疗肺结核阴虚潮热的良药。

方3 秫米粥

秫米煮粥常食之。秫米入肺经,具有补肺的作用。

方4 黄精肉汤

黄精 15 ~ 30 克,水煮服或炖猪肉食之,连续服用 1 ~ 2 个月。黄精具有滋肾润肺、补脾益气的作用,治肺结核有较好疗效。

方5 龙舌草炖肉

龙舌草(水车前)30 克,子母莲 15 克,炖肉食之。龙舌草清热解毒,子母莲清热消痈,两药合用为治疗肺结核的良药。

方6 葱头马齿苋茶

马齿苋 250 克,大葱头 1 个,加水煮沸,当茶常饮。有清热解毒作用,适用于所

家庭醫生

有的肺结核病人。

【生活宜忌】

(1)采取家庭隔离措施:肺结核病人在家中要实行隔离。肺结核病人是散布结核病的根源。所以要把病人安置在一定环境中,病人的分泌物、用具等均须与健康人分开。病人应减少与他人接触,不要到公共场所去。结核病人隔离最好方法是去肺结核专科医院住院隔离,减少对家人及其他人的传染机会。

(2)让病人独居一室:最好给病人一间空气流通、阳光充足的房间。如无条件者,病人可单独睡一床,经常注意开窗通风。

(3)衣被经常曝晒消毒:病人的衣被要经常用日光曝晒消毒,病人痊愈后,房间要进行彻底消毒。可将艾草卷点燃熏或将米醋按每立方米空间用1至2调羹放在炉上蒸熏,再用3%漂白粉上清液或3%的来苏水向空间、地面喷雾,关闭门窗1~2小时。

(4)生活用具的消毒方法:病人的用品食具、痰液、呕吐物都要消毒,特别注意病人痰液要吐在纸上或痰盂里,进行焚烧或消毒后倒去。最简便的消毒方法就是煮沸,也可在阳光下晒或用紫外线灯消毒,酒精、来苏水、石灰水、碳酸、双氧水、碘酒、84消毒液等均能将结核杆菌杀死。

(5)选择有益于结核病康复的环境条件:肺结核是一种较难治愈的疾病,适当的休息疗养非常重要,有条件的话,可以选择一个阳光充沛、空气新鲜、气候干燥的地方疗养。比如冬季可选择南方的海滨城市,夏季则到北方或山区。同时要避免情绪紧张、焦虑。

(6)肺结核患者在饮食上有哪些宜忌呢?

①应补充营养。补充营养是扶植正气的重要途径。合理调配膳食,增强体质,以促使病情好转。中医学认为"药补不如食补"是有道理的。宜给高蛋白、高能量和高维生素饮食,只有充足和合理的营养,才能保证机体有足够的抵抗力,以促使病灶的修复,利于机体的康复。

②应忌烟、酒及辛辣刺激性食物。减少因刺激产生的咳嗽。肺结核病人的体质一般较为虚弱,所用膳食应易于消化、吸收,避免油炸、厚味等难以消化的食品。病情严重的可先用高蛋白、高维生素类的半流质饮食,以后再逐步过渡到普通饭菜。

高血压

【病因与症状】

动脉血压高于正常叫做高血压。正常人的血压随年龄升高而升高,在不同生理情况下有一定波动。世界卫生组织最新规定成年人收缩压(高压)<18.66千帕(140毫米汞柱)、舒张压(低压)<12千帕(90毫米汞柱)为正常血压。收缩压≥

18.66 千帕(140 毫米汞柱)、舒张压≥12 千帕(90 毫米汞柱)为高血压。如连续 3 次测血压(不在同一天内)都超过正常标准就可能患了高血压病。

【按摩疗法】

(1)按压百会穴 50 次,力度适中,以胀痛为宜。

(2)按揉颈部的天柱、人迎、天鼎、足三里各 50～100 次,力度以酸痛为宜。

(3)掐按手部的合谷穴,足部的行间、降压点各 50～100 次,力度以胀、酸、痛为宜。

(4)搓揉涌泉穴 100 次,以有气感为宜。(图 8－30)

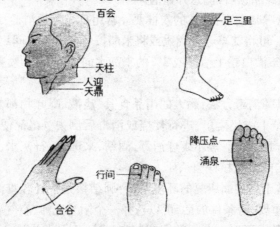

图 8－30

头顶的百会穴对高血压症所引起的头晕、头痛很有疗效;颈部的天鼎穴和足部的涌泉穴是血液循环的特效穴,只要轻微刺激,就会加速血液流通、降低血压之效;手部的合谷穴是治疗由高血压症所引起的不适症;足部的足三里是治百病之穴,对抑制和降低血压很有效;而刺激足部的行间和降压点对抑制兴奋、焦躁不安的情绪及消除头部充血症很有效。

【拔罐疗法】

选穴:(1)大椎、肝俞、心俞、灵台、脾俞、肾俞穴。(2)第 7 颈椎至骶尾部督脉及其两侧膀胱经内侧循行线、曲池、足三里或三阴交穴。(图 8－31)

方法:取(1)组穴施以刺络罐法,先用三棱针点刺或皮肤针叩刺各穴,然后施用闪火法将罐具吸拔在叩刺的穴位上,留罐 10～15 分钟,每次 1 组穴,隔日 1 次。或取(2)组穴,先将润滑剂涂抹在背部,然后走罐至皮肤紫红,再在曲池、足三里穴或三阴交穴施以留针罐法吸拔穴位,留罐 10～15 分钟,每日或隔日 1 次。

【刮痧疗法】

刮痧部位

(1)头颈部:印堂、太阳、百会、风池、风府、角孙、睛明。

(2)背部:心俞、肝俞、肾俞。

(3)腹部:中脘、气海、大横。

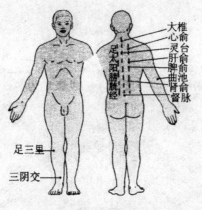

图 8－31

（4）上肢部：曲池。

（5）下肢部：三阴交、涌泉。（图 8－32）

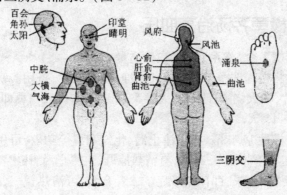

图 8－32

【针灸疗法】

（1）艾柱灸：取足三里、中脘、胃俞、脾俞。每穴灸 5～7 壮，隔日一次，10 次 1 疗程。

（2）艾卷灸：取中脘、胃俞、脾俞、梁门、足三里。每穴每次灸 10～15 分钟。每日灸 1～2 次，7 日为 1 疗程。

（3）隔姜灸：取中脘、天枢、气海、内关、足三里、神阙。每次选 2～4 个穴，每穴每次灸 5～7 壮，艾柱如枣核大，每日灸治 1～2 次，5～10 次为 1 疗程。

（4）敷灸：取胃俞、梁门、梁丘。每次用大蒜加红糖少许捣烂，敷于穴上，局部发红或有灼热感时去掉，10 次为 1 疗程。（图 8－33）

【运动疗法】

经常坚持运动或体力活动可以降低血压，但要注意运动的科学性和安全性。运动方式以散步、骑自行车和慢跑较为适宜，运动量由运动强度、频度和持续时间

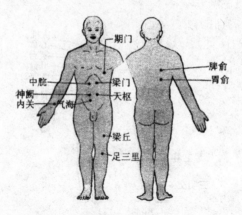

图 8-33

来决定,一般以不大于健康人运动量的75%为宜。

【饮食疗法】

方1 柠檬荸荠汤治高血压

【原料】 柠檬1个,荸荠10个,白糖适量。

【制用法】 将柠檬洗净,切片;荸荠洗净,去皮切片,备用。锅内加水适量,放入柠檬片、荸荠片,大火烧沸,改用文火煮5~10分钟,调入白糖即成。每日1剂,2次分服,连服10~15天。

【功效】 柠檬性凉,味酸,有生津止渴、化气和胃等功效,可用于高血压、咽痛口干、胃胀气诸症。荸荠性寒,味甘,有清热凉肝、生津止渴、补中益气等功效,可用于高血压、烦渴便秘、血尿、百日咳诸症。二者合食,可清热益气、生津止渴。适用于高血压、咽喉肿痛、消渴等。

方2 炝海带丝治高血压

【原料】 水发海带500克,精盐、椒油各10克,青菜丝适量,醋15克,葱丝5克,姜3片。

【制用法】 将海带洗净,切成细丝,放在开水中焯一下捞出控干,撒上精盐、青菜丝拌匀盛盘,然后放上葱、姜,倒上醋,椒油加热炝上即成。

【功效】 海带性寒味咸,有通经利水、化瘀软坚、消痰平喘等功效,可用于治疗高血压、高脂血症、肾炎水肿等症。

方3 麻油芹菠菜治高血压

【原料】 新鲜菠菜和芹菜各250克,麻油30克,精盐、味精各适量。

【制用法】 将菠菜、芹菜去老叶及根,洗净切段,放沸水中烫2分钟,捞出,放小盆中加入麻油、盐及味精,拌匀即可食用。

【功效】 滋阴清热,平肝熄风。适宜于高血压病,证见头晕头痛、面赤口渴、心烦易怒、大便秘结等的辅助食疗。

【附注】 菠菜与芹菜要鲜嫩。不宜同时食鳝鱼。

方4 菠菜炒生鱼片治高血压

【原料】 生鱼片200克,菠菜250克,蒜茸、姜花、葱段、绍酒、苃粉各适量。

【制用法】 将菠菜去根,洗净,略切几段,放入开水中焯过,捞起滤去水分;生鱼片用少许精盐拌匀。起油锅,下蒜茸、姜花、葱段爆香,下生鱼片,烹入绍酒,略炒,再下菠菜,调味,并下湿苃粉拌匀即可。随量食用。

【功效】 养肝降压,清热滑肠。适用于高血压病属肝火亢盛型者。证见头晕眼花、心烦口渴、常易恼怒、大便秘结等。

【生活宜忌】

(1)时刻监视血压:患者在家里量血压是最能监视血压的方式。除了追踪血压情况,自己量血压还可帮助你了解饮食、运动及药物如何影响你的血压。这也可帮助你克服门诊的恐惧。有些人一见到医生,立刻紧张起来,血压也急遽上升。

血压计有三种基本类型:机械型、电子式加手压充气臂套、电子式加自动充气臂套。手压式的需要听诊器,而电子式无听诊器,较易操作。

(2)保持心情愉快:研究显示,情绪在血压高低上扮演着独特的角色。快乐的情绪使收缩压下降,而焦虑则使舒张压上升。同时,血压的变化直接与情绪的强度有关,一个人愈快乐,他的收缩压下降愈多;相反地,一个人愈焦虑,他的舒张压上升愈多。

(3)进行有氧运动:运动可以帮助血压降低。许多研究显示有氧运动对高血压有多种益处,运动的用意在迫使血管舒张,以降低血压。即使运动期间血压回升,但运动结束后会再下降。当血压回升时,也不会上升过多。游泳、步行、骑车等,都是有益高血压的运动。

(4)防治呼吸暂停:高血压病人通常也有呼吸暂停的毛病。睡眠时所发生的呼吸暂停与鼾声大作及睡不安稳有关。有此毛病的人往往在白天里感到极度地困倦。治疗呼吸暂停有助于降低患者的血压。睡眠时鼾声大作的人,较易患高血压或气塞病。根据研究报告,打鼾可能由于脑部负责呼吸顺畅的部分功能不良所致;如此造成的氧气短缺,易添加心肺的负担。

(5)患者在饮食上有哪些宜忌呢?

①控制体重。研究表明,肥胖者高血压的患病率是正常人的2~6倍。流行病学也证实,体重的改变与血压的变化成正比,降低体重可减少患高血压的危险性。同时减轻体重也可以减少降压药物的用量。

②合理膳食。总原则是低糖、低盐、低脂、高纤维素。饮食应清淡,少吃盐。吃盐过多会促使血管硬化和血压升高,高血压患者每天吃盐应以5克以下为宜。在减少食物中总脂肪量的同时,增加多种不饱和脂肪酸,少食含胆固醇高的动物内脏,可适量选用植物油,长期食用玉米油可降低血中胆固醇并软化动脉血管。蛋白

质的摄入以植物蛋白为主,多吃新鲜蔬菜、水果。

③多食含钾食物。钾在体内能缓冲钠的有害作用,促进钠的排出,可以降压。高钾低钠的食物有黄豆、小豆、番茄、西葫芦、芹菜、鲜蘑菇及各种绿叶蔬菜;水果有橘子、苹果、香蕉、梨、猕猴桃、柿子、菠萝、山楂等。

④补充蛋白质和维生素。高血压患者要多食用一些含优质蛋白质的鱼、牛奶、瘦肉、鸡蛋及豆制品。维生素 B、维生素 C、维生素 E 等,有扩张血管和降低胆固醇的作用,并可改善血管的通透性,使血管保持弹性。

⑤多食含钙食物。如虾皮、骨头汤、绿叶蔬菜、黑木耳、核桃等。

⑥少食发物。如雄鸡、猪头肉、狗肉、鹿茸等,因这一类发物均易耗损肝阴,使肝阳易亢,病情复发或加重。

⑦戒烟限酒。吸烟容易导致高血压,是另一个重要的危险因素,烟草中的尼古丁会使小动脉收缩。嗜酒也是高血压的危险因素,长期大量饮酒,不仅易诱发中风,还会促使内源性(肝)胆固醇合成,使血脂升高,引起动脉硬化和加重高血压病。专家主张,可以喝点红葡萄酒,因为红葡萄皮中的白黎芦醇有益于心血管。

低血压

【病因与症状】

低血压主要是由于高级神经中枢调节血压功能紊乱所引起的以体循环动脉血压偏低为主要症状的一种疾病。一般成人如收缩压低于 100 毫米汞柱,舒张压低于 60 毫米汞柱时即称为低血压。

本病大致可归属于祖国医学"眩晕"的范畴,其发病主要与体质虚弱、思虑劳倦、情志因素等有关,病机主要在于各种因素导致心阳不振、阳气不能达于四肢所致。

【拔罐疗法】

选穴:膻中、中脘、气海、足三里、三阴交、涌泉、膈俞、脾俞、肾俞、关元俞(图8－34)。

方法:患者取坐位或卧位,在上述穴位上用真空罐或火罐吸拔,留罐 10～15 分钟,每日 1 次,7～10 次为 1 个疗程。

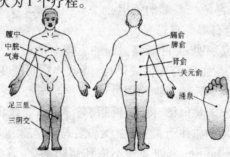

膻中
中脘
气海
足三里
三阴交

膈俞
脾俞
肾俞
关元俞
涌泉

图 8－34

【针灸疗法】

主穴:百会、足三里。(图 8 - 35)

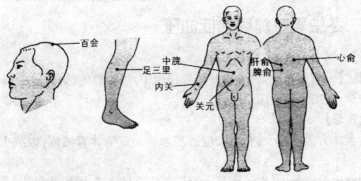

图 8 - 35

配穴:心慌:心俞、内关。

头昏、易疲劳:关元。

直立性低血压:中脘、脾俞、肝俞。

(1)温和灸:每穴灸 20～30 分钟,每日 1 次,10～15 次为 1 个疗程。

(2)无瘢痕灸:艾炷如麦粒大,每穴 3～5 壮,2～3 天灸 1 次,10 次为 1 个疗程。

【饮食疗法】

方 1   六味升压汤治低血压

【原料】   蛤蚧 1 对,田鸡 2 只,黑北芪(大者)4 片,花菇 2 个,火腿 10 克,生姜 2 克,酒、盐各少许,沸水适量。

【制用法】   将蛤蚧宰杀去头,先洗净;田鸡宰杀去皮、取腿肉;花菇、生姜洗净,姜切片,花菇撕成小朵,火腿切成薄片,同入锅与北芪加滚水同炖;待肉熟软加入酒、盐调味即成。食肉饮汤,每日 1 次,连服 5 天为 1 疗程。

【功效】   具有补脾、安神、升血压、养血之效。适于低血压头晕、面黄唇无血及诸虚百损、记忆力差、心肾虚弱者食用。若血压正常者服之也有补身作用。

方 2   当归姜枣汤治低血压

【原料】   当归、大枣各 50 克,羊肉 250 克,生姜 15 克。

【制用法】   生姜切片;羊肉、生姜、大枣文火熬成 3 碗,加入调料;另煎当归 24 毫升。将药液、羊肉汤分别依次饮用,每日分 2 次。

【功效】   补益气血,调和营卫。适用于低血压性眩晕。

方 3   人参粟米粥治低血压

【原料】   白参 3 克,红枣 10 个,山药、猪瘦肉、粟米各 50 克。

【制用法】   将猪瘦肉切片,与山药、红枣及粟米共同煮粥,粥将熟时,另煎白参水加入即可。

【功效】 益气养血,升提血压。适用于气血两虚型低血压。

方4 冬虫夏草炖鸭治低血压

【原料】 鸭1只,冬虫夏草12枚。

【制用法】 将鸭去肚杂,冬虫夏草置鸭腹中,加佐料炖熟食之。

【功效】 适用于低血压。

【生活宜忌】

(1)平素体力活动较少的女性,应适当参加一定的体育锻炼,以减少低血压的出现。

(2)注意改善营养,多吃动物蛋白等营养成分较高的食物,多饮水。

(3)体位性低血压患者应注意在起床、站立时动作应缓慢,或先保持头低位再慢慢起立,减少低血压发作的程度。

(4)老年人患低血压尤应注意平日行动不可过快过猛,因为老年人心血管代偿机制较弱,易于出现晕厥等。

(5)有的特殊患者表现为排尿时出现低血压发作。这类患者最好使用坐便器,或在排尿时最好用手扶住 个固定物以防跌倒。

(6)低血压患者在饮食上有哪些宜忌呢?

①宜增加营养,应多吃有利于调节血压的滋补品,如人参、黄芪、生脉饮等。

②适当增加食盐用量,同时要多饮水,每日至少喝水2~3升,较多的水分进入血液后可增加血容量,从而提高血压。

③不宜吃得过饱,餐后不要马上活动,可休息30分钟后再站起行走或干其他事。

阵发性心动过速

【病因与症状】

阵发性心动过速是指阵发性快速而规则的心律失常。心率一般每分钟为160~220次。常突然发作,持续数秒、数分至数小时,甚至数天后突然终止。阵发性心动过速可分为室上性阵发性心动过速和心室性阵发性心动过速(分别简称为室上性阵速和心室性阵速)。

【按摩疗法】

以轻手法刺激肾、输尿管、膀胱、心反射区各3分钟;以轻、中度手法刺激肾上腺、腹腔神经丛反射区3~5分钟。患者以有得气感为度。每日按摩1次30分钟,10次为1疗程。(图8-36)

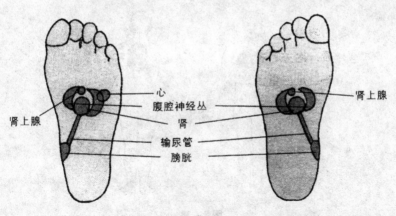

心
腹腔神经丛
肾上腺
肾
输尿管
膀胱
肾上腺

图 8 - 36

【拔罐疗法】

选穴:(1)膻中、内关、心俞穴。(2)神道、心俞、脾俞穴或灵台、厥阴俞、肝俞穴。(图 8 - 37)

方法:取(1)组穴,用闪火法,将罐吸在穴位上,留罐 10 分钟,每日 1 次。或取(2)组穴,施以刺络罐法,先用三棱针点刺各穴,用闪火法将罐吸拔在点刺的穴位上,留罐 10 分钟,每次 1 组,每日或隔日 1 次。

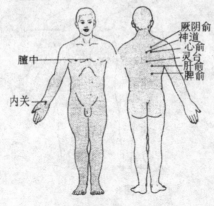

厥阴俞
神道
心俞
灵台
肝俞
脾俞
膻中
内关

图 8 - 37

【刮痧疗法】

刮痧部位

(1)背部:心俞、膈俞。

(2)胸部:膻中。

(3)上肢部:内关、神门。

(4)下肢部:足三里。(图 8 - 38)

【针灸疗法】

艾灸法:取心俞、膻中、内关诸穴,各灸 3 ~ 5 壮。(图 8 - 39)

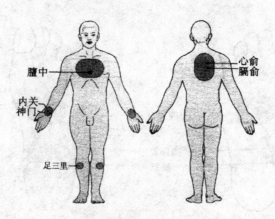

图 8－38

【生活宜忌】

（1）治疗原发病，要重视已患之病，注意劳逸结合，工作量要适中，切不可做力不从心之事，严禁烟酒，预防外感是预防的重要方面。

（2）频繁发作者或发作中止后，可选用能够控制发作的药物，以预防复发。

（3）避免精神紧张，生活要有规律，情绪稳定，可减少本病的发生。

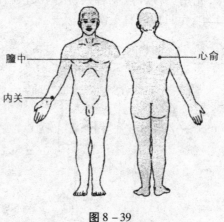

图 8－39

冠心病

【病因与症状】

冠心病是冠状动脉粥样硬化性心脏病的简称。冠心病是一种 40 岁以后较为多见的心脏病。中老年人由于生理机能的逐渐衰退，如果对钙质摄取不足，会导致钙质从骨组织中大量释出，这一方面会造成骨质疏松，另一方面会使骨组织中的胆固醇等物质大量释出并沉淀或附着在血管壁上，加重血管硬化，从而影响人体血液循环。

【按摩疗法】

有效穴位:膻中、中脘、气海、关元、心俞、肺俞、风门、肝俞。(图8-40)

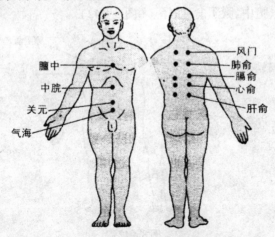

图8-40

按摩手法:这些穴位不分顺序,只要能按到揉到即可。时间不限长短,只要酸胀感即可。每天早晚各一遍,长期坚持。

【拔罐疗法】

拔罐部位及方法

(1)选穴:天突、膻中、巨阙、中脘、曲泽、内关、神门、足三里、大杼、厥阴俞、心俞、膈俞、肝俞。(图8-41)

(2)方法:①用闪火法将罐吸附于厥阴俞、心俞、内关、神门;或用抽气罐法。②沿足太阳膀胱经的大杼至膈俞、任脉的天突至巨阙、手厥阴心包经的曲泽至内关来回走罐。③取膻中、心俞、厥阴俞、中脘、足三里、内关,涂敷药膏(由川芎、红花、延胡索、冰片、麝香、硝酸甘油共研细末调糊)后,用闪火法拔罐。

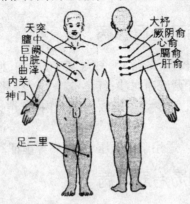

图8-41

(3)注意:拔罐对缓解和减少心绞痛发作次数有一定疗效,但频发、加重或心肌梗死时应及时去医院治疗。

【针灸疗法】

取内关、心俞、膻中、厥阴俞、曲泽。(图 8 – 42)

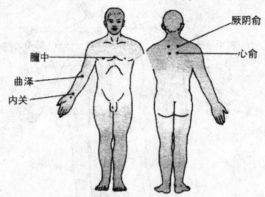

图 8 – 42

(1)温和灸:每穴可灸 15～30 分钟,每日 1～2 次,10 次为 1 个疗程。

(2)无瘢痕灸:艾炷如麦粒大,每穴 15 壮,每日 1～2 次,10 次为 1 个疗程。

(3)灯火灸:每日 1 次,15 次为 1 个疗程。

【饮食疗法】

方 1　三鲜汤治冠心病

【原料】　海带 200 克,海藻 200 克,干贝 10 克。

【制用法】　将原料先用温水洗净。用 2 碗水与原料一起放进锅中(锅内酌量加油),煮熟后加盐调味即可。

【功效】　益气活血,滋补生津。海带、海藻和干贝滋味鲜美,每日饮用,对冠心病、高血压很有疗效。

方 2　大枣冬菇汤治冠心病

【原料】　大红枣 15 枚,干冬菇 15 个,生姜、花生油、料酒、食盐、味精各适量。

【制用法】　先将干冬菇洗净泥沙;红枣洗净,去核;将清水、冬菇、红枣、食盐、味精、料酒、生姜片、热花生油少许一起放入蒸碗内,盖严,上笼蒸 60～90 分钟,出笼即成。

【功效】　益气,活血。适用于高血压、冠心病等虚证。

方 3　首乌山甲汤治冠心病

【原料】　何首乌 50 克,黑豆 50 克,穿山甲肉 250 克,精盐、调味品各适量。

【制用法】　将穿山甲肉切碎,何首乌、黑豆洗净,共放砂锅内加清水约 500 毫升,文火烧煮 90 分钟,至黑豆熟烂后加入精盐、调料调味即可。吃时连汤带肉一同吃下,亦可佐餐。

【功效】　扶正祛邪,活血化瘀。适宜于冠心病、动脉硬化症等疾病的辅助食疗。一般月余即见成效。

方4　绿豆粥治冠心病

【原料】　绿豆适量,北粳米100克。

【制用法】　先将绿豆洗净,以温水浸泡2小时,然后与粳米同入砂锅中,加水1000克,煮至豆烂米开汤稠。每日2~3次顿服,夏季可当冷饮频食之。

【功效】　清热解毒,解暑止渴,消肿,降脂。可预防动脉硬化。适用于冠心病、中暑、暑热烦渴、疮毒疖肿、食物中毒等。

方5　豆腐浆粥治冠心病

【原料】　豆浆汁500毫升,粳米50克,砂糖或细盐适量。

【制用法】　将豆浆汁、粳米同入砂锅内,煮至粥稠,以表面有粥油为度,加入砂糖或细盐即可食用。每日早、晚餐,温热食。

【功效】　补虚润燥。适用于动脉硬化、高血压、高脂血症、冠心病及一切体弱患者。

【生活宜忌】

(1)注意保暖,避免受寒:寒冷会使血管收缩,血液粘稠度增加,冠状动脉血管阻力增加,冠脉血流量减少,心肌缺血缺氧,并容易继发静脉血栓,从而增加了心肌梗塞和心脏猝死的危险。因此,冠心病人应根据气温变化,及时增减衣着,户外运动,如遇天气突然变化骤冷、大风时,应注意暂减少室外活动。

(2)保持情绪稳定:过度忧虑、激动、发怒可使交感神经处于高度兴奋状态,体内儿茶酚胺分泌增多,导致心率加快、血压升高、氧耗量增大或冠状动脉痉挛,从而诱发心绞痛或急性心肌梗塞,所以日常生活中,冠心病患者要特别讲究精神卫生,保持情绪稳定。

(3)尽量减少维生素D的摄取:勿由高脂的乳品中获取维生素D,这类食品易促成动脉堵塞。应避免均质化的产品,研究显示,存在均质牛奶中的黄嘌呤氧化酶(一种酵素)会损坏心脏,并阻塞动脉。

(4)坚持服药:很多人在病情发作的时候才想到服药,其实不发作的时候更要按照医嘱,有规律地长期服药,并备有心绞痛发作时应用的扩血管药物。

(5)减肥:肥胖是心脏病及高血压的危险因素。应作适量的运动和控制饮食。

(6)避免紧张压力:暴露于过量噪音中30分钟以上,会使血压上升,并且在噪音消退后,还能继续影响心脏30分钟。

心绞痛

【病因与症状】

心绞痛是由于冠状动脉供血不足，心肌急剧而短暂的缺血缺氧引起的，以阵发性胸前区压榨性闷痛不适为主要表现的临床综合证。

【按摩疗法】

有效穴位：太溪、公孙、涌泉、丘墟、足临泣等穴位。（图8-43）

按摩手法：揉按太溪、公孙、涌泉、丘墟、临泣等穴各1~2分钟，每日1~2次，力度稍轻。

有效反射区：肾上腺、肾、输尿管、膀胱、心、肺及支气管、垂体、甲状腺、甲状旁腺等反射区。（图8-43）

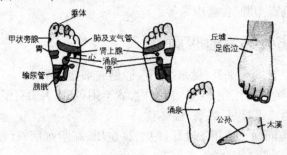

图8-43

按摩手法：

(1)点按心脏反射区，根据患者感觉掌握轻—重—轻手法，每次按摩5分钟。

(2)用中指或食指点按肾上腺反射区，每次按摩5分钟。

(3)连按肾、输尿管、膀胱反射区，用大拇指从反射区推按至膀胱，每次每脚每三穴推按10分钟。

【拔罐疗法】

选穴：至阳、心俞、巨阙、膻中、膈俞穴（图8-44）。

方法：当心绞痛发作时取至阳穴，用三棱针速刺出血，然后用闪火法将罐吸拔在至阳穴上，留罐5分钟，疼痛可迅速缓解。亦可取上穴采用单纯火罐法吸拔穴位，留罐10分钟。

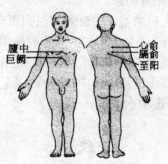

图8-44

【刮痧疗法】

以下列顺序进行刮痧治疗。太阳刮1—膻中刮;2—中府;3—内关;4—神门;5—足三里;6—三阴交;7—太冲8。(图8-45)

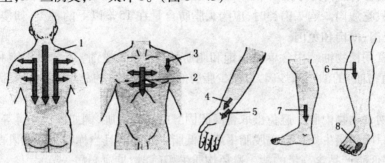

图8-45

【饮食疗法】

方1　猪心1个,芭蕉花250克。先将猪心洗净,和芭蕉花共入水中煎煮至猪心熟透即可。吃猪心饮汤。可经常服用。

方2　桃仁10克,粳米100克。先将桃仁捣烂如泥,加水研汁去渣,再与粳米同煮成粥。每日1~2次,可连续服3~5日。

方3　核桃仁250克,桃仁250克,红糖1000克。先将前二味加少量水煎煮至软,然后捣烂,再与红糖混合调匀成稠糊状,每次服50克,服3次,温开水送服。

【生活宜忌】

(1)改善不良的生活习惯:心绞痛患者应彻底改善一些不良的生活习惯,如抽烟、生活无规律、长期紧张和压力、高脂高胆固醇和高盐的饮食等。要建立正确的观念及健康的生活态度,才能防患于未然。

(2)学会放松心情:试着解决你的冲突来源能有效地改善心绞痛,不论是在工作中还是在家中,学习控制情绪,而不是让情绪控制你。尽量不要和配偶吵架,那样常会引发心绞痛。

(3)斜躺着睡眠:为防止在晚上睡觉时会发病,不妨将床头抬高8~10厘米,有助于减少发作次数,采取这种睡姿能促使血液聚集脚部,所以没有太多血液回流入心脏里的狭窄动脉。

(4)把脚放在地上:如果你晚上睡觉时心绞痛发作,你可以坐在床缘,将脚放在地板上。这样做可以缓和你的症状,如果症状仍未消退,则服用药物。

(5)禁烟:抽烟会增加血液中的一氧化碳含量,将血液中的氧气取代。而心绞痛是心脏里的动脉受阻,极需氧气,抽烟显然是对患者最有害的习惯。

再者,抽烟使血小板凝聚,加重动脉的阻塞情形。抽烟还会降低你服用药物的效果。

(6)患者在饮食上应注意哪些:

①控制饮食。少吃盐、少吃脂肪、减少热量的摄取。高脂及高盐的饮食可引发心

物理保健篇

211

绞痛,因为这些食物会突然提高你的血压。来自脂肪的热量应减至 30% 以下。这也就是说应尽量避免含饱和脂肪酸及胆固醇的食物。含饱和脂肪酸的食物即那些在室温下呈固态的油脂类,例如牛油。每天摄取少于 180 克的肉类、海产或家禽肉。

②只吃瘦肉。购买肉类时,应购买脂肪含量在 15% 以下的种类,如瘦肉、去皮鸡肉、鸭肉、鹅肉和兔肉。

③食用植物油。用含单元不饱和脂肪酸(例如橄榄油)或多元不饱和脂肪酸(例如植物油)的油类来炒肉,以减少脂肪的摄入。每日的总用油量应限制在 5~8 茶匙。

④勿食动物内脏。避免摄取含高胆固醇的动物内脏,例如肝、心、肾等。

⑤只喝脱脂牛奶。仅喝脱脂牛奶或低脂牛奶。而且当你购买低脂乳酪时应注意,有些低脂产品含高量的盐。避免均质牛奶(详情见冠心病一节)。

⑥避免刺激物。例如咖啡及茶,它们均含咖啡因。也避免烟、酒、糖、奶、油、红肉、脂肪(尤其是动物性脂肪)、煎炸食物、加工精制食品、软性饮料、辣食、白面粉产品,例如白面包。勿用甘草植物。

心肌梗塞

【病因与症状】

心肌梗塞是冠状动脉闭塞,血流中断,使部分心肌严重持久性缺血而发生局部坏死。病因主要是冠状动脉粥样硬化基础上并发血管腔内血栓形成,出血或动脉持续性痉挛,使管腔完全闭塞,血流中断。临床上有剧烈较久的胸骨后疼痛、心肌酶活力增高及进行心电图变化。本病属中医学"真心痛",有并发症者,可并入"厥证"、"脱证"范畴。

【按摩疗法】

选取肾、输尿管、膀胱、心、肾上腺等反射区,每个反射区分别按摩 3 分钟,每日 2 次。适用于心肌梗塞恢复期。(图 8－46)

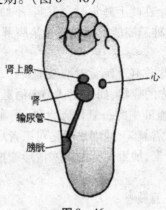

图 8－46

【拔罐疗法】

(1)选穴:膻中、间使、内关、足三里、厥阴俞、心俞。(图8-47)

(2)方法:采用真空拔罐疗法,取以上穴位单罐吸拔,留罐10~15分钟。每日1次。

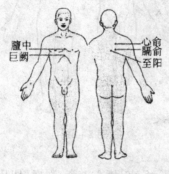

图8-47

【刮痧疗法】

刮痧部位

(1)背部:肝俞、肾俞、命门、大肠俞、八髎。

(2)下肢部:血海、阳陵泉、髀关、委中、解溪、承扶、殷门、承山、太溪。(图8-48)

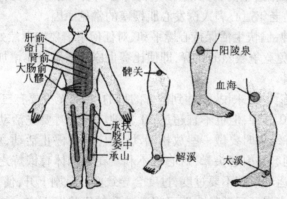

图8-48

【针灸疗法】

取心俞、内关、神门、巨阙用悬灸法,每穴灸治10~15分钟,每日1~2次,15次为1个疗程。适用于心肌梗死恢复期。(图8-49)

【饮食疗法】

方1　桂圆肉20克,莲子15克,粳米50克,加水熬粥分食。用于心梗后期调养。

方2　佛手10克,郁金15克,煎取药汁,打入荷包蛋2个食用。能顺气安神。

方3　茯苓15克,淮山药10克,炒黄后研成细末,与藕粉30克同煮,熟后食

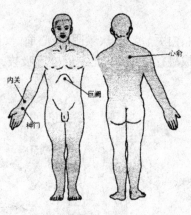

图 8 - 49

用,补气安神。

　　方 4　远志 8 克,夜交藤 15 克,猪心 1 个,洗净、切片,炖汤饮用。可养心安神。

　　方 5　何首乌 20 克,酸枣仁 15 克,加水煎煮,去掉药渣,加入淀粉 5 克,浓缩成羹,饮用。能养阴安神。

　　方 6　沙参 30 克,麦冬 20 克,龙眼肉 40 克,煮成浓汁,加入冰糖少许饮用。能滋阴补气安神。

【生活宜忌】

　　(1)绝对不搬抬过重的物品:搬抬重物时必然要弯腰屏气,其生理效应与用力屏气大致类似,是老年冠心病人诱发心肌梗塞的常见原因。

　　(2)放松精神:愉快生活保持心境平和,对任何事情要能泰然处之;参加适当的体育活动但应避免竞争激烈的比赛,即使比赛也应以锻炼身体增加乐趣为目的,不以输赢论高低。

　　(3)适度锻炼:一般来说,要达到锻炼的目的,每周至少要有三次认真的体育锻炼,每次不少于 20 分钟,但也不宜超过 50 分钟。开始时要先活动一下身体,如举臂、伸腿等。锻炼结束时要做一些放松活动,不应立即停止活动,更不应锻炼后马上上床休息,否则容易引起头晕,对心脏不利。在参加体育锻炼之前,应该先测定体力耐受程度。运动锻炼不要过度,过度会导致血压急剧上升,使左心室过度疲劳和促使发生心力衰竭。运动量一般可视年龄和健康状况而定。如果是心、肺功能都正常的人,可以根据锻炼后的最高心率限度来定。具体计算方法是,从 220 减去年龄数,再乘以 0.75。例如您今年 60 岁,那么(220 - 60)× 0.75 = 120 次,如果超过 120 次,则会对身体产生不良影响。

心肌炎

【病因与症状】

　　心肌炎即心脏肌肉中发生局限性或弥漫性的急性或慢性炎症,是一种感染性疾病的并发症,通常并不常见。跟任何肌肉一样,心肌也会因缺乏维生素、矿物质或中毒而受到损害。目前酗酒者所患的营养性心肌病是最重要的心肌病形式。缺乏维生素 B_1,血流中缺钾也会引起这种疾病。轻微的心肌炎症状,可能只有轻微的胸痛、气促及脉搏加快。严重者则会导致心力衰竭及死亡。

【按摩疗法】

按摩肾、输尿管、膀胱、心、肺、肾上腺、脑垂体、甲状腺、腹腔神经丛、颈椎、胸椎等反射区。每个反射区按摩 3 分钟,每日 1~2 次。(图 8-50)

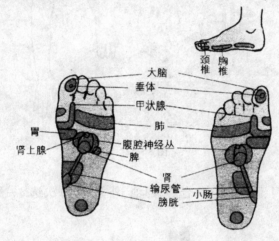

图 8-50

【拔罐疗法】

选穴:心俞、膻中、曲池、手三里、内关、外关、神门、合谷。(图 8-51)

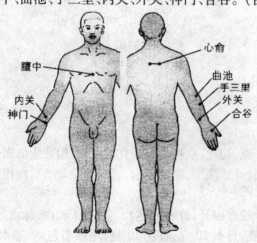

图 8-51

方法:用火罐法,取以上穴位单罐或多罐吸拔,留罐 10~15 分钟,每隔 1~2 日 1 次。

【刮痧疗法】

以下列顺序进行刮痧治疗。项丛刮1—太阳刮;2—心俞;3—肾俞;4—膻中刮;5—中府;6—天枢;7—关元;8—足三里;9—三阴交;10—曲池;11—内关;12—神门13。适用于病毒性心肌炎的治疗。(图 8 - 52)

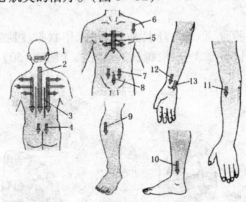

图 8 - 52

【针灸疗法】

取穴内关、神门、膻中、心俞、合谷、曲池、外关等,每次选 3 ~ 5 穴,每日 1 次。(图 8 - 53)

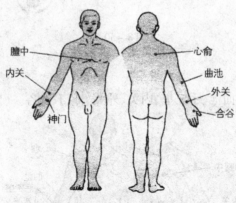

图 8 - 53

【饮食疗法】

方 1　竹笋 120 克,切丝,瘦猪肉 100 克切成片,用花生油爆炒,食用。

方 2　鲤鱼 1 尾,开膛洗净,略油煎后,加白菊花 25 克,枸杞 15 克及水,炖熟后分次吃肉喝汤。

方 3　猪心 1 个带血破开,放入大枣 15 克,置于碗内,加水蒸熟食用。

方 4　党参 15 克,丹参 10 克,黄芪 10 克,用纱布包好,加水与 1 个猪心炖熟,吃肉饮汤,日服 1 次,可治心肌病。

【生活宜忌】

(1)避免紧张,保持情绪稳定。

（2）忌烟、酒，多吃新鲜水果、蔬菜及低热量、高蛋白的食物等。

（3）饮食宜清淡，不宜吃过咸的食品。

（4）加强体育锻炼，增强体质，注意劳逸结合。

（5）如果突然发生胸痛、咯血、气急、呼吸困难、昏迷、偏瘫等症状，应立即到医院治疗。

心力衰竭

【病因与症状】

心力衰竭又称充血性心力衰竭，或慢性心力衰竭。心脏因疾病、过劳、排血功能减弱，以致排血量不能满足器官及组织代谢的需要，都可能导致心功能不全而出现衰竭。又可分为左、右心衰竭。

【按摩疗法】

手部穴位和反射区：内关、中泉、心悸点、虎口部位、心包区、急救点、心点、三焦点、神门、中冲、少冲是治疗中力衰竭的有效穴位，可以采用指压或其它方法施以罗强的刺激。（图8－54）

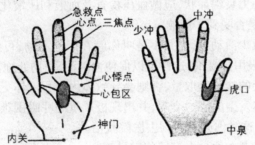

图 8－54

足部穴位和反射区：肾、肾上腺、心脏、肺、脾、肝、甲状腺、输尿管、膀胱等反射

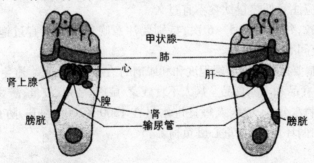

图 8－55

区按摩均有改善心脏血液运行的效用。（图8－55）

【刮痧疗法】

以下列顺序进行刮痧治疗。项丛刮 1—太阳刮；2—心俞；3—肾俞；4—中府；

5—膻中刮；6—关元；7—足三里；8—三阴交；9—太冲；10—内关；11—神门 12。
（图 8 - 56）

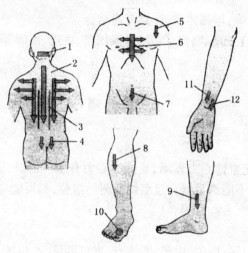

图 8 - 56

【生活宜忌】

（1）如果你有心力衰竭症状，应做血压检查及血液和尿液化验，找出潜在病因，以便确定你的肾脏是否受到了影响。

（2）应尽可能减少活动量，但并不是叫你躺在床上不动，可经常做腿部肌肉的松弛及收缩动作并服用抗凝剂，这样可以促使血液流动，防止血液凝结。

（3）应减少每天的盐分摄取量，否则会导致体内潴积液体更多。

（4）急性或突然发生的心力衰竭，并出现极严重的呼吸困难，是一种急症，应通过吸氧来补充氧气，这时你必须立刻去医院救治。

（5）心力衰竭患者在饮食上有哪些宜忌呢？

①心力衰竭的病人应摄取低热量、清淡、易消化、不胀气饮食，每日热量在 1200 千卡左右。但应注意低热量饮食不宜过久。

②少食多餐，每日进食 5～6 次，特别要注意晚餐进食不宜过饱，饭后不再进食，避免发生夜间心功能不全。

③钠盐限制要根据心力衰竭程度和利尿剂的治疗情况而定。避免食用含钠高的方便食品、罐头食品和冷冻食品。病人不食咸菜、咸肉、咸鱼、皮蛋、酱豆腐、香肠等。

④适当限制水分，一般病人每日进水量在 1500～2000 毫升，防止过多的水分进入体内，增加循环血量，加重心脏负荷。

急性胃炎

【病因与症状】

急性胃炎是由多种原因引起的胃粘膜，甚至胃壁的急性炎症。本病的主要病因有细菌和毒素的感染,理化因素的刺激,机体应激反应及全身疾病的影响等。根据病因及病理变化的不同,可以分为急性单纯性胃炎、急性腐蚀性胃炎、急性糜烂性胃炎、急性感染性胃炎、急性化脓性胃炎,临床以急性单纯性胃炎最为常见。

【按摩疗法】

(1)按搓隐白、厉兑、至阴、太冲、三阴交、阴陵泉诸穴各3~5分钟。按揉拇指根部5分钟。擦抹后背正中线3分钟。每天2次。

(2)按揉中脘、足三里两穴各2分钟。按揉合谷穴1分钟。恶心、呕吐者,加按内关穴2分钟。(图8-57)

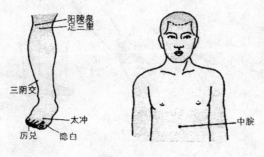

图8-57

【拔罐疗法】

拔罐部位及方法

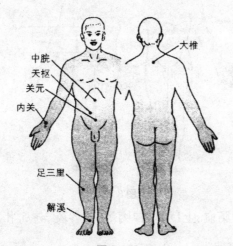

图8-58

选穴:大椎、中脘、天枢、关元、内关、足三里、解溪。(图8-58)

方法:火罐法,取上穴单罐或多罐吸拔,留罐10~15分钟,每隔1~2日1次。

注意:要待其症状缓解后,方可用拔罐疗法配合治疗。

【刮痧疗法】

用于治疗突然的恶心、呕吐、腹痛、泄泻,泻下物为黄色稀水样、无脓血。采取下列顺序进行刮痧治疗。项丛刮1—项三线;2—太阳刮;3—骶丛刮;4—膻中刮;5—中脘;6—天枢;7—关元;8—内关;9—神门;10—合谷;11—足三里;12—三阴

交;13—公孙;14—太冲15。(图8-59)

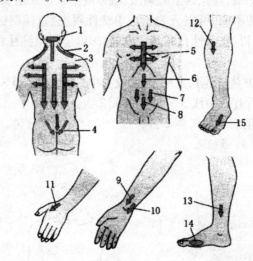

图8-59

【针灸疗法】

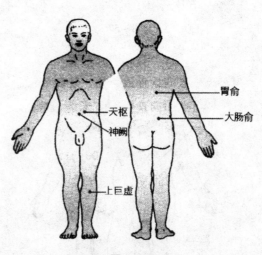

图8-60

取天枢、胃俞、大肠俞、上巨虚、神阙等穴,各灸3~5壮,每天1次。(图8-60)

【饮食疗法】

方1　粳米50克,葡萄干10克,以适量清水先煮粳米至九成熟,加入葡萄干,共同炖煮至稀烂即可。

方2　香菇10克泡好,瘦牛肉30克先用粉面裹好,汤沸后入香菇,再拨进牛肉片,同时点入适量味精、食盐、香油,煮沸后即可。

方3　瘦牛肉100克切小块,加水、适量盐、橘皮、山楂,先以文火炖煮至熟烂,再加入胡萝卜条200克,砂仁6克,待胡萝卜炖熟即可。

方4 白萝卜100克切丝,红糖15克,醋50毫升,也可放些盐,将萝卜丝置糖醋汁中浸泡片刻后,即可食用(注意,消化性溃疡活动期、胃酸过高者不宜)。

方5 以鲜生姜10克榨汁,加适量凉开水冲服,可治恶心、呕吐。宜用于食物中毒所致急性胃炎。

方6 鲜藕500克,生姜50克,洗净剁碎取汁液,加开水冲服。治疗急性胃炎。

【生活宜忌】

(1)注意饮食卫生,不喝生水,不吃腐烂瓜果和变味食品。

(2)节制饮食,不暴饮暴食,慎食肥甘厚味油腻之食品。

(3)加强水源管理,监督小吃店等搞好卫生。

(4)消灭苍蝇。

(5)急性胃肠炎患者在饮食上有哪些宜忌呢?

应该停止一切对胃有刺激的饮食或药物,禁食24～48小时后由流食逐步过渡到半流食及软饭。可选用的食物有:米汤、藕粉、杏仁茶,并可逐步增加牛奶、蛋羹、果冻等。禁用或少用胀气食品,如豆浆、蔗糖等,并减少脂肪用量。注意大量饮水,每小时约100～150毫升,以加速毒素的排泄,缓解脱水。要少量多餐,每日5～7次为宜。

慢性胃炎

【病因与症状】

慢性胃炎属中医胃脘痛、痞满等症范畴。中医认为由气滞、脾虚、血瘀诸邪阻滞于胃或胃络失养所致。该病以胃粘膜的非特异性慢性炎症为主要病理表现,病因可能除急性病外,还与胃粘膜受理化因素、细菌或毒素反复刺激和直接损害有关,其中尤以青壮年男性为多。临床表现为上腹部慢性疼痛、消化不良、食欲不振、恶心、呕吐、泛酸、饱胀、嗳气、纳差、大便不调,胃镜检查胃粘膜充血、水肿、糜烂、变薄。本病从病理表现可分为浅表性胃炎、慢性萎缩性胃炎、糜烂性胃炎和肥厚性胃炎四种,第一种为多见。

慢性胃炎病程缓慢,多数病人有不同程度的消化不良、食欲不振、上腹部胀痛,进食后明显。胆汁返流性胃炎有持续性疼痛。还有的病人出现恶心、呕吐、呕血、大便呈黑色等。还可有贫血、消瘦、舌炎、舌萎缩、腹泻等症状。

【按摩疗法】

(1)按压肩井穴、肝俞、脾俞、胃俞、胆俞、三焦俞各30～50次,力度稍重,以胀痛为宜。脾俞、胃俞是胃病的特效穴,对急性胃炎、慢性胃炎、胃下垂、胃疼、食欲不振、消化不良等症状有很好的疗效。

(2)揉按章门、期门、脐中、气海、膻中、中脘、天枢各30～50次。力度轻柔平缓。其中章门穴对消化系统疾病有很好的疗效;中脘是胃部中心的重要穴位,应反复刺激此穴。

（3）按压曲池、手三里、三阴交、阳陵泉、足三里、上下巨虚各穴位 50 次，力度以酸痛为宜。其中手三里、足三里可缓解因胃病所带来的不适症状。

（4）掐按合谷、太冲各 30~50 次，力度适中，以胀痛为宜。（图 8-61）

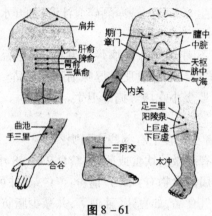

图 8-61

【拔罐疗法】

选穴：中脘、天枢、足三里、肝俞、脾俞、胃俞。（图 8-62）

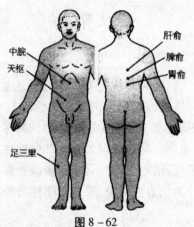

图 8-62

方法：

（1）留罐法：俯卧位，用真空罐或火罐吸拔于肝俞、脾俞、胃俞穴，留罐 10~15 分钟；再仰卧位，拔中脘、梁门、足三里穴，留罐 10~15 分钟。每日治疗 1 次，10 次为 1 疗程。

（2）针罐法：先针刺中脘、梁门、足三里、肝俞、脾俞、胃俞穴，然后选择大小适中的火罐，再在上述的穴位拔罐，留罐 10~15 分钟。

（3）走罐法：俯卧位，在背部涂上适量的按摩乳或油膏，选择大小适宜的玻璃罐或竹罐，用闪火法将罐吸拔于背部，然后沿背部脊柱两侧的足太阳膀胱经循行，重点在肝俞、脾俞、胃俞，做上下来回走罐数次，直至局部皮肤潮红。再将火罐吸拔于肝俞、脾俞、胃俞穴,留罐10分钟。

本法同样适合于治疗胃痉挛。

【刮痧疗法】

刮痧部位

(1)背部:脾俞、胃俞、膈俞、肝俞、胆俞、三焦俞、肾俞、气海俞、大肠俞。

(2)腹部:中脘、天枢。

(3)下肢部:足三里、阴陵泉。(图8-63)

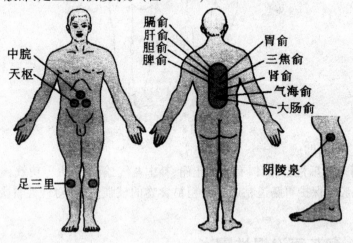

图8-63

【针灸疗法】

(1)针刺:选内关、足三里、脾俞、胃俞等穴,暴痛实证用泻法,久痛虚证用补法。适用各种胃脘痛。

(2)艾灸:中脘、足三里、神阙等。适用于虚寒型胃痛。(图8-64)

【饮食疗法】

方1 生姜大枣汤治慢性胃炎

【原料】 生姜120克,大枣500克。

【制用法】 将生姜洗净切片,同大枣一起煮熟。每日吃3次,每次吃大枣10余枚,姜1~2片,吃时用原汤炖热,饭前饭后吃均可。数次后煮枣汤渐甜,每次服此汤更好。

【功效】 健脾温胃。适用于慢性胃炎属脾胃虚寒型。

方2 炒南瓜丝治慢性胃炎

【原料】 嫩南瓜750~1000克,菜油50克,精盐、葱花各少许。

【制用法】 将嫩南瓜连皮洗净,切细丝,摊在太阳下晾晒半天。炒锅上火,放入菜油,烧热,倒入南瓜丝,用旺火速炒2~3分钟,撒上精盐,颠翻炒匀,放入葱花,

223

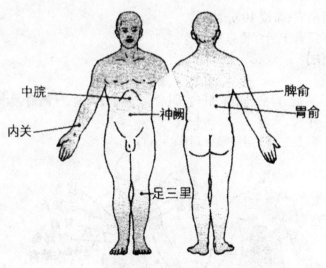

中脘

内关

神阙

脾俞

胃俞

足三里

图 8 - 64

再颠翻两下,出锅即成。

【功效】 南瓜性温味甘,有消炎止痛、补中益气、解毒杀虫等功效。并且,南瓜中所含的果胶可保护胃肠道粘膜免受粗糙食物的较强刺激,对慢性胃炎有很好的疗效。

方3 泡花菜治慢性胃炎

【原料】 花菜 500 克,老盐水 500 克,精盐 10 克,红糖 5 克,白酒 5 克,醪糟汁5 克,香料色 1 个,干红辣椒 15 克。

【制用法】 ①花菜用刀切成小朵,去掉茎筋,入沸水锅氽 4 ~ 5 分钟,除去土涩异味,突出鲜味,氽后摊开,晾干,准备入坛。②入坛时,先将老盐水倒入坛中,再下入精盐、红糖、白酒、醪糟汁入坛,搅匀,放入干红辣椒,泡入花菜,加入香料包,上面用算片卡紧,不使移动,然后盖上坛盖,加满坛沿水,5 天后入味至熟,可供食用。

【功效】 花菜性平味甘,有开胃消食、化滞消积等功效,可用于治疗慢性胃炎、坏血病诸症。

方4 香菇冬笋烧扁豆治慢性胃炎

【原料】 香菇、冬笋各 50 克,扁豆 200 克,豆油、姜丝、精盐、味精、料酒、鲜汤各适量。

【制用法】 ①将香菇用清水泡发,去杂洗净,对半切开;冬笋洗净切片;扁豆撕去筋,洗净,入沸水锅中焯一下,捞出过凉,沥干水分,备用。②炒锅上火,加油烧热,下姜丝煸香,放入香菇、冬笋、扁豆略炒,加入鲜汤、料酒、精盐,大火急炒,烧至熟透后点入味精即成。

【功效】 香菇性平味甘,有益气补虚、治风破血、健脾和胃等功效;冬笋性寒味甘,有清热化痰、益气和胃、生津止渴等功效;扁豆性平味甘,有健脾化湿、利尿消肿、清肝明目等功效。合而食之,可健脾和中、通利肠胃。对慢性胃炎有很好的疗效,可长期食用。

【生活宜忌】

(1)放松心情:精神紧张是慢性胃炎的促进因素,应予避免。情绪上的不安和急躁,容易引起胃粘膜障碍和胃机能障碍。所以应尽可能地避免情绪上的应激反应,解除紧张的情绪。平时做到遇事不怒,事中不急,急中不愁,保持心情舒畅,对胃炎的康复极有好处。

(2)谨慎用药:应避免服用阿司匹林、对乙酰氨基酚、保泰松、吲哚类药、四环素、红霉素、泼尼松等药物,尤其在慢性胃炎活动期。

(3)适当的运动;适当的运动是增加胃肠蠕动的好办法,能有效地促进胃排空,使胃肠分泌功能增强,消化力提高,有助于胃炎的康复。

(4)戒烟:抽烟会促进胃痛发作。吸烟后,烟碱能刺激胃粘膜引起胃酸分泌增加,对胃粘膜产生有害刺激作用,过量吸烟导致幽门括约肌功能紊乱,引起胆汁返流,使胃粘膜受损,并影响胃粘膜血液供应及胃粘膜细胞修复与再生,所以要戒烟。

(5)戒酒:酒精可直接破坏胃粘膜屏障,侵入胃粘膜引起粘膜充血、水肿、糜烂。

(6)注意日常保健:患有慢性肝病、糖尿病、胆道疾病时,可使胃粘膜局部防御功能降低、胃功能紊乱而发生胃炎。另外扁桃体炎、鼻窦炎、龋齿感染等造成的带菌分泌物下咽,常可使胃粘膜屏障功能降低,诱发胃炎。所以注意上述疾病的控制治疗,对慢性胃炎的康复也是十分重要的。

胃下垂

【病因与症状】

胃下垂是内脏下垂最常见的疾病。正常人的胃呈牛角形,位于腹腔上部。如果胃由牛角形变成鱼钩形垂向腹腔下部,出现食欲减退,饭后腹胀等消化系统症状,即患了胃下垂。胃下垂是胃体下降至生理最低线以下的位置。多因长期饮食失节,或劳倦过度,致中气下降,升降失常所致。病者感到腹胀(食后加重,平卧减轻)、恶心、嗳气、胃痛(无周期性及节律性,疼痛性质与程度变化很大),偶有便秘、腹泻,或交替性腹泻及便秘。患此病者,多为瘦长体型,可伴有眩晕、乏力、直立性低血压、昏厥、体乏无力、食后胀满、食欲差、嗝气、恶心、头晕、心悸等症状。

【按摩手法】

【特效穴位】百会、中脘、气海、关元、胃俞、脾俞、足三里等(图8-65)。

(1)以百会为中心,用拇指指端扣击头部3～5分钟。

(2)按揉中脘、气海、关元、胃俞、肾俞、足三里各50～100次。

(3)掌振腹部1～2分钟。

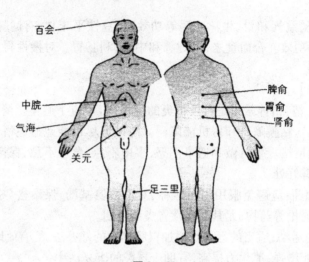

图 8-65

（4）用一手五指端插入胃体下缘,边振动边向上托起,称为托法。重复 3～5 遍。

（5）一手按住肩胛骨的肩峰端,另一手掌心向外,自肩胛骨的下端斜向上方用力插入肩胛骨与肋骨之间,称为插法。左右各 5 次。

（6）掌摩腹部 3～5 分钟。

（7）按揉足三里 20～30 次。

【拔罐疗法】

选穴:百会、大椎、脾俞、胃俞、中脘、气海穴。（图 8-66）

方法:首先用艾条灸百会穴,灸 5 分钟,然后采用抽气罐法吸拔百会穴;再用单纯火罐法吸拔各穴,留罐 15 分钟,隔日 1 次。亦可采用刺络罐法,用三棱针点刺上述穴位,然后用闪火法将罐吸拔在点刺穴位上,留罐 5～10 分钟,隔日 1 次。

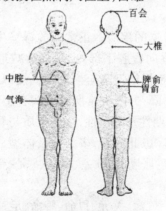

图 8-66

【刮痧疗法】

刮痧部位

（1）胸腹部：膻中、中脘、关元、中极。

（2）背部：膈关、脾俞、胃俞。

（3）下肢部：足三里。（图 8 - 67）

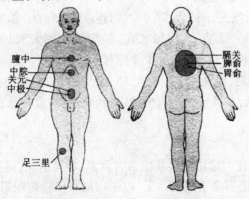

膻中
中脘
关元
中极

膈关
脾俞
胃俞

足三里

图 8 - 67

【针灸疗法】

（1）中脘、胃上、神阙。

（2）脾俞、胃俞、气海、足三里。二组穴位轮换施灸。

（3）温和灸或回旋灸：每次灸 15 ~ 30 分钟，每日 1 次。15 次为 1 个疗程。

（4）隔姜灸：艾炷如枣核大，每穴 5 ~ 10 壮，每日 1 次，15 次为 1 个疗程。（图 8 - 68）

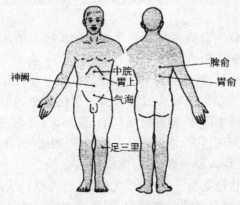

神阙

中脘
胃上
气海

足三里

脾俞
胃俞

图 8 - 68

【体育疗法】

（1）仰卧，双腿伸直，抬高数下，反复进行数次。也可以仰卧，双腿上举，做模拟蹬自行车的动作。

（2）进行腹式呼吸锻炼，即吸气时腹部鼓起，呼气时腹部下陷，反复进行多次。

（3）仰卧，曲膝，两手掌重叠，按揉上腹部。并根据胃下垂的不同程度和部位，自胃体下方，一边按揉，一边向上脱起胃体。最后以逆时针方向按摩腹部，共 10 分钟。

【饮食疗法】

方1　白胡椒15克,猪肚1个。将猪肚洗净入锅,与白胡椒共炖,待猪肚煮烂后,食肚饮汤,分2天吃完,隔1天后再食,可连吃3~5个。温中益气,健脾和胃。

方2　小茴香10~15克,入锅加水煎,去渣取汁,加大米100克,煮稀粥。每日2~3次,趁热加饴糖调服,5~7天为1个疗程。

方3　鲫鱼500克,黄芪40克,枳壳15克。将鲫鱼去鳞剖腹去肠杂,同二药一同入砂锅内加水煎煮,水沸后改小火慢炖,待鱼熟烂后,食肉饮汤。每日2次,可经常食用。补中益气。

【生活宜忌】

(1)避免暴饮暴食。选用的食品应富有营养,容易消化,但体积要小。高能量、高蛋白、高脂肪食品适当多于蔬菜水果,以求增加腹部脂肪积累而上托胃体。减少食量,但要增加餐次,以减轻胃的负担。

(2)不宜久站和剧烈跳动。

(3)卧床宜头低脚高,可以在床脚下垫高两块砖头。

(4)性生活对体质衰弱者是较大负担,应尽量减少房事次数。

消化性溃疡

【病因与症状】

消化性溃疡是消化道黏膜发生溃疡而引起的疾病。消化性溃疡是一种常见病,人约每5个男人和每10个女人中可有1人在其一生中得过这种病。本病约98%发生在十二指肠和胃,故也叫胃和十二指肠溃疡。十二指肠溃疡比胃溃疡更常见。胃和十二指肠溃疡以青壮年发病较多。消化性溃疡的发病与多种因素有关,如遗传因素、地理环境因素、精神因素(如长期焦虑、忧伤、怨恨、紧张等)、饮食因素(如暴饮暴食、不规则进食、常饮浓茶及浓咖啡、烈酒、常食用辛辣调料和泡菜、偏食、饮食过快等)、长期大量吸烟、幽门螺旋菌感染等。

消化性溃疡的症状轻重不一,轻者可无症状,重者以长期性、周期性和节律性中上腹痛为主,同时可伴有唾液分泌增多、反胃、吐酸水、嗳气、恶心、呕吐及失眠、缓脉、多汗等症状。

【按摩疗法】

有效穴位:肩部的肩井,背部的肝俞、脾俞、胃俞、三焦俞,胸腹部的膻中、期门、章门、中脘、脐中、气海、天枢穴,上肢部的内关、曲池、手三里、合谷穴,下肢部的足三里、阳陵泉、上巨虚、下巨虚、三阴交、太冲等。(图8-69)

按摩手法:

(1)按压肩井穴、肝俞、脾俞、胃俞、三焦俞各30~50次,力度稍重,以胀痛为

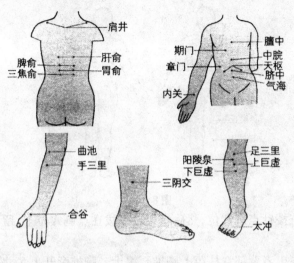

图 8 -69

宜。脾俞、胃俞是胃病的特效穴,对急性胃炎、慢性胃炎、胃下垂、胃疼、食欲不振、消化不良等症状有很好的疗效。

(2)揉按章门、期门、脐中、气海、膻中、中脘、天枢各 30~50 次。力度轻柔平缓。其中章门穴对消化系统疾病有很好的疗效;中脘是胃部中心的重要穴位,应反复刺激此穴。

(3)按压曲池、手三里、三阴交、阳陵泉、足三里、上下巨虚各穴位 50 次,力度以酸痛为宜。其中手三里、足三里可缓解因胃病所带来的不适症状。

(4)掐按合谷、太冲各 30~50 次,力度适中,以胀痛为宜。

有效反射区:大脑、食管、肺、脾、胃、十二指肠、小肠、直肠、升结肠、盲肠、输尿

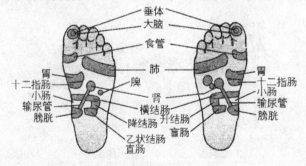

图 8 -70

管、膀胱等。(图 8 -70)　　按摩手法:

(1)用拇指按压胃、十二指肠、大脑、脾反射区 30~50 次。

(2)食指刮压膀胱、输尿管、肺、直肠、小肠、升结肠、盲肠 30~50 次,力度适中。

【拔罐疗法】

选穴:肝俞、脾俞、胃俞、中脘、梁丘、足三里穴。(图 8 -71)

方法:取上穴,采用单纯火罐法吸拔穴位,留罐 10 分钟。亦可在上述穴位施行

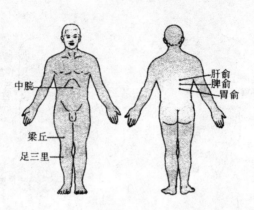

图 8－71

刺络罐法,先以三棱针点刺穴位,然后将火罐吸拔在点刺穴位上,留罐 5 分钟,每日 1 次。

此外,也可在患者背部脊柱第七胸椎至第十二胸椎旁开 1.5 寸处,按压寻找压痛点,然后用闪火法将罐吸拔在压痛点处,留罐 15 分钟;或用药罐,即在罐内先盛贮生姜汁(约占罐的 1/3),再紧扣在压痛点上,然后按抽气罐操作方法,抽去空气,使罐吸在皮肤上,留罐 5 ~ 10 分钟,隔日 1 次。

【刮痧疗法】

刮痧部位

(1)肩背部:肩井、脾俞、胃俞。

(2)胸腹部:膻中、中脘、天枢、章门。

(3)上肢部:手三里、内关、合谷。

(4)下肢部:足三里。(图 8 – 72)

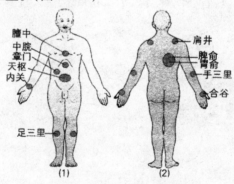

图 8 – 72

【饮食疗法】

方 1　胡椒陈皮鹿肉汤治胃痛

【原料】 鹿肉 120 克,胡椒 10 克,陈皮 6 克,生姜 15 克。

【制用法】 将鹿肉洗净、切块,起锅下鹿肉爆干水,取起;然后下少许油、姜,再下鹿肉爆至香气大出,取起备用。把胡椒、陈皮、生姜洗净,与鹿肉一齐放入锅内,加清水适量,武火煮沸后,文火煮1~2小时,调味即可。随量饮汤食肉。

【功效】 温中助阳,散寒止痛。适用于溃疡病、慢性胃炎等所引起的脘腹冷痛。

方2 胡椒根鸡肉汤治胃痛

【原料】 鸡肉250克,胡椒根30克。

【制用法】 将鸡肉洗净,用开水拖过;胡椒根洗净,切碎。把全部用料一齐放入锅内,加清水适量。武火煮沸后,文火煮1~2小时,调味即可。随量饮汤食肉。

【功效】 补益脾胃,温中止痛。适用于胃溃疡所引起的胃脘疼痛、喜温喜按、得温或按之痛减、面色萎黄、口淡流涎、饮食减少。

【生活宜忌】

(1)加强营养:应选用易消化、含足够热量、蛋白质和维生素丰富的食物。如稀饭、细面条、牛奶、软米饭、豆浆、鸡蛋、瘦肉、豆腐和豆制品,富含维生素A、维生素B、维生素C的食物,如新鲜蔬菜和水果等。这些食物可以增强机体抵抗力,有助于修复受损的组织和促进溃疡愈合。泛酸水的患者应少食牛奶。

(2)限制多渣食物:应避免吃油炸食物以及含粗纤维较多的芹菜、韭菜、豆芽、火腿、腊肉、鱼干及各种粗粮。这些食物不仅粗糙不易消化,而且还会引起胃液大量分泌,加重胃的负担。但经过加工制成菜泥等易消化的食物可以食用。

(3)不吃刺激性大的食物:禁吃刺激胃酸分泌的食物,如肉汤、生葱、生蒜、浓缩果汁、咖啡、酒、浓茶等,以及过甜、过酸、过咸、过热、生、冷、硬等食物。甜食可增加胃酸分泌,刺激溃疡面加重病情;过热食物刺激溃疡面,引起疼痛,甚至使溃疡面血管扩张而引起出血;辛辣食物刺激溃疡面,使胃酸分泌增加;过冷、过硬食物不易消化,可加重病情。另外,溃疡病人还应戒烟,烟草中的尼古丁能改变胃液的酸碱度,扰乱胃幽门正常活动,诱发或加重溃疡病。

急性肠炎

【病因与症状】

急性肠炎是由于饮食不当,进食发酵分解或腐败污染的食物所致肠道的急性炎症,其致病菌多为沙门氏菌属,由于微生物对肠粘膜的侵袭和刺激使胃肠道的分泌、消化、吸收和运动等产生功能障碍,最终导致粪便稀薄,排便次数增加,临床上与急性胃炎同时发病者,又称为急性胃肠炎。本病多发于夏秋季节,在祖国医学中属于"泄泻"范畴。

本病主要表现为上消化道病状及程度不等的腹泻和腹部不适,随后出现电解质和液体的丢失。

【按摩疗法】

选取肾、输尿管、膀胱、胃肠、小肠、升结肠、降结肠等反射区,每个反射区分别按摩 2～3 分钟,每日 1～2 次。(图 8－73)

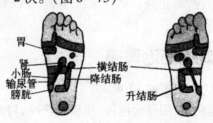

胃　肾　小肠　输尿管　膀胱　横结肠　降结肠　升结肠

图 8－73

【拔罐疗法】

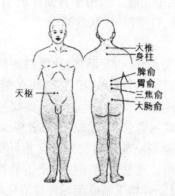

大椎　身柱　脾俞　胃俞　三焦俞　大肠俞　天枢

图 8－74

选穴:大椎、脾俞、胃俞、人肠俞穴或身柱、三焦俞、天枢穴。(图 8－74)　　方法:取上穴,采用单纯火罐法吸拔穴位,留罐 10 分钟,每日 1 次;或采用刺络罐法,先用三棱针点刺放血,然后用闪火法将罐吸拔在点刺穴位上,两组穴交替应用,每次 1 组,留罐 5～10 分钟,每日 1 次。

【刮痧疗法】

刮痧部位:委中、合阳、承筋、飞扬、跗阳等穴。(图 8－75)

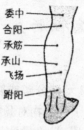

委中　合阳　承筋　承山　飞扬　跗阳

图 8－75

方法:以提痧法分别重刺激委中、合阳、承筋、飞扬、跗阳等穴,以局部出现紫晕为度。

方1 止泻茶治肠炎

【原料】 四川绿茶、金银花各9克,玫瑰花、陈皮各6克,茉莉花、甘草各3克。

【制用法】 将上药用沸水浸泡(加盖封闭,勿令泄气),10~12分钟后方可服用。每天可分3~5次频频饮之。小儿用量酌减。

【功效】 消炎抗菌,收敛固肠,理气止痛,消化内积,活血止血,强心利尿,清热解毒等。适用于急、慢性肠炎,细菌性痢疾、泄泻等。

方2 葛根荷叶田鸡汤治肠炎

【原料】 田鸡250克,鲜葛根120克,鲜荷叶15克。

【制用法】 将田鸡活杀,去皮、内脏及头爪,洗净;葛根去皮,洗净,切块;荷叶洗净。把全部用料一齐放入锅内,加清水适量,武火煮沸,文火煮1小时,调味即可。随量饮汤食肉。

【功效】 解暑清热,止湿止泻。适用于急慢性肠炎属湿热内蕴者。证见身热烦渴、小便不利、大便泄泻、泻下秽臭、肠鸣腹痛。

方3 蒜头粥治肠炎

【原料】 紫皮蒜1~2头,面粉50克。

【制用法】 大蒜去皮洗净,捣成蒜泥,面粉加清水和成糊状;锅内加水200毫升,待水开时将面糊缓缓搅入,边倒边搅,然后放入蒜泥、食盐调味。作早、晚餐。

【功效】 除湿解毒,温中消积。适用于急性肠胃炎。

方4 胆汁绿豆粉治肠炎

【原料】 猪胆汁100毫升,绿豆粉500克。

【制用法】 取新鲜猪胆汁,拌和绿豆粉,用瓷瓶封存。日服3~4次,成人每次服6克~9克,儿童每次服0.9克。

【功效】 消炎解毒。适用于急性胃肠炎、菌痢。

方5 柚皮茶姜糖治肠炎

【原料】 老柚皮9克,细茶叶6克,生姜2片。

【制用法】 将上药一齐煎水,或将柚皮(柚子壳)、茶叶等量,研成细末,用生姜煮水送服均可。每日3次,每次6克。

【功效】 清热止痛,收敛止泻。适用于急性胃肠炎。

【生活宜忌】

(1)严防病从口入:急性肠胃炎都是起因于食物,因此严把食物卫生关是预防此病的关键。搞好饮食、饮水卫生和粪便管理,大力消灭苍蝇,是预防该病的根本措施。冰箱内的食品要生熟分开,进食前要重新烧熟烧透。饭前便后要洗手,蔬菜瓜果生吃前要消毒,外出度假要选择干净卫生的饭店等都是应注意的有效预防措施。

(2)用醋和大蒜消毒:如果你外出吃饭,为防止可能的危险,你可以向服务员要一碟醋和几瓣蒜,蘸着醋就着大蒜结束这顿饭会给你的健康上一份保险。

(3)补充液体:如果你不幸被细菌感染,这些细菌刺激你的肠道,并藉由上吐下泻,使你损失许多水分。此时,你需要多喝液体,以防止虚脱。白开水是最佳的补充液,其次是其他透明的液体,例如苹果汁、高汤或清汤。汽水也可以,但得先让气泡散失。赶走气泡的快速方法是用两个杯子将汽水反复地互倒。补充水分时,勿一口气全吞下,以免又引发呕吐。

肝 炎

【病因与症状】

肝为五脏之一,有藏血、疏泄、开窍明目等功能。其肝脏发生炎性病变,就是肝炎。肝炎的病因有病毒、细菌、阿米巴等感染,也可由于毒素、药物、化学品中毒等引起;有急性、慢性之分。症状上共同之处为恶心、食欲差、厌恶油腻、脘腹胀闷、大便时溏时秘、易疲劳、发热、出虚汗、睡眠差、肝区不适或疼痛、隐痛、肝功能异常、肝肿大、乏力等等。传染性肝炎又叫病毒性肝炎,多由肝炎病毒引起。现在已知肝炎至少可有甲、乙、丙、丁、戊等多种。该病预后危险,且极易传播,故确诊后应对病人分床分食进行隔离为好。

【按摩疗法】

有效穴位:肝俞、胆俞、肾俞、章门、期门、中脘、气海、关元、阴陵泉、太冲、足三里、涌泉、三阴交等。(图8－76)

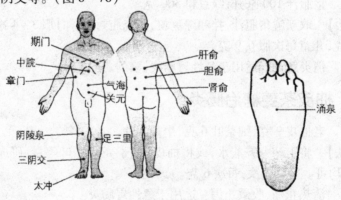

期门
中脘
章门
气海
关元
肝俞
胆俞
肾俞
涌泉
阴陵泉
足三里
三阴交
太冲

图8－76

按摩手法:

（1）用滚法在腰背部操作10分钟左右。

（2）用拇指指端按揉肝俞、胆俞、肾俞各30～50次。以穴位产生较强的酸胀感为佳。

（3）双手掌根相叠，自上而下按压脊柱3～5遍。

（4）用中指指端按揉章门、期门、中脘、气海、关元各30～50次。

（5）顺时针摩腹5～10分钟。

（6）掌振右胁肋部1～2分钟。

（7）拿捏阴陵泉、太冲、足三里、三阴交各20～30次。

（8）擦下肢内侧至有温热感，擦涌泉100～200次。

【拔罐疗法】

选穴：大椎、肝俞、期门、胃俞穴或身柱、胆俞、脾俞穴。（图8－77）

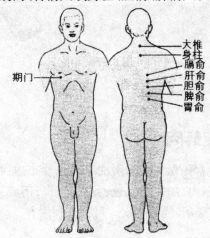

图8－77

方法：取上穴，采用针罐法吸拔穴位，留罐10分钟，每日1次；亦可采用刺络罐法，先用三棱针点刺各穴，然后用闪火法将罐吸拔在点刺的穴上，留罐5～10分钟，隔日1次。两组穴交替应用。或在膈俞至肾俞段涂上润滑剂，施以走罐至皮肤潮红，然后在走罐部位用三棱针点刺或皮肤针叩刺，再用罐吸拔至微出血，隔日1次。此法对消除澳抗阳性有明显作用。

【针灸疗法】

主穴：足三里、太冲、阳陵泉、肝俞。（图8－78）

配穴：慢性肝炎：脾俞、三阴交。

乙肝：脾俞、大椎、至阳、期门、中脘、膻中、气海。

肝功能异常：膈俞、中脘。

恶心呕吐：内关。

肝大：期门。

黄疸：胆俞。

便溏:关元、阴陵泉。

(1)温和灸:各穴灸10分钟左右,隔日1次,7次为1个疗程。

(2)隔附子饼灸:艾炷如花生米大,每穴7壮,每日1次,7~10次为1个疗程。

(3)隔蒜泥灸:艾炷如枣核大,每穴2~3壮,以局部起水疱为度。水疱处搽甲紫药水预防感染。到灸疱脱落,再灸。本法较适用于慢性乙肝。

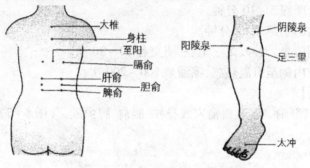

图8-78

【饮食疗法】

方1 玉米须炖蚌肉

玉米须100克,蚌肉150克。玉米须洗净装入纱布内,扎紧袋口。蚌肉切片,与玉米须袋一起放入砂锅内,加盐、姜、葱、黄酒、清水,用武火烧沸后,转文火炖至蚌肉熟,再加味精。吃肉喝汤,隔日1次。可补虚利尿。

方2 田鸡煲鸡蛋

田鸡30~60克,鸡蛋2个,同煲,饮汤吃蛋。具有清热利湿、退黄疸、滋阴润燥、扶正化邪等功效。

方3 路边黄蒸丸子

路边黄适量,加瘦猪肉50~75克,剁成肉丸,加入适量白糖,但不放盐,用碗盛好,上面再罩一个碗,放入锅内蒸熟,分3次吃,每次隔4小时。隔日1剂,连服3剂即见效。

【生活宜忌】

(1)保持清神愉快:保持一个愉快、平静的心理对肝炎治疗很重要,有助于病情稳定,阻止肝脏炎症的发展。

(2)隔离治疗:乙肝表面抗原阳性者的食具、牙具、刮面刀、注射器、穿刺针、针灸针等应与其他人分开。要防止唾液、血液和其他分泌物污染环境,感染他人。同时,要经常洗手及换洗衣服,浴室也应该时常消毒。

（3）注意休息：应适当休息，在病情好转后应注意动静结合，恢复期逐渐增加活动，但要避免劳累，活动以不感到疲乏、恶心、腰痛为准。

（4）禁酒：肝炎病人绝对禁止饮酒，酒精可以引起肝细胞的急性损伤，转氨酶上升，加重肝炎病情，导致脂肪肝、酒精性肝炎和肝硬化。

（5）勿纵欲：过度纵欲不仅耗伤元气，损害肝肾，产生诸如疲倦、腰酸腿软、食欲不振、头晕耳鸣、失眠健忘等并发症，对于肝功基础本来较差的患者来说，更是严重的伤害。慢性肝炎病情不稳定时，一定要禁房事；处于病毒携带状态或病情稳定时期的患者，也应该控制性生活的频度，一般说来，青年人每周一次，中年人两周一次，中年后期每月一次较为合适，如果房事过后，出现疲乏、腰酸、头晕等症状，应及时停止性生活。

肝硬化

【病因与症状】

肝硬化是一种常见的由多种原因引起而影响全身的慢性疾病。其病理特点为肝细胞变性、坏死与再生，纤维组织增生，使肝脏逐渐变形、变硬、故名肝硬化。

据临床研究发现，在肝硬化的病例中，有肝炎或黄疸病史者占 4% ~ 12%，在非血吸虫病流行地区，传染性肝炎是形成肝硬化的重要原因。

肝硬化患者常有肝区不适、疼痛、全身虚弱、厌食、倦怠和体重减轻，也可以多年没有症状。若胆流受阻可出现黄疸、瘙痒、黄斑瘤。营养不良常继发于厌食、脂肪吸收不良和脂溶性维生素缺乏。门静脉高压引起食管胃底静脉曲张导致消化道出血是其常见症状之一。肝脏肿大且质地较硬，肝掌、蜘蛛痣，腹壁静脉曲张、腹水。

【按摩疗法】

有效穴位：太冲、行间、涌泉。

按摩手法：按揉太冲、行间、涌泉各 1 分钟，每日 1 次。

有效反射区：肾、输尿管、膀胱、肺、肝、胆、胃、十二指肠、胸椎、腹腔神经丛、甲状旁腺等反射区。（图 8 - 79）

按摩手法：

（1）依次点按肾、肝、膀胱各 1 分钟，按摩力度以局部胀痛为宜，每日 2 次。

（2）由足趾向足跟方向扒按输尿管 1 分钟。推按速度以每分钟 30 ~ 50 次为宜。

（3）由足内侧向足外侧推按肺 1 分钟。推按速度以每分钟 30 ~ 50 次为宜。

（4）点按胆、胃、十二指肠、胸椎、腹腔神经丛、甲状旁腺等反射区。按摩力度以局部胀痛为宜，每日 2 次。

【拔罐疗法】

家庭醫生

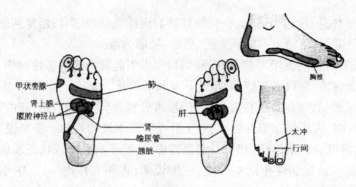

图 8－79

选穴：三阴交、复溜、太溪、商丘。（图 8－80）

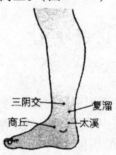

图 8－80

方法：药罐法：伸筋草、透骨草、荆芥、防风、防己、附子、千年健、羌活、路路通、麻黄红花各等份。共为细末。放入盆中煮 20～30 分钟，在 4 穴留罐 10～20 分钟。

【刮痧疗法】

刮痧部位

（1）背部：大椎、心俞、肝俞、胆俞、脾俞、肾俞。

（2）上肢部：内关、合谷。

（3）下肢部：足三里、阴陵泉、三阴交、行间。（图 8－81）

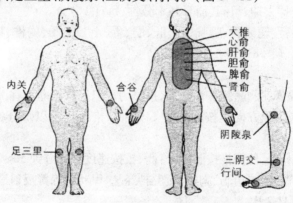

图 8－81

【针灸疗法】

取阴包、章门等穴,各灸 5~7 壮或 10~15 分钟。(图 8-82)

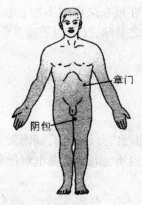

章门

阴包

图 8-82

【散步疗法】

坚持散步,是自我锻炼的好方法。先在室内散步,逐步在室外散步,散步的时间以 20 分钟左右为宜。有条件的话,适当安排时间,投身于自然。游历山野,对身心大有益处。树木花草丛中,空气清新,令人脑清神爽、遍体舒畅、心旷神怡、胸襟开朗。消除病态,促进健康。步行时,不必仓促,时行时止,只求逍遥。

【饮食疗法】

方1 软肝药鳖

鳖一只,枸杞子 50 克,淮山药 50 克,女贞子 15 克,熟地 15 克,陈皮 15 克,加水煎汤,鳖熟后去药渣,加调料食用。

方2 赤豆炖鲤鱼

活鲤鱼 1 条,约 500~600 克,赤小豆 500 克。活鲤鱼放在清水里洗净,然后把鱼和赤小豆放入锅内,加水 2~3 千克清炖,炖至鱼熟,豆烂。除鱼头、鳞、骨、内脏丢弃外,将鱼肉、豆和汤全部吃完。

方3 红花鲤鱼

鲤鱼 1 条,红花子 30 克。红花子捣碎,用布袋装入,加水煮鱼,以鱼刺脱落为度,喝汤吃肉,淡食。

【生活宜忌】

(1)应以高蛋白、高碳水化合物和富含维生素的食物为主:宜选用鸡蛋、牛奶、精肉、豆制品等蛋白质,每日每公斤体重需 1.5~2.0 克。除主食外,可适当选用一些水果、果汁、藕粉、蜂蜜等。动物脂肪应加以限制,因肝硬化者胆汁分泌减少,对脂肪的消化能力降低,尤以动物脂肪不宜摄入过多。

(2)限盐:因为食盐摄入过多可招致水肿和腹水。有人测定,多摄入 1 克钠,便可多增加 200 毫升腹水。因此,必须严格控制食盐的摄入,一般应限制在每天 3 克以下。为了改善病人的口味,亦可在烹调时不加食盐,而把这 3 克盐分成 3 份,每餐用筷子蘸着吃,这样既可食之有味,又控制了过多食盐的摄入。

糖尿病

【病因与症状】

糖尿病是一种常见的代谢性内分泌疾病,病因大多未明,是胰岛素绝对或相对分泌不足所引起的包括糖、蛋白质、脂肪、水及电解质等代谢紊乱,病情严重时导致酸碱平衡失常。

糖尿病患者的典型症状有多尿、烦渴、多饮。病人尿意频频,多者一昼夜可 20 余次,夜间多次起床小便,影响睡眠。不仅尿次多,量也大,一日总尿量常在 2 ~ 3 升以上,偶可达 10 余升。

【按摩疗法】

(1)按压天柱、肺俞、厥阴俞、肝俞、胆俞、脾俞、胃俞、肾俞、膀胱俞各 30 ~ 50 次,力度以胀痛为宜。

(2)捏按足部的阴陵泉、三阴交、阳陵泉、足三里和手部的手三里、曲池各 50 ~ 100 次,力度稍重。

(3)掐按手掌心的劳宫穴 100 次,力度稍重,以胀痛为宜。(图 8 - 83)

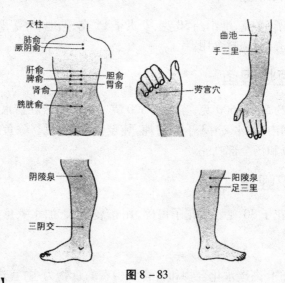

图 8 - 83

【拔罐疗法】

选穴:肺俞、脾俞、三焦俞、肾俞、足三里、三阴交、太溪穴。(图 8 - 84)

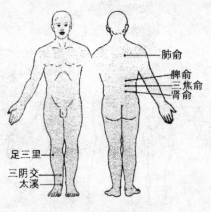

图 8 - 84

方法:取上穴,采用单纯火罐法吸拔穴位,留罐 10 分钟,每日 1 次。或采用背部俞穴走罐,先在肺俞至肾俞段涂抹润滑剂,然后走罐至皮肤潮红或皮肤出现痧点为止,隔日 1 次。

【刮痧疗法】

刮痧部位

(1)背部:大椎、肺俞、肝俞、脾俞、肾俞、命门。

(2)腹部:中脘、关元。

(3)上肢部:曲池、太渊、鱼际、合谷。

(4)下肢部:足三里、三阴交、内庭、太溪、太冲。(图 8 - 85)

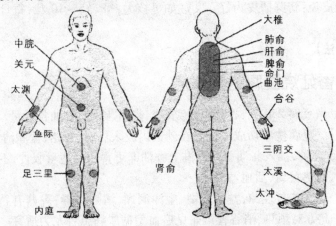

图 8 - 85

【针灸疗法】

主穴:关元、气海、胰俞(即胃管下俞)、三焦俞、阳池、足三里、三阴交。(图 8 - 86)

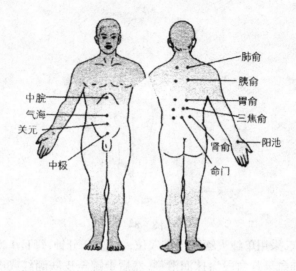

图 8－86

配穴:多饮:肺俞。

多食消瘦:中脘、足三里、胃俞。

多尿:俞门、肾俞、中极。

(1)温和灸:每穴灸 15～20 分钟,每日 1～2 次,10 次为 1 个疗程。

(2)隔姜灸:艾炷如枣核大,每穴灸 10 壮左右,每日 1～2 次,10 次为 1 个疗程。

(3)隔橘皮灸:新鲜橘皮为好。艾炷如枣核大,每穴 5～10 壮,每日 1 次,10 次为 1 个疗程。

【饮食疗法】

方1　香菇烧豆腐治糖尿病

【原料】　嫩豆腐 250 克,香菇 100 克,盐、酱油、味精、香油各适量。

【制用法】　豆腐洗净切成小块。在砂锅内放入豆腐、香菇、盐和清水。中火煮沸改文火炖 15 分钟,加入酱油、味精,淋上香油即可食用。适量服食,不宜过热。

【功效】　清热益胃,活血益气。

【附注】　豆腐味甘性凉,益气和中、生津润燥,清热解毒;香菇有益气活血、理气化痰之功。此方对烦热、消谷善饥兼见瘀血型糖尿病患者尤为适宜。

方2　素炒南瓜丝治糖尿病

【原料】　嫩南瓜 500 克,菜油 100 克,精盐 5 克,酱油 15 克,豆瓣 15 克,泡海椒 5 克,葱白 10 克,水淀粉 10 克。

【制用法】　①将嫩南瓜洗净,切成约 5 厘米长的丝,放入精盐 2 克,拌匀码味;泡海椒和葱白切成同样长的丝;豆瓣剁细。②菜油下锅,烧至七成热,放入豆瓣烧香,再放入南瓜丝和泡海椒、葱白丝炒匀,放入精盐、酱油、水淀粉,收浓起锅即可。

【功效】 南瓜性温味甘,有补中益气、解毒杀虫、消炎止痛等功效。现代医学研究证实,南瓜中所含的成分可促进人体内胰岛素的分泌,改善糖尿病患者的症状。

方3 玉竹粥治糖尿病

【原料】 玉竹 20 克,粳米 100 克,甜叶菊糖(不含糖)适量。

【制用法】 玉竹洗净切片,加水煮汁去渣滓。粳米淘净,加玉竹汁及适量清水煮粥,将熟入糖,稍煮待溶即成。每日 1 次,连服 5~6 周。

【功效】 滋阴润肺,生津止渴。

【附注】 玉竹味甘,微苦,为气平质润之品,善润肺补脾;粳米得天地中和之气,色白入肺,益气清热,除烦止渴;佐以甜叶菊糖甘凉润肺,兼能调味。三味相合,实为滋阴润肺、生津止渴之膳食。

方4 瓜蒌羹治糖尿病

【原料】 鲜瓜蒌根 250 克,冬瓜 250 克,淡豆豉、精盐适量。

【制用法】 将鲜瓜蒌根、冬瓜分别洗净去皮,冬瓜去籽切成片,与豆豉同放锅内加水煮至瓜烂时加盐少许即成。可适量食之。连服 3~4 周。

【功效】 清热止渴,润燥生津。

【附注】 瓜蒌根能生津止渴、润燥降火;冬瓜清热止渴;豆豉解表除烦。三味合用其润肺化燥、生津止渴之效更佳,是治疗糖尿病证状的良方。

方5 黄精黑豆汤治糖尿病

【原料】 黄精、黑豆各 30 克,蜂蜜半匙。

【制用法】 将黄精、黑豆洗净,倒入砂锅内,加冷水 3 大碗,浸泡 10 分钟,用文火慢炖 2 小时,调入蜂蜜即可。每次 1 小碗,每日 2 次。

【功效】 补中益气,强肾益胃,降血糖,降血压。对食多易饥、形体消瘦的糖尿病有一定的疗效。或用于糖尿病的恢复期。

方6 鲜奶玉露治糖尿病

【原料】 鲜牛奶 1000 克,炸核桃肉 40 克,生核桃肉 20 克,粳米 50 克。

【制用法】 粳米淘净,用水浸泡 1 小时,捞起沥干水分。将四物放在一起搅拌均匀,用小石磨磨细,再用细筛滤出细茸待用。锅内加水煮沸,将牛奶核桃茸慢慢倒入锅内,边倒边搅拌,稍沸即成。酌量服食,连服 3~4 周。

【功效】 补脾益肾,温阳滋阴。

【附注】 核桃能滋肾润燥、双补阴阳;粳米清热止渴;鲜奶甘润益阴、善理虚赢。四味制成药膳食之,则可润燥滋阴、补脾益肾、清热止渴而理久病之体虚。

【生活宜忌】

（1）避免情志过激和精神紧张,长期坚持劳逸结合。

（2）忌食辛辣热性食物,包括热性补药,如红参、鹿茸、附子、肉桂、胡椒、生姜、桂圆、鹿肉、狗肉等。饮食宜选低糖、高蛋白、低脂肪及高纤维食品。控制主食（如米、面、杂粮及糖）的摄入量。可多食非糖类,如豆制品和蔬菜来补充,或用少吃多餐的办法加以解决。

（3）尽量不拔牙和不使皮肤受创伤。

（4）减少房事。

（5）不要过度限制食量,以免引发低血糖症状。

（6）为了避免脚部发生疾患,应将指甲剪短,穿大小适合的鞋子,对拼胝或趾甲朝内生长等脚部毛病,要做治疗。

（7）慎用药物,最好在医生指导下用药。

脑血栓

【病因与症状】

脑血栓是脑动脉自身病变使管腔狭窄、闭塞或在狭窄基础上形成的血栓引起的局部脑组织急性缺血性坏死,与脑栓塞、脑分水岭梗塞及脑腔隙性梗塞等合称为脑梗塞。临床上表现为偏瘫、失语等局灶性神经功能的缺乏。动脉粥样硬化是脑血栓形成的最常见病因,并常伴随着高血压。脑血栓好发于大脑中动脉、颈内动脉起始部及虹吸部等部位。本病属中医"中风"、"偏枯"等病证。

脑血栓大都在病人安静的时候形成,故多发生在睡眠中,甚至短暂的午睡后也可以发病。病人往往是一觉醒来发现一侧肢体不能动弹,1～3日后病情达到高峰。开始时仅有手臂力弱,以后逐渐加重,2～3日后手臂完全不能动,意识常是清楚的,由于血栓的部位不同,故症状也不一样。有的病人出现三偏症状,即半侧身体偏瘫及偏身感觉障碍和偏盲;有的病人上下肢无力,甚至完全瘫痪;有的病人出现不同程度的语言障碍,如讲不出话或听不懂别人说的话;有的病人眩晕、恶心、呕吐;有的病人出现复视,走路不稳,东倒西歪。多次脑血栓形成可使智力明显减退,不能辨别方向,简单的加减法也不会计算。

【按摩疗法】

（1）按压百会穴、肩井穴、厥阴俞、天宗穴各 30～50 次,力度适中,以有酸痛感为佳。

（2）按揉曲鬓、阳陵泉、足三里穴各 30～50 次,力度稍重,以有酸痛感为佳。

（3）掐揉内关、外关、合谷、曲池、手三里各 30～50 次,力度稍重。

（4）揉搓涌泉、足心各 100 次,以有气感为佳。（图 8－87）

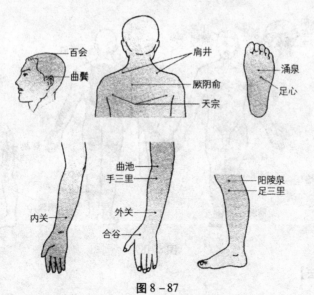

图 8－87

【拔罐疗法】

选穴:(1)大椎、心俞、肝俞、脾俞穴。(2)神道、风门、膈俞穴。(3)肩贞、环跳、风市穴。(图 8－88)。

方法:取上穴施以单纯火罐法吸拔穴位,留罐 15 分钟,每次 1 组穴,每日 1 次。或采用刺络罐法,每次 1 组穴,先用三棱针点刺或皮肤针刺至微出血,然后用闪火法将罐吸拔在叩刺的穴位上,留罐 10 分钟,每日或隔日 1 次。15 天为 1 个疗程,休息 5 天再进行下 1 个疗程。

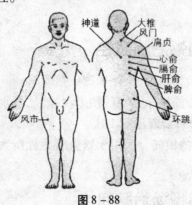

图 8－88

【刮痧疗法】

刮痧部位

(1)头面部:太阳、印堂、睛明、颧髎、下关、颊车。

(2)背部:天宗、肝俞、胆俞、膈俞、肾俞。

(3)上肢部:尺泽、曲池、手三里、合谷。

(4)下肢部:环跳、阳陵泉、委中、承山、风市、伏兔、膝眼、解溪。(图 8－89)

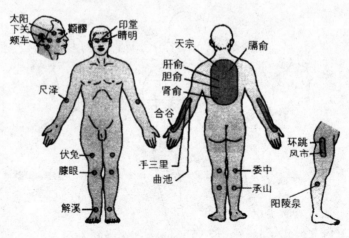

图 8－89

方1 黄芪桂枝粥治脑血栓

【原料】 黄芪 20 克,炒白药、桂枝各 13.5 克,生姜 3 片,大枣 5 枚,白米 135 克。

【制用法】 将前 4 味水煎取汁,同白米、大枣同煮为稀粥服食,每日 1 剂,3 周为 1 疗程,连续 2～3 个疗程。

【功效】 益气养血,温经通络。适用于气虚血瘀所致的肢体麻木、半身不遂、脑血栓等。

方2 天麻猪脑粥治脑血栓

【原料】 天麻 10 克,猪脑 1 个,粳米 250 克。

【制用法】 猪脑挑血筋洗净,天麻、粳米洗净,加清水适量,先用旺火烧开,再转用文火熬煮成稀粥。每日晨起温服 1 次。

【功效】 祛头风,镇静镇痛。适用于脑血管意外所致的半身不遂、高血压病、动脉硬化等。

方3 千斤拔鸡脚汤治脑血栓

【原料】 鸡脚 3 对,千斤拔 60 克,花生肉 30 克,红枣 4 个。

【制用法】 将千斤拔、花生肉、红枣(去核)洗净;鸡脚洗净,用开水烫过,除去外皮及爪甲。把全部用料一齐放入锅内,加清水适量,武火煮沸后,文火煮 2～3 小时,汤成去千斤拔,调味即可。随量饮用。

【功效】 补肾健步。适用于脑血栓属肝肾两虚者。证见腰膝萎软,下肢乏力,步履困难,或骨节疼痛。亦可用于产后风瘫,而有上述症状者。

家庭健康宝典

家庭医生

物理保健篇

方 4　地龙桃花饼治脑血栓

【原料】　黄芪 100 克,干地龙(酒浸)30 克,红花、赤芍各 20 克,当归 50 克,川芎 10 克,桃仁(去皮尖、略炒)15 克,玉米面 400 克,小麦面 100 克,白糖适量。

【制用法】　将地龙烘干研粉;将黄芪、红花、当归、赤芍、川芎浓煎取汁;将地龙粉、白糖、玉米面、小麦面混匀并以药汁调和成面团,分制为 20 个小饼;将桃仁匀布饼上,入笼中蒸熟(或用烤箱烤熟)。每次食饼 1~2 枚,每日 2 次。

【功效】　益气活血,通络起痿。黄芪补气振痿;当归、赤芍、川芎、桃仁、红花及地龙活血通络。本方是治疗脑血栓患者的有效良方,应长期坚持食用。血压偏高的脑溢血病人不宜多食。

【生活宜忌】

(1)注意生活规律:保证大便通畅,避免过度劳累及用力,保证睡眠时间。

(2)保持心境平稳:善于充实和调剂精神生活,避免紧张、激动及各种不良情绪。

(3)适应季节变化:保持一定户外活动。注意夏季饮水和冬季保暖。

(4)适量运动:坚持适当运动锻炼,尤其要注意颈椎的运动。

(5)限制维生素 K 含量丰富的食物:那些治疗时使用抗凝血剂(例如,阿司匹林)的人,应限制维生素 K 含量丰富的食物。含维生素 K 的食物会增进血液凝结,应摄取少量。含高量维生素 K 的食物包括苜蓿、绿花椰菜、白花椰菜、蛋黄、肝、菠菜及所有深绿色蔬菜。要增加抗凝血效果,可在饮食中多添加下列食物:小麦芽、维生素 E、大豆、葵瓜子。

急性肾炎

【病因与症状】

急性肾炎是急性肾小球肾炎的简称,多见于儿童及青少年,一般认为与甲族 B 组溶血性链球菌感染有关,是机体对链球菌感染后的变态反应性疾病。起病常在多次反复链球菌感染(咽炎、扁桃腺炎、中耳炎等)或皮肤化脓感染(丹毒、脓疱疮等)之后 1~4 周。症状轻重不一,轻者可稍有浮肿,尿有轻度改变;重者短期内可有心力衰竭或高血压脑病而危及生命。一般典型症状先有眼睑浮肿,逐渐下行性发展至全身,有少尿和血尿,持续性低热,血压程度不等地升高。该病在中医学中属于"水肿"、"血尿"等范畴。

【按摩疗法】

足部穴位和反射区:肾、输尿管、膀胱、肾上腺、脑垂体及上、下身淋巴结反射区。(图 8-90)

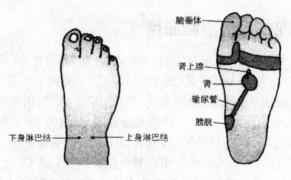

脑垂体
肾上腺
肾
输尿管
膀胱

下身淋巴结　　上身淋巴结

图 8 - 90

充分揉按足上的肾脏、输尿管反射区约 20 ~ 30 分钟,然后为了进一步提高肾功能,刺激膀胱、腹股沟淋巴结反射区。

【拔罐疗法】

选穴:(1)肾俞、三焦俞、大肠俞穴。(2)胃仓、京门、志室、次髎穴。(图 8 - 91)

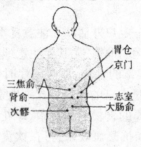

胃仓
京门
三焦俞
肾俞
志室
大肠俞
次髎

图 8 - 91

方法:取上穴,采用刺络罐法,先用三棱针点刺微出血后,急用闪火法将罐吸拔在点刺穴位上,留罐 5 ~ 10 分钟,每次取 1 组穴,每日 1 次。

【刮痧疗法】

以下列顺序进行刮痧治疗。项丛刮 1—太阳刮;2—肾俞;3—骶丛刮;4—膻中刮;5—中脘;6—天枢;7—曲池;8—列缺;9—合谷;10—内关;11—足三里;12—阴陵泉;13—三阴交;14—太溪;15—太冲 16。(图 8 - 92)

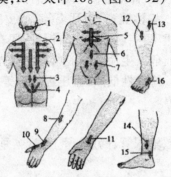

图 8 - 92

【泡脚疗法】

荷叶 1500 克,加米酒 1000 克,水 3500 毫升,煮水泡脚,每次 20 分钟,每日 2 次。

【饮食疗法】

方1　冬瓜羊肺汤

羊肺 250 克,洗净切成条状,放在油锅中炒熟,再放冬瓜 250 克(切片),加水适量,文火炖煮,可放葱姜调味,不加盐,以上为一日量,随意食用,一周为 1 个疗程,间隔 3 日,继续下一个疗程。能消肿补虚,主治水肿。

方2　黑鱼汤

新鲜黑鱼 1 条(约 100～150 克),去鳞和内脏,冬瓜 100 克(连皮),赤小豆 60 克,加葱头 5 枚,清水适量,煮汤服食,不要加盐。或黑鱼 1 条,去肠洗净后,加赤小豆 15 克,苡仁 9 克,茯苓皮 9 克,加清水适量煮 1 小时,吃鱼喝汤。或黑鱼 1 条,加茶叶 6 克于鱼腹内,文火煮 1 小时,吃鱼喝汤。皆能利水消肿补虚。

方3　砂仁甘草鲫鱼

鲜鲫鱼 1 条(250～300 克)去鳞肠,洗净;将砂仁粉 6 克,甘草粉 3 克,装入鱼腹中,放在碗内,加水清蒸,不用油盐酱醋,分 3 次当菜吃,忌盐 21 天。吃数条即见效。有利尿消肿之功。

【生活宜忌】

(1)卧床静养:肾炎患者应卧床静养,饮食清淡温和,生活要有规律,避免劳累,不要受凉受潮湿。

(2)注意卫生:保持外阴清洁,特别是在婴儿期、月经期、新婚期、妊娠期、产褥期。

(3)忌随便停药:急性肾炎的治疗必须彻底,疗程一般不应少于 1 周,切勿稍有好转就停药,以免转为慢性肾炎。

(4)多饮水:要大量饮水,每小时喝 1 杯(6～8 盎司)蒸馏水。补充水分是很重要的。品质优良的水是恢复功能所必需的。避免摄食大量的蛋白质和盐。并每隔6～12 个月作血液检查,以诊查疾病的情况,并不断服用小剂量抗生素。

(5)热水坐浴:热水坐浴有益于解除肾炎的疼痛。可到药店购买消炎杀菌的外用洗剂加到浴盆中。

慢性肾炎

【病因与症状】

慢性肾炎也称慢性肾小球肾炎。本病多发生于青壮年,是机体对溶血性链球菌感染后发生的变态反应性疾病,病变常常是双侧肾脏弥漫性病变。病情发展较慢,病程在一年以上,初起病人可毫无症状,但随病情的发展逐渐出现蛋白尿及血尿,病人疲乏无力、浮肿、贫血、抵抗力降低以及高血压等症。晚期病人可出现肾功能衰竭而致死亡。中医认为本病属"水肿"、"头风"、"虚劳"等范畴。

【按摩疗法】

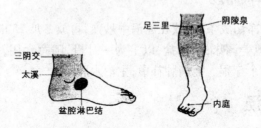

图 8－93

有效穴位:三阴交、太溪、阴陵泉、足三里、内庭、涌泉等穴位。(图 8－93)

按摩手法:

(1)点按三阴交、太溪、阴陵泉、足三里、内庭各穴位 50～100 次,以局部胀痛为宜;

(2)单指扣拳按揉涌泉穴 50～100 次,有气感为宜。

有效反射区:大脑、垂体、甲状腺、肾、肾上腺、脾、输尿管、小肠、膀胱、生殖腺1、腹腔神经丛等反射区。(图 8－94)

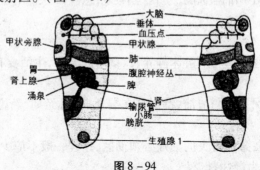

图 8－94

按摩手法:

(1)按揉肾、肾上腺、膀胱、脾、生殖腺 1、甲状旁腺各反射区 50～100 次,力度稍重;

(2)输尿管由上向下,肺由内向外各推压 50～100 次,力度适中;

(3)小肠、腹腔神经丛、甲状腺各反射区刮压 30～50 次;

(4)在足底部敲打 50～100 次,力度适中。

【拔罐疗法】

选穴:(1)志室、胃仓、京门、大横穴。(2)天枢、气海、腰阳关、足三里、三阴交穴及第 11～12 胸椎棘突间、第 1～2 腰椎棘突间、十七椎下。(图 8－95)

方法:取(1)组穴,采用单纯罐法或毫针罐、刺络罐、温水罐法,吸拔穴位,均留罐 10 分钟,每日 1 次。或取(2)组穴,采用单纯罐法或温水罐法,吸拔穴位,留罐 10 ~ 15 分钟,每日或隔日 1 次。亦可每次选 2 ~ 3 个穴位,先施行挑罐法,然后在其余穴位上再施以单纯罐法,吸拔穴位,留罐 10 ~ 15 分钟,每隔 2 ~ 3 日 1 次。

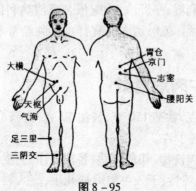

图 8 - 95

【刮痧疗法】

刮痧部位

(1)背部:肾俞、脾俞、命门。

(2)腹部:中脘、关元、上脘、气海、水道。

(3)下肢部:足三里、三阴交、太溪。(图 8 - 96)

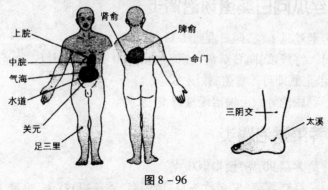

图 8 - 96

【饮食疗法】

方 1　大蒜炖鸭治肾炎

【原料】　独头紫皮大蒜 150 克,3 年以上的绿头鸭 1 只(重约 1500 克左右)。

【制用法】　将绿头鸭宰杀后,去毛剖腹弃内脏,大蒜剥去外衣,将蒜瓣填入鸭腹,用线缚好,放锅内炖至烂熟,加佐料(不加盐)。1 天分数次食,数天 1 只。

【功效】　滋阴补中,利尿消肿。适用于慢性肾炎肾病型。

方 2　凉拌裴翠治肾炎

【原料】　芹菜 250 克,苦瓜 250 克,白糖适量,麻油、味精少许。

【制用法】 芹菜切段,苦瓜去瓤去籽切片。将芹菜、苦瓜用滚沸水焯过,待凉,加白糖、麻油、味精调味即成。

【功效】 清热解毒,利湿消肿。

【附注】 芹菜清热利湿,平肝凉血,配伍苦瓜清热利湿解毒,少许白糖、麻油、味精调味,使本菜气香味甜,色鲜诱人。宜肾炎水肿经常疮疡泛发、咽喉肿痛者常服。

方3 番茄烧牛肉治肾炎

【原料】 牛肉150克,番茄150克,酱油50克,白糖10克,精盐5克,葱花、料酒各2.5克,姜丝、素油各少许。

【制用法】 ①把牛肉洗净,切成方块;番茄洗净,去皮去籽,切成块。②锅置火上,放油,烧热,放姜葱丝煸炒,下入牛肉煸炒几下,烹入料酒,加入水(浸没牛肉),放精盐、白糖、烧至熟,再加入番茄烧至入味,出锅即成。

【功效】 西红柿性凉味酸、甘,有清热解毒、凉血平肝、生津止渴、健胃消食等功效;牛肉营养丰富、其性温味甘、咸,有补脾和胃,益气增血、强筋健骨等功效。将二者合烹食,可平肝清热、滋养强壮。对慢性肾炎有疗效。

方4 丝瓜向日葵蛋汤治肾炎

【原料】 老丝瓜1条,向日葵盘1只,鸡蛋1个。

【制用法】 将丝瓜、向日葵盘入锅,加水1000毫升,放火上,煎至400毫升时,去渣,打入鸡蛋至熟即可。食蛋,饮汤。

【功效】 利尿消肿。可辅治慢性肾炎、水肿。

方5 荠菜粥治肾炎

【原料】 鲜荠菜90克,粳米100克。

【制用法】 将鲜荠菜(又名枕头草、清明草、香芹娘)采来,挑选干净,洗净,切成2厘米长的节,将粳米淘洗干净,放入锅内,加水适量,把切好的荠菜放入锅内,置武火上煮沸,用文火熬煮至熟。每日2次,温热服食。

【功效】 补虚健脾,明目止血。适用于慢性肾炎水肿及肺、胃出血、便血、尿血、目赤目暗、视网膜出血等症。

【生活宜忌】

(1)有效清除体内的慢性病灶,预防感冒及泌尿系感染。

(2)注意摄生,避免过劳,调节情志,保持良好的精神状态。

(3)经常进行适度的体育锻炼,增强自身抵抗力。

(4)避免使用对肾脏有害的药物。

(5)慢性肾炎在饮食上有哪些宜忌呢?

①补充维生素。吃新鲜蔬菜和水果,可补充维生素 C、胡萝卜素、B 族维生素等,对各种症状的肾炎病人都是有益的。

②适当增加蛋白质。对于有大量蛋白尿、贫血和浮肿,而肾功能仍正常者,蛋白质摄入量应适当增加,每天可达 1.5～2.0 克/千克(体重),且要采用含必需氨基酸的高生物价动物蛋白,如牛奶、各种奶制品、蛋、鲜鱼、瘦肉等,少吃豆类食品。

③控制水分。有浮肿或高血压时,要严格控制水分,每日摄入量不超过 1000 毫升。无浮肿和高血压的病人可不限制饮水,特别是伴有肾功能减退时,更应放宽对饮水量的限制,以利于代谢废物的排出。

④忌盐。慢性肾炎病人常有水、盐调节障碍,为防治水和钠的滞留,不使水肿加重,忌盐很重要。当病人每天尿量少于 500 毫升,又有浮肿时,每日食盐应低于 3 克。当水肿消退、血压不高、尿量正常时可不必忌盐。

神经衰弱

【病因与症状】

神经衰弱是一种以大脑功能性障碍为特征的疾病,属神经官能症的一种类型。本病多见于脑力劳动者,且多与个体素质有关,病人常常性格内向、脆弱多病,身体虚弱,对一些自身不适感觉过分关切。其发病因素有多种,如过度疲劳、中毒、精神创伤等,以上因素引起大脑功能失调,继而植物神经功能紊乱,从而导致一系列症状的产生。

神经衰弱的症状是复杂多样的,每个病人的症状往往是不相同的。比较常见的症状有以下几种:

(1)兴奋性增高:病人容易激动,一些本来微不足道的小事情都可以引起病人剧烈的情感反应。即使平时自制力较强,一向温和沉着的人也变得易激怒、易伤感,常为一些小事而悲痛落泪、忧伤沮丧;身体常有不适感,如头痛、头昏、头部紧箍感、心悸、肌肉酸痛、肢体蚁行感、麻木、怕声、怕光、怕冷、怕热、烦躁等。

(2)睡眠障碍:主要是入睡困难,卧床后久久不能入睡,辗转反侧,烦躁不安;多梦、易被惊醒或早醒。

(3)疲乏无力:病程较长者常感疲乏无力、萎靡不振、思睡而易惊醒,醒后仍不解乏,注意力不集中,记忆力减退,近事遗忘明显,工作效率明显下降。

(4)植物神经功能障碍:出现心慌、多汗、面部潮红、皮肤酌热、手足发凉、食欲不振、消化不良、腹泻或便秘、腹胀;男性有阳痿、遗精、早泄;女性月经紊乱。

【按摩疗法】

特效穴位:头顶的百会穴,颈后的天柱,背部的膏肓、肝俞、肾俞、脾俞,面部的印堂、太阳,腹部的膻中、期门、中脘、章门,手部的神门、合谷,足部的足三里、三阴交、太溪穴等。(图 8－97)

家庭医生

物理保健篇

253

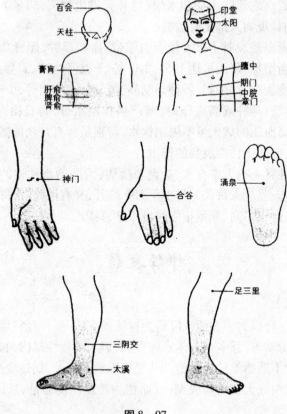

图 8 - 97

按摩手法：

（1）按压头部的百会穴,背部的膏肓、肝俞、肾俞、脾俞穴各 30～50 次,力度稍重。

（2）按揉颈部的天柱,面部的印堂、太阳和腹部的膻中、期门、中脘、章门各穴 50 次,力度轻缓,不可用力过重。

（3）掐按手部的神门、合谷穴各 50 次,力度以酸痛为宜。

（4）按压足部的足三里、三阴交、太溪穴各 50 次,力度适中。

（5）揉搓涌泉穴 100 次,以有气感为佳。

百会穴是消除精神因素所引起的各种疾病的特效穴,对精神衰弱很有疗效;太阳穴,消除烦恼有奇效;神门穴、合谷穴对精神焦虑、不安有很好的疗效。另外按摩涌泉穴对神经衰弱也很有效。以上穴位在配合其他穴位治疗时,可反复刺激。

【拔罐疗法】

选穴:心俞、肾俞、脾俞、三阴交、足三里、内关穴。（图 8 - 98）

方法:取上穴,采用刺络罐法,留罐 5 分钟,先用三棱针点刺各穴。用闪火法将罐吸拔在点刺的穴位上,留罐 5 分钟,先吸拔一侧穴,第二天再吸拔另一侧穴,两侧交替使用,每日一次,10 天为 1 个疗程。

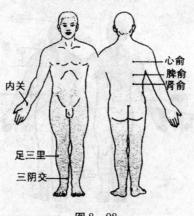

图 8 - 98

【刮痧疗法】

刮痧部位

(1)头部:百会、太阳、风府、印堂、睛明。

(2)胸部:膻中、期门、章门。

(3)背部:心俞、胆俞、脾俞、肾俞。

(4)上肢部:曲池、内关。

(5)下肢部:血海、三阴交、行间。(图 8 - 99)

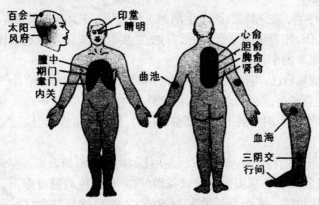

图 8 - 99

【针灸疗法】

(1)整体取穴,调整阴阳:百会、大椎、命门、肾俞、气海、关元、内关、三阴交。

(2)针对主证取穴:阳痿,补命门、关元,加灸;遗精,取精宫、肾俞;失眠,取神门、三阴交;心悸,取心俞、内关。(图 8 - 100)

【饮食疗法】

方1 太子参25克,茯苓50克,猪脊骨1000克,加水调味煮汤,分次吃肉喝汤。能补虚养心安神。

方2 杜仲15克,研末,鲜蘑400克,豆腐2块,切丁,用花生油爆炒后食用。

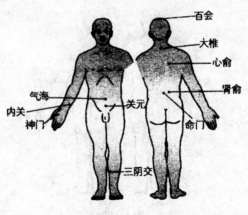

图 8 - 100

主治神经衰弱。

方 3　常吃新鲜葡萄,数量不限。可治神经衰弱和过度疲劳。

方 4　龙眼肉 20 个,鸡蛋 1 个,红糖适量,每晚睡前服 1 次,可治神经衰弱、失眠和健忘等症。

方 5　莲子 50 克,芡实 50 克,糯米 100 克,常煮稀粥食用。

方 6　向日葵子 50 克,酸奶 1 杯,每晚边吃边饮。可治失眠、神经衰弱。

【生活宜忌】

(1)改善环境,减少刺激:改善生活和工作环境,减少紧张刺激。要避免长期紧张而繁重的工作,注意劳逸结合,有张有弛,必要时可减轻学习或工作量,待疾病缓解后,再恢复原来的学习和工作。

(2)学会放松自己:当你感到疲乏和心烦时,暂时放下工作,给自己一个喘息的机会。例如,当电话铃响,先做个深呼吸,再接听。向窗外眺望,让眼睛及身体其他部位适时地获得松弛,可以暂时排解工作上面临的压力,你甚至可以起身走动,暂时避开低潮的工作气氛。

(3)布置舒适的睡眠环境:失眠经常由压力引起,不妨改善卧室的摆设,用你最喜爱的色调来装饰。将室内的隔音设备做好,并将深色的窗帘垂下。总之,尽量使卧室舒适,无压迫感。买个舒适的床,不论是弹簧床、水床或会摆动的床,只要睡起来舒服就好。穿宽松的睡衣,确保卧室的空调适度。

三叉神经痛

【病因与症状】

三叉神经是主管面部感觉和各咀嚼肌运动的神经。因其从脑干发出后有 3 个分支,故称三叉神经。三叉神经痛是常见疾病,是发生于三叉神经分布区域内的短暂的、反复发作的剧烈疼痛,分为原发性和继发性两类。前者病因不明;后者多由炎症、外伤、肿瘤、血管病等引起。常于 40 岁后起病,女性较多。

原发性三叉神经痛为骤然发生的剧烈疼痛,如刀割样、针刺样、火烧样难受,以至于涕泪俱下、大汗淋漓。一次发作持续数秒钟至数分钟,疼痛自动停止,间隔一段时间又可复发。疼痛部位局限于三叉神经感觉支配区内,最常见的是下颚和(或)上颌区域内疼痛。严重者在发作时伴有同侧面部肌肉的反射性抽搐。缓解期正常。

继发性三叉神经痛青壮年多见,疼痛的部位、性质及触发点与原发者相同。但疼痛较持久,检查可见三叉神经等损害的阳性体征,如面部感觉障碍、角膜反射迟钝及咀嚼肌瘫痪、萎缩等。

【按摩疗法】

有效穴位:陷谷、内庭、行间、三阴交等穴位。(图8－101)

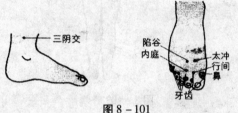

图8－101

按摩手法:

(1)揉按三阴交30~50次,力度适中;

(2)拇指按压陷谷、内庭、太冲、行间各50~100次。

有效反射区:

三叉神经、眼、鼻、口、耳、牙齿、肾、输尿管、膀胱、大脑、脑干等反射区。(图8－102)

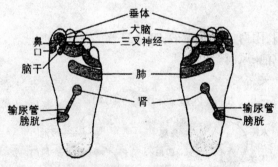

图8－102

按摩手法:

(1)单指扣拳,在三叉神经、眼、鼻、口、耳、牙齿处点按50~100次,力度以疼痛为宜;

(2)在大脑、脑干、肾、膀胱处按揉30~50次;

(3)在输尿管、肺处推压30~50次。

【拔罐疗法】

选穴:(1)气户、风池、丝竹空、颊车、肾俞、肝俞、大杼穴。(2)下关、合谷、外关穴。第1支痛者,加阳白穴;第2支痛者,加四白穴;第3支痛者,加地仓穴后移1寸处。(图8-103)

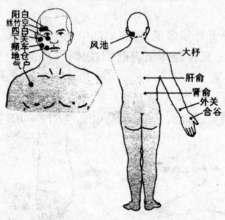

图8-103

方法:取(1)组穴,每次选2个头部穴,配以肾俞、肝俞、大杼穴,以面粉调少量玉树神油或松节油、樟脑水、薄荷水等,做成厚约0.2厘米的饼,贴于穴位上,然后用闪火法或抽气罐将罐吸拔其上,留罐10~15分钟,隔日1次,6次后改为每周1次。

取(2)组穴,施以针罐法,先以毫针刺各穴,留针约20分钟,起针后,于下关和阳白、四白、地仓穴上进行单纯罐法,留罐15~20分钟,每日1~2次,10次为1个疗程。

【刮痧疗法】

刮痧部位

(1)头部:太阳、阳白、鱼腰、颊车、四白、下关。

(2)颈背部:风池、风门。

(3)上肢部:外关、合谷。

(4)下肢部:足三里、太冲、内庭。(图8-104)

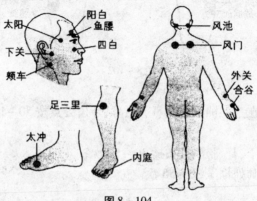

图8-104

【针灸疗法】

主穴:颧髎,合谷(或商阳,三间),行间,内庭,侠溪。

配穴:额痛:太阳、鱼腰、阳白、头临泣。

面颊痛:下关、听会、四白。

上、下颌痛:颊车、翳风、夹承浆。(图8-105)

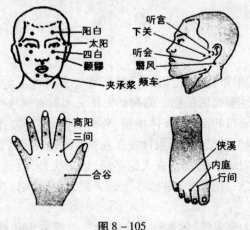

图8-105

(1)雀啄灸:每分钟5~10次,痛止为度。此法适用于发作期。

(2)温和灸:每穴可灸20~30分钟,每日2次,10次为1个疗程。此法适用于缓解期。

【饮食疗法】

方1　猪脑一只(洗净),天麻10克切碎,粳米250克,清水适量,煮成稀粥,每日晨起空腹温服,天麻善祛头风,猪脑专补脑髓,二者合用,既可补益精髓,又可祛头风,实为祛头痛的良好家庭药膳。

方2　核桃仁5个,冰糖50克,共研末搅拌均匀,与黄酒50毫升,共放锅中,以文火煮10分钟,每日2次,温服。本品功能活血散寒、祛瘀止痛,对肾亏血瘀头痛有良效。

方3　川芎6克,白芷9克,鳙鱼头一只,放入碗中,隔水同蒸,至鱼头熟为度。每天服食一次,10天为一疗程。本品功能祛头风瘀血而止头痛,对三叉神经痛患者有一定疗效。

【生活宜忌】

(1)生活、饮食要有规律,保证足够的睡眠和休息,避免过度劳累。

(2)保持心情舒畅,切忌冲动、生气,抑郁寡欢。树立治疗疾病的信心,积极配合医生治疗。

(3)适当参加体育运动,锻炼身体,增强体质。

(4)动作轻慢,防止一切诱发疼痛的因素,如洗脸、刷牙等,尽量避免刺激扳击点。寒冷季节注意头面部保暖,尤其是外出、乘车时应戴帽子、围巾。

259

（5）进食较软的食物，因咀嚼诱发疼痛的患者，则要进食流食，切不可吃油炸物、刺激性食物、海鲜产品以及热性食物等。忌烟酒及辛辣刺激食物。

（6）积极治疗牙体、牙髓、牙周及根尖周疾病，拔除残根残冠等根尖有病变的牙时要彻底刮治牙槽窝，并防止各种牙槽手术后感染。

癫　痫

【病因与症状】

癫痫也叫癫痫、羊角疯等，是以脑功能短暂异常为特征的一组临床综合证，有原发性癫痫和继发性癫痫的区别。癫痫的发作大多具有间歇性、短暂性、刻板性三个特点，以突然昏仆、口吐涎沫、肢体抽搐、移时自醒、反复发作为主要表现。临床上有大发作（羊痫风）、小发作、局限性发作和精神运动性发作四种形式。中医称本病为"痫病"，其病机因先天遗传，或大惊卒恐，情志失调，饮食不节，以及继发于脑部疾患，或患他疾之后，使风痰、瘀血等蒙蔽清窍，扰乱神明，其中以痰邪为患最为重要。

癫痫主要表现为突发性、短暂性和自限性。以反复发作性抽搐、意识障碍、感觉、精神或植物神经功能异常为主证，发作期间无任何不适，事后对发病经过全无记忆。

【按摩疗法】

百会、人中、哑门、承浆、素髎、风池、安眠、印堂等，及神门、心、枕等耳穴。（图8－106）

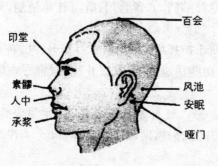
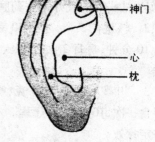

图 8－106

按摩手法：

（1）按揉百会、印堂、承浆、安眠、哑门各 50～100 次，力度适中。

（2）掐按人中、素髎各 10～20 次。

（3）拿捏风池 20～30 次。

（4）指振心穴 3 分钟，频率每分钟 180 次，力度轻重兼施，以轻柔为主。

（5）棒揉枕穴、神门穴各 6 分钟，频率每分钟 120 次，力度适中。

【拔罐疗法】

选穴:大椎、百会、印堂穴。(图8-107)

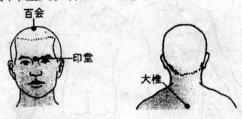

图8-107

方法:取大椎穴,施以毫针出针罐法,先用2寸毫针由大椎穴进针,向上约30度角斜刺,进针约1.5寸深,若患者有触电样感,传至肢体时,立即出针,然后用闪火法将罐吸拔在大椎穴上,留罐10分钟,隔日1次。或取百会、印堂穴,采用刺络罐法,先以三棱针点刺放血,用抽气罐吸拔穴位,留罐10分钟,每日1次。

【刮痧疗法】

刮痧部位

(1)头颈部:人中、风府、风池、大椎。

(2)腹部:巨阙、关元。

(3)上肢部:间使、神门、内关、合谷。

(4)下肢部:足三里、丰隆、太溪。(图8-108)

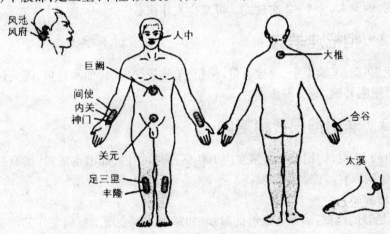

图8-108

【针灸疗法】

(1)艾卷灸:取心俞、百会、中脘、身柱等穴。每穴每次灸10~20分钟,每日灸治1次,10次为1疗程。

(2)隔姜灸:取长强、会阴、太溪等穴。每穴放姜片0.3厘米厚,上置艾柱如黄豆大,每日灸治1次,7~10次为1疗程。疗程间隔3~5天。(图8-109)

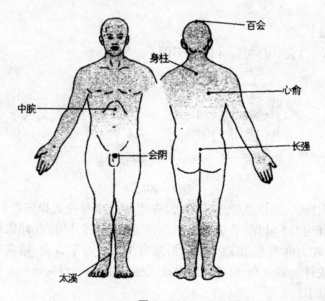

图 8－109

【饮食疗法】

方1　竹沥粥

淡竹沥 30 克,地龙 2 克,大米 100 克。干地龙焙干研细末,大米煮粥。粥熟后调入竹沥、地龙末,分 1~2 次食完。可减少发作次数。

方2　枸杞炖羊脑

枸杞 30 克,羊脑 1 个,油盐适量,枸杞、羊脑放炖盅内,加水适量,隔火炖,油盐调味。可滋阴补脑、减少发作。

方3　淮山枸杞煲猪瘦肉

淮山药 30 克,枸杞 15 克,猪瘦肉 100 克,同放煲内,加清水适量,煲熟后加油、盐调味,分次取食。控制病情发作。

【生活宜忌】

(1)足够的睡眠:确保有足够的睡眠;如睡眠太少会增加癫痫发作的可能性。

(2)勿大量饮水及多盐:近年的研究发现,癫痫病人进食过多的水和盐有可能诱发疾病,因钠离子可导致神经元过度放电而诱发癫痫发作。因此,减少食量,勿一次喝下大量的液体和过多的盐是癫痫病人的饮食原则。

(3)避免刺激性食物:避免酒精饮料、动物蛋白质、咖啡因、人工甜味剂、尼古丁、糖、精制食品,忌食油腻不易消化的食物和辛辣刺激的食物。

(4)疏通肠胃:如果肠子未每天蠕动,可在睡前喝些柠檬汁(2 粒柠檬加 2.3 升的水),每天还可以服用 2 汤匙橄榄油润滑疏通肠胃。

(5)盐水浴:可以作盐水浴,每周2次。

(6)适量运动:改善脑部的血液循环是很重要的,运动对患者极佳,但要适量,并避免太过剧烈的运动,并应尽量避免情绪紧张及压力。

(7)积极预防:识别并注意发作前的一些特殊食物、环境因素或生理和情绪的变化。

肥胖症

【病因与症状】

肥胖症是指由于人体新陈代谢失调而导致脂肪组织过多所造成的病证。一般认为体重超过正常标准的 20% 为肥胖。脂肪主要沉积于腹部、臀部、乳房、项颈等处。常见于体力劳动较少而进食过多的中年人。肥胖可分为单纯性肥胖和继发性肥胖。单纯性肥胖常常是家族性的,可能与遗传因素有关。继发性肥胖是继发于某些疾病的,例如皮质醇增多症、胰岛素瘤、甲状腺机能低下症、多囊卵巢综合证等等。

肥胖可始于任何年龄,有自幼肥胖者,有从 20 ~ 30 岁或 40 ~ 50 岁后开始肥胖者。多见于 40 ~ 50 岁的中壮年,尤以女性为多。男性肥胖以颈及躯干部为主,四肢较少。女性以腹以下、臀部及四肢肥胖为主。轻度肥胖可无症状,中、重度肥胖可产生下列症状群:

【按摩疗法】

有效穴位:腹部的期门、中脘、阴交、天枢、大巨、关元,背部的胃俞、脾俞、肝俞、大肠俞、小肠俞,手部的合谷穴,足部的委中、承山、足三里、涌泉等穴。(图 8 - 110)

按摩手法:

(1)按揉腹部的期门、中脘、天枢、阴交、大巨、关元和足部的委中、承山各 50 次,力度稍重,以胀痛感为佳。

(2)按压背部的肝俞、脾俞、胃俞、大肠俞、小肠俞各 50 ~ 100 次,力度重,以疼痛为佳。

(3)掐揉手部的合谷穴和足部的足三里穴各 100 次,力度以酸痛为宜。

(4)敲打足底涌泉穴 50 ~ 100 次,力度以胀感为宜。

腹部的大巨穴,背部的胃俞、脾俞、大肠俞、小肠俞是调整胃肠机能的特效穴,是治疗肥胖症的关键穴位,一定要用力刺激,反复按摩此穴才有效,注意力度,不可太轻。另外,足三里、涌泉、合谷穴也要反复刺激,此穴对肥胖症所引起的身体不适症很有效。

【拔罐疗法】

选穴:夹背(为经外奇穴,位于第 1 胸椎至第 5 腰椎,各棘突下旁开 0.5 寸)、天

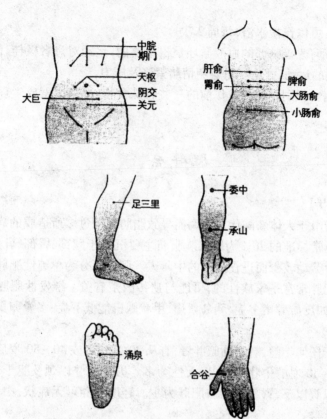

图 8－110

枢、大横、气海、关元、梁丘、足三里、丰隆、血海、公孙。(图 8－111)

方法:取上穴,以单纯火罐法吸拔穴位,留罐 10～15 分钟,每日 1 次。

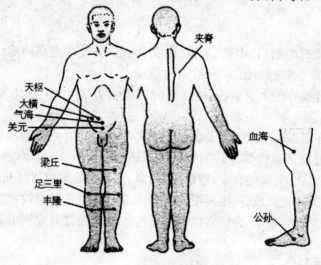

图 8－111

【刮痧疗法】

刮膻中、中脘、关元、肾俞、三阴交、丰隆等穴。（图8－112）

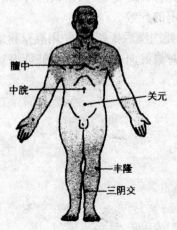

膻中
中脘
关元
丰隆
三阴交

图8－112

【体育疗法】

（1）右手掌拍左肩，左手掌拍背。接着左手掌拍右肩，右手掌拍背，共20次。

（2）直立，左、右两手握成空心拳，拳心向内，轻轻叩打小腹部、腰部、臀部各20次。

（3）坐位，左、右两手握成空心拳，用拳心交替叩打大腿前部、后部、外侧，左手叩打左腿，右手叩打右腿。从大腿根到膝关节，来回叩打40次。

【饮食疗法】

方1　赤小豆30克，粳米50克。将赤小豆、粳米洗净，入锅、加清水煮至粥成。每日早晚食粥，对于肥胖病人有一定疗效。

方2　绿豆芽50克，择洗干净，入开水锅内焯一下，捞出装盘，加米醋、食盐、生姜末拌匀，即可食用。不仅减肥，且有利于保持身材健美。

方3　将魔芋100克和调料入油锅中，翻炒后出勺即可。每日1剂，可减肥。

方4　开水冲泡玫瑰花5克，红花5克，山楂15克，红茶3克，代茶饮。适用于女性肥胖症兼有肝郁气滞闭经者。

【生活宜忌】

（1）每天总热量的供给控制在1000～1200千卡。力求做到每天按标准体重供给所需的蛋白质，碳水化合物每天最好控制在150～200克以下，其余热量以植物脂肪补足，尽量少食动物性脂肪，以免导致胆固醇增多而并发动脉粥样硬化。此外，甜食、啤酒等应尽量加以限制。低盐饮食，每天食盐3～6克。在进食习惯上，不要把热量摄入主要放在晚间，临睡前进食及饭后立即睡眠的习惯要更改。有人主张在总热量固定的前提下，将三餐的食物量分成五次进食，餐次多时，不易发生肥胖。

（2）自觉坚持体力劳动或体育锻炼，以增加热能的消耗，与饮食控制配合应用是最理想的减肥方法。应注意体育锻炼要以生理耐受量为度,但要持之以恒。步行是最适宜而安全的活动,值得推广。气功是我国古老的运动疗法,尤其是回春功中的部分功法对减肥有肯定的疗效。

(3)勤洗澡,皮肤皱褶处洗澡后要擦干,并用爽身粉或滑石粉扑在皱褶处,以防止皮肤磨破后感染。睡觉时最好向右侧,减轻心脏负担。衣服穿着一定要宽松,避免紧身而影响呼吸。

第二节　外科

痔　疮

【病因与症状】

痔疮是在肛门或肛门附近因为压力而伸出隆起的正常血管,主要是静脉丛发生扩大、曲张所形成的柔软静脉团,类似腿部的静脉曲张,但痔疮常常会发生出血、栓塞或团块脱出。由于痔的发生部位不同,可分内痔、外痔和混合痔。内痔生于肛门齿线以上,外痔位于齿线以下,混合痔是指痔上静脉丛与痔下静脉丛吻合相通,在同一部位内外痔同时存在。

痔疮有哪些症状呢?

(1)内痔:主要表现为排便时出血、痔块脱出和肛门疼痛,临床通常将其分为3期。

①Ⅰ期。仅以排便时出血、涌血或喷血,无疼痛及脱出。肛镜可见齿状线上有肠粘膜下的红色突起、质软,有时表面有糜烂。

②Ⅱ期。排便时有间歇性出血,用力时有痔块脱出,但能自行回纳。有感染时则疼痛、下坠。

③Ⅲ期。排便、用力、咳嗽、步行过久等痔块便脱出,不能自行回纳,须用手托回。

(2)外痔:外痔发生在肛管齿状线以下,常见外痔有血栓性、结缔组织性、静脉曲张性和炎性外痔。主要表现为:肛缘出现肿块疼痛,初起疼痛剧烈,行走不便,坐立不安,数天后减轻,肿块变软。结缔组织外痔常无症状,偶有肛门瘙痒,下坠或异物感。并发感染可有疼痛。检查可见肛缘肿块,呈紫色圆形,边界清楚,质硬,有压痛。肛周皮肤皱褶增大,形成皮赘,多伴有肛裂。

(3)混合痔:此症兼有内、外痔共同的症状,常脱出肛门,令直肠粘膜受到刺激,分泌物增加,使肛门潮湿不洁及瘙痒。

【按摩疗法】

有效穴位：头部的百会，背部的大椎、三焦俞、肾俞、会阳、长强，手部的孔最，足部的足三里等穴。（图 8－113）

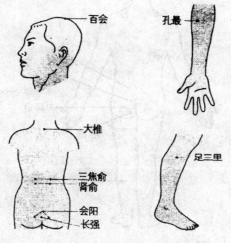

图 8－113

按摩手法：

（1）按压头部的百会穴 30～50 次，力度适中。

（2）按压背部的大椎、三焦俞、肾俞、会阳、长强各 50～100 次，力度稍重，以有胀痛感为宜。

（3）点按手部的孔最和足部的足三里各 30～50 次，力度以胀痛为宜。

背部的会阳、长强二穴是治疗痔疮的特效穴。痔疮是肛门周围的静脉丛淤血所引起，而会阳和长强穴可刺激肛门周围的血液循环并排除淤血，因此此二穴一定要重点按压，反复刺激。此外，三焦俞是控制血液循环的三焦之腑，刺激此穴，对痔疮也有明显的疗效。

【拔罐疗法】

选穴：会阳、白环俞、大肠俞、次髎、承山穴以及腰骶部皮肤特异点（特征为微红色或粉白色，稍隆起如针帽大小）。（图 8－114）

方法：取以上各穴，施以毫针罐法，施罐前先在穴位上针刺，待得气后，立即用闪火法将罐吸拔在针刺部位，留罐 10～20 分钟，每日 1 次，6 次为 1 个疗程。或每次选特异点2～3 处，施以刺络罐法，留罐 10～15 分钟，隔日 1 次，6 次为 1 个疗程。

【刮痧疗法】

刮痧部位

（1）头部：百会。

（2）腰部：肾俞、白环俞、次髎。

（3）腹部：关元。

（4）上肢部：孔最。

（5）下肢部：足三里、承山（图 8－115）。

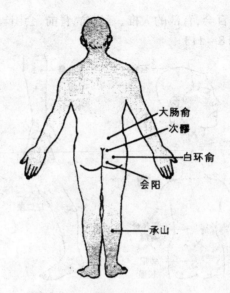

图 8 - 114

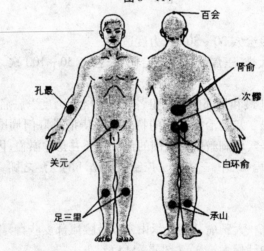

图 8 - 115

【针灸疗法】

主穴:长强、承山、二白、陶道、患处。(图8－116)

配穴:痔核脱出:百会、商丘、次髎。

内痔出血:命门、大椎、十七椎下。

局部瘙痒:阴陵泉、三阴交。

贫血:足三里、命门、涌泉。

便秘:天枢、支沟。

(1)温和灸:每穴可灸15～20分钟,每日1次,7次为1个疗程。

(2)隔姜灸:艾炷如枣核大,每穴灸5～10壮,每日1次,7次为1个疗程。

【敷贴疗法】

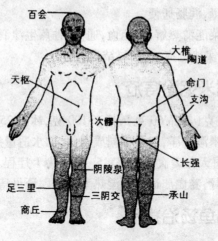

图 8－116

（1）葱捣烂，放入适量牛奶中，外敷患处。2 周为 1 疗程。

（2）桃树叶，捣烂，外敷患处。

【熏洗疗法】

（1）鲜枸杞根（即地骨皮）水煎煮汤，趁热先熏后洗患处。

（2）花椒 20 克，水煎煮汤，趁热先熏后洗患处。

（3）丝瓜根、藤、叶煎汤，外洗患处。

【饮食疗法】

方1　清蒸茄子治痔疮

【原料】　茄子 1～2 个，油、盐适量。

【制用法】　将茄子洗净，放碟内，加油盐隔水蒸熟。佐餐食。

【功效】　清热消肿，止痛。适用于内痔发炎肿痛、初期内痔便血、痔疮便秘等病证的辅助治疗。

方2　绿豆冬瓜汤治痔疮

【原料】　绿豆 150 克，冬瓜 500 克，食盐少许，猪油适量。

【制用法】　冬瓜去皮，与绿豆同煮至烂熟，放入食盐、猪油便成。分三次服食绿豆、冬瓜，喝汤。

【功效】　方中绿豆、冬瓜均有清热解毒之功。适用于实热所致痔疮患者。

方3　香蕉蕹菜粥治痔疮

【原料】　香蕉 100 克，蕹菜（空心菜）100 克，粳米 50 克，食盐或白糖适量。

【制用法】　蕹菜取尖，香蕉去皮为泥，粳米煮至将熟时，放入蕹菜尖、香蕉泥、食盐或白糖，同煮为粥，做早餐主食。

【功效】 清热解毒,润肠通便。

【附注】 方中蕹菜能清热解毒,凉血,通便;香蕉生津润燥;粳米和胃,除烦渴。三物配用,可用于痔疮实热之症,大便秘结带血者。

方4 桑椹糯米粥治痔疮

【原料】 桑椹30克(鲜品60克),糯米100克,冰糖25克。

【制用法】 将糯米淘洗净,与桑椹同放锅内,加水适量煮粥,粥熟时加入冰糖。稍煮至冰糖化即可。每天分2次空腹服。5~7天为1疗程。

【功效】 滋补肝肾,养血。适用于湿热型痔疮。证见痔疮出血、烦热羸瘦等。

方5 大枣乌鱼汤治痔疮

【原料】 大枣50克,乌鱼500克,食盐适量,生姜少许,分餐食用。

【制用法】 大枣去核,同乌鱼用砂锅炖至烂熟,放食盐即可。

【功效】 养脾胃,益气血。

【附注】 大枣补益脾胃而养血;乌鱼健脾益气。适用于虚证痔疮患者。

【生活宜忌】

(1)多摄取水分及纤维:便秘是造成痔疮的最大诱因,因此,为防治便秘,须多喝水及多吃富含纤维的食物。苹果、甜菜、巴西核果、绿花椰菜、甘蓝科蔬菜、胡萝卜、绿豆、燕麦麸、皇帝豆、梨子、豌豆、洋车前子及全麦等谷类,都是好的选择。

(2)勿蹲马桶太久:每次坐在马桶上的时间最好不要超过5分钟,尤其不要一边上厕所一边看书,这是极不卫生的习惯。

(3)勿长时间端坐不动:不要连续几个小时坐在椅子上不动,即使必须如此,也应每小时至少起身活动5分钟。

(4)勿提重物:提重物或费力的运动,就好像排便时用力过猛一样,如果你容易发生痔疮,应避免过度地出力。

(5)勿抓挠患部:痔疮患部可能会发痒,但勿用抓痒来缓解不适,那样会损害直肠脆弱的静脉管壁,使情况更糟糕。

肛　裂

【病因与症状】

肛裂是一种肛管齿线以下皮肤全层皲裂的疾患。此病多发于肛管后方正中线上。由于肛管解剖上的特点,此处皮肤在排便时因肛管扩张极易受创伤而造成全层撕裂。若齿线邻近发生慢性炎症,因纤维化而失去弹性更易受损。撕裂创面常因继发感染而形成溃疡,创面较平硬,灰白色,溃疡下端呈一袋状皮赘,酷似外痔,俗称"哨兵痔"。常伴有肛乳头肥大,严重时引起肛管狭窄,形成肛裂三联征。患者因惧怕疼痛不敢排便,使粪便在肠腔积存过久,变干变硬,下次排便时疼痛更加剧烈,如此形成恶性循环,甚至身感极为痛苦,严重影响工作和学习。本病各年龄段均可发生,多见于 30~40 岁的中年人。

【按摩疗法】

平时收缩肛门,如强忍大便状,将肛门周围的肌肉缩紧,尽量往上提,然后放松,如此反复进行 10 多次。每天至少做 3 次。大便后用温水清洗肛门,中指裹上卫生纸,一边按揉肛门,一边轻轻往里推,有助于肛门恢复原状。

【熏洗疗法】

无花果叶,水煎,熏洗肛门,每天 3~5 次。

【涂肛疗法】

鸡蛋黄适量,小火熬取蛋黄油,外搽肛门,每天 1~2 次。

【饮食疗法】

方 1　石榴花 10 克,槐花 10 朵。将石榴花、槐花混匀,分 2 次放入瓷杯中,以滚烫开水冲泡,温浸片刻,候冷。每日 1 剂,代茶饮用。适用于痔疮、肛裂出血。

方 2　凌霄花适量。将凌霄花研为细末。每服 5 克,空腹糯米汤送服,日服 3 次。适用于内痔出血、肛裂出血。

方 3　槐花、荆芥穗各等份。将槐花、荆芥穗共研细末,备用。每服 5 克,以米汤送服,日服 3 次。适用于痔疮出血、肛裂出血。

方 4　槐花 50 克,蜂蜜 300 克,将槐花研为细末,和蜂蜜调匀。每服 2 食匙,以温开水冲服,日服 3 次。适用于痔疮出血,肛裂等症。

方 5　猪大肠 1 条,槐花适量。将大肠翻转,用食盐搓干净,除去肠内污物及粘液,翻回原状洗净;槐花炒末,填满肠内,两头扎紧,放入砂锅内煮烂,取出捣丸如梧桐子大。每服 50 丸,饭前以当归酒或温酒送下。清热润肠,凉血止血。适用于内痔便血,或肛裂排便时出血。

【生活宜忌】

(1)长期站立和坐位工作者,提倡做工间操,年老体弱者更应适当活动,包括肛门括约肌的舒缩练习,每日清洗肛门,及时治疗直肠肛管炎性疾患。

(2)养成良好的饮食习惯,保持大便通畅及肛门周围清洁干燥。习惯性便秘者应多饮水,增加粗纤维性食物,如韭菜、芹菜、粗粮等,也可服适量蜂蜜。必要时可用开塞露,服缓泻剂或通便灌肠。

疖

【病因与症状】

疖是细菌侵入毛囊或皮脂腺内引起的化脓性炎症。可向四周扩散,引起毛囊和周围的蜂窝组织坏死、溶解,最后形成脓肿。疖的致病菌通常是葡萄球菌,多发生在颈、头、面、背、腋下、臀部等处。疖常是单发的,若身体各部同时或先后反复出现多个疖,称疖病。

以单个毛囊皮脂腺为中心的硬结,局部红、肿、热、痛,直径多在 1 厘米左右,呈锥形隆起。一般无全身发热、寒战等症状。数日后硬结中间变软,出现黄白色小脓栓,继而脓栓破溃脱落,排出脓液,炎症亦逐渐消退痊愈。

小的疖一般无全身症状。大的疖可引起发烧、畏寒、全身不适、食欲不振、头痛等症状。特别是在口鼻周围危险三角区内的疖肿,如挤压或挑刺,可引起颅内感染而出现高烧、寒战、头痛、昏迷等,多个疖同时或反复发生在身体各部位,叫疖病。常为糖尿病或营养不良造成。

【拔罐疗法】
选穴:病灶部位、大椎、灵台、膈俞穴。(图 8 - 117)

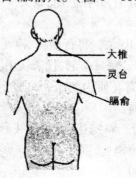

图 8 - 117

方法:对疖、痈病灶范围小者(若红肿痛甚、有脓栓或已成脓肿者,宜先点刺或切开使之出血、出脓,可采用单纯罐法将脓血吸出,或用敷药罐法(以大蒜、仙人掌、木芙蓉、蒲公英等具有清热、解毒的鲜草药单味捣烂敷贴患部,有创口者不封口)、火针罐法等。若病灶肿胀、红热甚,或全身有发热恶寒者,加大椎、灵台、膈俞,施以刺络罐法,留罐 5 ~ 10 分钟。

【饮食疗法】

方1　凉拌马齿苋治疖

【原料】　马齿苋 500 克。

【制用法】　马齿苋洗净,放入沸水中烫数分钟,取出略挤干,切碎,加入糖、盐、味精、麻油拌和,分次佐餐服用,也可空腹服。

【功效】　清热解毒。适用于疖未成脓时,局部潮红,也可用于夏天预防疖肿。

方2　绿豆瓜皮饮治疖

【原料】　绿豆 100 克,西瓜皮 500 克。

【制用法】　将绿豆与 1500 毫升水煮汤,沸后 10 分钟后去绿豆,再将洗净的西瓜皮放入再煮,煮沸后候冷即可饮汤,1日数次。

【功效】 清热解毒,除烦止渴。

【附注】 绿豆甘凉,清热解毒,清暑利水;西瓜甘寒,清热解暑,除烦止渴。适宜暑疖患者服用。

方3 豆腐马兰头汤治疖

【原料】 嫩豆腐200克,鲜嫩马兰头120克(干品50克),姜丝、葱末各适量。

【制用法】 将豆腐洗净,切成小块;马兰头择洗干净,切碎,备用。锅内加水适量,放入豆腐块、马兰头、姜丝、葱末,大火烧沸,改用文火煮3~5分钟,调入精盐、味精、香油即成。每日1剂,2次分服,连服5~7天。

【功效】 马兰头性凉,味辛,有清热解毒、凉血止血、利尿消肿等功效;豆腐性凉,味甘,有清热解毒、生津润燥、宽肠降浊等功效;合而为汤,可清热解毒、利尿消肿、补中降浊。适用于热毒所致的暑疖,证见发热、发红、肿痛等。

方4 金银花甘草双豆饮治疖

【原料】 金银花15克,甘草5克,橘皮6克,绿豆50克,红豆30克。

【制用法】 将前4味水煎取汁,入绿豆、红豆煮至豆熟。吃豆饮汤,每天1剂,连用3~4天。

【功效】 适用于疖肿化脓期。

方5 苦瓜绿豆肉汤治疖

【原料】 苦瓜200克,绿豆250克,瘦猪肉250克。

【制用法】 苦瓜、瘦猪肉洗净切片备用,将绿豆煮沸30分钟后入苦瓜、瘦猪肉,再文火煮至绿豆烂为度,可加少许食盐饮用。

【功效】 清热解毒,散疖消肿。

【附注】 绿豆、苦瓜清热解毒,除湿散肿疗疮;猪肉甘平,滋阴润燥。适宜疖之成脓期患者食用。

方6 北芪杞子炖乳鸽治疖

【原料】 北芪30克,枸杞子30克,乳鸽1只。

【制用法】 将乳鸽去毛和内脏,洗净切块,将上料同放碗内加水适量,隔火炖熟,饮汤食鸽肉。隔日1次,连用3~5日。

【功效】 适用于疖肿溃破期,局部肿痛减轻,逐渐变软;中央之脓栓溃破脱出,流出脓液,局部形成溃疡。

方7 银耳羹治疖

【原料】 银耳6克,黄芪15克,冰糖15克。

【制用法】 用温水浸银耳 1 小时,洗净,加入适量清水,黄芪煎汁兑入清水中,文火炖 2~3 小时,待银耳熟烂汤稠,兑入溶化的冰糖汁即可服用,每日 3 次。

【功效】 滋阴润肺,益气生津,扶正托毒。适宜气阴两虚的疖疮患者。

【生活宜忌】

(1)每天清洗:感染部位应该每天清洗数次,并且用棉签沾药消毒。也可直接在疖上涂蜂蜜,涂维生素 A 及维生素 E 乳剂也很有效。

(2)清毒:一次清肠的禁食有助于除去可能引起疖的毒素。

(3)将疖刺破:当疖肿出现脓头,不大,无感染蔓延的迹象时,患者可以用火将针消毒后,将此疖肿刺破,并将脓挤出。让疖自行破裂可能制造更多麻烦,因为疖经常在睡眠时破裂。

(4)勿使感染扩散:当疖在排脓时,应保持周围皮肤干净。洗澡时应采用淋浴,以减少感染蔓延至其他部位的几率。治疗疖之后,应彻底洗净双手后才可接触食物,因为葡萄球菌会引起食物中毒。

(5)饮食清淡:宜食清淡性凉之食物,以清火解毒。疖肿未破溃前所进食物以稀软易于消化为好,如米粥、面条、米仁粥等。

(6)忌食发物:疖肿未破溃前鱼腥类发物均应避免食用,以防病情进一步加重。忌膏粱厚味、煎烤之品,辛辣刺激食物亦不宜服用。

(7)多饮水:多饮水,以利尿加速毒素排出,如能以清热解毒之品煎汤代茶,则效果更好。

(8)适时选用补品:疖肿破溃后宜进食补益气血的食品,以加速伤口愈合,促进体力恢复。湿热季节还可多饮清凉饮料。

丹　毒

【病因与症状】

丹毒是由溶血性链球菌通过皮肤或粘膜的破损,引起皮肤网状淋巴管的急性感染,故又称急性网状淋巴管炎,好发于头面部和下肢。炎症蔓延迅速,一般不化脓、无组织坏死。下肢丹毒易复发,反复发作后可导致淋巴性水肿,甚则形成橡皮肿。丹毒一名,是因发病时皮肤突然发红,其色如丹涂脂染而得。发于头面称抱头火丹,发于躯干内称内发丹毒,发于腿部称腿游风,新生儿丹毒称赤游丹。

丹毒有哪些症状?

(1)局部症状:局部表现为片状红疹,颜色鲜红,中间较淡,边缘清楚,并略隆起。手指轻压红色消退,除去压力红色很快恢复。红肿向四周蔓延,中央红色消退、脱屑,颜色转为棕黄。红肿区有时可发生水泡。局部有烧灼样痛。附近淋巴结经常肿大、疼痛。足癣或血丝虫感染可引起下肢丹毒的反复发作,有时并可导致淋巴水肿,甚至发展为象皮肿。

（2）全身症状：发病急，畏寒、发热可达39℃~40℃、头痛、全身不适。

【拔罐疗法】

选穴：（1）病在头面部选取大椎、身柱、新设、肩外俞穴及丹毒病变周围的健康皮肤处。（2）病在下肢部选取三焦俞、大肠俞、环跳、次髎穴及丹毒病变周围的健康皮肤处。（图8－118）

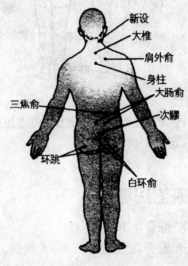

图8－118

方法：根据疾病发生的不同部位，分别选用以上穴组，施以单纯罐法，吸拔于穴位上，留罐10分钟；也可在病灶中心及其周围，与正常皮肤之间显露的小血管上各点刺至出血，或使用皮肤针叩击渗血后进行拔罐（中心部不可置罐）。

【刮痧疗法】

刮痧部位

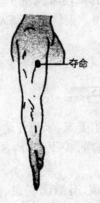

图8－119

上肢部：夺命。（图8－119）

【针灸疗法】

取大椎、曲池、委中、足三里、太阳、陷谷、内关等穴。（图8－120）

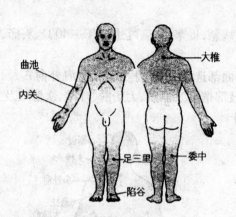

图8-120

针刺大椎、陷谷、曲池直刺;强刺激;委中点刺放血;头痛加刺太阳,恶心加刺内关和足三里,均强刺激,不留针,每日1次。

【饮食疗法】

方1　金银菊花茶治丹毒

【原料】　金银花30克,野菊花20克。

【制用法】　将金银花和野菊花混匀。分3～5次放入瓷杯中,用落滚开水冲泡,温浸片刻,代茶饮用。

【功效】　清热解毒。适用于丹毒初起。

方2　马齿苋菊花粥治丹毒

【原料】　鲜马齿苋60克,菊花15克,粳米100克。

【制用法】　鲜马齿苋洗净切碎,粳米淘洗干净一同入锅加水1000毫升,文火煮成粥;取霜降前菊花烘干研成粉。粥将成时调入菊花末,稍煮即成,每日3次,连服数天。

【功效】　清热解毒,泻肝利湿。适用于丹毒急性期,病变部位较局限者。

方3　生拌牡蛎肉治丹毒

【原料】　鲜牡蛎肉250克,生姜末、米醋各适量。

【制用法】　将牡蛎肉去杂洗净,控干水分,加生姜末、米醋拌匀食用。每日1剂。

【功效】　牡蛎肉性平味甘、咸,有滋阴养血、养心安神等功效,可用于治疗丹毒、眩晕、烦热口渴诸症。

方4　赤小豆苡仁汤治丹毒

【原料】　赤小豆100克,苡仁100克。

【制用法】 赤小豆、苡仁浸泡半天,加水 500 毫升,文火煮烂,分次服用,每日3 次。

【功效】 利水消肿。适用于丹毒下肢肿胀明显,或伴水泡患者。

【生活宜忌】

(1)有皮肤粘膜破损,应及时处理,避免感染。

(2)足癣者,必须彻底治疗,防止复发。

(3)有损伤时所用器械、敷料等物,要严格消毒管理,以防传染。

(4)食蔬菜水果,饮食清淡,忌辛辣油腻刺激食品。

(5)注意个人卫生,加强体育锻炼,增强机体抗病能力。

阑尾炎

【病因与症状】

阑尾炎是最常见的急腹症之一。因阑尾是盲肠上的一小段盲管,管腔狭小,容易发生阻塞和发炎。阑尾炎按发病特点和症状可分为急性阑尾炎和慢性阑尾炎。急性阑尾炎的致病菌为大肠杆菌、肠球菌和厌氧菌。临床可分为单纯性、化脓性、坏疽及穿孔性和阑尾周围脓肿等类型。

急性阑尾炎发病急,突然发生腹痛。腹痛常是由下腹和脐周开始,几个小时后转移至右下腹部。单纯性阑尾炎多为阵发性或持续性胀痛和钝痛;化脓性和坏疽性阑尾炎常为持续性剧痛;如持续性剧痛波及中下腹或两侧下腹是阑尾坏疽穿孔的现象。

慢性阑尾炎是急性炎症消退后遗留的阑尾慢性炎症。平时有不太明显或不规则的隐痛,也可有腹部饱胀和排便次数增多现象。慢性阑尾炎可以急性发作。其症状如同急性阑尾炎。

【拔罐疗法】

选穴:大肠俞、关元俞、次髎、大横、天枢、合谷、足三里、阑尾穴(为经外奇穴,在足三里穴下 1.5~2 寸压痛最明显处)、阴陵泉、三阴交。(图 8–121)

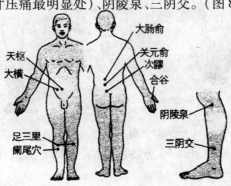

图 8–121

方法:取上穴以单纯火罐法吸拔穴位,留罐 10～15 分钟,每隔 1～2 日 1 次。

【刮痧疗法】

刮痧部位

(1)背部:大肠俞、关元俞、次髎。

(2)腹部:大横、天枢。

(3)上肢部:合谷。

(4)下肢部:足三里、阑尾、三阴交、阴陵泉。(图 8－122)

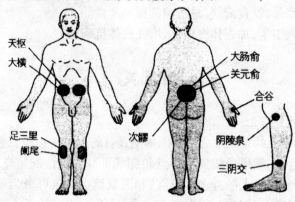

图 8－122

【针灸疗法】

主穴:气海、天枢、阑尾穴(或上巨虚、足三里)、阿是穴。(图 8－123)

配穴:恶心呕吐:内关。

发热:合谷、曲池。

大便脓血:肘尖。

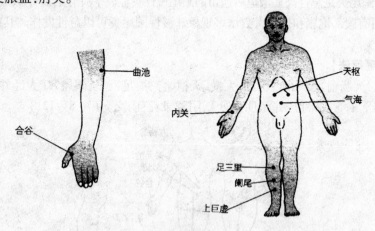

图 8－123

(1)温和灸:每穴可灸 20～30 分钟,急性者每日 1 次,3 次为 1 个疗程;慢性者每日 1 次,10 次为 1 个疗程。

(2)无瘢痕灸:艾炷如麦粒大,每穴灸 5～10 壮,每日 1 次,5～7 次为 1 个疗程。

【饮食疗法】

方1　桃仁薏苡仁粥

桃仁 10 克(去皮尖),薏苡仁 30 克,粳米 50 克,加水同煮粥至极烂服用。

方2　芹菜瓜仁汤

芹菜 30 克,冬瓜仁 20 克,藕节 20 克,野菊花 30 克。水煎,每日分 2 次服。

【生活宜忌】

(1)预防感染,驱除肠道寄生虫,清除机体感染病灶。

(2)避免饮食不节和进食后剧烈运动。

(3)养成规律的排便习惯。

(4)如有阑尾炎迹象,千万不要服轻泻通便剂,否则会导致发炎的阑尾穿孔。

(5)如有阑尾炎迹象,不可用热水袋敷痛处,热水袋的热力透入腹内,只会使病情加剧。

肠梗阻

【病因与症状】

肠梗阻即肠有部分或全部被堵塞,使消化过程无法完成的一种症状。导致肠梗阻的原因有好几种,其中最常见的是绞窄性疝、粘连性肠堵塞,或组织束缚(通常由先前的某种炎症或外科手术造成)等。不过,肠梗阻也可能是由诸如结肠癌等赘生物造成的。有时部分健康的肠会打结或绕缠,这种情形叫做肠扭转。在极少数的情形下,肠梗阻还可能是由于一枚误吞的硬币或骨头等无法消化的物体造成。

【拔罐疗法】

选穴:中脘、天枢、曲池、合谷、足三里、内庭。(图 8 – 124)

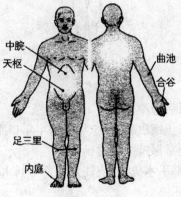

图 8 – 124

方法:取上穴,用单纯火罐法吸拔穴位,留罐 10~15 分钟,每隔 1 日 1 次。

【刮痧疗法】

(1)腰背部:脾俞、胃俞、大肠俞、三焦俞。

(2)腹部:中脘、天枢、气海。

(3)上肢部:内关。

(4)下肢部:足三里、解溪。(图 8 – 125)

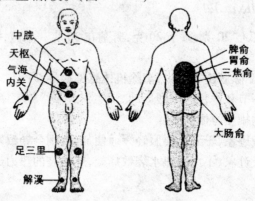

图 8 – 125

【针灸疗法】

艾灸法:取中脘、大横、天枢、足三里、神阙、关元。每次约灸 3~7 壮,每日灸 2 ~3 次,病愈为止。(图 8 – 126)

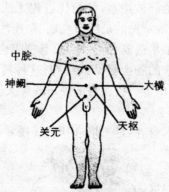

图 8 – 126

【生活宜忌】

(1)不要暴饮暴食,饭后忌冷饮。

(2)注意饮食卫生,防止蛔虫病;青少年应每半年口服 1 次驱蛔虫药。

(3)老年体弱者,要经常保持大便通畅。

(4)有腹部外伤及腹部手术史者,应注意腹部锻炼和及时治疗,以防粘连性肠梗阻的发生。

乳腺炎

【病因与症状】

乳腺炎是指乳房部位发生的一种急性化脓性疾病。多发生于产后 3～4 周的妇女,尤其是初产妇多见。其发病原因,多由细菌,如葡萄球菌及链球菌从裂开的乳头侵入,或乳汁瘀积,阻塞不通,细菌迅速繁殖而引起。

初期患者有发热恶寒,患侧乳房红、肿、热、痛。炎症浸润时可见乳房增大,红肿胀痛,局部触摸有热、硬感,压痛。患侧腋窝淋巴结肿大、疼痛。脓肿期则乳房肿处呈持续状啄痛,如脓肿表浅,可摸到波动感。但深部的脓肿或较肥大的乳房,常不易摸到波动感,必要时可局麻穿刺,以明确有无脓肿形成。

【按摩疗法】

(1)点按膻中、三阴交、肝俞、胃俞等穴各 2 分钟。

(2)按摩合谷、郄门、少泽等穴各 1 分钟。

(3)右手拇指按于健侧的中府穴,中指、食指按于健侧腋窝中部,用力推按 2 次,以能忍受为度,每天 2～3 次。

(4)拇指、食指掐按两侧肩井穴各 1 分钟,按摩肩颈部至肩关节部位,反复 3 次再指压乳根穴 1 分钟。沿乳房四周按摩 5 次。

(5)拇指指端按压肝俞、肾俞穴,再顺时针方向按揉两穴 36 次。推摩脊柱两侧反复4～5 次。(图 8－127)

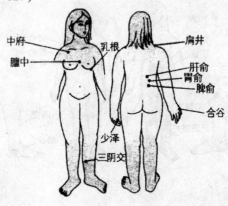

图 8－127

【拔罐疗法】

选穴:(1)肩井、乳根穴。(2)乳房四周、天宗穴。(3)乳房脓肿局部。(图 8－128)

方法:取(1)组穴以及背部相对应的压痛点,采用刺络罐法,先用三棱针在穴位及压痛点点刺出血,然后将罐吸拔在穴位上,留罐 15 分钟,每日 1 次。若伴有发热者,加拔大椎穴,施以刺络罐法。亦可取(2)组穴,取中、小罐于乳周施行温水罐法,

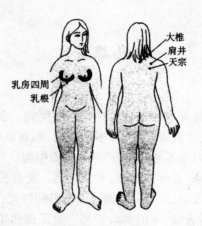

图 8 - 128

呈环形密排罐,天宗穴采用毫针罐法,留罐 15 分钟,每日 1 次。

若乳房已化脓,选用火针刺入脓肿波动感最明显处的脓腔内,稍停片刻后再缓慢出针,然后选用口径与脓肿相当或较大的罐具,吸拔在刺点处,留罐 2 ~ 3 分钟,起罐后擦净脓血,外敷消炎纱条,每日换药 1 次。

【刮痧疗法】

刮痧部位

(1)背部:肝俞、脾俞、肾俞。

(2)腹部:四满、中极、归来、子宫。

(3)下肢部:阳陵泉、足三里、三阴交、然谷。(图 8 - 129)

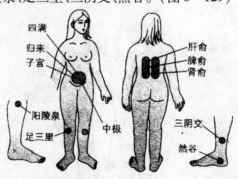

图 8 - 129

【熏洗疗法】

大葱 300 克,切碎,蒲公英 300 克,水煮 20 分钟后趁热熏洗乳,每天 3 次,连用 3 天。

【外涂疗法】

(1)优质醋 150 毫升,加热煮沸,滴入麻油 3 ~ 5 滴,用小火,保持沸腾状态,备用。患者仰卧,裸露患乳,医者用手蘸醋,在患乳上轻轻按摩,动作轻柔,力量由轻到重。可先揪乳头数次,再沿乳房基底部向乳头方向按摩,直至醋被蘸完为止。

医者用柔和的手法,尽可能将积乳挤净,然后用热湿毛巾蘸温水,洗净患乳。

每天 1 次,3 次为 1 疗程。

(2)万年青叶,捣烂,取汁,外涂患乳。

(3)蒲公英 30 克,加水 3 碗,煎至 1 碗半,备用。其中 1 碗外搽患乳,干则再搽,每天 1 次。另半碗分 2 次内服。

【饮食疗法】

方1 橘核酒治急性乳腺炎

【原料】 橘核 25 克,黄酒 100 毫升。

【制用法】 将橘核略炒,置于砂锅内,加入黄酒煎至 50 毫升,去渣,顿服。每日 1 剂。

【功效】 理气散结,止痛。适用于急性乳腺炎初期。

方2 豆豉粥治急性乳腺炎

【原料】 豆豉 15 克,葱白 3 茎,薄荷 6 克,生姜片 6 克,羊髓 100 克,白米 100 克,细盐少许。

【制用法】 先煎葱、姜及豉,后下薄荷,稍煎后去渣取汁,入米,再煮,候粥熟,下羊髓及盐,搅匀即成。空腹服,每日 2 次。

【功效】 祛风,清热,解毒。适用于乳腺炎初起、局部红肿热痛,而脓尚未成者。

方3 四仙猪骨汤治急性乳腺炎

【原料】 银花 20 克,蒲公英 15 克,皂角刺 10 克,夏枯草 20 克,猪杂骨 250 克,细盐、料酒、葱、味精各适量。

【制用法】 将上述 4 味中药装入干净纱布袋内,扎口;洗净猪杂骨,捶碎;将药袋、猪杂骨装入大砂锅中,加清水适量,旺火煎沸,捞去浮沫,加入细盐、料酒、葱,改文火,再煨 60 分钟,起锅时加味精。每日 1 剂,喝汤,分 3 次服完。

【功效】 清热解毒,活血化瘀,通络化脓。适用于浊气蕴结、乳腺炎化脓期的患者服用。

方4 薏苡赤小豆汤治急性乳腺炎

【原料】 薏苡仁 30 克,赤小豆 30 克。

【制用法】 薏苡仁、赤小豆分别洗净,置锅中,加清水 500 毫升,急火煮开 5 分钟,改文火煮 30 分钟,分次食用。

【功效】 利湿清热,通乳。适用于急性乳腺炎属乳汁瘀积型,见乳汁排泌不畅者。

【生活宜忌】

(1)妊娠后期经常用肥皂水或清水擦洗乳头;或用 70% 酒精棉球涂擦乳头、乳晕部。

（2）如乳头凹陷，在妊娠期要设法纠正。

（3）产后可用橘核 30 克，水煎服，一般 2～3 剂，可防止乳汁淤积。

（4）定时哺乳，每次乳汁要吸尽，如吸不尽可用吸奶器或按摩排空。

（5）乳头破裂、擦伤，宜及时治疗。同时暂停哺乳，用吸奶器将乳吸出喂奶。

（6）注意婴儿口腔清洁，不含乳而睡。同时要保持乳头清洁卫生。

胆囊炎

【病因与症状】

胆囊是位于肝脏正下方的小器官。它的功用是贮存胆汁以备消化脂肪之需。胆囊发炎大多是因为结石堵塞了胆汁从胆囊正常流往肠内通道的结果。另外，胆囊炎也可能是由肠道感染逐渐向上扩散所致。

胆囊发炎时，病人的右上腹有剧烈的疼痛。随后有发烧、恶心及呕吐的症状，病情严重者会出现黄疸。此症需立即送医处理，否则可能会威胁生命。如果胆囊因某种疾病肿胀得太厉害而破裂，还会形成严重的腹膜炎。

【按摩疗法】

按摩肾、输尿管、膀胱、肝、胆、十二指肠、小肠、大肠、腹腔神经丛、肾上腺、脾等反射区。（图 8－130）

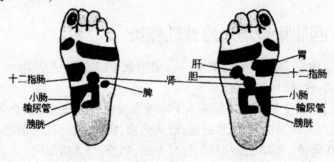

图 8－130

【拔罐疗法】

选穴：胆囊穴、肝俞、胆俞。（图 8－131）

方法：（1）火罐法：俯卧位。用闪火法将大小适中的火罐吸拔于胆囊穴、肝俞、胆俞穴，留罐 15～20 分钟。每日治疗 1 次，10 次为 1 疗程。

（2）针罐法：先针刺胆囊穴、肝俞、胆俞穴，然后选择大小适中的火罐，再在上述的穴位上拔罐，留罐 15～20 分钟。

【刮痧疗法】

以下列顺序进行刮痧治疗。项丛刮 1—项三线　2—太阳刮　3—膻中　4—天枢　5—曲池　6—内关　7—神门　8—阳陵泉　9—足三里　10—丰隆　11—太

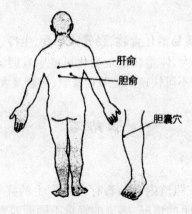

肝俞
胆俞
胆囊穴

图 8 - 131

冲 12。（图 8 - 132）

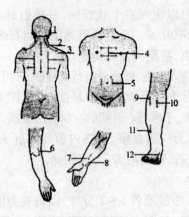

图 8 - 132

【体育疗法】

（1）端坐床沿或椅子上，臀部着坐 1/2，两腿分开，双手按揉小腹。

（2）深呼吸 1 次，呼吸结束时，上身前俯，头部低于双膝，同时双手紧按小腹，使横膈上升，将肺内余气尽量排出。

（3）双手放松，头引颈前伸，缓缓深吸气，并慢慢将上身抬起，恢复原坐姿势。

（4）慢慢呼气，同时头及上身再缓缓下俯，尽量将余气排出。

【饮食疗法】

方 1　蒲公英的根、茎，大叶钻天杨的根、皮，各半混合，切细，浓煎，去渣，再浓缩至黏稠状时，加蜂蜜少许，备用；每次 1 茶匙，每天 3 次。

方 2　荠菜 250 克，鸡蛋 2 个，同放锅内，加水煮熟后食用。

方 3　茉莉花 10 克，粳米 50 克，熬粥，加白糖后喝。

方 4　蒲公英、玉米须、茵陈各 30 克，水煎饮用。

方 5　每天吃 1 个橘子。橘子中所含的维生素 C 可预防胆结石的发生。

方 6　每天清晨吃 1 个苹果，必须连皮一起吃。隔半小时后方可进餐，天天如此。

【生活宜忌】

（1）饮食有节，宜清淡易消化食物，忌暴饮暴食、生冷、油腻、辛辣、醇酒等。

（2）避免体重变化太大，体重快速地变化可能引发胆囊问题，所以，当你尝试减肥时，一定要循序渐进，切不可快速的去节食减肥，接着又大吃大喝使体重快速反弹。

胆结石

【病因与症状】

胆石症是指因胆囊或胆道内有结石存在而产生的症状。胆石症的症状，因结石的部位和活动情况、梗阻的情况、感染的轻重不同而差别很大。

一般静止的、无梗阻或感染时，可以无明显症状，或仅有消化不良和腹部不适。当出现梗阻合并感染时，可以出现右上腹绞痛，并放射到右肩，寒战高热，皮肤、巩膜出现黄染，可伴有恶心、呕吐等。反复梗阻感染的胆石症可发生胆汁性肝硬化和肝萎缩，容易并发胆道蛔虫，甚至诱发胆囊癌。

如果胆盐排出不畅而进入血液，随血液运行到皮肤，还可引起皮肤瘙痒。胆盐刺激迷走神经，引起血压降低，心动过缓，甚至心肌缺血，即所谓"胆心病"，表现为类似冠心病的症状。有的胆石症患者，手术后心脏病的症状有所缓解，可能与此有关。

中医认为胆结石是因为气滞血瘀、湿热内蕴而致肝失疏泄、胆汁排泄不畅，日积月累，久受煎熬，聚结成石，结石阻滞，不通则痛。

【按摩疗法】

按揉期门、日月、京门、中脘等各1~2分钟，以得气为度；推按肝俞、胆俞、脾俞、胃俞10~20次；按揉足三里、三阴交、阳陵泉、胆囊穴（在阳陵泉下1寸左右的压痛点）、蠡沟、光明等各1~2分钟，以得气为度。上述穴位可以治疗胆结石引起的胆绞痛。（图8－133）

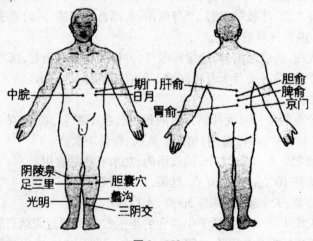

图 8－133

【拔罐疗法】

拔罐部位

(1)背部:肝俞、胆俞。

(2)胸肋部:日月、期门。

(3)下肢部:阳陵泉、胆囊穴、太冲。(图 8－134)

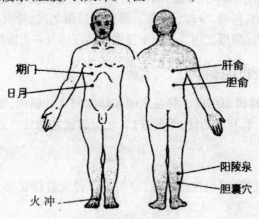

期门　日月　火冲　肝俞　胆俞　阳陵泉　胆囊穴

图 8－134

【刮痧疗法】

以下列顺序进行刮痧治疗。项丛刮1—太阳刮　2—肝俞　3—胆俞　4—肾俞　5—骶丛刮　6—中脘　7—天枢　8—气海　9—关元　10—阳陵泉　11—足三里　12—三阴交　13—公孙　14—太冲　15—内关　16—神门　17—合谷18。(图 8－135)

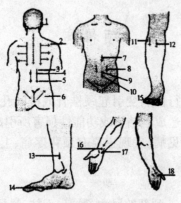

图 8－135

【饮食疗法】

方1　蒲公英茶

取干蒲公英 50 克,如为鲜者为干蒲公英的 2～3 倍量,先用凉水 1000 毫升浸泡,后文火煎5～10分钟,分两天饭后当茶饮,每日三次,两天换一次药,连饮一个月。

方2　乌梅虎杖蜜

乌梅250克,虎杖500克,蜂蜜1000克。将乌梅、虎杖洗净,水浸,然后文火煎汁,泸出后与蜂蜜同入锅,再煎,冷却后装瓶。每日饭后服2次,每次一匙,3个月为1疗程。有疏肝利胆,清热除湿之用。适用于慢性胆结石以及右上腹疼痛不适者。

方3　玉米须炖蚌肉

玉米须50克,蚌肉200克。将玉米须和蚌肉同放砂锅内,加水适量,文火煮至烂熟,隔日服1次。有利湿通便,平肝泄热,利胆退黄之功效。适合于胆囊炎、胆囊结石者食用。

【生活宜忌】

(1)生活要有规律,避免过度疲劳,室内工作者及身体肥胖者应强调进行户外活动,如:做操、跑步、散步、跳绳等。

(2)注意饮食规律,定时定量,提倡少吃多餐。饮食要有节制,不可过饱,逢年过节尤应注意。

(3)注意饮食结构,控制脂肪及胆固醇食物,如:肥肉、动物油、动物脑、动物内脏、鱼子、蛋黄等。不可饮酒,少吃辛辣、油炸之物。宜多吃萝卜、青菜、豆类副食。发作期应采用高碳水化合物、低脂流食,如:米汤、稀饭、藕粉、豆浆、杏仁茶等。

(4)应注意饮食卫生,积极防治肠道寄生虫和肠道感染,可降低胆结石的发病率。

颈椎病

【病因与症状】

颈椎病是指因颈椎退行性病变引起颈椎管或椎间孔变形、狭窄,刺激、压迫颈部脊髓、神经根、交感神经造成其结构或功能性损害所引起的疾病。它是一种严重危害伏案工作者健康的常见病,表现主要有颈背疼痛、上肢无力、手指发麻、头晕、恶心、视物模糊、吞咽困难。

【按摩疗法】

【有效穴位和反射区】　颈部的风池、风府、天柱、翳风,肩部的大椎、肩中俞、肩井、肩髃,背部的天宗,手部的曲池、合谷、后溪,腋下的极泉,足部的内尾骨、外尾骨、肩、颈椎、腰椎、胸椎等反射区和足部的昆仑、悬钟穴等。(图8－136)

【按摩手法】

(1)按揉天柱、风池、风府、百劳、安眠、翳风各穴位30～50次,力度轻缓平稳,以酸胀为宜。

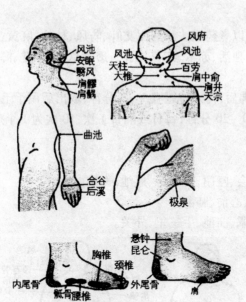

图 8 - 136

（2）按压肩部的肩井、大椎、肩中俞穴各 30～50 次,力度适中。

（3）掐按肘部的曲池,腋下的极泉,手部的合谷、后溪和足部的悬钟、昆仑各穴位 30～50 次,力度稍重,以酸痛为佳。

（4）推压足部的颈椎、腰椎肩、胸椎、骶骨及内外尾骨各反射区 50 次,力度适中,平稳,以有胀痛感为宜。

【拔罐疗法】

选穴:风池、大杼、风门穴;配穴:天宗、肩井、肩髃、曲池穴。（图 8 - 137）

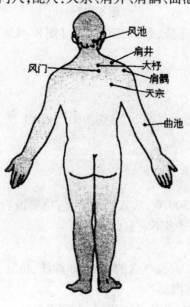

图 8 - 137

家庭醫生

方法:取上穴施以煮药罐法。药用艾叶、防风、杜仲、麻黄、木瓜、川椒、穿山甲、土鳖虫、羌活、苍术、独活、苏木、红花、桃仁、透骨草、千年健、海桐皮各 10 克,乳香、没药各 5 克。

　　将上药加水煮沸后,再入竹罐煮 1~3 分钟,取出后用干毛巾擦去水分,迅速吸拔在穴位上,留罐 10~20 分钟,每日或隔日 1 次,10 次为 1 个疗程。

【刮痧疗法】

刮痧部位

(1)头颈部:百会、哑门、颈百劳、风池、大椎。

(2)背部:肩井、心俞、肺俞。

(3)上肢部:肩髃、曲池、手三里、外关。

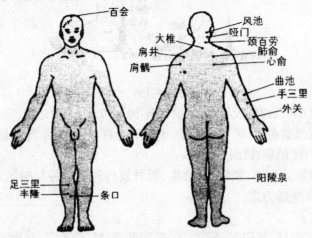

图 8-138

(4)下肢部:足三里、丰隆、条口、阳陵泉。(图 8-138)

【饮食疗法】

方1　蘑菇汤

鲜蘑菇或香菇 30 克(干品减半),煮汤喝,每天 1 次,日期不限。对颈椎病有效。

方2　醋冰糖

食醋 100 毫升,冰糖 500 克,放入锅内溶化,每餐饭后饮 1 汤匙。治疗颈椎病,若患者兼有胃溃疡、胃酸过多不宜服此方。

【生活宜忌】

(1)宜进食滋养筋脉,充益气血的食物,如蹄筋、鱼唇、鱼鳔、海参等。但不可过量,以防助痰生湿,反增病损。

(2)过分油腻及煎炸类食品易生痰湿,不宜进食。

（3）宜服食偏温性的蔬菜水果，如韭菜、香菜、胡萝卜、山药、桃子、葡萄、橘子、核桃仁等。

肩周炎

【病因与症状】

肩周炎是由于肩关节关节囊、关节周围软组织发生的范围较广的慢性无菌性炎症反应，引起软组织广泛性的粘连，限制了肩关节的活动所致。中医学认为本病多由年老体衰、筋脉失养，或风寒湿邪侵袭，经脉拘急所成，属于"痹症"范畴。

肩周炎以肩痛、肩关节活动受限为其症状特征。疼痛可呈钝痛或刀割样痛，夜间加重，甚至痛醒，可放射至颈、背部，或前臂手部。活动受限以外展、外旋、后伸最为明显，表现为不能穿衣、梳头等。本病的发展可分为：急性期、粘连期、缓解期。

急性期：以疼痛为主，关节活动受限，但尚有相当范围的活动度。病程约1个月，重者可延续2～3个月。

粘连期：关节活动度严重受限，活动范围很小，外展或前屈活动时，可表现出耸肩现象。肩痛较急性期明显减轻，病程约2～3个月。

缓解期：经治疗及功能锻炼，粘连及肌肉的痉挛、韧带的挛缩逐渐解除，疼痛消失，肩关节功能恢复正常。

【按摩疗法】

（1）在昆仑、申脉捏揉30～50次，力度以酸疼为宜；

（2）掐按隐白、至阴二穴30～50次，力度稍轻。

（3）点按肩、上臂、斜方肌各100次，力度以酸胀为宜。

（4）按揉颈项50～100次，力度适中。

（5）推压肩胛骨50～100次，力度以胀疼为宜。（图8－139）

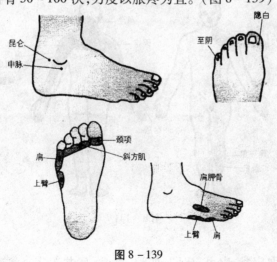

图8－139

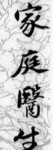

【拔罐疗法】

选穴:(1)大椎、肩髃、阿是穴。(2)身柱、肩贞、阿是穴。(3)大椎、天宗、阿是穴。(图8－140)

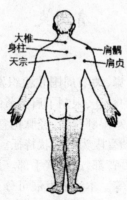

图8－140

方法:各组穴均采用刺络罐法,先用三棱针在穴位上点刺或用皮肤针叩刺,然后用闪火法将罐吸拔在穴位上,留罐10分钟,每次1组穴,每日1次。也可在患部涂抹风湿油、酒,然后进行走罐。

【刮痧疗法】

刮痧部位

(1)颈部:哑门、风池、大椎。

(2)肩背部:肩井、天宗。

(3)胸部:中府、云门、缺盆。

(4)上肢部:肩髎、肩贞、臂臑、臑会、外关、曲池、合谷。

(5)下肢部:足三里、条口。(图8－141)

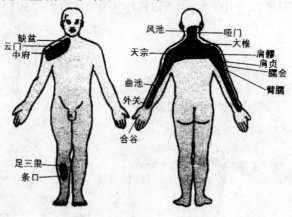

图8－141

家庭医生

物理保健篇

【针灸疗法】

(1)隔姜灸,取肩髃、肩贞、肩髎、曲池、臂臑、肩井等穴。每次选用2～4个穴位,将姜洗净后切成厚约 1~2 毫米的薄片,放置在穴位上,将艾炷制成如枣核大,点燃上端后置于姜片之上,待燃至下端后,换置另一艾炷,每次施灸 5~10 壮。每日或隔日灸治 1 次,5~10 次为 1 疗程,疗程间隔 3~5 天。

(2)灯火灸,取肩前、肩髃、肩髎、肩井、阿是穴。采用灯火隔艾叶灸法施术。每天施灸 1 次,每穴 1~2 壮,10 天为 1 疗程。(图 8-142)

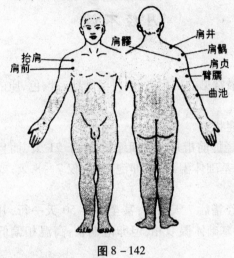

肩髎　　　肩井
抬肩　　　　　肩髃
肩前　　　　　肩贞
　　　　　　臂臑
　　　　　　曲池

图 8-142

【饮食疗法】

方1　韭菜汤

韭菜籽 15 克,小茴香、艾叶各 10 克,水煎服。用于肩周炎患者。

方2　薏仁红糖

薏仁 30 克,辣椒 1 个,红糖 30 克,水煎服,每日 1~2 次。用于肩周炎患者。

方3　菜根乌蛇汤

白菜根 30 克,生姜 12 克,乌蛇 15 克,水煎服,每日 1~2 次,用于肩周炎患者。

【生活宜忌】

(1)饮食宜吃清淡易消化、富有营养的食物,多吃含有维生素的新鲜蔬菜和水果;禁吃生冷寒冷的食物。

(2)注意肩部保暖,每天做肩部活动锻炼。

(3)治疗期间,避免提重物。

第三节 妇科

月经不调

【病因与症状】

月经不调是妇科最常见的疾病之一,月经的期、量、色、质的任何一方面发生改变,均称为月经不调。

月经不调有哪些症状?

(1)经期提前:月经提前指月经周期缩短,短于 21 天,而且连续出现 2 个周期以上,属于排卵型功血基础体温双相,卵泡期短,仅 7 ~ 8 天;或黄体期短于 10 天,或体温上升不足 0.5℃。

(2)经期延迟:月经错后 7 天以上,甚至 40 ~ 50 天一行,并连续出现两个月经周期以上。有排卵者,基础体温双相,但卵泡期长,高温相偏低;无排卵者,基础体温单相。

(3)经期延长:月经周期正常,经期延长,经期超过 7 天以上,甚至 2 周方净。有炎症者平时小腹疼痛,经期加重,平时白带量多,色黄或黄白、质稠、有味。黄体萎缩不全者同时伴有月经量多;子宫内膜修复延长者在正常月经期后,仍有少量持续性阴道出血。

(4)月经先后不定期:月经提前或延迟,周期或短于 21 天,或长于 35 天。

【按摩疗法】

有效穴位:头部的百会、风池、太阳、印堂,腹部的章门、关元,背部的肝俞、肾俞、命门,手部的合谷、阳池,足部的地机、三阴交、太冲等穴。(图 8 – 143)

按摩手法:

(1)按压头顶的百会穴、印堂、太阳、风池穴各 30 ~ 50 次,力度以酸痛为宜。

(2)按压背部的肝俞、肾俞、命门,腿部的地机各 50 次,力度稍重。

(3)按揉腹部的章门、关元,足部的三阴交、太冲和手部的阳池、合谷各 50 次,力度以胀痛为宜。

腹部的关元穴,背部的肾俞穴是治疗月经不调的特效穴,应重点按揉、反复刺激。另外,足部的三阴交是脾脏、肝脏、肾脏机能的三经络交会的穴位,应重点按摩,对肝、肾脏机能有很好的疗效。

【拔罐疗法】

选穴:肝俞、脾俞、命门、肾俞、气海俞、关元俞、次髎、腰俞、气海、关元、归来、血海、足三里、三阴交。(图 8 – 144)

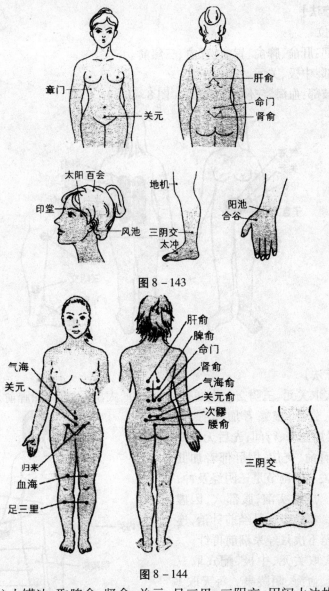

章门　关元

肝俞　命门　肾俞

太阳　百会　地机　阳池　合谷
印堂　风池　三阴交　太冲

图 8 - 143

气海　关元　归来　血海　足三里

肝俞　脾俞　命门　肾俞　气海俞　关元俞　次髎　腰俞

三阴交

图 8 - 144

　　方法:(1)火罐法:取脾俞、肾俞、关元、足三里、三阴交,用闪火法拔罐或用闪罐法。

　　(2)针罐法:取肝俞、脾俞、肾俞、气海、关元、三阴交,消毒后,毫针针刺,并在针刺部位拔罐。

　　(3)刺络拔罐法:取命门、腰俞、气海俞、关元俞、关元、血海,消毒后用三棱针点刺穴位 3~5 下,然后拔罐。

　　(4)走罐法:沿督脉的命门至腰俞、足太阳膀胱经的肾俞到次髎来回走罐,直至皮肤出现红色瘀血为止,然后再针刺关元、归来、足三里、三阴交并拔罐于针上。

【刮痧疗法】

刮痧部位

(1)背部:肝俞、脾俞、胃俞、肾俞、三焦俞。

(2)腹部:中极、关元、气海、子宫。

(3)下肢部:血海、三阴交、照海。(图8－145)

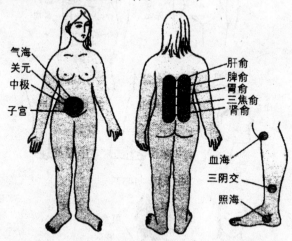

图8－145

【针灸疗法】

(1)主穴取关元、三阴交。先期有热加太冲、太溪;气虚者加脾俞、足三里;后期者加足三里、公孙;虚寒者加脾俞、命门;气滞血淤加血海、行间;先后无定期因肾虚者加肾俞、交信;因肝郁者加肝俞、太冲、内关。以调节足三阴经及冲、任二脉为主。虚站实演,腹部穴,因虚寒者可加灸。本病多在月经前针治,连针3～5次,至下次月经来潮前再针。

(2)主穴取关元、中极,配穴取三阴交、足三里、血海、阴陵泉。每天取1个主穴,2个配穴,交替使用,中等刺激,每天针1～2次,留针15～20分钟,3周为1疗程,疗程间隔7天。(图8－146)

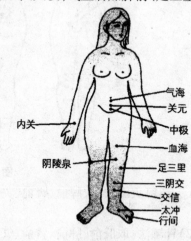

图8－146

【饮食疗法】

方1　两地汤治月经先期

【原料】　鲜生地50克,鲜地骨皮50克,猪瘦肉100克。

【制用法】 将猪瘦肉切片,与鲜生地、鲜地骨皮同放入砂锅内,加水适量,煎30分钟,加入调料,即可去渣饮汤食肉。

【功效】 滋阴清热。治阴虚血热引起的月经先期患者。

方2 木耳红枣瘦肉汤治月经过多

【原料】 猪瘦肉250克,黑木耳30克,红枣6个。

【制用法】 黑木耳用清水浸发,剪去蒂,洗净;猪瘦肉洗净,切块;红枣去核,洗净。把全部用料放入锅内,加清水适量,武火煮沸后,改文火煲2小时,调味即可食用。

【功效】 养血止血。适用于血虚之月经不调。证见眩晕,月经量多色淡,漏下不绝,形体虚弱,面色苍白,食欲减退;亦适用于缺铁性贫血、产后贫血、痔疮出血等。

方3 当归羊肉汤治月经后期

【原料】 羊肉250克,当归30克,生姜10克。

【制用法】 将羊肉切块与当归、生姜放在砂锅内,加水适量,用文火炖烂熟,加入调料,去渣取汁服食。

【功效】 温中散寒,养血调经。

【附注】 羊肉味甘性温,补中益气,治劳伤虚寒;生姜温中健脾;当归补血。全方合成,对于血寒、血虚以及虚寒引起之月经延期均有良效。产后血虚患者尤宜服之。

方4 黄芪乌鸡汤治月经不多

【原料】 乌骨鸡肉500克,黄芪30克。

【制用法】 将乌骨鸡宰后去毛及内脏,洗净,切成小块;当归、黄芪洗净;把全部用料放入锅内,加清水适量,武火煮沸后,文火煮2小时,调味即可。随量饮用。

【功效】 调补气血,补肾调经。适用于月经不调属气血两虚、肾精不足者。证见月经后期、经量不多、色稀薄而色淡、面色苍白、神疲气短、心跳健忘、失眠多梦、头晕腰痛、舌淡红苔薄白。

方5 黑豆红枣煎治月经不调

【原料】 黑豆50克,红枣5枚,生姜3片。

【制用法】 上三味共煎至豆熟烂,食豆、大枣,饮汤。每日1剂,月经前3天开始服。

【功效】 补血调经。适用于月经不调,属血虚型,月经后期,量多色淡,头昏面胱。

【生活宜忌】

(1)防止受寒:一定要注意经期勿冒雨涉水,无论何时都要避免使小腹受寒。

(2)调整自己的心态:如果你的月经不调是由于受挫折、压力大而造成的,那么你必须调整好自己的心态。而且如果你已经月经不调,保持良好的心态也是非常必要的。

(3)尽量使你的生活有规律:熬夜、过度劳累、生活不规律都会导致月经不调。让你的生活有规律,你的月经可能就会恢复正常。

(4)必要时去看医生:如果持续出血24小时后没有减少,而且出血量大,或者月经少到没有,应马上去看医生。

(5)适当补血:月经不调有时会失血过多,要吃一些能够补血的食物,如牛肉、菠菜、桂圆等,气血虚者平时必须增加营养,如牛奶、鸡蛋、豆浆、猪肝、菠菜、猪肉、鸡肉、羊肉等,忌食生冷瓜果,多饮开水,保持大便通畅。

(6)戒烟:成年女性吸烟过多可造成月经稀少或闭经,严重的可影响受孕。长期吸烟还会使绝经期提前到来,并使绝经后的骨质疏松症状更加严重。

(7)忌食辛辣食物:忌食辣椒、芥末等辛辣刺激性食物,它们刺激人体内分泌系统,郁积心火,容易导致病发。多食用一些清淡的食物,可以有利于体内经脉通畅,协调内分泌系统,有效的预防月经不调。血热者经期前宜多食新鲜水果和蔬菜,忌食葱蒜韭姜等刺激运火之物。

痛　经

【病因与症状】

凡在经期前后或在行经期间发生腹痛或其他不适,以致影响生活和工作者称为痛经。痛经又分为原发性痛经和继发性痛经。原发性痛经指生殖器官无明显器质性病变的月经疼痛,又称功能性痛经,常发生在月经初潮或初潮后不久,多见于未婚或未孕妇女,往往经生育后痛经缓解或消失;继发性痛经指生殖器官有器质性病变如子宫内膜异位症、盆腔炎和子宫粘膜下肌瘤等引起的月经疼痛。

痛经大多发生在月经前1~2日或月经来潮时,常为下腹部阵发性绞痛,有时也放射至阴道、肛门及腰部,可同时伴有恶心、呕吐、尿频、便秘或腹泻等症状。腹痛可持续较长时间,偶可长达1~2日,经血排出通畅时疼痛消失。疼痛剧烈时可发生面色苍白、手足冰凉、出冷汗,甚至昏厥。膜样痛经的病人,一般在月经的第3~4日时疼痛最剧烈,膜状物排出后疼痛消失。

【按摩疗法】

有效穴位:腹部的中脘、气海、大巨、关元、大赫、中极,背部的三焦俞、肾俞、胞肓、上髎、中髎、下髎,手部的合谷,腿部的血海和足部的筑宾、三阴交、太溪等穴。(图8-147)

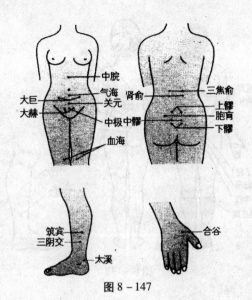

图 8 - 147

按摩手法:

(1)揉按腹部的中脘、气海、大巨、关元、大赫、中极穴各 50 ~ 100 次,力度轻缓平稳,不可用力过重。

(2)按压背部的三焦俞、肾俞、胞肓、上髎、中髎、下髎各 50 次,力度稍重,以酸痛为度。

(3)按揉腿部的血海和足部的筑宾、三阴交、太溪各 50 ~ 100 次,力度以胀痛为宜。

(4)掐按手部的合谷穴 50 次,力度以酸痛为宜。

腹部的关元穴是痛经的特效穴,应反复按揉此穴;大巨穴对痛经所引起的下腹胀痛、腰部酸痛、手足冰冷和体内淤血很有效;此外,腿部的血海穴亦应多按揉几次,血海穴是促进血液循环、除血排淤的特效穴,对痛经很有效。

【拔罐疗法】

选穴:肝俞、脾俞、三焦俞、肾俞、命门、关元俞、次髎、腰俞、气海、关元、归来、子宫、中极、足三里、地机、三阴交(图 8 - 148)。

方法:(1)火罐法:用闪火法将罐吸附于肾俞、三焦俞、气海、关元、中极、归来、足三里、三阴交。

(2)针罐法:取肝俞、脾俞、肾俞、关元、归来、足三里、三阴交、地机,消毒后,毫针针刺,然后用闪火法拔罐于针上。

(3)走罐法:取适当大小火罐,沿督脉的命门至腰俞、足太阳膀胱经的肾俞至次髎来回走罐,直至皮肤出现红色瘀血为止。

【刮痧疗法】

刮痧部位

(1)背部:肝俞、脾俞、胃俞、肾俞、八髎。

家庭醫生

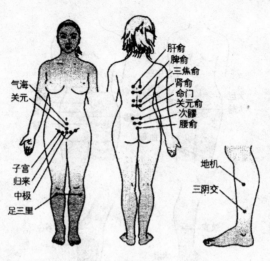

气海
关元

子宫
归来
中极
足三里

肝俞
脾俞
三焦俞
肾俞
命门
关元俞
次髎
腰俞

地机
三阴交

图 8－148

（2）腹部：关元、气海。

（3）下肢部：血海、曲泉、三阴交。（图 8－149）

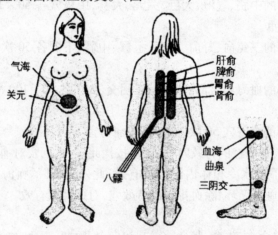

气海
关元

肝俞
脾俞
胃俞
肾俞

八髎

血海
曲泉
三阴交

图 8－149

【针灸疗法】

（1）主穴气海、合谷、三阴交；配穴关元、子宫、蠡沟、足三里。先针主穴，强刺激，痛不止加配穴或灸气海、关元。（图 8－150）

（2）主穴取关元、中极、三阴交。实证可配地机、次髎，气滞血淤加血海、太冲，寒湿凝滞加脾俞、十七椎下，气血不足加肝俞、脾俞或肾俞、足三里。每次使用 1～2 个穴，并结合症状加配穴，针灸以强刺激为佳。

（3）主穴取三阴交、合谷；配穴取关元、气海、十七椎下。在经前 2～3 天开始针刺激，月经后再针 2～3 次，下腹痛时先针三阴交，用强刺激手法，持续捻转 1～2 分钟。如行经期疼痛发作时，针十七椎下穴，3～4 厘米深。艾灸气海、关元 5～10 分

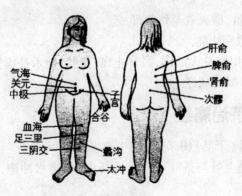

气海
关元
中极
子宫
合谷
血海
足三里
三阴交
蠡沟
太冲
肝俞
脾俞
肾俞
次髎

图 8 – 150

钟,三阴交 10 ~ 15 分钟,腰酸加肾俞 15 分钟。

【饮食疗法】

方1　韭季红糖饮治痛经

【原料】　鲜韭菜 30 克,月季花 3 ~ 5 朵,红糖 10 克,黄酒 10 毫升。

【制用法】　将韭菜和月季花洗净压汁,加入红糖,兑入黄酒冲服,服后俯卧半小时。

【功效】　理气活血止痛。

【附注】　韭菜辛温,理气行血,止痛,有益肝、散滞等作用,可做辅助食疗;月季花味辛微凉,清香芬芳,有很好的行气活血作用。用于气滞血瘀之痛经效果较好。

方2　姜枣花椒汤治痛经

【原料】　生姜 24 克,大枣 30 克,花椒 9 克。

【制用法】　将生姜、大枣洗净,姜切薄片,同花椒一起置锅内加适量水,以小火煎成 1 碗汤汁即成。热服。每日 2 次。

【功效】　温中止痛。适用于寒性痛经。

方3　山楂葵籽汤治痛经

【原料】　山楂 50 克,葵花籽仁 50 克,红糖 100 克。

【制用法】　将山楂洗净,加入葵花籽仁放入锅内,加水适量,用小火炖煮,将成时,加入红糖,再稍煮即成汤。

【功效】　此汤健脾胃、补中益气,行经前 2 ~ 3 日服用,可减轻经前、经后痛经。适用于气血两虚型痛经。

方4　椒附炖猪肚治痛经

【原料】　猪肚 150 克,附子 2 克,川椒 2 克,粳米 30 克,葱适量。

【制用法】　将附子、川椒研末,备用。猪肚洗净,装入药末、粳米及适量的葱,扎口入锅中,加水适量,微火煮至烂熟即成。

【功效】 温经散寒止痛。

【附注】 附子、川椒补火助阳,散寒止痛;猪肚、粳米补虚损,健脾胃,以防湿从中生。适用于胞宫寒凝之痛经。

方5 泽兰茶治痛经

【原料】 泽兰叶(干品)10克,绿茶1克。

【制用法】 将泽兰叶与茶叶一起放入杯中,用沸水冲泡,加盖;5分钟后可代茶饮用。不拘时服。

【功效】 活血散瘀,通经利尿,健胃舒气,适用于月经提前错后、经血时多时少、气滞血阻、小腹胀痛的患者。

方6 红花酒治痛经

【原料】 红花200克,白酒1000毫升,红糖适量。

【制用法】 将红花洗净,晾干表面水分,与红糖同装入洁净的纱布袋内,封好袋口,放入酒坛中,加入白酒,加盖封闭,浸泡7天即可饮用。每日1~2次,每次饮服20~30毫升。

【功效】 养血,活血通经,散瘀止痛。适用于妇女血虚、血瘀性痛经等症。

【生活宜忌】

(1)注意经期卫生,勤换卫生巾和内裤,以免细菌滋生。

(2)月经期绝对禁止房事,以免加重痛经和易使细菌侵入阴道而引起感染。

(3)衣着要温暖,忌涉水、游泳。

(4)避免精神紧张、恐惧、忧虑和烦恼。

(5)适当进行体育锻炼和体力劳动,以增加体质、改善血液循环,但经期不宜作剧烈运动而应注意休息。

(6)痛经者应注意哪些饮食宜忌?

①饮食宜清淡。痛经患者在月经来潮前3~5天内饮食宜以清淡易消化为主。应进食易于消化吸收的食物,不宜吃的过饱,应避免不易消化和刺激性食物,如辣椒、生葱、生蒜、胡椒、烈性酒等。

②忌生冷油腻。月经来潮,应避免进食生冷食品,因生冷食品能刺激子宫、输卵管收缩。从而诱发或加重痛经。

③宜吃酸味食物。经期可适当吃些酸味食品,如酸菜、食醋等,酸味食品有缓解疼痛作用。

④多吃通便食物。痛经者无论在经前或经后,都应保持大便通畅。尽可能多吃些蜂蜜、香蕉、芹菜、白薯等。因便秘可诱发痛经和增加疼痛感。

功能性子宫出血

【病因与症状】

功能性子宫出血简称"功血",系指无周身性疾病(如出血性疾病、心血管病、肝、肾疾病等)及生殖器官器质性病变(如子宫内膜息肉、子宫肌瘤、绒毛膜上皮癌、不全流产等),而是由于神经内分泌系统功能障碍所引起的子宫异常出血。"功血"多见于更年期,约占50%,而育龄期约占30%,青春期约占20%。"功血"又可分为无排卵型和排卵型两类。无排卵型"功血"可见于子宫内膜增生或萎缩。排卵型"功血"可见于黄体不健及黄体萎缩不全。

功能性子宫出血的主要症状是子宫不规则出血,月经提前或错后,完全失去了规律性;或月经周期缩短,一般小于21天,但出血量和出血天数正常;也可以是月经周期正常,但是每次出血量极多,可达数百毫升;有的人虽然月经周期正常,但在月经来潮之前已有数天少量出血,颜色往往发暗,月经来潮数天后又淋漓不净,月经前后可持续出血十几天,或者在月经干净10天左右,阴道又流出少量血,有时一两天即干净,称为排卵型出血。无排卵型功血主要表现为子宫不规则出血,月经周期紊乱,经期长短不一,出血量时多时少,甚至大量出血。有时先有数周或数月停经,然后发生子宫不规则出血,不易自止;有时周期尚准,但经量增多,经期延长。

【按摩疗法】

(1)双手捏拿小腹部数次,推摩小腹部20~30次。按压曲池、阳陵泉、三阴交、血海穴各1分钟。

(2)按揉腰骶部及大腿内侧20~30次。再按揉腰背部数次。每天早、晚各1次。

(3)按压阳池、子宫、天枢、三阴交、涌泉诸穴各2分钟。

(4)手掌抵住关元穴,缓缓揉搓2分钟。

(5)用拇指指端按揉双侧足三里、三阴交穴各1分钟。

(6)由命门穴起,提拿脊柱两侧皮肤,直至大椎穴,反复操作20余次。(图8-151)

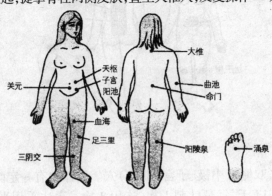

图 8-151

家庭医生

【拔罐疗法】

选穴:(1)关元、中极、天枢、脾俞、胃俞、肾俞、足三里穴。(2)气海、大巨、肝俞、腰阳关、血海、三阴交穴。(图8－152)

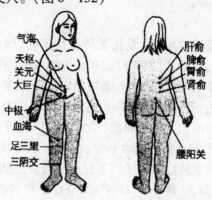

图8－152

方法:每次取1组穴位,采用单纯罐法或留针罐法、皮肤针罐法等。若属虚寒体质者选用气海、关元、中极、肾俞、腰阳关、足三里穴等,施行艾灸或隔姜灸罐法(先在穴位上施灸5～10分钟,然后将罐吸拔在被灸的穴位上),留罐10～15分钟,每日1次,症状改善后,改为隔日1次。若出血量多或持续时间较长。宜加灸隐白穴30分钟。

【刮痧疗法】

刮痧部位

(1)背部:肝俞、脾俞、肾俞。

(2)腹部:关元、气海。

(3)下肢部:血海、足三里、三阴交、太冲、曲泉。(图8－153)

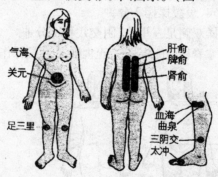

图8－153

【针灸疗法】

(1)取三阴交(双侧)、中极、子宫(双侧)穴。当体内有一定雌激素水平时,可在月经周期的15～17天,每日针刺1次,连用3次。手法采用平补平泻,留针30分钟。

（2）取红穴（第二、三掌骨指端下2厘米）。用温针断红穴灸2壮，或灸神阙、隐白穴。主要起止血作用。

（3）取足三里、三阴交、关元、中极、太溪、孔最穴。每日1次，每次针3～4个穴，中等刺激，30次为1疗程。（图8－154）

（4）取主穴八髎；配穴足三里、三阴交、血海、阴陵泉、肾俞、关元。每次取一对主穴，2～3个配穴，中等刺激，每日1次。

（5）主穴取关元、三阴穴；配穴取中极、血海、子宫。主配穴交替使用。三阴交、

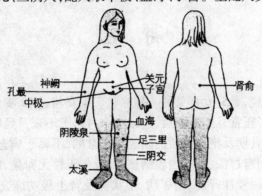

图8－154

血海用强刺激，关元、中极用中等刺激。也可用中极透曲骨或子宫透曲骨。

【饮食疗法】

方1　豆浆韭汁饮

豆浆1碗，韭菜250克，韭菜洗净，捣烂取汁，兑入豆浆，空腹时1次饮下，主治气虚型崩漏。

方2　荔枝莲子煲

荔枝干果30克，莲子60克，洗净放在瓷罐内，加水500毫升上蒸笼，蒸熟即可食用。

方3　老母鸡艾叶汤

老母鸡1只，艾叶15克，鸡去毛，去内脏，洗净，将老母鸡艾叶装在瓷罐内加水500毫升，白酒30毫升，上蒸笼，蒸熟吃。此方具有温经止血之功。

方4　红糖木耳

黑木耳20克，红糖60克。将木耳洗净，用水煮沸至熟，加红糖拌食，一次吃完，血渐止，再以木耳、红糖各6克拌食即愈。主治崩中漏下、血崩不止症。

【生活宜忌】

（1）加强营养，多食含铁、高蛋白质、高热量及高维生素食物，如动物肝脏、新鲜的绿叶蔬菜、水果、鸡蛋、豆制品等。

（2）经期应避免过度劳累及剧烈运动，保证足够的休息。

（3）保证睡眠时间，要做到精神愉快，不背思想包袱。

（4）禁食辛辣食物，以免造成体内过热。

（5）注意经期卫生。对出血量多，服止血药无效，且病人出现脉搏快，血压下降时，应立即去医院就诊。

闭　经

【病因与症状】

闭经即不来月经，是妇女常见的一种症状。妇女超过18岁仍不来月经叫原发性闭经；已经建立了正常月经周期后，连续3个月以上不来月经叫继发性闭经。青春期前、妊娠后、哺乳期及绝经期后的闭经是正常的，不属于病态。子宫发育异常，如先天性无子宫、刮宫过深、子宫内膜结核，以及先天性无卵巢、放疗破坏了卵巢组织，或患有严重贫血、慢性肾炎、糖尿病、甲状腺及肾上腺功能亢进或减退；环境改变、惊吓、恐惧、过度紧张、劳累等原因均可引起闭经的发生。

【按摩疗法】

有效穴位：公孙穴。

按摩手法：按揉足背公孙穴，持续5～10分钟，以重力度为宜。

有效反射区：生殖腺、前列腺或子宫、肾、头等反射区。（图8－155）

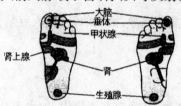

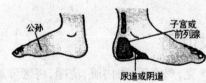

图8－155

按摩手法：重按足部生殖、前列腺或子宫及肾、头反射区3～5分钟，推足跟两侧及足内外侧缘3～5分钟，手法由轻至重。

【拔罐疗法】

选穴：（1）大椎、肝俞、脾俞穴。（2）身柱、肾俞、气海、三阴交穴。（3）命门、关元穴。（图8－156）

方法:取上各组穴,均施以单纯罐法或刺络罐法,首先用三棱针在穴位上点刺,然后用闪火法将罐吸拔在穴位上,留罐15分钟,每次1组穴,每日1次。

【刮痧疗法】

刮痧部位

(1)背部:肝俞、脾俞、命门、腰阳关、肾俞、八髎。

(2)腹部:上脘、中脘、下脘、关元、归来。

(3)下肢部:血海、三阴交。(图8-157)

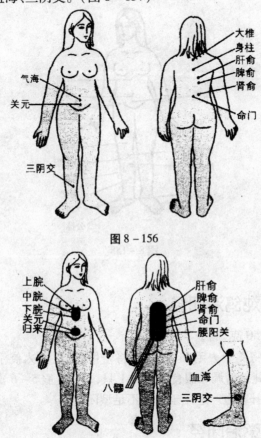

气海
关元
三阴交

大椎
身柱
肝俞
脾俞
肾俞
命门

图8-156

上脘
中脘
下脘
关元
归来

八髎

肝俞
脾俞
肾俞
命门
腰阳关

血海
三阴交

图8-157

【针灸疗法】

(1)主穴取关元、三阴交、血府;血枯加膈俞、肾俞、脾俞、足三里,血滞加合谷、血海、气冲,痰湿加脾俞、中脘、丰隆。血府穴针刺深度可达3～4厘米,得气后用中等刺激捻转约半分钟即可起针,注意刺近肾脏不可过深,不宜留针。关元穴针后宜加艾条温盒灸10分钟左右。

(2)主穴取三阴交、关元;虚证加足三里、血海、肾俞;实证加太冲、中极。虚证用补法,实证用泻法,每日1次。

(3)主穴取中极、三阴交;配穴取血海、足三里、关元。每次一个主穴,加两个配穴,针刺用弱手法。

(4)主穴取三阴交、关元、中极;配穴取血海、地机、太白、公孙、曲泉。每次 2 个主穴 2 个配穴。针时力求关元、中极的针感下达阴部;三阴交的针感上越两膝。

(5)主穴取关元、中极;配穴取三阴交、足三里、血海、阴陵泉、曲泉。每天取一个主穴两个配穴,交替使用,中等刺激,每天针 1 ~ 2 次,留针 15 ~ 20 分钟。3 周为 1 疗程,疗程间隔 7 天。针血海、三阴交时,宜两侧同时捻转,针感能达小腹部的效果好。(图 8 - 158)

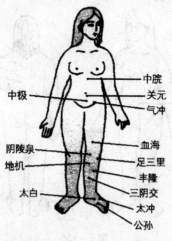

中脘
关元
气冲
中极
血海
阴陵泉
足三里
地机
丰隆
三阴交
太白
太冲
公孙

图 8 - 158

【饮食疗法】

方1 鳖甲炖鸽治闭经

【原料】 鳖甲 50 克,鸽子 1 只。

【制用法】 先将鸽子去毛和内脏,再将鳖甲打碎,放入鸽子腹内。共放砂锅内,加水适量,文火炖熟后调味服食。隔天 1 只,每月连服 5 ~ 6 次。

【功效】 能滋补精血。适用于肝肾不足型闭经。

方2 桂圆粥治闭经

【原料】 干桂圆肉 9 克,薏苡仁 30 克,红糖 1 匙。

【制用法】 干桂圆肉与薏苡仁同煮粥,加红糖 1 匙即可食用。每日 1 剂。

【功效】 健脾养血调经。适用于气血虚弱型闭经;由经量少、经期延长渐至经闭,神疲乏力,面色少华,发色不泽,舌淡苔少。

【附注】 桂圆肉性温,阴虚火旺者不宜服。

方3 姜丝炒墨鱼治闭经

【原料】 生姜 50 ~ 100 克,墨鱼(去骨)400 克,油、盐适量。

【制用法】 将姜丝切细丝,墨鱼洗净切片,放油、盐同炒。每日2次,佐膳。

【功效】 补血通经,益脾胃,散风寒。适用于血虚闭经。

方4 糯米内金粥治闭经

【原料】 鸡内金15克,生山药45克,糯米50克。

【制用法】 先以文火煮鸡内金1小时,后加糯米及山药再煮。每日分2次服。

【功效】 活血通经,健胃消食。适用于气滞血瘀所致的闭经。

方5 黑豆红花煎治闭经

【原料】 黑豆30克,红花6克,红糖60克。

【制用法】 将黑豆、红花放入砂锅中煎水,冲红糖温服。

【功效】 活血化瘀,调经止痛。黑豆甘平,除胃热,消肿胀,散瘀血;红花活血化瘀,通经。凡因血脉瘀阻引起的妇女经闭、小腹胀痛者,皆可以此作辅助食疗。

【生活宜忌】

(1)加强锻炼,增强体质,提高健康水平。

(2)保持心情舒畅,避免过度紧张,减少精神刺激。

(3)调节饮食,注意蛋白质等的摄入,避免过分节食或减肥,造成营养不良引发本病。

(4)注意经期及产褥期卫生。

外阴瘙痒

【病因与症状】

外阴瘙痒是多种妇科疾病引起的一种症状,多发生在阴蒂或小阴唇附近,常为阵发性,也可呈持续性。月经期、夜间或使用刺激物后加重,一般无皮损。长期瘙痒者可引起溃破、红肿或继发感染,严重者瘙痒剧烈,坐卧不宁。久治不愈者可转变为苔藓样硬化。

本病主要症状表现为外阴及阴道瘙痒不适,有的可波及整个外阴,有的可局限于某部或单侧外阴,有时可累及肛周,常呈阵发性发作,也可为持续性,一般夜间加剧,痒痛难忍,坐卧不安,有的伴有白带,带黄、质稠、有味。

【按摩疗法】

有效穴位:中极、蠡沟、曲泉、曲骨、阴陵泉、行间、水道、下髎、血海、三阴交、太溪、冲门、神门。(图8-159)

家庭医生

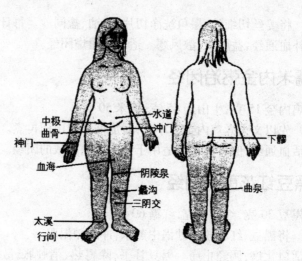

图 8 - 159

按摩手法:按揉以上穴位各 50 ~ 100 次,力度适中。

【拔罐疗法】

选穴:中极、足三里、阴廉、三阴交、太冲。(图 8 - 160)

方法:取上穴,以单纯火罐法吸拔穴位,留罐 10 ~ 15 分钟,每隔 1 ~ 2 日 1 次。

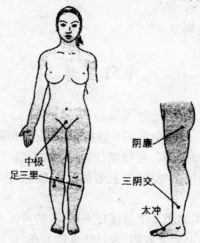

图 8 - 160

【刮痧疗法】

刮痧部位

(1)腹部:中极。

(2)下肢部:阴廉、三阴交、太冲。(图 8 - 161)

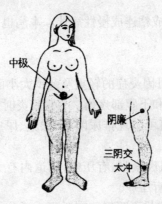

中极

阴廉

三阴交
太冲

图 8 - 161

【饮食疗法】

方1 湿热型

猪肝 60 克,马鞭草 30 克,将它们切成小块拌匀,用盖碗装好放蒸锅内蒸半小时,取出即可食用,一次服完。能清热、祛湿、解毒。对外阴瘙痒、白带过多、闭经、少经等都有很好疗效。

方2 脾虚型

泥鳅 30 克,红枣 15 克共煮熟,加食盐少许,调味服食。饮汤,食红枣、泥鳅。能健脾补中、祛除湿邪,主治外阴瘙痒。

【生活宜忌】

(1)平时保持外阴干燥、清洁,不要用手搔抓外阴,以防损害皮肤。

(2)不要用热水洗烫外阴,忌用肥皂清洁外阴。

(3)宜穿宽松棉质内裤。

(4)饮食以清淡为主,忌酒及辛辣刺激或过敏食物。

(5)患病后禁止盆浴,避免性生活,防止互相接触传染。

(6)若找到阴虱(长在阴毛间的虱子),应剃除阴毛,煮洗内裤,同时用百部溶液涂擦外阴。

盆腔炎

【病因与症状】

盆腔炎是指妇女盆腔内生殖器官的炎症,包括子宫肌炎、子宫内膜炎、输卵管炎、卵巢炎、盆腔结缔组织炎和盆腔腹膜炎。一般分为急、慢性两种。引起急性盆腔炎的主要原因是产后、流产后、宫腔内手术操作后感染,经期卫生不洁,邻近器官的炎症蔓延。慢性盆腔炎临床上较为多见,常由急性盆腔炎治疗不彻底,炎症变化而使盆腔结缔组织增生,造成粘连成慢性病灶。本病也可引起急性发作,且可导致不育症。

盆腔炎有哪些症状?

(1)急性盆腔炎:症状可因炎症的轻重及范围大小而有所不同。常见的症状有高烧、寒战、头痛、食欲不振和下腹部疼痛。有腹膜炎时可出现恶心、呕吐、腹胀、腹泻的症状。炎症刺激泌尿道可出现排尿困难、尿频、尿痛的症状,如刺激直肠可出现腹泻和排便困难症状。

体检时可发现下腹部肌肉紧张、有压痛,阴道内有大量脓性分泌物、子宫颈充血,子宫两侧可摸到肿块并有压痛。

(2)慢性盆腔炎:全身症状不明显。有时可有低烧,易感疲乏,精神不振,周身不适,失眠等。当病人抵抗力下降时,可急性发作。由于慢性炎症形成的疤痕、粘连及盆腔充血,可引起下腹部坠胀、疼痛及腰骶部酸痛。常在劳累、性交后、排便时及月经期前后加重。由于盆腔瘀血,病人出现月经和白带增多;卵巢功能受损时可有月经失调;输卵管阻塞可造成不孕。检查子宫的位置后倾,活动受限或粘连固定,在子宫一侧或两则可摸到条索状增粗的输卵管并有轻度压痛。

【按摩疗法】

有效穴位:肾俞、命门、中极、关元、曲池、合谷、大椎、风池、百会、三阴交等。(图8-162)

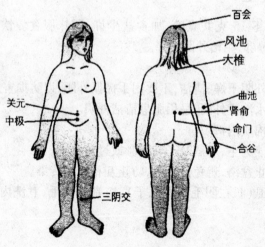

图8-162

按摩手法:

(1)掌摩关元3~5分钟。

(2)按揉中极、三阴交各50~100次。

(3)掌振下腹部2~3分钟。

(4)滚按腰骶部5~10分钟。

(5)用拇指指端按揉肾俞、命门各100次,大椎50次。

（6）掌按并擦热腰骶部处。

（7）用力拿捏风池、曲池、合谷各20～30次。每天按摩1次,10次为1疗程。

【拔罐疗法】

选穴:肾俞、腰眼、腰阳关、八髎(即上、次、中、下髎之合称)、关元、曲骨、气海、归来、三阴交、足三里为主穴。月经多者,加血海穴;痛经者,加地机穴;白带多者,加阴陵泉穴;发热恶寒、低热者,加大椎、曲池穴。(图8－163)

方法:取上穴,采用单纯罐法或温水罐法、敷姜罐法,通常在腰骶部穴上置8～10个罐。若发热者,在大椎或曲池穴上施行刺络罐法,起罐后再于腹部及下肢穴位上置罐6～8个,均留罐10～30分钟,每日或隔日1次,10次为1个疗程。亦可每次选2～4个穴位,先施行挑罐法,然后再在其他穴位上施行单纯罐法,留罐10～15分钟,每周1～2次。挑完以上所有穴位为1个疗程,两个疗程间隔10天。

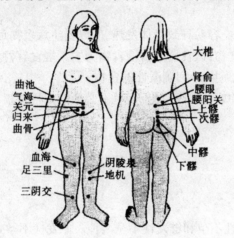

图8－163

【刮痧疗法】

以下列顺序进行刮痧治疗。四神聪1—项丛刮 2—太阳刮 3—肾俞 4—骶丛刮 5—膻中刮 6—天枢 7—气海 8—关元 9—曲池 10—外关 11—合谷 12—足三里 13—三阴交 14—太溪 15—太冲16。(图8－164)

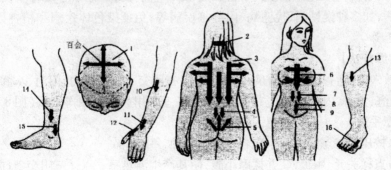

图8－164

家庭醫生

【饮食疗法】

方1　槐花 10 克,苡米 30 克,冬瓜仁 20 克,大米适量。将槐花、冬瓜仁水煎成浓汤,去渣后再放苡米及大米同煮成粥服食。治疗急性盆腔炎。

方2　丹参 30 克,香附 12 克,鸡蛋 2 个,加水同煮,熟后剥去蛋壳取蛋再煮片刻,去渣吃蛋饮汤。能活血理气。

方3　油菜籽、肉桂各 60 克。将其研成细粉和匀备用。治疗时,每次取药粉 2 克,白开水冲服,每日服两次。适用于慢性盆腔炎。

【生活宜忌】

(1)注意个人卫生:加强经期、产后、流产后的个人卫生,勤换内裤及卫生巾,避免受风寒,不宜过度劳累。

(2)经期避免性生活:月经期忌房事,以免感染。卫生垫要注意清洁卫生,最好用消毒卫生巾。

(3)多喝水:盆腔炎容易导致身体发热,所以要注意多喝水以降低体温。

(4)多吃清淡的食物:饮食应以清淡食物为主。多食有营养的食物如:鸡蛋、豆腐、赤豆、菠菜等。忌食生、冷和刺激性的食物。

(5)避免不必要的妇科检查:尽量避免不必要的妇科检查,以免扩大感染,引起炎症扩散。

不孕症

【病因与症状】

不孕症分为原发性不孕和继发性不孕两种。原发性不孕是指适龄夫妇婚后长时间同居、性生活正常,并不采取任何避孕措施而 2 年不能怀孕。继发性不孕是指已婚妇女曾有过一次或几次怀孕,但距末次怀孕 2 年以上未再怀孕。

引起不孕症的常见原因有以下几种。卵巢病变,如卵巢发育不全、卵巢子宫内膜异位;腹膜炎把卵巢输卵管粘连;外阴阴道病变,如无孔处女膜,各种阴道炎;子宫疾病,如子宫畸形、宫颈糜烂、子宫肌瘤;输卵管病变,如输卵管发育不良、发炎;全身疾病,如多种慢性病、代谢病、内分泌疾病等;免疫染色体疾病和精神因素、性知识缺乏等。

【按摩疗法】

有效穴位:通谷、然谷、涌泉、关元、中极、三阴交、肾俞、命门、阳池、八髎、子宫、天枢、血海、大赫、内关、曲池、中脘、气海、足三里、阴陵泉、地机等穴。(图 8 - 165)

按摩手法:

(1)按压通谷、然谷、涌泉穴各 5 ~ 10 分钟,每天 2 次。

(2)点揉关元、中极穴,并揉摩小腹,使其产生温热感。点揉三阴交、肾俞、命门诸穴各 2 ~ 3 分钟。揉擦八髎穴。

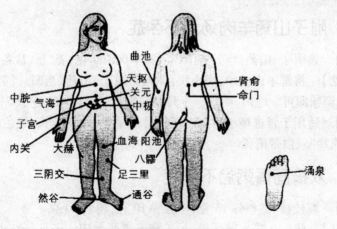

图 8 - 165

（3）按压阳池、子宫、天枢、三阴交、涌泉诸穴各 2 分钟。

（4）按摩中极、血海、大赫诸穴，再按照顺、逆时针方向按摩上述穴位各 36 次，每天 2 次。

（5）右手拇指指腹顺时针方向按压三阴交穴 36 次。

（6）用力按揉内关、曲池、中脘、气海、关元、足三里、三阴交、阴陵泉、地机诸穴各 1 分钟。

【刮痧疗法】

刮痧部位

（1）背部：肝俞、脾俞、胃俞。

（2）胸腹部：乳根、膻中、期门、中脘、天枢。

（3）上肢部：曲池。

（4）下肢部：足三里、行间。（图 8 - 166）

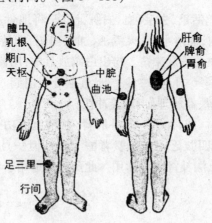

图 8 - 166

【饮食疗法】

家庭医生

方1　附子山药羊肉汤治不孕症

【原料】　熟附子、山药、当归各10克,鲜羊肉100克,姜、葱、盐各适量。

【制用法】　将鲜羊肉洗净,切小块,加入熟附子、山药、当归一同煲汤,肉熟后加姜、葱、盐调味即可。吃肉,喝汤。于月经前服食,每日1剂,连服5~7日。

【功效】　适用于肾虚型不孕症。证见月经量少、经期延长、经色暗而质清、腰膝酸软、下腹冷坠、白带清稀。

方2　双核茴香粥治不孕症

【原料】　荔枝核、橘核各15克,小茴香10克,粳米60克。

【制用法】　将前3味水煎去渣,加入粳米煮粥食用。于月经结束后开始每日早晚各服1剂,连服7日,下个月经周期再服7日,连服3个月。

【功效】　舒肝解郁,养血调经。适用于肝郁气滞型不孕症。

方3　炒韭菜青虾治不孕症

【原料】　青虾250克,韭菜100克。

【制用法】　上二味共炒调味食用。每日1剂。

【功效】　温肾养血,调补冲任。主治不孕症,属肾阳虚者,婚久不孕,月经后期,腰酸腿软,性欲淡漠,舌淡苔白,脉沉细或沉迟。

方4　双皮炖鸽子治不孕症

【原料】　地骨皮、牡丹皮各10克,白鸽1只,料酒、细盐、味精、酱油、香油各适量。

【制用法】　将白鸽活杀,去毛、血、内脏,洗净;将地骨皮、牡丹皮洗净,装入纱布袋内,扎口,置瓦罐内,加清水,旺火煮沸,加入白鸽、细盐、料酒,改文火,再煨60分钟,去药袋,在汤中加入适量味精。捞出白鸽放盘中,用酱油、香油拌鸽肉。吃鸽肉,喝汤。自月经干净第6日起,每日1剂,连服6只白鸽。

【功效】　滋补肝肾、益气理血,调养冲任。

【附注】　鸽子味甘、咸,性平。有补肝肾、益精血等功效。可用于治疗肾精不足,肾阴虚亏等所致的四肢乏力、腰酸、背酸等症。但一旦怀孕,即应忌吃。地骨皮、牡丹皮有清热凉血、滋补肾阴等作用。此药膳仅适用于肾阴虚亏不孕的女子食用。

【生活宜忌】

(1)减轻工作压力:工作压力会影响生殖能力。如果夫妻二人都是工作狂或一方是工作狂,对怀孕不利。而且要想怀孕时,必须将身心调整到最佳,这对孩子的健康也非常有好处。

（2）戒烟：无论是丈夫还是妻子吸烟，都会损坏生育力。研究显示，抽烟男性的精子数与活力都较低，每天抽烟的女性，也不易受孕。

（3）注意你所吃的药：不要随便吃药，有些药物会影响精子和卵子的数量与质量，像一些化学药剂或抗生素。

更年期综合证

【病因与症状】

更年期是妇女生殖功能由旺盛时期过渡到完全停止的一个过渡时期。一般可持续 10 年，从 45～55 岁，有的女性甚至更早或更晚。

更年期综合证有哪些症状？

症状的出现一般与雌激素分泌减少的速度和程度相一致。另外与个人体质、健康状态、社会环境以及精神因素有密切关系。

（1）生理症状：早期症状有闭经、月经不规则、萎缩性阴道炎、潮热伴出汗、血压增高；晚期有外阴阴道萎缩、干燥、性交痛、外阴痛痒、膀胱及尿道出现尿凿、尿急、尿失禁、子宫盆底松弛、子宫及阴道脱垂及皮肤、毛发黏膜干燥且失去弹性；心血管出现心绞痛、冠心病、易发生骨折、腰痛、乳房松弛、下垂。

（2）精神、神经症状：易疲劳、头痛、头晕，易激动、忧虑、抑郁、失眠，思想不集中或淡漠、紧张或不安、情绪波动。

（3）出现新陈代谢性障碍：肥胖，体重增加，脂肪堆积部位多在腹部、臀、乳房、颈下及上肢等处；部分患者有关节痛，骨质疏松，以累及脊椎为主，故常有腰背痛。

【按摩手法】

特效穴位：颈后的风池、天柱穴，背部的肝俞、肾俞、膏俞、脾俞、命门、长强，腹部的气海、期门，腿部的血海，足部的三阴交、阳陵泉、足三里、涌泉穴等穴。（图 8 －167）

按摩手法：

（1）按揉颈部风池、天柱和腹部的期门、气海、关元穴各 50 次，力度轻缓。

（2）按压背部的肝俞、肾俞、膏俞、脾俞、命门、长强穴各 50～100 次，力度稍重，以酸痛为宜。

（3）点按腿部的血海和足部的三阴交、阳陵泉、足三里各 50 次。力度稍重，以胀痛为宜。

（4）揉搓足底的涌泉穴 100 次，力度以有气感为宜。

天柱穴可促进头部的血液循环，对身体疲劳、困倦、眩晕有很好的疗效；气海穴是身心能量的气汇集的地方，可促进一切疾病的恢复，对更年期综合证有很好的疗效；中医称更年期障碍诸症状为"血道之症"，认为血的循环凝滞是发病原因，而"血海"穴可以改变血循环的不流畅状态，是更年期综合证的特效穴。而长强、足三

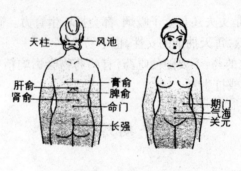

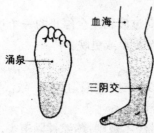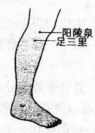

图 8 - 167

里和涌泉穴更是人体特别重要的三个穴位,它们是强身、健体的关键穴位,因此对更年期综合证患者,要反复按摩这三个穴位,此穴是特效中的特效穴位。

【拔罐疗法】

选穴:新设穴、胸至骶段脊柱两旁全程膀胱经内侧循行线。(图 8 - 168)

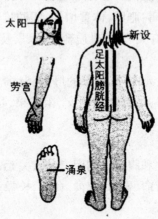

图 8 - 168

方法:取上穴和部位施以单纯疏排罐法,或经皮肤针轻叩潮红后,再施行疏排罐法,将罐吸拔于穴位上,留罐 15 ～ 20 分钟。对头面燠热、心烦、失眠严重、多汗者,加涌泉、劳宫穴,施行单纯罐法;头痛、头晕甚者,加太阳穴,施行单纯罐法。

【刮痧疗法】

以下列顺序进行刮痧治疗。四神聪 1—头六片　2—双翼飞　3—项丛刮　4—项三线　5—太阳刮　6—肾俞　7—骶丛刮　8—膻中刮　9—天枢　10—气海

11—关元　12—曲池　13—内关　14—神门　15—阴陵泉　16—三阴交　17—太冲
18。(图8–169)

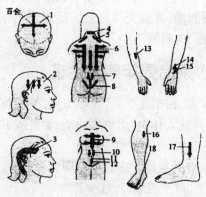

图8–169

【针灸疗法】

取三阴交、太溪、肾俞穴。肝阳上亢者配太冲、百会、风池;心血亏损者配心俞、脾俞;脾胃虚弱者配脾俞、胃俞、中脘、章门、足三里;痰气郁结者配膻中、中脘、气海、丰隆、支沟;神志失常者加人中、大陵;浮肿者加关元、水分、足三里、阴陵泉。(图8–170)针刺补泻兼施,酌情用灸。

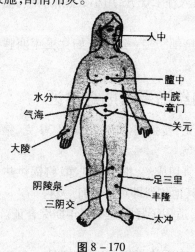

图8–170

【饮食疗法】

方1　大枣银耳汤治更年期综合证

【原料】　大枣60克,银耳20克,白糖适量。

【制用法】　将大枣洗净,去核;银耳用温水泡发,去杂洗净,撕成小片,备用。锅内加水适量,放入大枣,大火烧沸,改用文火煮10分钟,加入银耳片,再煮2～3

分钟,调入白糖即成。每日 1 剂,连服 10~15 天。

【功效】 大枣补中气、健脾养胃、养血安神;银耳滋阴清热、益气和血、强心补脑。合而为汤,可奏滋阴润燥、养血安神之效。适用于更年期综合证之阴虚火旺、心烦内躁、潮热盗汗、心悸、失眠等。

方2 枸杞莲心茶治更年期综合证

【原料】 枸杞子 10 克,白菊花 3 克,莲心 1 克,苦丁茶 3 克。

【制用法】 上四味同放入杯中,用沸水冲泡,加盖闷 10 分钟,即可开始当茶频频饮用。一般可冲泡 3~5 次。

【功效】 滋阴清热,养肝益肾。主治更年期综合证,月经不调,头晕失眠,腰膝酸软,五心烦热,急躁易怒,口干苦燥,舌红少苔。

方3 柴胡当归粥治更年期综合证

【原料】 柴胡、香附、枳壳、白芍各 9 克,合欢花 12 克,当归、沉香、路路通、川芎各 6 克,粳米 150 克,白糖适量。

【制用法】 将以上 9 味药放入砂锅中加水煎汁,去渣,汁留用;粳米淘洗干净。锅上火,加入适量清水,放入粳米烧开,用小火煮粥,粥将熟时,下入药汁和白糖,稍煮即成。

【功效】 疏肝理气,解郁宁神。适用于妇女更年期脾肾不足、精神不振、失眠多梦、食少便溏、腰酸痛等症。

方4 枸杞炒肉丝治更年期综合证

【原料】 枸杞子 30 克,瘦猪肉 100 克,青笋 30 克,猪油、食盐、味精、酱油、淀粉各适量。

【制用法】 先将肉、笋切成丝,枸杞子洗净,将锅烘热,放入猪油烧热,投入肉丝和青笋爆炒至熟,放入其他佐料即可。一日一料。

【功效】 滋补肝肾。适用于肾阴虚型更年期综合证。

【生活宜忌】

(1)以乐观、积极的心态看待更年期:更年期是一个正常生理过程,要解除思想顾虑,端正认识,而不要有任何恐惧与忧虑。这一时期的妇女要以乐观与积极的态度对待老年的来临,这有利于预防更年期综合证的发生。而且如果发生了,也可减轻症状和易于治疗。尽可能避免紧张与压力。

(2)定期去医院体检:为预防更年期妇女患更年期综合证及其并发症,这一时期的妇女应定期到医院做健康检查,包括妇科检查、防癌检查等,做到心中有数,发现病情及早治疗。

(3)加强营养,多做户外运动:更年期是身体老化的一个标志,所以必须多补充营养食品,多锻炼身体,增强体质,同时要保证睡眠,这样一些症状轻者即可获得缓解。

(4)用维他命 E 乳霜止痒:阴道痒可用维他命 E 乳霜(不加香料)或打开维他命 E 胶囊,涂在痒部。金盏草软膏也可止痒。

(5)多吃富含雌激素的食物:比如大豆、豆荚、坚果、茴香、芹菜、欧芹和亚麻子油等,它们富含植物性雌激素,可以使症状减轻。

(6)避免乳制品:限用少量的酸酪乳或酸奶。乳制品、糖、肉类易造成皮肤发热。勿食用任何动物产品(白鱼除外),也应少喝含咖啡因饮料。

(7)多吃蔬菜:多吃生菜及蛋白质补充品(尤其是血糖低者)。饮食应包含粗炼糖蜜、绿花椰菜、蒲公英叶、海带、鲑鱼(含骨)、沙丁鱼、低脂酸酪乳等。

第四节　男科

前列腺炎

【病因与症状】

前列腺炎是中青年男性的常见病之一,可分为急性和慢性两种。急性前列腺炎是由细菌或其毒素所致的前列腺体和腺管的急性炎症;慢性前列腺炎可继发于急性前列腺炎或慢性后尿道炎,也可继发于全身其他部位的感染。诱发因素可以是过度饮酒、会阴部损伤、前列腺增生、房事过度等引起的前列腺长期充血。

【按摩疗法】

有效穴位:阴陵泉、三阴交、太溪等穴位。(图 8 – 171)

按摩手法:点按阴陵泉、三阴交、太溪各穴位 100 次,力度以胀痛为宜。

有效反射区:肾、胃、脾、肺、肾上腺、膀胱、输尿管、生殖腺 1、脑垂体等反射区。

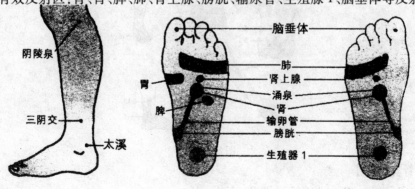

图 8 – 171

按摩手法：

(1)按揉肾、肾上腺、胃、脾、生殖腺1、膀胱各反射区100次,力度以酸痛为宜;

(2)推压输尿管100次,肺部50次,力度稍重;

(3)点按脑垂体50次,力度以胀痛为宜。

【拔罐疗法】

选穴:肾俞、膀胱俞、关元、中极、阴陵泉、三阴交、太溪、太冲。(图8-172)

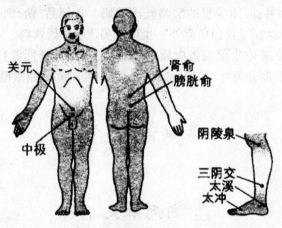

图8-172

方法:取上穴,以单纯火罐法吸拔穴位,留罐10~15分钟,每日或隔日1次。

【刮痧疗法】

以下列顺序进行刮痧治疗。项丛刮1—项三线 2—太阳刮 3—肾俞 4—骶丛刮 5—天枢 6—气海 7—关元 8—曲池 9—内关 10—神门 11—血海 12—足三里 13—阴陵泉 14—三阴交 15—太溪 16—太冲17。用于治疗慢性前列腺炎。(图8-173)

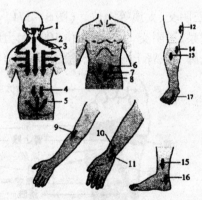

图8-173

【针灸疗法】

主穴:中极、关元、气海。(图8-174)

配穴：急性：三阴交、阴陵泉、复溜。
慢性：肾俞、足三里、太溪、大敦。
遗精：精宫、归来。
阳痿、腰酸：命门。
下腹坠胀作痛：太冲、三角灸。

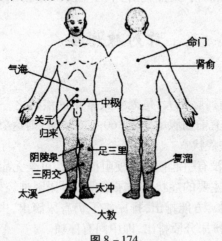

图8－174

【饮食疗法】

方1　白兰花炖肉

鲜白兰花30克（干品10克），猪瘦肉150～200克。加水适量煲汤，用食盐少许调味，饮汤食肉。可滋阴、化浊、消炎。

方2　酒煮螺蛳

螺蛳100克，白酒适量，螺蛳在水盆内养一宿，洗净泥垢，放入铁锅中炒热后，烹加白酒、水适量，煮至余液将尽即可。用针挑螺蛳肉，蘸调料吃并饮余下酒液。可清热利尿，小便白浊不利者食用较好。

方3　绿豆粥

绿豆50克，车前子25克，车前子用布包好，与绿豆同置于锅中加五倍的水烧开，改用文火将绿豆煮烂，去车前子吃绿豆。每日两次，早晚各一次。

方4　地丁菜螺

新鲜紫花地丁菜60克，田螺肉10～20枚，香油炒食。有清热利水消炎之功。

【生活宜忌】

（1）饮食有节，不过食肥甘厚味、辛辣之品，多食蔬菜水果，保持大便通畅。

家庭醫生

(2)起居有规律,性生活要有节制,避免房事过度,强忍精出。不要骑车时间过长和久坐。

(3)加强锻炼,经常提肛、收紧臀部、绷紧会阴部肌肉及活动骨盆,对于改善会阴部位的血液循环,促使炎症消散有好处。

(4)用药适度,详察病情,辨症施治,不可妄投壮阳之品,坚持热水坐浴。

前列腺增生

【病因与症状】

前列腺增生又称前列腺肥大,是老年人常见的疾病之一。据报道,50~60岁男性中,约35%~45%有前列腺增生,至60~70岁时,则达75%。

前列腺增生有哪些症状?

(1)前列腺增生在没有引起梗阻或梗阻极轻时,可全无症状,对健康亦无影响。

(2)前列腺增生最主要的症状是排尿困难。排尿困难轻重与梗阻程度有关,病初,排尿需等待时间较长,方能排出,排尿终了仍有尿滴出,中医学称之为"尿余沥不尽";有的患者,每次排尿分段排出,即中间有停顿。

(3)随着病情的发展,排尿困难症状逐渐加重,逐渐发生尿潴留。

(4)有的病人在病初有尿频症状,在夜间更为显著,这是前列腺充血引起的刺激症状。老年人夜间排尿次数增多,常是前列腺增生的早期症状。

(5)个别情况下,可见尿血表现。

(6)长期排尿困难可引起输尿管积水、肾积水或者其他并发症,最终出现尿毒症。

【按摩疗法】

有效穴位:公孙、照海、太溪、太冲等穴位。(图8－175)

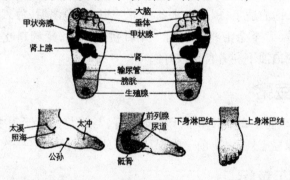

图8－175

按摩手法:按揉穴位各1分钟,按揉力度以有胀痛感为宜。

有效反射区:肾上腺、肾、输尿管、膀胱、尿道、前列腺、大脑、脑垂体、甲状旁腺、生殖腺、(上身、下身)淋巴结、骶骨等反射区。(图8－175)

按摩手法:按摩以上足部反射区各1分钟,力度适中。

【拔罐疗法】

选穴:肾俞、膀胱俞、气海、中极、足三里、血海、阴陵泉、三阴交、太溪。(图8-176)

方法:取上穴,以单纯火罐法吸拔穴位,留罐10~15分钟,每日或隔日1次。

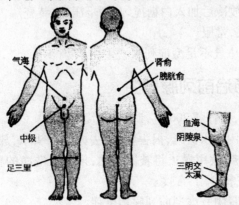

图8-176

【刮痧疗法】

以下列顺序进行刮痧治疗。项丛刮1—太阳刮 2—肾俞 3—骶丛刮 4—天枢 5—关元 6—内关 7—神门 8—血海 9—阴陵泉 10—足三里 11—三阴交 12—太溪 13—太冲14。适用于男性前列腺增生。(图8-177)

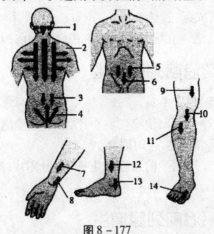

图8-177

【运动疗法】

(1)仰卧,两手臂枕于头后,两腿伸直并稍分开,用力收缩臀部肌肉,同时肛门紧缩小提,呼吸3~6次,然后放松肌肉,重复3~5次。

(2)仰卧,两手枕头,膝关节弯曲,脚掌床面,两脚分开,用力将背、腰、臀部向上挺起,同时收缩会阴、肛门部位肌肉,呼吸3~6次,然后放松肌肉,重复3~5次。加强会阴、直肠、膀胱、尿道部位肌肉功能,有助排尿。

方1　参芪精治前列腺增生

【原料】　党参250克，黄芪250克，白糖500克。

【制用法】　将党参、黄芪泡透煎煮，每30分钟取药液1次，共煎取3次；合并药液，慢火熬至稠粘，放冷后加入白糖搅匀，晒干压碎，装瓷罐内备用。每次10克，沸水冲化服，每日2次，常服。

【功效】　适用于中气不足型前列腺增生症。

方2　补髓汤治前列腺增生

【原料】　鳖1只，猪脊髓200克，调料适量。

【制用法】　将鳖用开水烫死，揭去鳖甲，去内脏和头爪，放入铝锅内，加生姜、葱、胡椒粉，用急火烧沸，改用慢火将鳖肉煮熟；再放入洗净的猪脊髓，煮熟加味精即成。吃肉喝汤，可佐餐食用，常食。

【功效】　适用于肾阴亏虚型前列腺增生症。

方3　茅根赤小豆粥治前列腺增生

【原料】　白茅根50克，赤小豆30克，粳米50克。

【制用法】　白茅根洗净，切小段，置锅中，加清水500毫升，急火煮沸10分钟，滤渣取汁。赤小豆、粳米洗净，置锅中，再加白茅根汁，加清水200毫升，急火煮开5分钟，改文火煮30分钟，成粥，趁热食用。

【功效】　清热利尿，通淋化瘀。适用于瘀积内阻型前列腺增生症。

方4　醋拌腰花治前列腺增生

【原料】　白醋20克，猪肾1只。

【制用法】　猪肾洗净、剖开，洗净切成小片，沸水中浸泡10分钟，去浮沫，再沸水煮开1分钟，调入白醋、葱、姜，拌匀即食。

【功效】　温肾利尿。适用于前列腺增生症，属肾阳虚寒型，小便不畅，尿色清白，怕冷肢寒者。

方5　郁李仁粥治前列腺增生

【原料】　郁李仁15克，粳米100克。

【制用法】　将郁李仁洗净，捣烂，煎煮后去渣取汁；加入淘洗干净的粳米，同煮成粥。

【功效】　润肠通便，利水消肿。适用于前列腺增生症，证见小便点滴而下，或尿如细线，甚者阻塞不通，小腹胀满疼痛者。

【生活宜忌】

(1)加强锻炼,坚持中速步行,每日 3 次,每次 30 分钟。

(2)注意调节情志,切忌纵欲房事。

(3)注意调节饮食,不要过食肥甘刺激之物,以免湿热内生。

(4)不过度饮酒,更应违忌酒后性生活。

(5)注意保持会阴部清洁,勤换内裤,以免皮肤和尿路感染。

(6)不要憋尿,憋尿会使膀胱过度充盈,尿肌张力减弱。

早 泄

【病因与症状】

早泄是指性交时间极短,或阴茎插入阴道就射精,随后阴茎即软,不能正常进行性交的一种病证,是一种最常见的男性性功能障碍。中医认为多由于房劳过度或频犯手淫,导致肾精亏耗,肾阴不足,相火偏亢,或体虚羸弱,虚损遗精日久,肾气不固,导致肾阴阳俱虚所致。过度兴奋,紧张冲动也是引起早泄的原因之一。

【按摩疗法】

有效反射区:胆、肝、生殖腺、胃、肾上腺、肾、输尿管、膀胱等反射区。(图 8 - 178)

按摩手法:

(1)揉摩足小趾,按压足后跟生殖腺反射区 5 分钟。

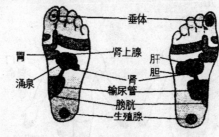

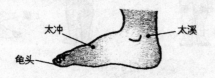

图 8 - 178

(2)用搓法按摩各反射区 3 ~ 5 分钟。

有效穴位:龟头、太溪等穴位。

按摩手法:

(1)揉按足大趾尖部的龟头穴 10 ~ 15 分钟。每日临睡时进行,有很好的效果。

327

（2）揉按涌泉穴3~5分钟。

（3）压揉太溪、中都穴各3~5分钟。

【拔罐疗法】

选穴：命门、肾俞、关元、中极、足三里、三阴交、太溪。（图8－179）

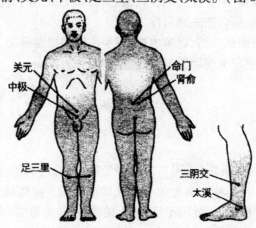

图 8－179

方法：取上穴、以单纯火罐法吸拔穴位，留罐10~15分钟。每日或隔日1次。

【刮痧疗法】

刮痧部位

（1）背部：命门、肾俞。

（2）腹部：中极、关元。

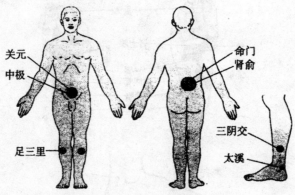

图 8－180

（3）下肢部：足三里、三阴交、太溪。（图8－180）

【饮食疗法】

方1 杞子炖鹌鹑治早泄

【原料】 杞子20克，鹌鹑2只。

【制用法】 杞子洗净备用;鹌鹑活杀,去头爪、皮毛、内脏,洗净。同置锅中,加黄酒、葱、姜,隔水清炖30分钟,分次食用。

【功效】 温补中气。适用于心脾两虚型早泄,伴失眠多梦、身倦乏力、自汗健忘、面色不华者。

方2 杞枣煮鸡蛋治早泄

【原料】 枸杞子20克,南枣8枚,鸡蛋2只。

【制用法】 将上3味洗净,共置锅内,加水同煮,鸡蛋熟后去壳再入锅煮15～20分钟即成。每日1剂。

【功效】 滋阴补肾,益气养心。适用于早泄。

方3 淮山圆肉炖水鱼治早泄

【原料】 淮山药15～20克,桂圆肉15～20克,水鱼(又名鳖)1只。

【制用法】 先用滚水烫鱼,使其排尿,再切开洗净,掏出内脏,然后将水鱼肉、水鱼壳、淮山药、桂圆肉一起放入炖盅内,加水适量,隔水炖熟服用。喝汤吃肉,每星期炖服1次。

【功效】 补肾益精。适用于早泄。

方4 泽泻粥治早泄

【原料】 泽泻15克,粳米50克。

【制用法】 泽泻晒干研粉;以粳米先入锅煮至米开花时调入泽泻粉,改文火稍煮片刻即成。

【功效】 清泻肾火,健脾利湿。适用于早泄伴头晕目眩、梦遗滑精者。

方5 五味子冰糖茶治早泄

【原料】 五味子10克,冰糖适量。

【制用法】 五味子用开水烫一下后取出,再用开水冲沏,焖泡5分钟,加入冰糖即可。代茶饮用。

【功效】 涩精止遗。适用于早泄、遗精等。

方6 苦瓜牛肉汤治早泄

【原料】 苦瓜300克,牛肉250克,生姜3片,葱花适量。

【制用法】 将苦瓜剖开去籽,洗净切块,放盐略渍片刻,锅中放油,滑锅后,放入姜末略炒,下苦瓜翻炒,加清水适量煮沸;牛肉切片,淀粉拌匀,待苦瓜煮软后,下牛肉片,煮至熟调味,撒上葱花即成。

【功效】 清肝泻热。适用于肝经湿热下注、扰动精关之早泄。

【生活宜忌】

(1)解除精神紧张,清心寡欲,节制房事。

(2)掌握性生活规律,如果身体处于疲劳状态,不要进行性生活。

(3)发生早泄次数较多的人,最好暂时停止一段性生活。

(4)如果发生了早泄,女方要更加亲切地关怀和体贴,帮助男子消除心理上的恐惧。

遗　精

【病因与症状】

遗精是指不因性交而精液自行外泄的一种男性性功能障碍性疾病,如果有梦而遗精者称为"梦遗";无梦而遗精者,甚至清醒的时候精液自行流出称为"滑精"。但是如果发育成熟的男子,每月偶有1~2次遗精,且次日无任何不适者,属生理现象,不是病态,不需任何治疗,假若遗精比较频繁,每周达2次以上,且影响学习和工作者,则需治疗,才不致影响身体健康。中医认为,肾藏精,宜封固不宜外泄。凡劳心太过,郁怒伤肝,恣情纵欲,嗜食醇酒厚味,均可影响肾的封藏而遗精。

造成遗精的原因大致有3个方面:

(1)缺乏正确的性知识,思想过多的集中于性的问题上,或经常沉湎于色情问题,可以诱发遗精。

(2)外生殖器有病,如包茎或包皮过长、尿道炎、前列腺炎等局部刺激,诱发阴茎勃起,也可引起遗精。

(3)身体虚弱、劳累过度等造成全身器官功能失调等。

【按摩疗法】

特效穴位:百会、神庭、攒竹、率谷、风池、印堂、太阳、安眠、桥弓、神门、内关、气海、关元、肾俞、命门、三阴交、太溪、太冲、涌泉等。(图8-181)

按摩手法:

(1)用双手拇指桡侧缘交替推印堂至神庭30遍。

(2)用双手拇指螺纹面分推攒竹至两侧太阳穴30遍,并用双手大鱼际按揉太阳30次。

(3)用拇指螺纹面按揉百会、印堂、安眠各30次左右。

(4)以率谷为重点扫散头侧面左右各30遍。

(5)拿捏风池10次,以局部有轻微的酸胀感为佳。

(6)用拇指螺纹面向下直推桥弓,先左后右,每侧10遍。

(7)以气海、关元为中心,按摩小腹部5~10分钟。

(8)按揉肾俞、命门各100次左右,并擦热腰骶部。

(9)按揉神门、内关、三阴交、太溪、太冲各30次左右。

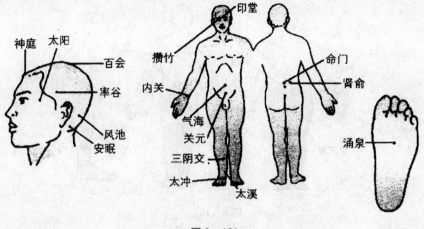

图 8 - 181

（10）擦涌泉 200 次左右。

【拔罐疗法】

选穴：肾俞、八髎、关元、大赫、内关、神门、足三里、三阴交、太溪。（图 8 - 182）

方法：取上穴，以单纯火罐法吸拔穴位，留罐 10 分钟，每日 1 次。

【刮痧疗法】

刮痧部位

（1）背部：肾俞、八髎。

（2）腹部：关元、大赫。

（3）上肢部：内关、神门。

（4）下肢部：足三里、三阴交、太溪。（图 8 - 183）

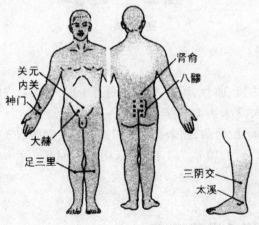

图 8 - 182

家庭醫生

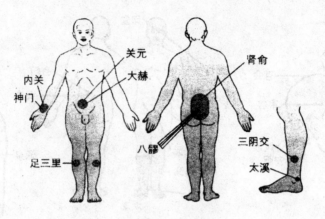

图 8 – 183

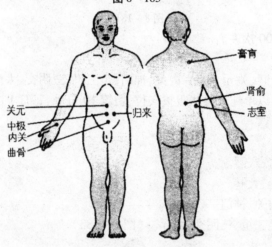

图 8 – 184

【针灸疗法】

(1)艾柱灸:取中极、曲骨、膏肓、肾俞。每日1次,每次每穴施灸3~5壮,艾柱如黄豆或半个枣核大,7天为1疗程。

(2)艾卷灸:取关元、肾俞、归来、内关、志室。每次交替取3~5个,每日灸1~2次,每次每穴灸10分钟,10次为1疗程。(图8–184)

【饮食疗法】

方1　金樱鲫鱼汤治遗精

【原料】　金樱子30克,鲫鱼250克,香油、食盐各5克。

【制用法】　鲫鱼去鳞、内脏,洗净,加金樱子及适量水煲汤,香油、食盐调味即成。

【功效】 补肾固精,利尿消肿。适用于男子肾气不固而致遗精、滑精等。

方2 白果莲子粥治遗精

【原料】 白果 10 枚,莲子 50 克。

【制用法】 莲子加水煮熟,加入炒熟白果(去壳)共煮粥,加白糖调味食用。

【功效】 补肾固精。白果补肾收涩,莲子补肾固精,且能清心安神。二者性味甘平,常作晚餐,有益肾固精作用。用于治疗男子肾阳亏损、肝肾精力不足所致的遗精。

方3 金樱根炖鸡治遗精

【原料】 金樱根 60 克,母鸡 1 只(约 500 克)。

【制用法】 母鸡宰杀拔毛,去头足和内脏洗净。将金樱根切碎,放入母鸡腹内,加清水适量,放瓦盅内隔水炖熟,调味后饮汤吃鸡。

【功效】 固精涩精。适用于阴虚火旺型遗精。金樱子根性味酸涩而平,固精收涩,母鸡有补益精血作用。

方4 车前苡米粥治遗精

【原料】 车前子 12 克(布包),苡米 50 克。

【制用法】 将车前子加水煮汤,取汤水煮苡米为粥,待温后饮服。连服 10 ~ 15 日。

【功效】 清热利湿。适用于湿热下注型遗精。

方5 银耳百合米粥治遗精

【原料】 银耳 30 克,百合 30 克,粳米 50 克。

【制用法】 银耳、百合洗净,同置锅中,加清水 500 毫升,加粳米,急火煮开 3 分钟,改文火煮 30 分钟,成粥,趁热食用。

【功效】 滋阴益肾。适用于阴虚火旺、心肾不交型遗精,伴心悸烦热、夜寐不安者。

【生活宜忌】

(1)多参加各种有益的文体活动,建立正常的生活制度,婚后应保持正常性生活,不要手淫,努力从沉湎于性问题中解脱出来。

(2)注意保持性器官清洁卫生,有包茎、包皮过长者要及时手术治疗,经常清洗外生殖器,除去包皮垢,积极治疗尿道炎、前列腺炎等疾病。

(3)经常更换内衣内裤,调整睡眠习惯,夜间睡眠时下身及足部不宜过暖,睡眠姿势以仰卧、侧卧为宜,尽量减少俯卧,两手避免放置在生殖器部位,这样对避免阴茎充血、防止遗精有一定好处。

(4)注意调摄心神,不要看黄色录像或黄色书刊,勿令心神驰于外。

(5)注意饮食营养,节醇酒厚味,才能收效。

阳 痿

【病因与症状】

阳痿是指在性交时阴茎不能勃起或举而不坚,不能进行性交而言的一种性功能障碍病发现象。正常情况下,性兴奋刺激从高级中枢神经传导到勃起中枢,勃起神经(盆神经)传导到阴茎海绵体神经丛引起海绵体充血、勃起。发生阳痿的原因是多方面的,多数是因为神经系统功能失常而引起,这类阳痿称为功能性阳痿,也叫精神性阳痿,占阳痿患者的85%～90%左右。另外一些肿瘤、损伤、炎症等也可引起神经功能紊乱而导致性功能衰退。有的则可能由于内分泌系统的疾病、生殖器本身发育不全或有损伤、疾病而引起,这类阳痿被称为器质性阳痿。

【按摩疗法】

特效穴位:背部的肝俞、脾俞、命门、肾俞、中膂俞,腹部的天枢、关元、大赫,手部的孔最、神门、阳池,足部的足三里、至阴、血海、阴陵泉等穴。(9－185)

按摩手法:

(1)按揉天枢、关元、大赫穴各50次,力度轻柔。

(2)按压肝俞、胆俞、脾俞、命门、肾俞、中膂俞穴各30～50次,力度以酸痛为佳。

(3)掐按孔最、神门、阳池穴各50～100次,力度以酸痛为宜。

【拔罐疗法】

选穴:心俞、肝俞、脾俞、肾俞、次髎、关元、大赫、曲泉、三阴交、复溜。(图8－186)

方法:取上穴,以单纯火罐法吸拔穴位,留罐10～15分钟。每日1次,10次为1疗程。

【刮痧疗法】

以下列顺序进行刮痧治疗。项丛刮1—夹脊行 2—骶丛刮 3—膻中刮 4—天枢 5—气海 6—关元 7—内关 8—神门 9—足三里 10—三阴交 11—太溪 12—太冲13。(图8－187)

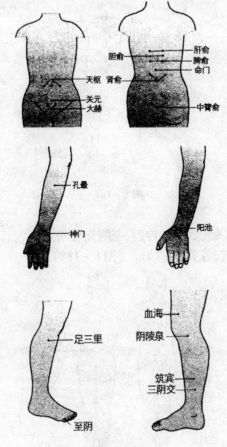

图 8－185

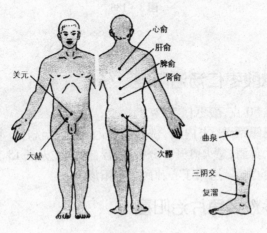

图 8－186

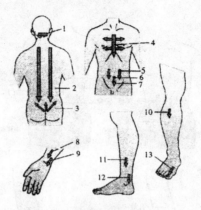

图 8 - 187

【针灸疗法】
(1)灸肾俞、命门、关元、中极、神门、三阴交等穴。
(2)灸志室、合阳穴,各灸 5 ~ 8 壮。(图 8 - 188)

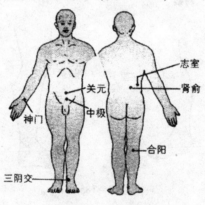

图 8 - 188

【饮食疗法】

方1 泥鳅酸枣仁汤治阳痿

【原料】 泥鳅 50 克,酸枣仁 50 克。

【制用法】 泥鳅活杀,去内脏,洗净,切段;酸枣仁洗净。同置锅中,加清水 500 毫升,加姜、葱、黄酒,急火煮开 3 分钟,去浮沫,改文火煮 15 分钟,分次食用。

【功效】 补益心脾。适用于心脾两虚型阳痿。

方2 海参炒黄鱼片治阳痿

【原料】 海参 30 克,黄鱼 1 条。

【制用法】 海参发好,黄鱼去内杂洗净切片,同炒,加酒、姜、盐调味服用。

【功效】 补脾肾,填精壮阳。海参补肾益精,黄鱼又名石首鱼,益气填精。二者合用,适用于肾阳不足型阳痿。

方3 糖拌芹菜治阳痿

【原料】 白糖 20 克,芹菜 50 克。

【制用法】 鲜芹菜洗净,切成小段,开水煮沸 2 分钟,捞起,切成细末,白糖凉拌后食用。

【功效】 清热利湿。适用于湿热下注型阳痿,伴口干,小便短赤,阴部潮湿者。

方4 薏仁绿豆赤豆汤治阳痿

【原料】 薏苡仁 30 克,绿豆 30 克,赤豆 30 克。

【制用法】 薏苡仁、绿豆、赤豆分别洗净,置锅中,加清水 1000 毫升,急火煮开 5 分钟,改文火煮 30 分钟,分次食用。

【功效】 清热利湿。适用于湿热下注型阳痿,伴口干口苦,小便短赤,阴部湿痒者。

方5 麻雀菟丝枸杞汤治阳痿

【原料】 麻雀 2 只,菟丝子、枸杞子各 15 克。

【制用法】 将菟丝子、枸杞子洗净,装入纱布袋内,扎口;麻雀去毛及内脏,洗净,与二药入锅加适量水同煮至熟即可。食肉,饮汤。

【功效】 温肾壮阳,益精。适用于肾阳不足、阳痿、早泄、畏寒乏力等症。

【生活宜忌】

(1)勿急躁:需知道性能力随着年龄改变。年纪较大的男性可能需要较多的刺激及较长的时间以产生勃起。对 18～20 岁的男性,勃起可能只需数秒钟。到了 30 及 40 岁,可能需要 1～2 分钟。至于年纪 60 岁左右的男性,若未能在 1～2 分钟后勃起,并不表示他性无能,他只是需要较长的时间而已。

(2)避免局部过热:避免激烈运动、热水浴及蒸气浴,这些将使精虫数目减少。

(3)谨慎用药:使用抗高血压药及镇定剂是常见的阳痿原因。也可能是你使用的抗组织胺、利尿剂或镇定剂等成药引起的。已有超过 200 种的药物被判定有问题。由药物引发的阳痿,最常见于年过 50 岁的男性身上。

如果你怀疑自己服用的药物可能是阳痿的原因,应向医师或药剂师咨询。他们能够为你调整剂量或改换药物。千万不要擅自改变原来的处方。

其他一些有害的药物还包括古柯碱、大麻、鸦片、海洛因、吗啡、安非他命及巴比特盐。

(4)均衡饮食:饮食要均衡。勿食动物性脂肪、油炸食物、糖或垃圾食物。吃一些南瓜子、蜂蜜、花粉或蜂王乳。

（5）补充高蛋白：饮食中应添加高蛋白。避免过度加工的食品及各种糖及垃圾食物；这些食物能迅速地提供能量，但伴随而来的是情绪低落，使某些人容易又把目标转向毒品。

（6）勿抽烟：经常抽烟将损坏供应阴茎血液的微血管，因而降低性能力。研究显示，尼古丁可能使血管收缩，会抑制勃起组织的平滑肌松弛，因而阻碍勃起反应。

（7）勿酗酒：喝酒会降低睾固酮（一种男性荷尔蒙）的制造。芝加哥医学院的一项新研究指出，喝酒可能导致男人"停精"，并使他们易患心脏病。酒精不仅影响男性的性能力，而且也潜藏诱发心脏病的危机及一些可怕的副作用。

（8）防止动脉硬化：动脉硬化症妨碍血流至阴茎及其神经，因而影响勃起。容易阻塞动脉的物质，也会影响血液流向阴茎，这类物质包括饮食中的胆固醇及饱和脂肪。

不 射 精 症

【病因与症状】

男子有正常的性欲，但在性交过程中没有精液排出，称为不射精症。常表现为久交不泄，阴茎勃起时间较长，但当达到一定时间或移出体外后，阴茎即软缩。有些人手淫时可以射精，但性交时不能射精。有些人原来性交时可以射精，以后性交时则不能射精，这些均属病态。泌尿生殖系统先天异常，脊髓损伤以及精神因素均可导致不射精。中医理论认为，房事不节，淫欲过度所致之肾阴亏损；七情失调；肾阳不足；化源不足，精少不泄等均可导致不能射精。

【按摩疗法】

（1）手搓热，一手托起阴囊和睾丸，另一手放在耻骨联合前阴毛处，双手一手往上，一手往下，一起搓挤阴茎、阴囊和睾丸 100 次，然后左、右手互换位置，如上法搓挤 100 次。再搓热双手，放在阴茎与阴囊两侧，用力夹住阴茎和阴囊、睾丸后，双手来回搓揉睾丸、阴茎 100 次。再用左、右手掌夹持阴茎、阴囊和睾丸向上、向下牵拉各 100 次。最后用同侧手掌搓揉同侧阴囊及睾丸，左右两手交替搓揉左右睾丸各 100 次。每天早、晚进行。

开始时力度较小，以睾丸没有疼痛感为好。以后逐渐增加力度和次数。练到一定程度后，可尽量用力，次数也可增加到数百次。

按摩前应清洁阴部，阴部有炎症或皮肤病时不宜按摩。

（2）按揉曲骨、阴廉、神阙、关元诸穴 40 次。

（3）用指端按揉次髎、命门穴，有麻木感后，改用指腹按顺时针方向各按摩 36 下。每天 2 次。

（4）身体虚弱、食欲不振、全身乏力、大便不畅者，加揉大敦穴，失眠者，加揉百会、内关穴，伴有阳痿者，加揉长强穴。

（5）用手掌按揉腰部和骶部两侧约 3 分钟,再用一手的掌侧搓揉命门、腰阳关穴 1 分钟。

（6）点按关元穴 1 分钟,再揉次髎穴 1 分钟。

（7）用手掌在腹部沿肝、肾两经自上而下抚摩 40 次,再以肚脐为中心,向两侧横向抚摩 20 次。

（8）用拇指按压中极穴。另一手的食指、中指、无名指从阴囊下向会阴处揉按 1 分钟。

（9）用食指、中指、无名指指端分别插入两足的 1、2 趾缝,2、3 趾缝,4、5 趾缝间（即行间、内庭、侠溪穴处）,在趾间凹陷处按、掐 10 余次。（图 8－189）

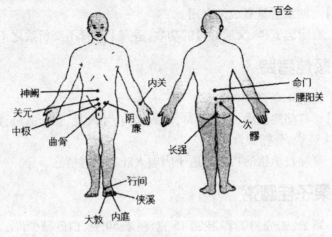

图 8－189

【刮痧疗法】

刮痧部位

（1）背部:肝俞、肾俞。

（2）腹部:关元、曲骨。

（3）下肢部:血海、阴陵泉、行间。（图 8－190）

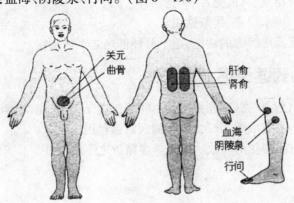

图 8－190

方1　橘皮饮

【原料】　橘皮 10~15 克,杏仁、老丝瓜各 10 克。

【制用法】　加水煮 15 分钟,代茶饮。

【功效】　有理气解郁、通关开窍的功效,宜用于肝气郁滞所致的不射精症。

方2　远志枣仁粥

【原料】　远志肉、炒枣仁各 10 克,粳米 50 克。

【制用法】　加水适量煮成粥食用。

【功效】　有宁志安神、交通心肾的功效,适宜于心肾不交所致之不射精者。

方3　葱炖猪蹄

【原料】　猪蹄 4 个,葱 50 克。

【制用法】　将猪蹄洗净,用刀划口,放入锅内,加入葱,食盐适量,加水,先用旺火煮沸,再小火炖烂,分顿服食。

【功效】　有补益填精的功用。适于阴虚火旺之不射精症。

方4　栗子桂圆粥

【原料】　栗子(去壳)10 个,桂圆 15 克,粳米 50 克,白砂糖少许。

【制用法】　将栗子切成小碎块与米同煮成粥时放入桂圆肉,食用时加入少许白砂糖。

【功效】　有补心肾、定神志的功效,适宜于心肾不交之不射精症。

方5　黄花菜马齿苋饮

【原料】　黄花菜、马齿苋各 30 克。

【制用法】　加水同煮,代茶饮用。

【功效】　有清热解毒的功能,适于肝经郁热之不射精症。

方6　山药莲子粥

【原料】　山药 30 克(或新鲜山药 100 克),莲子肉 15 克,粳米 120 克,水适量。

【制用法】　煮熬成粥,分次食用,加入白糖食用。

【功效】　有除湿热的功效。适于脾虚精少之不射精症。

第五节 儿科

婴幼儿腹泻

【病因与症状】

婴幼儿腹泻是一种胃肠功能紊乱综合证。根据病因不同可分为感染性和非感染性两大类。2 岁以下婴儿,消化功能尚不成熟,抵抗疾病的能力差,尤其容易发生腹泻。

婴幼儿腹泻有哪些症状?

轻型腹泻主要表现为大便次数增多,每日数次至 10 余次。大便稀,有时有少量水,呈黄色或黄绿色,混有少量黏液。每次量不多,偶见少量呕吐或溢乳,食欲减退,体温正常或偶有低热;通常无脱水现象或脱水现象不明显。重型腹泻可由轻型腹泻加重而成,每日大便十数次至数十次。随着病情加重和摄入食物的减少,大便臭味减轻,粪块消失而成水样便或蛋花样便,色变浅。大便量增至每次 10~30 毫升,多者可达 50 毫升。患儿食欲低下,常伴呕吐,多有不规则低热,甚至高热出现,体重迅速下降,明显消瘦,迅速出现脱水酸中毒症状。

【按摩疗法】

(1)患儿俯卧,背部肌肉放松,用双手拇指顶住其脊柱两侧皮肤(不可用指甲掐及皮肤),食指、中指与拇指对按,轻轻捏起皮肤,随捏随提,双手交替捻动,并逐渐由下而上,自尾骨端的龟尾穴起,向大椎穴移动。每次各 3~5 遍,每天 1 次。

(2)用拇指沿患儿尾骨末端向上推至第 4 腰椎 100~200 次。

【拔罐疗法】

选穴:(1)水分、天枢、气海、关元、大肠俞、气海俞、关元俞穴。(2)神阙穴。(图 8-191)

方法:取①组穴,施以单纯罐法或温水罐法(加姜汁、蒜汁),将罐吸拔在穴位上,留罐 2~5 分钟;或每穴闪罐 10 次左右,每日 1 次,上穴交替使用。或取神阙穴,采用温水罐法或涂姜汁罐法,留罐 2~5 分钟,每日 1 次。

【刮痧疗法】

取穴:脾俞、胃俞、大肠俞、天枢、中脘。

伤食腹泻加足三里;湿热腹泻加合谷、曲池;脾肾阳虚腹泻加肾俞。(图 8-

341

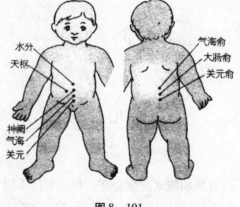

图 8-191

192)

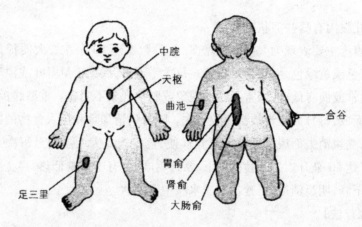

图 8-192

【饮食疗法】

方1　藕楂泥治小儿腹泻

【原料】　山楂 5 枚,藕粉适量。

【制用法】　山楂煮后去皮及核,用纱布过滤,加入藕粉中,拌匀,食用。

【功效】　消食化积。主治小儿因贪吃油腻而引起的腹泻。

方2　胡椒糖治腹泻

【原料】　白胡椒 2 克,葡萄糖粉 18 克。

【制用法】　把白胡椒先放入捣筒内捣碎,继续捣成极细粉末,同葡萄糖一并拌和均匀即可。1 岁以下小儿每次 0.3～0.5 克;3 岁以下 0.5～1.5 克,一般不超过 2 克,每日 3 次,连服 2～3 天为 1 疗程。

【功效】 温中止泻。适用于小儿消化不良性腹泻。

方3　田鸡粥治小儿腹泻

【原料】 田鸡5~8只,花生油、食盐少许,大米50~100克。

【制用法】 田鸡去皮及内脏,切块,用花生油、盐拌匀。大米煮粥,待米锅滚沸时放入田鸡,以小火煮至粥成。每日2次,早晚温服。

【功效】 补虚,利水,解毒。适用于小儿疳积黄瘦、热疮及湿热所致的水肿泄泻等症。

方4　槟榔粥治小儿腹泻

【原料】 槟榔3~5克,粳米50~100克。

【制用法】 将槟榔切片,以砂锅煎汁,同粳米煮成粥,每日分1~2次服用,不宜久食。

【功效】 适用于伤食型小儿腹泻。

方5　白扁豆粥治小儿腹泻

【原料】 白扁豆60克,粳米100克。

【制用法】 同煮粥分次服之。

【功效】 适用于湿热型小儿腹泻。

【生活宜忌】

(1)注意饮食卫生:母乳喂养的小儿在喂养前要用干净的湿毛巾擦洗乳头。人工喂养儿,要注意奶具的清洁消毒,变质的牛奶不要给小儿喝,奶粉也要现配现喂,不宜久放,同时也要注意奶温度不要太热或太凉。添加辅食后要注意食具的清洁。饭前要给孩子洗净双手,大人的手也要洗干净。

(2)添加辅食时要遵循循序渐进的原则:辅食应易于消化,并应先从小量开始,慢慢地加量,花样每次只能增加1种,也应注意从小量开始,使小儿逐渐适应。辅食先从半流质开始,逐渐过渡到固体食物,添加过程中要密切观察小儿大便情况,如有消化不良或腹泻应暂停或减量。

(3)要注意气候变化:炎热的夏天,小儿消化道分泌的消化液减少,加之气候湿热,细菌易于生长、繁殖;秋冬季节气温降低,肠蠕动加速,也可影响消化功能而致腹泻,要注意孩子特别是腹部不要受凉。夏秋季节是腹泻的流行季节,一定要注意饮食卫生,预防感染性腹泻。

(4)不要给孩子吃生、冷的食物:孩子的消化道比较娇弱,对各种刺激均较为敏感。在给孩子喂菜泥、水果等食物时要先烫一下或煮一下，一次不能吃太多。有时母亲吃了过多生、冷或刺激性的食物，婴儿喝奶后也容易出现腹泻。

（5）口服补液盐溶液：小儿患腹泻时，如果只有轻度或中度脱水的情况，可以在家中给小儿口服补液盐溶液，方法如下：

①补充累积损失。轻度脱水为50毫升/千克体重，中度脱水80～100毫升/千克体重，在4～6小时内补完。

②补充继续损失。一般可按估计大便量的50%～100%给予口服补液盐溶液。补充时可暂时禁食，但不需禁水，否则水分不足，可发生高钠血症。

（6）一般不用禁食：一般腹泻不一定禁食，母乳喂养儿可暂停辅食，人工喂养儿可改用加酸乳或脱脂乳，或改用豆制代乳品（双乳糖缺乏患儿）。如果呕吐或腹泻严重者可暂时禁食，母乳喂养儿暂停辅食，缩短每次哺喂时间；人工喂养儿可暂停1～2次喂奶。禁食时间不超过6～8小时，停止禁食后，人工喂养儿可先给米汤、稀释牛奶，母乳喂养儿可逐渐延长喂奶时间，病情好转后应稳步逐渐恢复饮食。

（7）情况严重者去医院治疗：在家中补液时要密切观察患儿，如果病情进一步加重，出现重度脱水、休克、腹胀，或口服补液效果不好或困难者，应及时带孩子到医院采用静脉补液。

小儿惊厥

【病因与症状】

惊厥又称抽风，是小儿时期较常见的紧急症状，各年龄小儿均可发生，尤以6岁以下儿童多见，特别多见于婴幼儿。多由高热、脑膜炎、脑炎、癫痫、中毒等所致。

由于引起小儿惊厥的原因不同，惊厥的表现也不完全一样。有的只出现眼球转动、双眼直视或上翻、面色潮红；有的眼部、面部、手足部肌肉微微抽动，然后逐渐扩散到其他部位；刚出生的小儿发生惊厥症状很不明显，仅有不吃奶、两眼睁着、眼球固定不动、眼睑可稍有抽动、口唇周围青紫，必须仔细观察；也有的小儿惊厥同时有头痛、烦躁、喷射性呕吐、嗜睡，甚至昏迷；有的小儿惊厥不省人事，眼球固定或上翻、斜视、头转向一侧或后仰、口吐白沫、面及手部肌肉强直或时时出现不自主抽动、屏气。惊厥时间可长可短，一般数秒钟至十几分钟，惊厥时间长可发生大小便失禁现象。

【按摩疗法】

有效穴位：面部的人中，腹部的鸠尾、中脘、阴交，背部的大椎、身柱、肝俞、肾俞、命门，手部的合谷穴和足底的涌泉穴等。（图8－193）

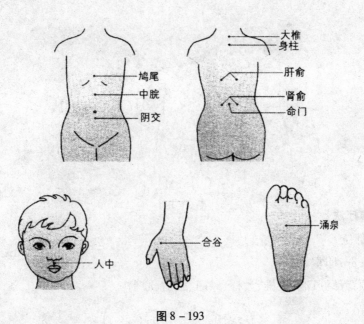

图 8 – 193

按摩手法：

（1）掐按面部的人中穴和手部的合谷穴各 3 ~ 10 次，力度适中。

（2）按揉腹部的鸠尾、中脘、阴交各 10 ~ 30 次，力度轻柔平缓，以稍有酸痛为好。

（3）按压背部的大椎、身柱、肝俞、肾俞、命门各 30 ~ 50 次，力度适中，以稍有胀痛为好。

（4）点按足底的涌泉穴 30 ~ 50 次，力度以热胀感为宜。

人中穴对小儿惊风所引起昏迷、牙关紧闭很有疗效，是治疗小儿惊风的特效穴。但是在掐按时，用力不可过重，否则有生命危险。合谷穴是小儿惊风的有效穴，对高热、神志不清有疗效；鸠尾对情绪不安、小儿抽风、癫痫等精神疾病很有效果；命门穴是小儿抽风的特效穴，可反复按揉此穴，效果很显著；大椎穴对小儿气喘、虚弱体质的人很有疗效；而身柱穴也是小儿抽风的特效穴，并且是加强幼儿体质、增进身体健康的穴位，可重点按压此穴。

【拔罐疗法】

选穴：印堂、太阳、水沟、十宣、合谷、涌泉。（图 8 – 194）

方法：先对印堂、水沟、太阳、合谷、涌泉、十宣进行消毒，之后迅速用三棱针在各穴点刺 2 ~ 3 下，并挤出少量血，再用闪火法将罐吸拔于太阳、印堂、合谷，留罐 5 ~ 10 分钟，每日 1 ~ 2 次。

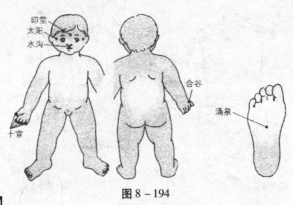

图 8 - 194

【刮痧疗法】

刮痧部位

（1）头部：印堂、人中。

（2）颈背部：风池、大椎、大杼、风门、肺俞、心俞。

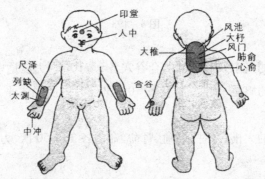

图 8 - 195

（3）上肢部：尺泽、列缺、太渊、合谷、中冲。（图 8 - 195）

【针灸疗法】

主穴：神阙、太冲、合谷、涌泉、印堂。（图 8 - 196）

配穴：高热：曲池、大椎。

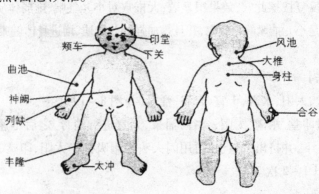

图 8 - 196

痰多:列缺、丰隆。

牙关紧闭:颊车、下关。

角弓反张:风池、身柱。

(1)温和灸:每穴可灸10~20分钟,每日1次,3次为1个疗程。

(2)隔盐灸:用于神阙穴,每穴灸3~5壮,每日1次,3次为1个疗程。

【生活宜忌】

(1)抽搐时切勿强制牵拉,以防扭伤。

(2)患儿应侧卧,并用多层纱布包着竹片,放在上下齿之间,以免咬伤舌头。

(3)保持呼吸道畅通,口腔内的分泌物、痰涎随时吸出,防止窒息。

(4)注意患儿的体温、呼吸、出汗、面色等情况。

百日咳

【病因与症状】

百日咳是由百日咳杆菌引起的急性呼吸道传染病,因其病程较长,可达3个月左右,故有百日咳之称。此病多在冬春季节发生和流行,患者大部分是5岁以下儿童。主要症状是痉挛性咳嗽。

【拔罐疗法】

选穴:大椎、大杼、风门、肺俞、脾俞、胃俞、气海、关元、足三里、丰隆。(图8-197)

方法:(1)火罐法:用闪火法将罐吸附于大椎、肺俞、脾俞、关元、足三里;或用抽气罐法。

(2)针罐法:先行针刺风门、脾俞、肺俞、气海、足三里、丰隆,待得气后留针,再用火罐或抽气罐法将罐吸附于穴位。

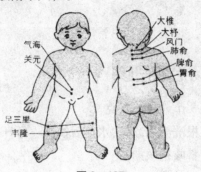

图8-197

(3)刺络拔罐法:先对大椎、脾俞、肺俞、足三里进行消毒,之后用三棱针在各穴点刺2~3下,再用闪火法将罐吸拔于点刺部位。

(4)走罐法:沿背部足太阳膀胱经的大杼至胃俞自上而下走罐,以皮肤潮红为度。

【刮痧疗法】

背部:大椎、身柱、风门、肺俞、脾俞;

上肢:尺泽、列缺、太渊、合谷;

下肢:足三里、丰隆。(图8-198)

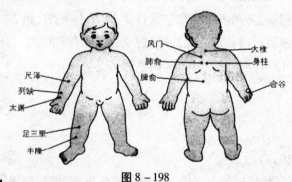

图8-198

【针灸疗法】

主穴:鱼际、尺泽、内关、身柱。(图8-199)

配穴:发热:曲池、合谷。

体弱:足三里。

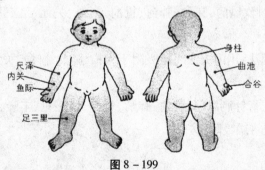

图8-199

【饮食疗法】

方1 白菜根汤治百日咳

【原料】 大白菜根3个,冰糖50克。

【制用法】 大白菜根洗净加冰糖,水煎后饮服。每日3次,连服4~6日。

【功效】 适用于百日咳初咳期。

方2　贝母梨治百日咳

【原料】　川贝母3克,梨1个。

【制用法】　将梨洗净,去皮、核,纳入川贝母,上笼蒸熟,去川贝,吃梨。每日1剂。

【功效】　清热润肺,化痰散结。适应于百日咳痉咳期。

方3　大蒜姜糖煎治百日咳

【原料】　大蒜45克,生姜9克,红糖18克。

【制用法】　水煎,每日1剂,分3次服。

【功效】　解表散邪、止咳杀虫,适用于百日咳初期有风寒表证者。

方4　大枣萝卜茶治百日咳

【原料】　大枣15枚,胡萝卜150克,白糖适量。

【制用法】　将大枣洗净,胡萝卜洗净切块,共置锅内,水煎取汁,调入白糖,代茶饮用。每日1剂,连服10~15日。

【功效】　健脾益气,养阴润肺。适用于百日咳痉咳期及恢复期。

方5　银耳粥治百日咳

【原料】　银耳30克,粳米50克,冰糖20克。

【制用法】　三味同煮成粥。日2次,热服。

【功效】　补脾滋肺,适用于脾肺气阴两虚之证。用于百日咳恢复期。

方6　沙参百部粥治百日咳

【原料】　沙参、麦冬各15克,百部10克,粳米150克。

【制用法】　前三味同煎取汁,调入半熟的米粥内,同煮至熟。每日2次,热服。

【功效】　补脾益肺、止咳化痰。用于百日咳恢复期。

【生活宜忌】

(1)隔离传染源:隔离日期自起病开始,为期7周;或痉咳开始,为期4周。

(2)保护易感者:对出生3~6个月的婴儿用百日咳菌苗进行基础免疫,皮下注射3次。在流行期可用大蒜液滴鼻或每日水煎鱼腥草10克,分3次口服,均有预防效果。

流行性腮腺炎

【病因与症状】

流行性腮腺炎俗称"痄腮"，是腮腺炎病毒引起的急性呼吸道传染病。早期病人和隐性患者均为传染源。主要通过空气飞沫传播，唾液及污染的衣物亦可传染。易感人群为4～15岁的儿童。全年均可发病，冬、春季为流行高峰。患儿可先有发热、倦怠、肌肉酸痛及结膜炎、咽炎症状，1～2天内出现耳下疼痛，继之腮腺肿大。通常先起于一侧，1～2天后波及对侧。肿胀部位以耳垂为中心，边缘不太清楚，有轻度压痛，张口进食时疼痛加剧。颊内侧腮腺导管口有时可见红肿。腮腺肿大约4～5天后开始逐渐消退，全病程约7～12天。部分患儿仅有颌下腺、舌下腺肿大而无腮腺肿大；部分患儿可并发脑膜炎、胰腺炎、睾丸炎和心肌炎而出现相应症状。

【按摩疗法】

有效穴位：合谷、少商、内关、十宣等。（图8－200）

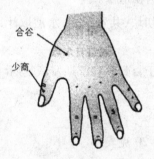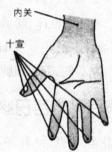

图8－200

按摩手法：

（1）用拇指指甲掐按少商、十宣各50～100次。

（2）点按合谷、内关穴各50～100次，力度适中。

有效反射区：扁桃体、肺、头颈淋巴结、胸腺淋巴结、气管、颈项等（图8－201）。

按摩手法：

（1）按揉扁桃体、肺、气管、颈项反射区各100～150次。

（2）掐压头颈淋巴结、胸腺淋巴结反射区各50～100次。

【拔罐疗法】

选穴：（1）大椎、肺俞、肝俞、身柱、心俞、脾俞穴。（2）病灶压痛点、大椎、灵台穴。（图8－202）

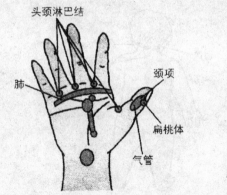

图 8 - 201

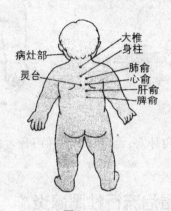

图 8 - 202

方法:取(1)组穴,采用刺络罐法,先用三棱针点刺穴位,然后用闪火法将罐吸拔在点刺的穴位上,留罐 5～10 分钟,每次 1 组穴,每日或隔日 1 次。取(2)组穴,先用适量仙人掌捣烂,薄敷于病灶压痛点上,并加以拔罐;对大椎、灵台穴采用刺络罐法,亦可取 2～3 个小抽气罐,灌入 45℃～50℃ 温水约 1/3 瓶,吸拔于病灶处,留罐 15 分钟,每日 1 次。

【刮痧疗法】

轻症取翳风、颊车、风池等穴。重症取大椎、鱼际、风池、商阳、颊车等穴。(图 9 - 203)

【针灸疗法】

主穴:翳风、颊风、角孙、耳尖。(图 8 - 204)

配穴:发热头痛:曲池、外关。张嘴疼痛:下关、合谷。

(1)温和灸:每穴可灸 10～15 分钟,每日 1 次,5 次为 1 个疗程。

(2)无瘢痕灸:艾炷如麦粒大,每穴灸 3～5 壮,每日 1 次,连灸 3 次可愈。

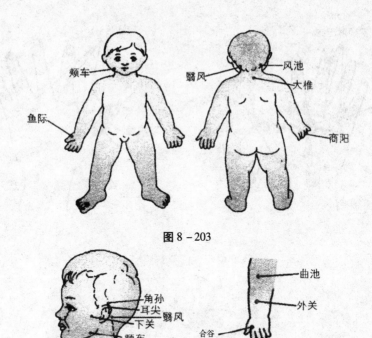

图 8－203

图 8－204

（3）灯火灸：点灸双侧角孙穴，至出现爆竹样声音为止。

【饮食疗法】

方1　蛇蜕炒鸡蛋治流行性腮腺炎

【原料】　蛇蜕6～10克（10岁以下儿童用6克，10岁以上用10克），鸡蛋2个，细盐少许。

【制用法】　先把蛇蜕洗净后细细切碎，再将鸡蛋2个打入碗内，加入蛇蜕碎末及细盐，一并反复搅拌；然后在锅内加入素油，油热后加入蛇蜕末和细盐和鸡蛋如常法炒熟即可。每日1次，1顿食下，连用1～2天。

【功效】　祛风，消肿。适用于小儿流行性腮腺炎。

方2　荆芥粥治流行性腮腺炎

【原料】　荆芥穗10克，薄荷10克，粳米50克。

【制用法】　先以水煮荆芥穗、薄荷，沸后改用文火3分钟，去滓取汁，用汁煮米做粥食之。每日1～2次。

【功效】　清热解表。荆芥穗、薄荷是治疗外感风寒的药物，具有发散、祛风、通血脉的作用，服后微汗出，对痄腮初期轻微发热恶寒、腮部漫肿有治疗作用。

方 3　苦瓜汤治流行性腮腺炎

【原料】　鲜苦瓜 100 克(去瓜瓤,切片),紫菜、盐、味精、麻油适量。

【制用法】　勺内放入鸡汤,苦瓜片烧开,撇去浮沫,待瓜片软烂,放入紫菜、盐、味精,滴点麻油即可。

【功效】　清热泻火,消肿散结。

【附注】　苦瓜性味苦寒,清热解毒,对热性病身热烦渴者可除邪热,对痈肿恶疮有止痛作用。紫菜可化痰软坚,清热利尿,味极鲜美,可矫苦瓜之苦味,并能促进食欲。

方 4　蒜泥马齿苋治流行性腮腺炎

【原料】　鲜马齿苋 60 克,大蒜泥 10 克。

【制用法】　将鲜马齿苋加水煮熟捞出切段,放入蒜泥和酱油调味,拌匀即可。作凉菜随意食用,连用 1 周。

【功效】　适用于热毒蕴结型流行性腮腺炎。

方 5　慈菇粥治流行性腮腺炎

【原料】　山慈菇 10 克,粳米 50 克。

【制用法】　山慈菇洗净去皮,冷水浸泡 10 分钟后加热,水沸后改用文火煮 10 分钟,再与粳米同煮作粥。每日 1 次。

【功效】　山慈菇性味甘微辛寒,善于解毒散结,行血祛瘀。此粥适用于痄腮温毒之期。

方 6　蚝豉豆腐汤治流行性腮腺炎

【原料】　蚝豉 100 克,豆腐 3 小块,咸橄榄 3 个,鲜姜 3 克。

【制用法】　将上药加水共煮汤。随意食豆腐,饮汤。

【功效】　清热解表,散血化瘀。适用于流行性腮腺炎、两腮红肿热痛。

【生活宜忌】

(1)发现病人立即进行呼吸道隔离,隔离应从发病至腮腺肿大消退为止,一般不少于 10 天,隔离期间不允许上学或工作,外出应戴口罩。

(2)易感儿童在流行期间,可用板蓝根 30 克,水煎服,连服 3 天。

(3)在腮腺炎流行时,儿童要尽量减少外出,尽量不去公共场所。

(4)4～15 岁儿童可使用腮腺炎疫苗,可提高免疫力,有一定的预防作用。

小儿厌食症

【病因与症状】

厌食是指小儿较长时期见食不贪、食欲不振、厌恶进食的病证,是目前儿科临床常见病之一。本病多见于1~6岁小儿,其发生无明显的季节差异,一般预后良好。少数长期不愈者可影响儿童的生长发育,也可成为其他疾病的发生基础。

小儿厌食症以厌恶进食为主要临床症状。其他症状也以消化功能紊乱为主,如嗳气恶心,迫食、多食后脘腹作胀,甚至呕吐,大便不调,面色欠华,形体偏瘦等。

【按摩疗法】

(1)拇指按揉解溪穴5分钟,再按揉内庭、公孙、商丘、然谷等穴各3~5分钟,每天2次。

(2)按揉厉兑穴3分钟,揉搓第2趾趾腹5分钟。

(3)揉内关穴2分钟,掐揉合谷、内庭、阴陵泉等穴各1分钟,揉足三里、脾俞、肾俞等穴各2分钟,每天1次。(图8-205)

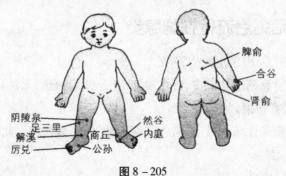

图8-205

【拔罐疗法】

选穴:肝俞、脾俞、胃俞、三焦俞、大肠俞、中脘、神阙、天枢、四缝、足三里。(图8-206)

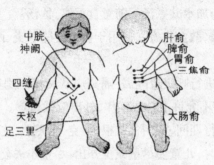

图8-206

方法：

（1）火罐法：用闪火法将罐吸附于神阙、天枢、中脘、足三里；或用抽气罐法。

（2）针罐法：先行针刺脾俞、胃俞、肝俞、足三里，留针后，再用火罐或抽气罐法。

（3）刺络拔罐法：先对脾俞、胃俞、大肠俞、三焦俞、足三里进行消毒，之后用三棱针在各穴点刺2~3下，再用闪火法将罐吸拔于点刺部位，以溢出少量血为度；同时可点刺四缝穴，挤出少量黄白黏液。

【刮痧疗法】

刮痧部位

（1）背部：脾俞、胃俞、大肠俞。

（2）腹部：中脘、梁门。

（3）下肢部：足三里。（图8-207）

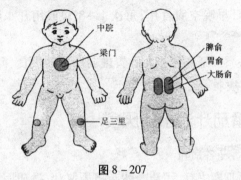

图8-207

【熏洗疗法】

麦麸、高粱壳各50克，煮沸15分钟后，连渣带汤趁热熏洗小腿和足部，每次熏洗5~10分钟，每天2~4次。

【饮食疗法】

方1　山楂饼治小儿厌食

【原料】　山楂15克，鸡内金7.5克，山药粉、麦粉各75克。

【制用法】　将山楂、鸡内金研为细末，与麦粉等加清水适量作为麦团，捏成饼，放油锅中煎至两面金黄时即成，每日1~2剂，或将山楂、鸡内金水煎取汁与山药粉、麦粉和匀如法作饼服食。

【功效】　健脾消食。适用于小儿厌食症。

方2　萝卜饼治小儿厌食

【原料】　白萝卜350克，猪瘦肉150克，山药粉、麦粉各适量，葱、姜、椒各适量。

【制用法】 将萝卜洗净切丝,炒至五成熟,与猪肉同剁细,加葱、姜、椒、盐等拌匀,麦粉加清水适量作成麦团,拌成麦皮,以萝卜馅为心,麦皮为皮,做成夹心小饼,置油锅中烙熟服食,每日 1~2 次,空腹服食。

【功效】 健脾消食,和胃化痰。适用于小儿厌食症。

方3 八仙糕治小儿厌食

【原料】 芡实、山药、茯苓、白术、莲子、薏苡仁、白扁豆各 150 克,党参 50 克,糯米粉 1000 克,麻油 100 克,白糖 250 克。

【制用法】 ①选上乘芡实、山药、茯苓、白术、莲子、薏苡仁、白扁豆、党参,如数称足,晒干后共研为细粉,过筛。②把上粉同糯米粉、白糖及麻油一并拌和均匀,然后加水适量,如常法揉成面团,压入木模,做成小饼块。③把小饼块放入蒸笼内,蒸熟后晒干,备用。每日早晚空腹食用,每次 1~3 块或用开水调服或嚼服,连服半月。

【功效】 健脾益胃。适用于小儿脾胃虚弱所致的厌食、泄泻、消化不良、腹胀便溏、面色萎黄、形体瘦弱等。

方4 西瓜番茄汁治小儿厌食

【原料】 西瓜、番茄各适量。

【制用法】 将西瓜瓤去籽,用洁净纱布挤压取汁;番茄用沸水冲烫去皮,也用洁净纱布挤压取汁,二汁混和,代饮料饮服,用量不限。

【功效】 适用于内生滞热所引起的小儿厌食。

方5 鸡内金粥治小儿厌食

【原料】 鸡内金 6 克,干橘皮 10 克,砂仁 1.5 克,粳米 30 克,白糖少许。

【制用法】 先将鸡内金、干橘皮、砂仁共研成细末,待用。将粳米淘净,放入锅内,入上三味药末,加水搅匀,置武火上煮沸,再用文火熬熟,然后入白糖即成。每日 2~3 次,空腹食用。

【功效】 消积健脾。适用于小儿饮食不节致脾胃受损、不思饮食、肚腹胀大、面黄肌瘦、大便粘滞等。

方6 麦芽粥治小儿厌食

【原料】 麦芽 50 克,粳米 50 克。

【制用法】 麦芽与粳米煮粥,食用。

【功效】 健脾开胃消食。主治小儿厌食,乳食停滞者。

【生活宜忌】

(1)调节饮食,是预防治疗小儿厌食症的重要措施。

(2)定时进食,禁止吃零食,饮食生活要有规律。

(3)注意饮食卫生,防止挑食,纠正偏食。

(4)改善进食环境,使孩子能够集中精力去进食,并保持心情舒畅。

儿童多动症

【病因与症状】

儿童多动症又称脑功能轻微失调或轻微脑功能障碍综合证,是一种较常见的儿童行为障碍综合证。

小儿多动症多从婴幼儿时期即易兴奋、睡眠差、喂食困难。不易养成定时大小便习惯。随着年龄的增长,除活动增多外,还有动作不协调,做精细动作如穿针、扣钮、使用剪刀有困难,注意力不集中或集中时间很短,行为无目的,情绪易冲动而缺乏控制力;上课不遵守纪律,如话多、小动作多,听觉辨别能力差和语言表达能力差,学习能力低;在集体生活中不合群,容易激动,好与人争吵;在家长面前倔强,不听话、冒失、无礼貌;有些患儿采取回避困难的态度,变得被动、退缩。

【按摩疗法】

(1)按两侧风池穴半分钟后,再揉半分钟,再按两侧太阳穴1分钟。

(2)顺时针方向揉摩下丹田50~100次,动作要柔和、缓慢。

(3)按压神门、内关穴各半分钟。

(4)边按边揉印堂、攒竹、合谷、列缺、通里、太冲、足三里、三阴交、肾俞、膻中诸穴。每次任选3~5穴,各按揉1分钟,以有酸胀感为度。

(5)点叩百会穴20~30次。(图8-208)

【拔罐疗法】

选穴:太阳、气海、关元、曲池、手三里、足三里、阳陵泉、心俞、膈俞、肝俞、肾俞、脊柱。(图8-209)

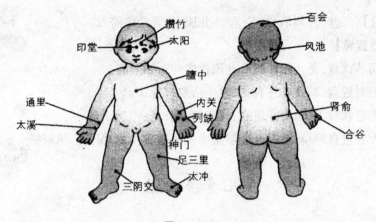

图 8 - 208

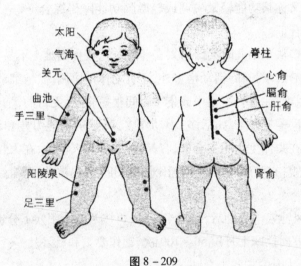

图 8 - 209

方法：

（1）留罐法：患儿仰卧位，选择大小适中的火罐，用闪火法将罐吸拔于太阳、气海、关元、曲池、手三里、足三里穴，留罐 10 ~ 15 分钟。患儿俯卧位，再用闪火法将罐吸拔于阳陵泉、心俞、膈俞、肝俞、肾俞、留罐 10 ~ 15 分钟。每日 1 次，10 次为 1疗程。

（2）针罐法：患儿仰卧位，先针刺气海、关元、曲池、手三里、足三里、阳陵泉穴，然后选择大小适中的火罐，在上述穴位拔罐，留罐 10 ~ 15 分钟。患儿俯卧位，先针刺心俞、膈俞、肝俞、肾俞，再拔上火罐，留罐 10 ~ 15 分钟。每日 1 次，10 次为 1 疗程。

（3）走罐法：患儿仰卧位，在患侧腹部涂上适量的按摩乳或油膏，选择大小适宜的火罐，用闪火法将罐吸拔于腹部，然后沿肚脐周围，做逆时针方向环行走罐数次，直至局部皮肤潮红。

【刮痧疗法】

刮痧部位

（1）背部：大椎、肩髃、天宗、脾俞、肾俞。

（2）上肢部：曲池、合谷。

（3）下肢部：髀关、伏兔、梁丘、阳陵泉、足三里、三阴交、委中、承山。（图8－210）

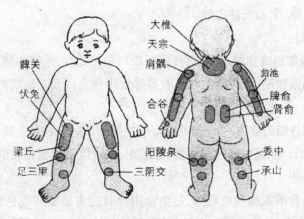

图8－210

【饮食疗法】

方1　甘麦大枣汤治儿童多动症

【原料】　小麦30克，甘草10克，红枣10枚。

【制用法】　水煎取汁，日2次，连服多日。

【功效】　方中三味药同用，共奏补脾益气养心、安神之效。

方2　二子首乌粥治儿童多动症

【原料】　桑椹子、女贞子各13.5克，首乌20克，旱莲草27.5克，粳米75克，白糖适量。

【制用法】　将诸药水煎取汁，加粳米煮粥，待熟时，白糖调服，每日1剂。

【功效】　益心养血安神。适用于小儿多动症。

方3　小麦糯米粥治儿童多动症

【原料】　小麦30克，糯米30克，酸枣仁15克。

【制用法】　酸枣仁纱布另包，与小麦、糯米同煮成稀粥，热饮服。日1～2次。

【功效】 本方中小麦益脾养心，安神除烦，配以酸枣仁的宁心安神及糯米的补中益气，则全方具良好的益脾养心、宁神除烦之效。

方4 橘茹饮治儿童多动症

【原料】 橘皮10克，竹茹10克，麦冬10克，小麦30克。

【制用法】 水煎服。日2～3次，连服数日。

【功效】 本方中橘皮、竹茹清热化痰利湿；麦冬、小麦清心安神除烦。四味合用，共奏清化痰热、宁心安神之效。

【生活宜忌】

（1）克服偏食和挑食的习惯：膳食应粗粮与细粮结合，荤菜与蔬菜、水果搭配。

（2）忌食品添加剂：如胡椒油和酒石黄等食用色素以及含防腐剂等食品添加剂的食品。

（3）不食用含铅的食物：不让患儿吃可能受铅污染的食物和含铅量高的食物，如贝类、大红虾、向日葵、莴苣、甘蓝、皮蛋、爆米花、在冶炼厂周围种植的蔬菜以及含酒精的饮料等。

（4）避免摄食酪氨酸和色氨酸：避免食用含有过多酪氨酸或色氨酸的食物，如驴肉、猪肉松、鸭掌、鱼片、淡菜、干贝、奶酪、腐竹、豆腐皮、南瓜子仁等。

（5）少吃糖及甜食：糖摄入过多，往往能引起机体内分泌系统功能紊乱，可能引起多动症。

第六节 皮肤科

痤 疮

【病因与症状】

痤疮俗称粉刺，是毛囊皮脂腺的慢性炎症性疾病。雄性激素分泌增加使皮脂腺肥大，皮脂分泌增多，毛囊皮脂腺导管角化栓塞，皮脂淤积，被棒状杆菌分解，产生游离脂肪酸破坏毛囊壁，引起炎症。另外，饮食、气候、化学物质刺激可以诱发本病。本病多发生于青春期男女，男性多于女性，青春期过后，大多自然痊愈或减轻。其基本病机为素体阳热偏盛，加上青春期生机旺盛，营血日渐偏热，血热外壅，气血郁滞，蕴阻肌肤。

痤疮常自青春期开始发生,好发于面、胸、肩胛间等皮脂腺发达部位。皮损初起为圆锥形丘疹,与皮肤颜色一样,内含淡黄色皮脂栓。如毛囊口开放,皮脂栓顶端干燥污染而呈黑色,叫黑头粉刺。如毛囊口封闭或有细菌感染可形成脓疱、结节、囊腔。多无自觉症状或微痒。病程较长,时轻时重,多数到 25～30 岁左右逐渐自愈。

【按摩疗法】

有效穴位:足三里、下巨虚、足窍阴、三阴交、涌泉等穴位。(图 8–211)

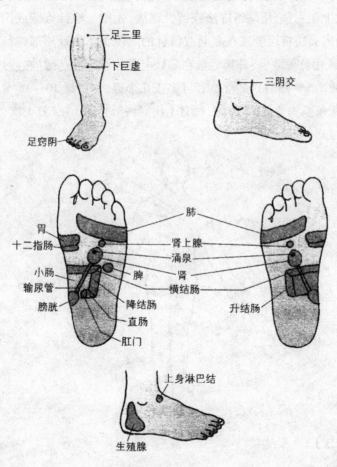

图 8–211

按摩手法:

(1)按揉足三里、下巨虚、三阴交各穴位 50～100 次,力度以酸痛为宜;

(2)掐按足窍阴 50 次,力度稍轻;

(3)掌根擦揉涌泉穴 50～100 次,力度稍重,以有气感为佳。

有效反射区:

胃、肺、脾、肾、膀胱、肛门及各大小肠、上身淋巴结、生殖腺等反射区。

按摩手法：

（1）双指扣拳，在胃、十二指肠、小肠、大肠、肺、输尿管、生殖腺处各推压100次，力度轻缓，以酸胀为宜；

（2）单指扣拳，在肾、脾、膀胱、肛门、肾上腺、上身淋巴处各点揉50~100次。

【拔罐疗法】

选穴：大椎、身柱、肺俞穴及病灶处。（图8-212）

方法：取上3穴，采用刺络罐法或留针罐法，先用三棱针点刺或用毫针刺穴位得气，然后用闪火法将罐吸拔在点刺或留针的穴位上。病灶局部施行皮肤针罐法（叩击出血）或用敷蒜罐（将蒜捣烂敷在病灶上再拔罐）、涂药罐（在病灶上涂5%~10%来苏水或2.5%碘酒），病灶宽者可多拔几个罐，均留罐10~15分钟。起罐后在病灶上加艾条温和灸约15分钟，每日1次。缓解后隔1~2日1次，10次为1个疗程。

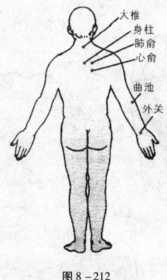

图8-212

【刮痧疗法】

刮痧部位

（1）头颈部：百会、攒竹、风池。

（2）背部：肺俞、心俞、肝俞、脾俞、肾俞。

（3）上肢部：曲池。

（4）下肢部：足三里、丰隆、三阴交、阴陵泉、厉兑、内庭。（图8-213）

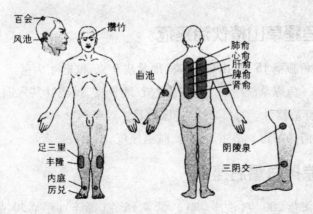

百会
风池
攒竹
曲池
足三里
丰隆
内庭
厉兑
肺俞
心俞
肝俞
脾俞
肾俞
阴陵泉
三阴交

图 8 - 213

【饮食疗法】

方1　茄汁炒藕片治痤疮

【原料】　鲜藕 300 克(切片),番茄 100 克(绞汁),调料适量。

【制用法】　先将藕片用菜油煸炒,然后加入调料,将熟时加入番茄汁即可。

【功效】　清热除湿,凉血益阴。

【附注】　鲜藕甘寒,清热除湿,凉血散瘀;番茄酸甘而微寒,清热养阴生津。是治疗痤疮属湿热上蒸证的常用食疗方。

方2　海带绿豆汤治痤疮

【原料】　海带、绿豆各 15 克,甜杏仁 9 克,玫瑰花 9 克,红糖适量。

【制用法】　玫瑰花用纱布包好;甜杏仁用沸水浸泡去皮;海带温水泡发好切成丝。将以上各原料与绿豆放入锅内,加适量清水煮至绿豆开花软烂即成。拣去玫瑰花,吃绿豆粥。

【功效】　活血化瘀,消除粉刺。适用于痤疮。

方3　凉拌三菜治痤疮

【原料】　石花菜 30 克,嫩鱼腥草、芹菜各 100 克,盐、醋、白糖、芝麻油各适量。

【制用法】　将石花菜用水发软;鱼腥草折段;芹菜洗净切段,入沸水中焯一下,将上 3 味用盐、醋、白糖、芝麻油凉拌。佐餐食。分 2 次食用。

【功效】　清热润燥,利大小便。适用于脾胃湿热型痤疮,证见皮肤红肿热痛、大便秘结、小便黄少、少食腹胀、胸脘满闷、二便不利等。

方4　鱼腥草山楂饮治痤疮

【原料】　鱼腥草 15 克,山楂 15 克,地骨皮 9 克,枇杷叶 9 克。

【制用法】　鱼腥草洗净沥干水,与山楂、地骨皮、枇杷叶共入锅,加水适量,中火煎 20 分钟,弃渣饮汁。每日 2 次,连服数日。

【功效】　清热解毒。适用于丘疹、脓疱痤疮、小便黄短者。

方5　凉拌海蜇治痤疮

【原料】　海蜇 200 克(洗净切丝),紫菜 15 克(撕碎),芹菜 50 克(切丝),调料适量。

【制用法】　先将芹菜丝用开水焯过,再以凉水浸渍,捞出控干,与海蜇丝、紫菜拌匀,加调料即成。

【功效】　活血通络,祛风散结。适用于前额、面颊甚至胸背处疙瘩丛生,多有脓疱、硬结者。

【附注】　芹菜甘寒,泻热散结;海蜇性味咸平,通络散结;紫菜甘咸而寒,软坚散结,清热,通络。

方6　枇杷石膏粥治痤疮

【原料】　枇杷叶 10 克,鱼腥草 100 克,石膏 30 克,粳米 100 克。

【制用法】　将枇杷叶、鱼腥草、石膏水煎取汁,放入粳米煮粥。分 2 次服。

【功效】　清宣肺热,凉血,利湿。适用于肺经风热型痤疮,证见颜面潮红、粉刺湿热、疼痛,或有脓疱、舌质红等。

方7　黑豆益母粥治痤疮

【原料】　黑大豆 150 克,益母草 30 克,桃仁 10 克,苏木 15 克,粳米 250 克,白糖适量。

【制用法】　先将益母草、苏木、桃仁用水煎煮 30 分钟,滤出药汁,再将黑豆加药液和水,煮至八成熟,下粳米煮粥,粥烂加糖即可食用。每日早晚各服食 1 小碗。

【功效】　活血祛瘀。适用于治疗硬结型痤疮(皮疹呈硬结状,或呈囊肿聚合在一起,严重者形成瘢痕)。

【生活宜忌】

(1)保持开朗愉快的心情,减少情绪激动或心理压力,以免使青春豆增加或恶化。

（2）充足睡眠是好的美容方法，养成规律的生活习惯，尽量减少熬夜，避免因情绪或压力造成的失眠。

（3）每天勤洗脸，最好使用无刺激性的药皂，这样可将附着在脸上的油汗及灰尘清洁干净，特别是晚上临睡前一定要将脸洗净。

（4）临睡前喝杯蜂蜜或喝杯盐水，皆有助于防止便秘的发生，大便畅通可将体内的毒素排出。

（5）多吃水果、蔬菜，尤其是柑桔、香蕉和柠檬类，除可治皮肤病还可达到美容效果。

（6）不饮酒，不吃辛辣、油炸、甜食以及其他类刺激性食物，肥肉、花生、巧克力、冰淇淋等少吃较好。

（7）忌长期使用油性化妆品，因可阻塞毛孔产生痤疮。有的油脂对皮肤也会带来刺激，如油酸、植物油（尤其是不纯者），一些美容性化妆品长期应用也会产生痤疮。

（8）皮肤趋于平滑时，可轻轻按摩，由内而外、由下而上，以不牵动皮肤为宜。

（9）遵医嘱用局部外用药，忌用手挤压青春痘。如已呈黄色脓头时，可贴上白色胶布，撕起时自会除去，如未化脓不可挤去，以免留下疤痕。

酒渣鼻

【病因与症状】

酒渣鼻俗称"红鼻子"，是发生于面部中央和鼻部红赤、并伴有局部组织增生肥厚的皮肤病。多见于中年男女，其临床特征为：颜面中央部、鼻部潮红、丘疹、脓疱，并伴有局部毛细血管扩张，皮脂腺和结缔组织增生。中医称本病为"酒糟鼻"，其基本病机为肺热胃火上攻，血瘀成齄。

酒渣鼻的病人在临床上的表现一般可以分为三个阶段：

（1）红斑与毛细血管扩张期：即发病时，首先表现为鼻部及周围皮肤潮红、油光发亮、面部两侧对称。毛细血管逐渐扩张和毛囊扩大，可持续几个月到几年。

（2）丘疹期：鼻尖常有圆形暗红色针头至黄豆大小的水肿性毛囊丘疹和脓疱，有时会有类似痤疮的表现。严重的病人丘疹可发生在颈部、肩、胸或上臂甚至大腿、足部。

（3）肥大期：多见于40岁以后的男性。此时出现的皮肤损害为鼻尖和鼻翼两侧高出皮肤的皮赘，大小不等、高低不平的柔软结节，最终导致鼻部畸形鼻齄。

【按摩疗法】

（1）洗净食指、中指的指端，压迫和夹住鼻尖的素髎穴及其周围发红的皮肤，力量由轻到重，逐渐加力。

（2）用一侧拇指指端按压少商、合谷、曲池诸穴，各1分钟。再用拇指指腹沿顺时针方向按摩36次，再用另一侧拇指指腹按压另一侧穴位，手法相同。

（3）用一侧拇指指端按压并按摩对侧足三里穴1分钟，再用另一侧拇指指腹按压并按摩另一侧穴位，手法相同共反复3次，每天数次。（图8－214）

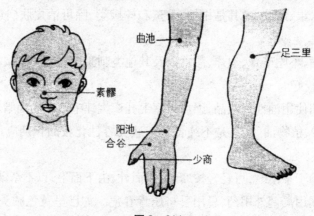

图8－214

【拔罐疗法】

选穴：印堂、迎香、承浆、丝竹空、颧髎、支沟、养老、列缺、合谷、血海、三阴交、足三里、内庭。（图8－215）

方法：取上穴，以单纯火罐法吸拔穴位，留罐10分钟，每日1次。

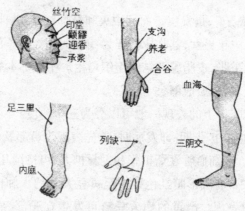

图8－215

【刮痧疗法】

刮痧部位

（1）头面部：印堂、迎香、承浆、丝竹空、颧髎。

（2）上肢部：养老、支沟、列缺、合谷。

（3）下肢部：血海、足三里、三阴交、内庭。（图 8 - 216）

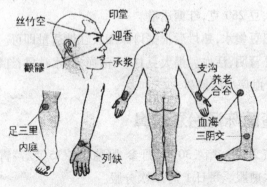

图 8 - 216

【饮食疗法】

方1　桃仁茅根粥治酒糟鼻

【原料】　桃仁 10 克，白茅根 15 克，粳米 100 克，白糖适量。

【制用法】　将前 2 味水煎取汁，兑入粳米粥内，调入白糖即成。每日 1 剂，连服 7～10 日。

【功效】　清热利湿，活血化瘀。适用于酒糟鼻之颜色暗红、患部皮肤肥厚者。

方2　莲子白果汤治酒糟鼻

【原料】　莲子 15 克（去心），白果（去心）、玉竹、沙参、百合、核桃仁各 9 克，淮山药 15 克，生石膏 20 克（布包），白糖适量。

【制用法】　将沙参、玉竹、生石膏水煎煮 1 小时，取汁，入莲子、白果、百合、山药、核桃仁，煮熟烂后加白糖食用。每天 1 次，15 天为 1 疗程。

【功效】　清泄肺胃积热。适用于酒糟鼻等症。

方3　剑花猪肺汤治酒糟鼻

【原料】　剑花（霸王花）30 克，猪肺 1 具。

【制用法】　剑花、猪肺（洗净）同置砂锅中，先以武火煮沸后，改用文火煮至猪肺熟透，捞起切块后，放入汤内，待汤沸后调味即可。

【功效】　清肺热，养肺阴。剑花清肺热，猪肺甘平养肺。全方对鼻赤面红、有轻度瘙痒者较宜。

方4 黑豆糖水治酒糟鼻

【原料】 黑大豆250克,红糖适量。

【制用法】 黑豆煲水,熟烂后根据口味加入红糖适量即可。

【功效】 滋补肾阴,活血。黑大豆甘平,活血,利水祛风;红糖甘温,和中散寒,活血祛瘀。适用于血瘀型酒糟鼻。

方5 山楂茵陈汤治酒糟鼻

【原料】 山楂20克,茵陈30克,丹参、野菊花各15克,凌霄花、黄芩各10克。

【制用法】 水煎服。每日1剂,2次分服。

【功效】 清热解毒,破瘀消肿。适用于酒糟鼻。

【生活宜忌】

(1)绝经期的女性和青春期的男性,应注意合理饮食,如少吃油炸、油煎及肥肉和辣椒、咖啡、可可、酒、浓茶等刺激性食物。

(2)可经常用硫磺香皂清洗面部,冬季时应注意鼻部防冻,可用手经常轻轻搓揉鼻部,促进血液循环,减少酒渣鼻的发生。

(3)如有螨虫感染,应及时外用或内服杀螨虫的药物,避免病情的进一步加重。

荨麻疹

【病因与症状】

荨麻疹是一种常见的过敏性皮肤病,俗称风疹块,是一种过敏性皮肤病。常因某种食物、药物、生物制品、病灶感染、精神因素、肠寄生虫、外界冷热等刺激引起。临床表现为大小不等的局限性风团,伴有瘙痒和灼热感,少数患者可有发热、腹痛等症状,特点是骤然发生,迅速消退,愈后不留任何痕迹。根据病程长短可分急性和慢性两型,急性荨麻疹经数日至数周消退,原因较易追查,除去原因后,迅速消退。慢性荨麻疹反复发作,常经年累月不愈,病因不易追查。

【按摩疗法】

(1)用拇指按压对侧曲池、合谷,同时按压两侧血海、足三里穴各2~3分钟。

(2)用两拇指指端按风池穴,其余四指固定头部,然后用力按压风池穴,以头部感觉有酸胀感为度。(图8-217)

【外涂疗法】

鲜嫩桃叶100克,切碎,浸入95%酒精1000毫升内,1周后用以涂敷患处。每天3次,3天为1疗程。

【拔罐疗法】

选穴:(1)神阙穴。(2)大椎及背部脊椎两侧膀胱经循行部位。(3)大椎、风池、风门、曲池、血海穴。(图8-218)

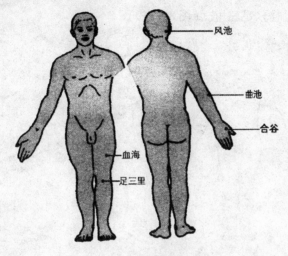

图8-217

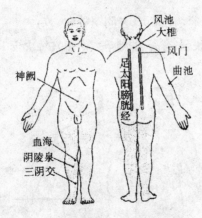

图8-218

方法:取神阙穴,施以单纯罐法,将罐吸拔在穴位上,留罐5~10分钟,起罐后再拔,连续3次为治疗1次,以局部皮肤明显瘀血为佳,每日1次,3次为1个疗程,疗程间隔3~5天。若属于体质虚寒,或遇冷、冬季发作者,可于每次拔罐前用艾条温和灸神阙穴10~15分钟。取(2)组穴,施以走罐,至皮肤起丹痧,然后点刺大椎穴,放血数滴,每1~2天1次,3次为1个疗程,疗程间隔4~6天。取(3)组穴,采用单纯罐法,留罐10分钟,每天1次。风团局部水肿者,加拔阴陵泉和三阴交穴。

【刮痧疗法】

刮痧部位

（1）颈背部：风府、大椎、膈俞。

（2）上肢部：曲池、合谷。

（3）下肢部：血海、足三里。（图 8－219）

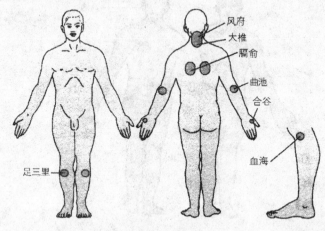

图 8－219

【针灸疗法】

（1）艾灸法，取曲池、合谷、风市、三阴交等穴。每穴 5～10 壮，每日 2 次。

（2）灯火灸，取百会、长强、合谷、曲池等穴。每穴每次灸 1 壮，一般只灸 1 次。（图 8－220）

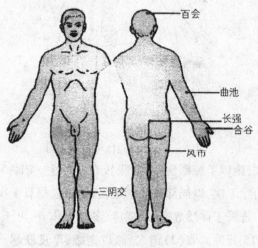

图 8－220

【饮食疗法】

方1 木瓜姜醋方治荨麻疹

【原料】 生姜9克,木瓜60克,米醋100毫升。

【制用法】 3味共放入砂锅中煎煮,待醋煮干时,取出生姜、木瓜,分早晚两次服完。每天1剂,连服7~10剂。

【功效】 疏风散寒。适用于风寒束表型荨麻疹。

方2 红糖藕片治荨麻疹

【原料】 鲜藕300克,红糖20克,调料适量。

【制用法】 鲜藕洗净切片,开水焯过后,入红糖及调料,拌匀即可。

【功效】 藕可散瘀活血,红糖甘温,益气活血。合用可活血通络,适用于阴血不足型荨麻疹。

方3 凉拌油菜心治荨麻疹

【原料】 嫩油菜300克,银花15克,薄荷10克。

【制用法】 嫩油菜洗净,去帮留心,开水焯过后,拌入调料。银花、薄荷水煎,去渣浓煎取汁15~20毫升,浇于菜上即可。

【功效】 疏风清热。

【附注】 油菜辛凉,凉血散血,清热透疹;薄荷辛凉,疏散风热;银花甘寒,清热疏风。适用于风热袭肺型荨麻疹。

方4 山楂肉丁治荨麻疹

【原料】 山楂30克,瘦猪肉300克,红花10克。

【制用法】 山楂洗净,瘦猪肉切丁,油炸红花后去渣,加入肉丁煸炒,加佐料后入山楂,炒熟即可。

【功效】 活血通络。方中山楂酸甘温,化瘀散滞;红花甘温,活血通脉;猪肉甘平,滋阴润燥。适用于阴血不足型荨麻疹。

方5 韭菜甘草饮治荨麻疹

【原料】 韭菜150克,甘草10克。

【制用法】 韭菜洗净切段与甘草同入锅中,加水适量煎煮20分钟,弃渣取汁。每日2次,每次1剂。

【功效】 行气理血。主治风寒型荨麻疹,遇寒尤剧者。

【生活宜忌】

(1)避免接触过敏源。

(2)如对寒冷、日晒过敏者应采取防护措施。

(3)由感染病灶引起的荨麻疹,应首先控制感染;对慢性荨麻疹反复发作者,应查找病因并去除之。

(4)饮食宜清淡,忌食鱼虾蟹等发物。

湿　疹

【病因与症状】

湿疹是由多种内外因素引起的一种过敏性炎症的反应性皮肤病,分急性、亚急性、慢性三种。不分男女,任何年龄,任何部位均可能患病。湿疹有哪些症状?

(1)急性湿疹:常迅速对称发生于头面、四肢和躯干。一般在弥漫性潮红、轻度水肿基础上出现密集、粟粒大小的丘疹、丘疱疹或小水疱,皮损多渗出,继而糜烂和结痂。常伴有剧烈瘙痒,晚间尤甚。急性湿疹经治疗,约2~3周可治愈,但易反复发作,可移行为亚急性或慢性湿疹。

(2)亚急性湿疹:常由急性湿疹未能及时治疗或治疗不当,致病程迁延所致。皮损较急性湿疹轻,以丘疹、结痂、鳞屑为主,仅有少量水疱及轻度糜烂,但仍瘙痒。

(3)慢性湿疹:常由于急性湿疹和亚急性湿疹处理不当,长期不愈或反复发作转变而来。皮损多局限于某一部位,如手、小腿、肘窝、阴囊、女阴等处,境界明显,炎症不显著。患部皮肤肥厚粗糙,呈苔藓样变。颜色为褐红或褐色,表面常附有糠状鳞屑,伴有抓痕、血痂及色素沉着,部分皮损上仍可出现新的丘疹或水疱。慢性病程,时轻时重,常反复呈急性或亚急性发作。平时自觉症状不明显,每当就寝前或精神紧张时出现剧烈瘙痒。

【按摩疗法】

有效穴位:头顶的百会,颈后的天柱,肩部的肩井,背部的肺俞、三焦俞、肾俞、大肠俞、上髎、次髎、中髎、下髎,腹部的巨阙、期门、天枢、肓俞、大巨、关元,手部的阳池,足部的太溪等穴位。(图8－221)

按摩手法:

(1)按压头顶的百会穴,肩部的肩井穴,背部的肺俞、三焦俞、肾俞、大肠俞、上髎、次髎、中髎、下髎穴各30次,力度重,以胀痛为宜。

(2)按揉颈后的天柱穴,腹部的巨阙、期门、中脘、天枢、肓俞、大巨、关元穴各30~50次,力度轻柔。

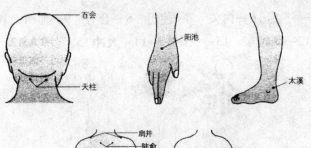

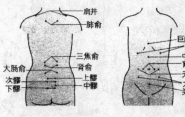

图 8 - 221

（3）掐按手部的阳池和足部的太溪穴各 30 ~ 50 次,力度适中,以酸痛为佳。

多数湿疹都是由于体内有火,导致血热,再加饮食不当,而出现湿疹现象。所以,无论在何处出疹,背部和腹部的相关穴位都是治疗的重点,要反复推压按揉。如果湿疹发生在面部,就配合百会、天柱穴进行治疗;如果湿疹出现在手部时,就配合阳池穴进行治疗;如果湿疹出现在足部时,就配合太溪穴进行治疗。在进行按摩时,力度要稍重(腹部穴位轻柔),反复刺激,效果就明显。

【拔罐疗法】

选穴:大椎、灵台、肺俞、曲池、血海、三阴交、神阙穴及病灶。(图 8 - 222)

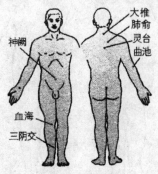

图 8 - 222

方法:病灶处采用单纯罐法(依病灶宽窄,可置单罐或密排罐,要求尽量罩住病灶),病灶炎症甚者,加大椎或灵台穴,旋行刺络罐法或毫针罐法,留罐 10 ~ 15 分钟,每 1 ~ 2 日 1 次。若病灶处不能置罐,或泛发者,取各穴位施以刺络罐法或毫针罐法,留罐 10 ~ 15 分钟,每 1 ~ 2 日 1 次。

【刮痧疗法】

以下列顺序进行刮痧治疗。项丛刮 1—项三线　2—太阳刮　3—面部美容刮

4—曲池　5—外关　6—内关　7—神门　8—合谷　9—血海　10—委中三线
11—足三里　12—阴陵泉　13—三阴交　14—太冲 15。（图 8 - 223）

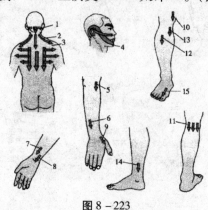

图 8 - 223

【针灸疗法】

(1)艾灸法,取大椎、曲池、三阴交、足三里。每日灸 1 ~ 2 次,每穴灸 3 ~ 5 壮,5 ~ 7 天为 1 疗程。

(2)灯火灸,取灯芯草 3 ~ 5 厘米,浸入油中约 1 厘米,取出点燃,对准湿疹部中心及边缘爆灸,灸治次数由湿疹面程大小而定。隔天施灸 1 次。（图 8 - 224）

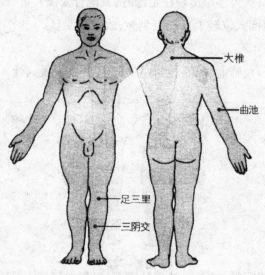

图 8 - 224

【外搽疗法】

芦荟叶,捣烂,取汁,外搽患处,每天 2 ~ 3 次。

【饮食疗法】

方1　绿豆百合苡仁汤治湿疹

【原料】　绿豆30克,百合30克,苡仁15克,芡实15克,淮山药15克,冰糖适量。

【制用法】　将绿豆、百合、苡仁、芡实、淮山药一起下锅,加水适量,烂熟后,加冰糖即成。每日分2次服完,连服数日。

【功效】　清热解毒,健脾除湿。适用于脾虚湿盛型湿疹,皮损不红、渗出较多、瘙痒不剧、口淡、舌苔腻者。

方2　萝卜藕汁饮治湿疹

【原料】　鲜藕100克,白萝卜100克,蜂蜜30克。

【制用法】　将鲜藕、白萝卜洗净切碎,放入榨汁机中榨汁,过滤后在汁中调入蜂蜜即可饮用。每日2次,随饮随榨。

【功效】　凉血止血,润肠养肺。适用于血虚风燥型湿疹,皮损肥厚,伴有抓痕血痂者。

方3　莲花粥治湿疹

【原料】　初开莲花5朵,糯米80克,冰糖适量。

【制用法】　将莲花用清凉水洗净,掰成单片;糯米淘洗干净;冰糖用温水化开。锅上火,加水,放入糯米煮粥,煮至粥快熟时,放入莲花及冰糖,再煮片刻,即成。

【功效】　活血止血,祛湿消风。适用于湿热俱盛型湿疹。

方4　玉米须莲子羹治湿疹

【原料】　莲子50克(去心),玉米须10克,冰糖15克。

【制用法】　先煮玉米须20分钟后捞出,纳入莲子、冰糖后,微火炖成羹即可。

【功效】　清热利尿,除湿健脾。适用于湿热并盛型湿疹。

【附注】　莲子性味甘平,健脾安神,除湿益胃;玉米须甘平,清热除湿,利水消肿。

【生活宜忌】

(1)使用润肤产品:每次洗完澡后,都应涂上润肤乳液,以保留水分,防止水分流失。

(2)穿棉质衣服:棉质的衣物比较柔软,不会引起皮肤瘙痒。应避免合成的衣料以及紧身衣物。这些衣物不但粘身体,而且可能会导致皮肤发痒。

（3）用温水泡澡：湿疹患者可以定期用温水洗澡，这样能减少感染的机会，并有助于软化皮肤。但应避免过热或过冷的水。

（4）洗燕麦澡：您还可以在浴缸中添加胶质燕麦粉（所谓的"胶质"，其实就是指燕麦被磨成细粉后，能在水中呈悬浮状），或甚至用燕麦粉取代香皂。在一缸温水中，加入2杯胶质燕麦。若想以燕麦粉当肥皂，可将它包在手帕内，用橡皮筋绑住顶端，浸入水中，将水拧出，然后以使用毛巾的方式使用。

（5）避免温度的快速变化：快速的温度变化可能是引起湿疹的原因。从热乎乎的屋内去到冰冷的户外，或从冷气房中进入热水浴，都可能引发皮肤痒。多穿几层棉质衣物，是保护你避免快速的温度变化的最佳方法。

（6）避免使用止汗剂：止汗剂所含的活性成分会刺激敏感性的皮肤，容易导致皮肤过敏，所以应避免使用止汗剂。

皮肤瘙痒症

【病因与症状】

皮肤瘙痒症是指皮肤无原发性损害，只有瘙痒及因瘙痒而引起的继发性损害的一种皮肤病。本病好发于老年人及成年人，多见于冬季。根据临床表现，可分全身性皮肤瘙痒症和局限性皮肤瘙痒症两种。前者周身皆可发痒，部位不定，此起彼伏，常为阵发性，以夜间为重。病人因痒而搔抓不止，皮肤常有抓痕、血痂、色素沉着等；后者瘙痒仅局限于某一部位，常见于肛门、外阴、头部、腿部、掌部等。中医学属风瘙痒、痒风等范畴。

【按摩疗法】

用右手拇指指端逐个按压左手第2、第3、第4、第5指掌面近端指关节的横纹中点的四缝穴，再按顺时针方向按摩上述各穴36次，然后换左手如上法指压右手各穴位，每天早、晚各1次。

【拔罐疗法】

选穴：大椎、风门、肺俞、膈俞、曲池、血海。（图8-225）

方法：（1）火罐法：用投火或闪火法将罐吸附于大椎、风门、膈俞、曲池；或用抽气罐法。

（2）针罐法：先行针刺大椎、肺俞、膈俞、血海，待得气后留针，再用火罐或抽气罐法将罐吸附于穴位。

（3）刺络拔罐法：先对大椎、肺俞、膈俞、血海进行消毒，后用三棱针在各穴点刺2~3下，再用闪火法将罐吸拔于点刺部位，以溢出少量血为度。

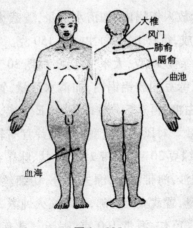

图 8－225

【刮痧疗法】

刮痧部位

(1)背部：肾俞。

(2)腹部：关元。

(3)上肢部：曲池、合谷。

(4)下肢部：阴廉、阴包、血海、足三里、委中、承山。（图 8－226）

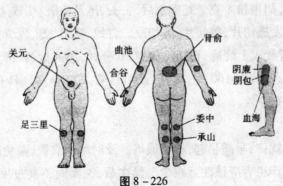

图 8－226

【外搽疗法】

(1)鲜桃叶，揉碎成团，搓擦痒处，痒感很快消失。

(2)鲜生姜切成薄片，浸入米酒中。用生姜片搓擦瘙痒部位。

【饮食疗法】

方 1　红枣 15 克,桂枝 6 克,干姜 9 克,鸡蛋 2 只,盐、味精各 3 克。鸡蛋带壳放入清水中煮熟，去壳待用，桂枝、干姜、红枣洗净，放入铝锅内，加水适量，放入鸡蛋煮 25 分钟，加入盐、味精即成，每日 2 次，每次吃鸡蛋 1 个，喝汤。具有疏风散寒、止痒的功效，对皮肤瘙痒、风寒侵表型患者食用尤佳。

方 2　紫苏 20 克,红糖 30 克,大米 150 克,将紫苏洗干净,去泥沙,大米淘洗干净,红糖切碎。紫苏、大米放入铝锅内,加清水适量,置武火上烧沸,再用文火炖煮 35 分钟,加入红糖搅匀即成,每日 1 次,每次吃粥 150 克。

方 3　金银花 10 克,绿豆 30 克,大米 100 克,白糖 30 克,将金银花、绿豆、大米淘洗干净,去泥沙。大米、绿豆同放铝锅内,加清水适量,置武火上烧沸,再用文火煮 30 分钟,加入金银花、白糖,再煮 5 分钟即成,每日 1 次,每次吃粥 150 克。具有清热祛风、生津止痒的功效。对风热外侵型皮肤瘙痒症有较好疗效。

方 4　薏苡仁 30 克,绿豆 30 克,海带 250 克,盐、味精各 3 克,芝麻油 25 克,将苡仁、绿豆淘洗干净,去泥沙,海带洗净,漂去盐分,切细丝。将绿豆、薏苡仁、海带同放炖锅内,加入清水适量,置武火上烧沸,再用文火炖煮 35 分钟,加入盐、味精即成,每日 1 次,每次吃绿豆、苡仁、海带 100 克,喝汤。具有清热利湿、止痒的功效,对湿热下注型皮肤瘙痒症有疗效。

方 5　马齿苋 200 克,绿豆 30 克,大米 100 克,将马齿苋洗净,切 3 厘米长的段,绿豆、大米淘洗干净。将大米、绿豆放入铝锅内,加入清水适量,置武火上烧沸,再用文火煮 30 分钟,加入马齿苋再煮 5 分钟即成,每日 1 次,每次吃粥 150 克。具有清热利湿、止痒的功效,对湿热下注型皮肤瘙痒有疗效。

方 6　乌梢蛇或菜花蛇 1 条,乌鸡 1 只,香菇 50 克,料酒 10 克,姜、葱各 6 克,食盐、味精各 6 克,胡椒粉 4 克。蛇宰杀后,去头、尾及内脏,切成 4 厘米长的段;乌鸡宰杀洗净,香菇发透切片,姜切片,葱切段。将蛇、乌鸡、姜、葱、料酒、香菇同入炖锅内,加水适量,置武火上烧沸,再用文火炖 50 分钟,加入盐、味精、胡椒粉即成,每日 1 次,每次吃蛇肉、鸡肉 100 克,喝汤,既可佐餐又可单食。具有祛湿止痒的功效,对皮肤瘙痒症有疗效。

【生活宜忌】

(1)生活宜有规律,早睡早起,适当锻炼。及时增减衣服,避免冷热刺激。

(2)全身性瘙痒患者应该注意减少洗澡次数,洗澡时不要过度搓洗皮肤,不用碱性肥皂。

(3)内衣以棉织品为宜,应宽松舒适,避免摩擦。

(4)精神放松,避免恼怒忧虑,树立信心。积极寻找病因,去除诱发因素。

(5)戒烟酒、浓茶、咖啡及一切辛辣刺激食物,饮食中适度补充脂肪。

神经性皮炎

【病因与症状】

神经性皮炎是一种皮肤神经功能障碍性疾病,以阵发性皮肤瘙痒和皮肤苔藓化为主证,发病和神经精神因素及某些外在刺激因素有关。好发于颈后及两侧、肘窝、腘窝、尾骶等处。皮疹不甚广泛或仅限于上述部位时,称局限性神经性皮炎;皮疹分布广泛,除局限型所涉及的部位外,眼睑、头皮、躯干及四肢均受累时,则称为泛发性神经性皮炎。

本病初发时局部皮肤瘙痒,因不断搔抓,渐渐出现圆形或多角形的扁平丘疹。疹的颜色和正常皮肤相同或带褐色,表面很少有鳞屑。久之,皮肤逐渐变厚变硬,成为一块境界清楚的椭圆形或不规则斑块。斑块表面粗糙,皮沟显著加深、皮嵴隆起,很像一块粗糙的牛皮,叫苔藓样改变。皮损部位干燥、不流水,也有时发生糜烂,奇痒无比,夜间尤甚。病程缓慢,时轻时重,反复发作。临床上分为局限型和泛发型两种。局限型好发于颈后或颈侧部位,约占80%~90%,其次为骶部、肘伸面、会阴部;泛发型好发于颜面、四肢屈侧、手背等处。

【按摩疗法】

有效穴位:太白、太冲等穴位。

按摩手法:按揉太白、太冲各50次,力度以局部胀痛为宜。

有效反射区:肺、甲状旁腺、肾上腺、肾、输尿管、膀胱等反射区。(图8-227)

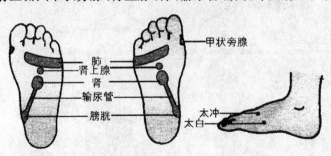

图8-227

按摩手法:

(1)用按摩棒大头自上而下点按肾上腺、甲状旁腺反射区各5分钟。

(2)用按摩棒大头从肾反射区推按至输尿管、膀胱反射区,每次推按10分钟。

【拔罐疗法】

选穴:大椎、身柱、肺俞穴及病灶处。(图8-228)

方法:取上3穴,采用刺络罐法或留针罐法,先用三棱针点刺或用毫针刺穴位得气,然后用闪火法将罐吸拔在点刺或留针的穴位上。病灶局部施行皮肤针罐法(叩击出血)或用敷蒜罐(将蒜捣烂敷在病灶上再拔罐)、涂药罐(在病灶上涂5%~10%来苏水或2.5%碘酒),病灶宽者可多拔几个罐,均留罐10~15分钟。起罐后在病灶上加艾条温和灸约15分钟,每日1次。缓解后隔1~2日1次,10次为1个疗程。

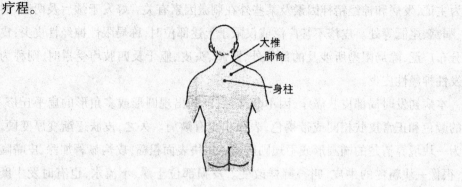

图 8－228

【刮痧疗法】

刮痧部位

（1）颈背部：风池、天柱、肺俞。

（2）上肢部：曲池。

（3）下肢部：血海、委中、足三里。（图 8－229）

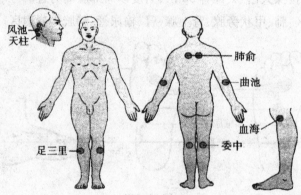

图 8－229

【针灸疗法】

艾灸法：取血海、曲池、三阴交。点燃艾条，置于上穴位皮肤约 5 分处，每穴每次 5～10 分钟，以皮肤发红为度。（图 8－230）

【外搽方法】

鲜丝瓜叶，洗净，揉成团，在患处搓擦，直到局部潮红，甚至见到隐血为止。每周 1 次，2 次为 1 疗程，一般做 2 个疗程。

【敷贴疗法】

芋头、生大蒜各 30 克，捣烂，敷贴患处。

【饮食疗法】

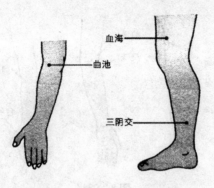

图 8-230

方 1　新鲜芹菜 60 克,洗净切碎,粳米 50 克洗净,同入砂锅内,加水 800 毫升,煮至米烂成粥,早晚餐温热服食。

方 2　鸽子 1 只,红枣 10 枚,发菜 10 克。鸽子杀后,去毛、内脏,洗净,与红枣、发菜一起炖熟,调味食用。每日一次,养血祛风,主治神经性皮炎。

【生活宜忌】

(1)避免搔抓、摩擦及热水烫洗等方法来止痒。

(2)避免饮酒、喝浓茶及食用辛辣食品。

(3)不滥用外用药,不吃海鲜等刺激性食物。

(4)避免各种不良的机械性、物理性刺激,如过度日晒或用过冷过热的水清洗。

(5)生活规律化,避免过度的精神紧张。

(6)注意劳逸结合,避免过度劳累。

接触性皮炎

【病因与症状】

接触性皮炎是因接触某些物理、化学、生物等刺激而引起的皮肤炎症,多发生在皮肤裸露部位。临床表现:接触部位或扩展到身体的其他部位肿胀、瘙痒、红斑、丘疹、烧灼及胀痛,甚则起水疱或大疱以至坏死溃疡等。有的并伴有无力、头痛、头胀等全身症状。中医认为本病系风毒袭表、湿热内蕴、热毒壅遏、气血失和而成。治宜疏风散邪、清热解毒、利湿止痒之法。

【拔罐疗法】

选穴:尺泽、曲池、曲泽、合谷、委中。(图 8-231)

方法:取上穴,以单纯火罐法吸拔穴位,留罐 10~15 分钟,每日 1 次。

【刮痧疗法】

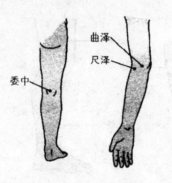
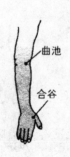

图 8－231

刮痧部位

(1)上肢部:尺泽、曲池、曲泽、合谷。

(2)下肢部:委中。(图 8－232)

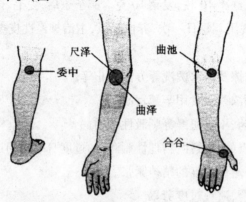

图 8－232

【外搽疗法】

(1)白萝卜,捣烂,取汁,外搽患处。每天 3 次,连用 3 天。

(2)芦荟叶,去刺,洗净,捣烂,取汁,搽患处,干则再搽。

【饮食疗法】

方 1 　绿豆苦菜炖大肠

【原料】 猪大肠、绿豆、苦菜干各适量。

【制用法】 将绿豆洗净煮 20 分钟,然后装入洗净的猪大肠内,两端用线扎紧,与苦菜干一起煮熟,食盐调味,分数次食用。隔 1～2 日服 1 剂,剂数按各人的情况。

【功效】 适用于接触性皮炎,风热外侵。症见皮肤瘙痒剧烈,热后更甚。发病多在夏季。

方2 苦瓜豆腐汤

【原料】 苦瓜 150 克,猪瘦肉 100 克,豆腐 400 克,酒、淀粉各适量。

【制用法】 将猪瘦肉洗净,剁成末,加入酒、酱油、香油、淀粉腌制 10 分钟;苦瓜洗净切片;豆腐切小块。锅上火,加入花生油烧热,下入肉末划散,加入苦瓜片翻炒数下,倒入沸水,再放入小豆腐块,用勺划散,下入盐、味精调味,烧沸后,用淀粉勾薄芡,再淋上香油即成。

【功效】 此汤清热解毒,适用于接触性皮炎。

方3 山药冬瓜健脾粥

【原料】 鲜山药 100 克,冬瓜 150 克,羊肉末、粳米各 50 克。

【制用法】 将粳米洗净煮粥至八成熟,再放入羊肉末同煮。冬瓜、鲜山药洗净,去皮,切成块,放入粥中同煮,熟烂后加入精盐调味。每日早、晚各食 1 碗。

【功效】 健脾和胃,利水解毒,润肤止痒。适用于冬季皮肤瘙痒。

【生活宜忌】

(1)应注意合理的皮肤保养,衣服宜宽大、松软,不要穿毛织品,内衣选用棉织品或丝织品。洗澡不宜过勤,水不宜太热,不可用碱性太强的肥皂或摩擦过多,尽量避免搔抓,浴水温度以 35℃~37℃为宜。被褥不宜太暖。冬季应适量涂抹润滑油膏保护皮肤。不要用力搔痒,要勤修指甲,以避免继发感染或湿疹。剧痒难忍时可以适当服用扑尔敏或息斯敏等。

(2)生活宜有规律,不看刺激性强的影视节目,避免发怒和急躁,临睡前不喝浓茶与咖啡,以保证充足的睡眠。不吃有过敏或刺激的食物,如鱼、虾、蟹等。应戒烟酒,不喝浓茶、咖啡,饮食宜清淡、易消化,多食新鲜蔬菜和水果。大便通畅,能有效地将体内积聚的致敏物质及时排出体外。对已经证明有过敏的食品,包括同类食品均应绝对忌食。

(3)积极防治原发疾病,如糖尿病、黄疸、肠寄生虫病,以去除本病的病因。

药物性皮炎

【病因与症状】

药物性皮炎也叫药疹,是各种药物通过各种不同途径进入体内而引起皮肤粘膜反应,称为药疹或药物性皮炎。

药物性皮炎病人均有用药史,多在用药过程中发生。发病突然,自觉皮肤发痒,可伴有发热、不适、头痛、头昏、食欲减退等全身症状。

【拔罐疗法】

选穴:曲泽、尺泽、内关、曲池、合谷、足三里、血海、三阴交。(图 8-233)

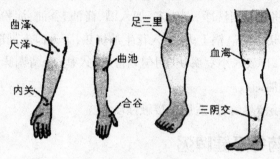

图 8-233

方法:取上穴,以单纯火罐法吸拔穴位,留罐 10 分钟,每日或隔日 1 次。

【刮痧疗法】

刮痧部位:

(1)上肢部:曲池、尺泽、曲泽、内关、合谷。

(2)下肢部:血海、足三里、三阴交。(图 8-234)

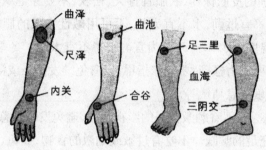

图 8-234

【饮食疗法】

(1)大枣 100 克,生猪油 60 克,共煮熟,喝汤吃枣,每周 2~3 次,连用 5 周。

(2)荷叶 1 张,山楂 100 克,生甘草适量,加水煎汁,每天饮 1 次,连用 1 个月。

(3)山楂片 25 克,绿茶叶 2 克,水煎,取汁,分 3 次饮,每天 1 剂。

【生活宜忌】

(1)对药物的应用要严加控制,必须根据适应证而选用,尽可能减少用药品种。

(2)用药前应详细询问过敏病史,对有药物过敏者,应尽量避免应用此种药物或化学结构相似的药物。

(3)用药过程中,有可疑症状出现,如局部红斑或出现皮肤瘙痒,应立即停用可疑药物。

(4)某些药物如青霉素、普鲁卡因等在用前应严格遵照操作规程进行划痕或皮内试验。

带状疱疹

【病因与症状】

带状疱疹是一种由病毒引起的皮肤病，可发生于身体任何部位，但以腰背为多见，故此俗称"串腰龙"。病人感染病毒后，往往暂不发生症状，病毒潜伏在脊髓后根神经节的神经元中，在机体免疫功能减退时才引起发病，如感染、肿瘤、外伤、疲劳及使用免疫抑制剂时等。本病好发于三叉神经、椎神经、肋间神经和腰底神经的分布区，初起时患部往往有瘙痒、灼热或痛的感觉，有时有全身不适、发热、食欲不振等前驱期症状，随后有不规则的红斑、斑丘疹出现，很快演变成绿豆大小的集簇状小水疱，疱液澄清，周围绕以红晕。数日内水疱干涸，可有暗黑色结痂，或出现色素沉着；与此同时不断有新疹出现，新旧疹群依神经走行分布，排列呈带状，故尔得"带状疱疹"之名，疹群之间皮肤正常。有些患者皮损完全消退后，仍可留有神经痛，多数病人在发病期间疼痛明显，少数病人可无疼痛或仅有轻度痒感。中医认为，本病的发生多因情志内伤、肝郁气滞、日久化火而致肝胆火盛、外受毒邪而发。中医学属缠腰火丹、缠腰龙、蜘蛛疮范畴。

【按摩疗法】

有效反射区：肾上腺、肾、输尿管、膀胱等反射区。（图 8 – 235）

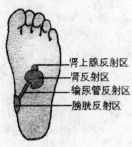

肾上腺反射区
肾反射区
输尿管反射区
膀胱反射区

图 8 – 235

按摩手法：

(1)用按摩棒小头自上而下点按肾上腺反射区，按 5 分钟。

(2)用按摩棒大头从肾反射区点按至输尿管、膀胱反射区 10 分钟。

【拔罐疗法】

选穴：(1)病灶处，大椎、灵台穴。(2)大椎、肝俞。(3)身柱、脾俞。（图 8 –

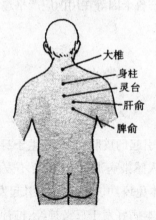

图 8 - 236

方法：取（1）组穴，在病灶处采用单纯密排罐法，或加艾条温和灸 10～15 分钟，或用皮肤针重叩，渗血后再施行密排罐法；大椎、灵台穴采用刺罐法，留罐 15 分钟。若局部疱疹溃破、渗液多时，可涂龙胆紫药水。取（2）组穴，采用刺络罐法，每次取 3 穴，点刺后拔罐 10～15 分钟，每日或隔日 1 次。

【刮痧疗法】

刮痧部位

（1）头部：太阳、头维、阳白、攒竹、下关、翳风、颊车、地仓。

（2）上肢部：曲池、外关、合谷。

（3）下肢部：血海、足三里、三阴交、阳陵泉。（图 8 - 237）

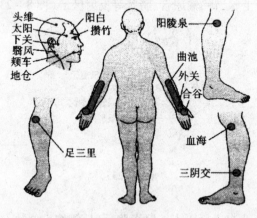

图 8 - 237

【针灸疗法】

取阿是穴（即患处）、合谷、列缺、内关、足三里、三阴交、委中、环跳、阳陵泉诸穴，各灸 5～7 壮，每天 1～2 次。（图 8 - 238）

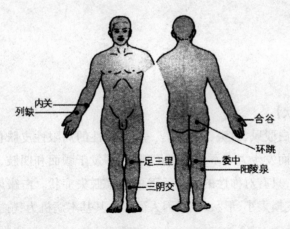

图 8 - 238

如患病部位在颜面部,取合谷穴;在头项部,取列缺穴;在胸胁部,取内关穴;在腹部,取足三里穴;在小腹部,取三阴交穴;在腰背部,取委中穴;在臀部,取环跳穴;在四肢,取阳陵泉穴。

【饮食疗法】

方1 薏米扁豆粥

薏米30克,白扁豆30克,将两者洗净,加水共煮成粥,每日1剂,连食1周。本方具有健脾化湿的作用,适用于带状疱疹肺脾湿热证。

方2 归参排骨汤

党参30克,当归30克,猪排骨适量,将党参、当归分别用纱布包好,与排骨一起加水炖烂,吃肉喝汤。具有补气养血的作用,适用于带状疱疹日久不愈、血虚风燥者。

【生活宜忌】

(1)宜多吃蔬菜:多吃具有清热解毒、滋阴退火作用的水果和新鲜蔬菜,如苹果、西瓜、青菜、冬瓜、苦瓜等。

(2)慎食发物:慎用蟹、虾、鸡、羊等发物,以免加重病情,延长病程。

(3)忌食辛辣食物:患病期间忌葱、蒜、辣椒、胡椒等温热刺激性食物,并忌酒类、浓茶和咖啡,以免加重症状。

白癜风

【病因与症状】

白癜风又称白驳风、白癜、斑白，是一种后天性的局限性皮肤色素脱失症。常因皮肤色素消失而发生大小不等的白色斑片，好发于颜面和四肢，常无自觉症状。白斑部皮肤正常，只有对称性的大小不等的色素脱失症状。白癜风周边常可见黑色素增多现象，皮损大小、形状、数目因人而异。其基本病机为气血失和，或精血不足、皮毛失去濡养。

本病开始多发生在易受摩擦及阳光照晒的暴露部位，特别是颜面、颈、手臂等处。表现为大小不等、形状各异、边界清楚的白色斑片。边缘色素往往较深，斑内毛发正常或变白，表面平滑。损害可长期局限于某部，无痒痛等自觉症状。病程缓慢，少数可有自愈，多数逐渐增多、扩大。一般夏天发展快，冬天较慢，发展到一定程度后长期存在，只影响容貌美观，不影响身体健康。

【拔罐疗法】

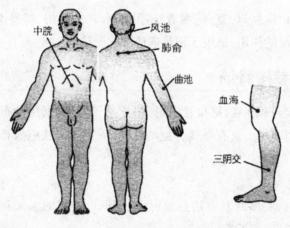

中脘　风池　肺俞　曲池　血海　三阴交

图 8－239

选穴：风池、肺俞、曲池、中脘、血海、三阴交。（图 8－239）

方法：取上穴，以单纯火罐法吸拔穴位，留罐 10～15 分钟，每日 1 次。

【刮痧疗法】

刮痧部位

(1)颈背部:风池、肺俞。

(2)腹部:中脘。

(3)上肢部:曲池。

(4)下肢部:血海、三阴交。(图8-240)

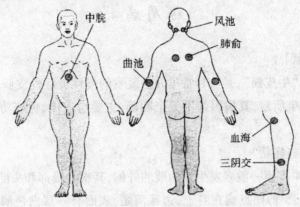

图8-240

【饮食疗法】

方1　沙苑蒺藜60克,猪肝1个。将沙苑蒺藜研末;将猪肝煮熟,切片。将猪肝蘸药末吃。适用于白癜风。

方2　浮萍、黑芝麻各120克。将浮萍、黑芝麻共研细末,调成水丸如绿豆大。每次9克,每日3次。适用于白癜风。

方3　乌蛇100克,防风、桂心、白蒺藜、五加皮各60克,熟地黄50克,天麻、牛膝、枳壳、羌活各30克,白酒2000毫升。将上药研粗末,以生绢袋盛,悬于酒坛中,酒浸,坛口封固,7天后饮。每次1小盅,日3次。适用于白癜风。忌食粘滑食物及猪肉、鸡肉。

【生活宜忌】

(1)保持愉快的心情。由于精神刺激可以引发白癜风,因此,患者在接受治疗时,要避免受到任何刺激。因为忧虑、恐惧、悲观等情绪,都会影响患者的神经功能,不仅不利于治疗,还有可能加重病情。

(2)经常晒太阳。由于白癜风的发生,是因为受遗传、免疫、精神等因素的影响,引起局部皮肤和毛囊内黑色素合成出现障碍。而阳光中的紫外线能促进黑色素代谢,所以适当晒太阳,能使黑色素细胞转移到皮层中,使肤色加深,从而有利于

物理保健篇

389

白癜风的治疗。但在炎热的夏季,阳光中的紫外线反而能抑制黑色素的代谢,不利于黑色素的合成,所以,夏日应避免阳光的照射。

(3)合理饮食。饮食中缺乏酪氨酸也会影响黑色素的合成,因此白癜风患者应多吃一些富含酪氨酸、锌、铁等物质的食物,如瘦肉、蛋、各种动物内脏、牛奶、丝瓜、茄子、胡萝卜等新鲜蔬菜及豆制品等。

银屑病

【病因与症状】

银屑病俗称"牛皮癣",是一种常见并易复发的慢性炎症性皮肤病。虽叫"癣"但并不是真菌感染所致,其病因尚不完全明确,主要与遗传、免疫功能紊乱、感染、代谢障碍等有关。

银屑病有哪些症状?

(1)寻常型牛皮癣一般多发生在四肢的外侧,其次是腰部和头部。起初为针尖至黄豆大的红斑,类似雨点滴在身上,边缘清楚,表面有多层白色鳞屑。轻轻刮去鳞屑后,可见半透明的薄膜,称为"薄膜现象",再轻刮则能出现针尖样的点状出血,称为"露滴现象"。一般冬重夏轻,有时伴有瘙痒。长在手部的可使指甲变形,长在头部的使头发簇状竖起,但头发不脱。

(2)脓疱型牛皮癣可在全身或手足出现皮肤表浅的脓疱,对这些脓疱进行化验检查时,没有细菌感染。

(3)红皮病型牛皮癣表现为全身发红,每天大量脱屑,往往在一天后脱去衣服时,出现成堆的白色鳞屑。此种多由寻常型牛皮癣因治疗不当而形成,病情较重,甚至有生命危险。

(4)关节型牛皮癣除有寻常型牛皮癣的症状外,还伴有类风湿性关节炎的症状。久治不愈的病人身体多个关节出现畸形和疼痛。

【按摩疗法】

手部穴位和反射区:肺点、肝点、后溪、合谷、阳谷、神门、少府、八邪、胃脾大肠区。(图8-241)

足部穴位和反射区:肾、输尿管、膀胱、肾上腺、甲状旁腺、脾、腹腔神经丛、肝、上身淋巴结及下身淋巴结反射区按摩有效。(图8-242)

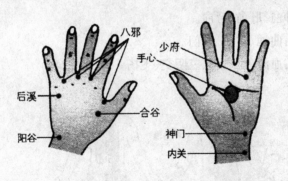

图 8 - 241

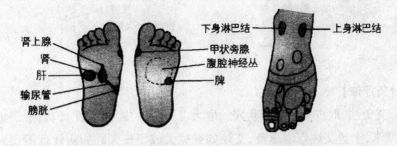

图 8 - 242

【拔罐疗法】

选穴:(1)大椎、风门、肝俞、膈俞穴。(2)肺俞、脾俞、身柱、血海穴。(图 8 - 243)

方法:取上穴,采用刺络罐法,先用三棱针点刺穴位,然后用闪火法将罐吸拔在点刺的穴位上,留罐 15 ~ 20 分钟,每日或隔日 1 次,每次 1 组穴。

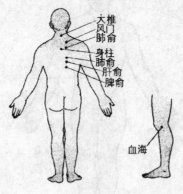

图 8 - 243

【刮痧疗法】

刮痧部位

家庭醫生

（1）背部：肺俞、肝俞、肾俞。

（2）上肢部：曲池、内关、神门。

（3）下肢部：血海、足三里、三阴交、飞扬。（图8－244）

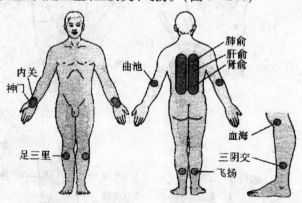

图8－244

【针灸疗法】

（1）艾灸法，取皮损局部阿是穴。取大蒜适量去皮，捣如泥膏状，敷于患处，厚约0.3厘米，上置艾炷点燃施灸，艾炷如蚕豆大或枣核大。如病灶范围较大，可每炷间隔1.5厘米处多炷灸之。施灸壮数不限，以灸至局部热痒灼痛不可忍受为度。根据皮损程度及病灶范围可每日、隔日或3日灸治1次。7～10次为1疗程。

（2）灯火灸，取患处七星灯火穴、血海。每天施灸1次，20天为1疗程。（图8－245）

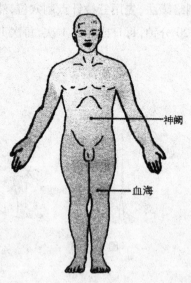

图8－245

方1　金针炖蚌肉

蚌肉 30 克,金针菜 15 克,丝瓜络 10 克,食盐适量,把蚌肉洗净,与金针菜、丝瓜络共同煎汤,调味后服食,每日 1 剂,连服 10~12 剂。用于治疗血热引起的牛皮癣。

方2　红枣炖鸽肉

鸽子 1 只,红枣 15 枚,发菜 10 克,盐、味精各适量,把鸽子洗净,与红枣、发菜一起,加水炖至鸽肉酥烂,调味即成,饮汤吃鸽肉、红枣。润燥效果明显。

【生活宜忌】

(1)避免物理性、化学性物质和药物的刺激,防止外伤和滥用药物。

(2)要注意避免上呼吸道感染及清除感染性病灶。

(3)因感冒、发烧或过度劳累后全身突然出现点状红斑,表面有白色鳞屑,应立即到医院就诊,发病初期用大量抗菌素往往得到很好的疗效,配合中西医治疗后,不易复发。

(4)急性期不要用热水、肥皂洗。以免刺激皮肤后引起大面积的皮疹发生。

(5)银屑病患者应注意哪些饮食宜忌?

①多摄入维生素。平素应多吃富含维生素 C、维生素 E 及维生素 A 的食物,如新鲜绿叶蔬菜、番茄、胡萝卜、瘦肉和各种水果,以利病情缓解和皮损的康复。

②少食辛辣食物。进行期病人应少吃或不吃辛辣、酒类等刺激性食物,以免增加痒感,诱发皮疹而加重病情。

③忌食发物。少吃或不吃虾、蟹、羊肉等发物,以免病情加剧,促使静止期进入进行期。

第七节　五官科

睑缘炎

【病因与症状】

睑缘炎是指眼睑边缘的皮肤、睫毛毛囊及其腺体的慢性炎症,俗称"烂眼边"。眼睑皮脂腺及睑板腺分泌旺盛,当身体抵抗力降低时,由葡萄球菌等细菌感染造成。屈光不正、慢性结膜炎、营养不良、睡眠不足、卫生习惯不良及风、尘、烟、光的刺激均可诱发睑缘炎。由于病因不同，睑缘炎可分为鳞屑性睑缘炎、溃疡性睑缘炎、眦部睑缘炎三种类型。

睑缘炎有哪些症状？

(1)鳞屑性睑缘炎：这种睑缘炎由糠疹癣菌感染引起，主要症状为发痒、流泪，睑缘表面及睫毛根部有白色鳞屑，并有点状皮脂溢出，日久结成黄色痂皮。除去鳞屑或痂皮后，见睑缘部潮红、充血，睫毛易脱落。病程长可致睑缘肥厚，不能与眼球表面紧密接触，出现溢泪、结膜炎及皮肤湿疹等症状。

(2)溃疡性睑缘炎：这种睑缘炎主要由葡萄球菌感染引起，其症状比鳞屑性睑缘炎重，自觉痒、痛、不易睁眼、皮脂分泌增多，干后结痂，将睫毛黏着成束，去痂后在睫毛根部留下出血小溃疡，睫毛易脱落并不能再生，有时全部睫毛脱落并不能再生，俗称为秃睫。溃疡愈合后形成疤痕，将未脱落的睫毛牵引成倒睫或睫毛乱生，刺激角膜。

(3)眦部睑缘炎：这种睑缘炎由一种莫阿氏双杆菌所致。病变局限于眦部睑缘及附近皮肤，自觉刺痒，局部糜烂、充血，常合并眦部结膜炎。

【按摩疗法】

(1)两手掌心相互摩擦，使其发热，紧闭双眼，用摩擦生热的双手掌一齐放在双眼上，轻轻按摩，用力不宜过强，以银球有舒适感为宜。反复摩擦手掌，并轻轻按摩眼球，约2~3分钟。

(2)用手掌反复从患眼的内眼角轻轻推抹到太阳穴，手法以柔和、轻快为度，反复往返推抹，最后在太阳穴处适当加重力量，一般约1~2分钟。

(3)用拇指指腹依次揉按睛明、攒竹、鱼腰、光明、丝竹空、瞳子髎、太阳、四白等穴，各揉半分钟。(图8-246)

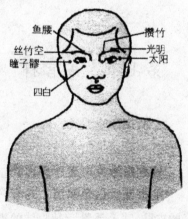

图8-246

【刮痧疗法】

刮痧部位

(1)头面部:睛明、瞳子髎、承泣、丝竹空。

(2)上肢部:合谷。

(3)下肢部:阳陵泉、太白、内庭。（图8－247）

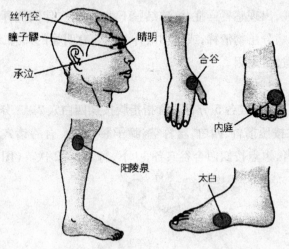

图 8－247

【洗眼疗法】

将带叶鲜柳枝 500～1000 克,洗净,编成圆帽状,放入直径约 30～40 厘米的新制黑色土陶盆中,加清水 1500～2000 毫升,置阳光下晒 5～6 小时。用该水浸液洗眼,早、中、晚各洗 1 次。每天 1 剂,7 天为 1 疗程。连用 1～3 个疗程。

【生活宜忌】

(1)增加营养,保证充足睡眠,养成良好的用眼卫生习惯。

(2)宜食熟、软、易消化的食物。忌烟、酒、辛、辣、炸、烤等食物。

(3)注意眼部卫生,不用脏手揉眼睛。

(4)避免烟尘风沙刺激眼睛。外出时可戴眼镜保护眼睛。

红眼病

【病因与症状】

红眼病是急性结膜炎的俗称,又叫"暴发火眼"。是由细菌或病毒引起的眼结膜的疾病,多见于春夏,具有极强的传染性,常散发或流行于集体生活场所,其病原体多为科一韦氏杆菌、肺炎双球菌、葡萄球菌、微小核糖核酸病毒等。本病预后好,对视力无大的威胁。

红眼病有哪些症状?

发病急,自觉流泪、异物和烧灼感。检查眼睑、结膜水肿,结膜充血,有脓性或粘液性分泌物,常使上下睫毛粘在一起,早晨起床时睁眼困难。细菌性红眼病严重者眼睑红肿,睑结膜出现灰白色膜,能擦去但易再生,称为假膜;病毒性红眼病分泌物多呈水样或粘性,出现感冒样症状,球结膜下小出血点,伴同侧耳前淋巴结肿大、压痛;过敏性红眼病分泌物清稀,或呈粘液样、丝状,有明显的痒感,眼睑、结膜水肿明显,常能寻找出过敏原因。

【按摩疗法】

(1)按揉合谷、太阳穴各5分钟。食指指腹按揉四白穴2~3分钟。

(2)拇指指尖按压攒竹、四白、丝竹空、瞳子髎、太阳、合谷诸穴各50~100下。如红退而肿不退者,再点按四白合谷穴各30下,每天1~2次。(图8-248)

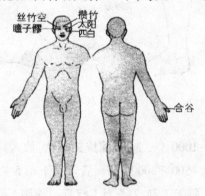

图8-248

【拔罐疗法】

选穴:(1)大椎、心俞、肝俞、身柱、膈俞、胆俞穴。(2)大椎(及其两侧旁开0.5寸处也可作为挑点,这三点交替应用)、印堂、攒竹(印堂与攒竹二穴交替应用)、太阳穴。(图8-249)

方法:取(1)组穴,采用刺络罐法,先用三棱针点刺穴位,然后用闪火法将罐吸拔在点刺穴位上,留罐15分钟。或取(2)组穴,采用刺络罐法或挑罐法、出针酒罐法,先用三棱针在穴位上点刺或挑穴,然后将罐吸拔在穴位上,也可用毫针针刺,得气后出针,用小抽气罐盛75%酒精3~5毫升,然后吸拔在针刺穴位上。以上方法均留罐20~30分钟,每日1次或隔日1次。上穴交替应用,每次1组穴。

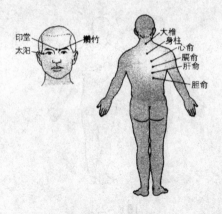

图 8 – 249

【刮痧疗法】

选穴：风池、天柱、身柱、肝俞、曲池、攒竹、太阳、承泣、四白。（图 8 – 250）

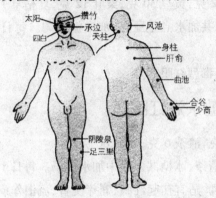

图 8 – 250

方法：泻法重刮至局部出现痧痕，攒竹、太阳、承泣、四白用点揉法，少商用放痧法。

【针灸疗法】

灸太阳、合谷、大椎、肝俞诸穴，各灸 5 ~ 7 壮，每天 1 次，3 次为 1 疗程。（图 8 – 251）

【外搽疗法】

采用生长在潮湿石缝或旧瓦片上约 5 ~ 8 厘米高的青苔，连根带叶，洗净，捣烂如泥，用数层消毒纱布包裹，挤汁涂患眼。一般 3 天可愈。

【敷贴疗法】

干姜 50 克，研细末，水调匀，外敷脚心涌泉穴。

【饮食疗法】

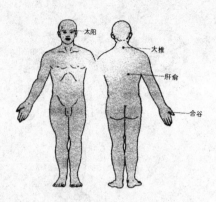

图 8 −251

方1 白菊黄豆汤治红眼病

【原料】 白菊花 12 克,黄豆 30 克,桑叶 12 克,夏枯草 15 克,白糖适量。

【制用法】 前 4 味共加水煮至豆熟,加白糖调匀。每日 1 剂,分 2 次服,连用数日。

【功效】 适用于热毒型红眼病。

方2 银耳冰糖茶治红眼病

【原料】 银耳 30 克,清茶 6 克,冰糖 60 克。

【制用法】 银耳、清茶、冰糖共入锅中加水煎汤。每日 1 剂,连服数天。

【功效】 疏风清热。适宜初起红眼、痛痒交替、流泪作痛、怕热羞明等症。

方3 马兰头炒猪肝治红眼病

【原料】 马兰头 50 克,猪肝 100 克。

【制用法】 马兰头洗净,同猪肝加盐、味精等调料,共炒食。

【功效】 清热凉血,解毒散邪。适用于疫热伤络型红眼病,证见白睛或睑内有点状或片状溢血,患眼灼热疼痛、眵泪黏稠。

方4 地骨皮粥治红眼病

【原料】 地骨皮 20 克,粳米 100 克。

【制用法】 将地骨皮水煎二次取汁,加入粳米熬粥,趁温热服。

【功效】 清热凉血,养胃和中。适用于肝肺火邪上扰目窍所致目赤涩痒不舒、大便经常干燥者。

【生活宜忌】

（1）注意眼睛的清洁，养成良好的用眼习惯。

（2）不要用手或脏手绢等揉擦眼睛，脸盆、毛巾单独使用，并定期煮沸消毒。

（3）对病人做好隔离工作，不让病人去游泳池、浴池、理发店等公共场所。

（4）医务人员检查病人后应彻底洗手，对病人接触过的器械应消毒，以防止交叉感染。

沙　眼

【病因与症状】

沙眼是由沙眼衣原体感染所引起的颗粒状慢性结膜炎，传染性极强，主要通过直接与间接接触传播，如与沙眼病人共用一个脸盆、毛巾，或有用未洗的手揉眼睛及借用别人手帕的不卫生习惯等均可传染沙眼病。

沙眼轻者可以无自觉症状，或仅有轻微刺痒、异物感和少量分泌物。重者可侵犯角膜，出现怕光、流泪、疼痛等刺激症状与不同程度的视力障碍；球结膜充血、血管扩张、混浊肥厚；睑结膜的乳头肥大、粗糙不平；结膜上滤泡增生，初起时上睑结膜出现散在的黄白色小点，不突出结膜表面，夹杂在肥大的乳头之间，此为沙眼的早期特征之一。以后，增生的滤泡呈灰黄色，半透明、胶样、半球形隆起、大小不等、排列不整齐，易被压破，挤出胶样物。如滤泡过度增殖，可互相融合成条状。角膜上缘出现半月形灰白区血管网充血，发生新的血管，伸入角膜内。各新生的血管之间伴有灰白色点状浸润，叫角膜血管翳，这也是沙眼早期症状之一。血管翳不断发展遮盖瞳孔时，视力大为减退。沙眼进一步发展，滤泡、乳头发生破溃或坏死，被疤痕组织取代，最后完全变为白色疤痕。

【按摩疗法】

手部穴位和反射区：眼睛治疗点、肝脏治疗点、二间、商阳、关冲、少泽、合谷穴。

足部穴位和反射区：眼、甲状腺、上身淋巴结、腹部淋巴结、肝脏和肾脏、肾上腺、膀胱、输尿管等反射区。（图8－252）

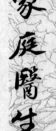

家庭医生

物理保健篇

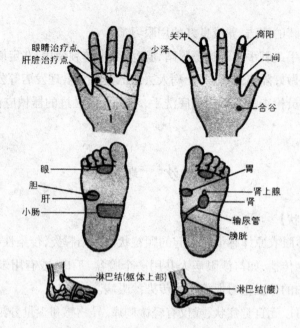

图 8-252

【拔罐疗法】

选穴:(1)大椎、心俞、肝俞、身柱、膈俞、胆俞穴。(2)大椎(及其两侧旁开0.5寸处也可作为挑点,这三点交替应用)、印堂、攒竹(印堂与攒竹二穴交替应用)、太阳穴。(图8-253)

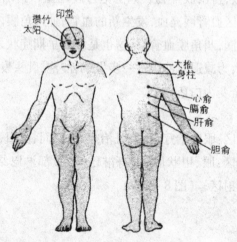

图 8-253

方法:取(1)组穴,采用刺络罐法,先用三棱针点刺穴位,然后用闪火法将罐吸拔在点刺穴位上,留罐15分钟。或取(2)组穴,采用刺络罐法或挑罐法、出针酒罐法,先用三棱针在穴位上点刺或挑穴,然后将罐吸拔在穴位上,也可用毫针针刺,得气后出针,用小抽气罐盛75%酒精3～5毫升,然后吸拔在针刺穴位上。以上方法均留罐20~30分钟,每日1次,待症状缓解后改为隔日1次。上穴交替应用,每次1组穴。

【刮痧疗法】

刮痧部位

(1)头颈部:瞳子髎、阳白、睛明、太阳、大椎。

(2)背部:脾俞、胃俞。

(3)上肢部:曲池。

(4)下肢部:血海、足三里、太冲。(图8－254)

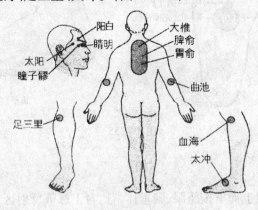

图8－254

【生活宜忌】

(1)洗脸用具、手帕要做到专人专用,并要定期消毒。

(2)经常洗手,不用手擦揉眼睛。

(3)公共场所的公用盥洗用具必须严格消毒,避免接触传染。

(4)对儿童和青少年进行眼卫生教育,养成良好的用眼习惯。

老年性白内障

【病因与症状】

白内障是常见眼病和主要致盲原因之一,其中老年性白内障是最常见的白内障。本病是在全身老化、晶体代谢功能减退的基础上由于多种因素形成的晶体疾患。近年的研究说明,遗传、紫外线、全身疾患(如高血压、糖尿病、动脉硬化)、营养状况等因素均与其有关。当各种原因引起晶状体囊渗透性改变及代谢紊乱时,晶体营养依赖的房水成分改变,而使晶体变为混浊。中医称为"圆翳内障"、"白翳黄心内障"等,认为本病多因年老体弱、肝肾两亏,精血不足,或脾失健运,精不上荣所致。另外,部分因肝经郁热及湿浊上蒸也可致病。

【按摩疗法】

有效反射区:额窦、脑垂体、眼、颈、肩、下腹部、斜方肌、腹腔神经丛、肾上腺、肾等反射区。(图8-255)

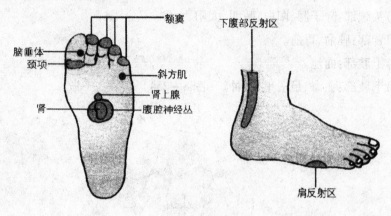

图8-255

按摩手法:

(1)用大拇指自上而下按压眼、脑垂体、肾、肾上腺等反射区5分钟。

(2)用拇指揉压额窦反射区3分钟。

(3)用大拇指自上而下推按腹腔神经丛反射区5分钟。

(4)用大拇指自上而下推按下腹部、肩反射区5分钟。

(5)用大拇指自上而下推按斜方肌反射区5分钟。

【拔罐疗法】

拔罐部位:鱼腰、风池、肝俞、肾俞、足三里。(图8-256)

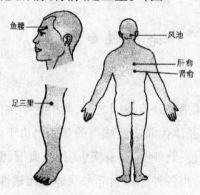

图8-256

【刮痧疗法】

家庭医生

物理保健篇

刮痧部位

(1)头面部:睛明、攒竹、鱼腰、风池。

(2)背部:肝俞、肾俞。

(3)下肢部:足三里。(图8-257)

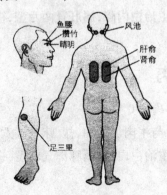

图8-257

【针灸疗法】

取穴:主穴取睛明,配穴取太阳、上明。(图8-258)

操作:直刺睛明穴。病人正坐,两眼前视。以左手扶病人头部,同时以拇指轻轻固定眼球。针尖刺入1~2厘米深。也可浅刺,深0.2~0.4厘米。不捻转或稍捻转。行针时有明显的局部酸胀、流泪。然后针刺配穴。对于太阳穴直刺0.4~0.6厘米。对于上明穴,直刺或斜刺1~2厘米深。

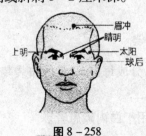

图8-258

【饮食疗法】

方1　鸡肝明目汤

【配方】水发银耳25克,鸡肝100克,枸杞15克。

【制用法】　鸡肝洗净切片,加水豆粉、料酒、姜、盐、味精拌匀,与银耳、枸杞同煮汤,佐餐食用。

【功效】　补肝益智。适用于白内障患者。

403

方2　枸杞酒

【配方】枸杞 200 克,白酒或黄酒 1000 毫升。

【制用法】　枸杞泡入酒中,1 周后即成,日饮 30~50 毫升。

【功效】　补益肝肾。主治白内障,属肝肾两亏型,视物模糊,头晕耳鸣,腰膝酸软,舌淡,脉细。

方3　土豆烧牛肉

【配方】土豆 500 克,牛肉 250 克。

【制用法】　土豆去皮,与牛肉加酱油、盐、味精等煮食。

【功效】　补脾益气。主治白内障,属脾虚气弱型,视物昏花,精神倦怠,肢体乏力,面色萎黄。

方4　鸡肉馄饨

【配方】鸡肉 100 克,馄饨皮 100 克。

【制用法】　鸡肉剁馅,加入葱、姜、盐、味精,包馄饨食用。

【功效】　补益脾气。主治白内障,属脾胃气弱型,视物昏花,精神倦怠,痿软乏力,食少便溏。

方5　决明子茶

【配方】决明子 100 克。

【制用法】　决明子炒香,分成每包 10 克纱布袋装好。每日 1 包,沸水冲泡,量不宜多,代茶饮用。

【功效】　清热平肝。适用于白内障患者。

【生活宜忌】

(1)少吃盐:如果食物中盐分含量过高,患白内障的可能性就会增加。

(2)摄入足够的维生素 C:人眼中维生素 C 的含量大约比血液中高出 30 倍。随着年龄增长,营养吸收功能与代谢机能逐渐减退,晶状体营养不良,维生素 C 含量明显下降,久而久之引起晶状体变性,导致白内障发生。维生素 C 能防止老年性白内障形成。

(3)预防脱水:人体在发生脱水的情况下,体内液体正常代谢紊乱,就会产生一些异常的化学物质,损害晶状体,导致白内障发生,而对已有白内障的患者,脱水可使病情加剧。因此,一旦遇到各种原因引起的腹泻、呕吐,或在高温条件下大量出汗,都应及时补充液体,一般情况下,只需喝白开水、茶水即可。

青光眼

【病因与症状】

青光眼是指由眼压升高而引起视神经损害和视野缺损的眼病,为眼科中最严重、可致盲的眼病之一。正常的情况下,眼内有透明的液体叫房水,其可营养眼内组织,并维持眼内 1.3~2.8 千帕(10~21 毫米汞柱)的压力,叫眼压。因房水不断生成,又不断排出,保持着动态平衡,故眼压比较稳定。但如生成过多或排出受阻,便会使眼压升高,超过一定程度,就会造成青光眼。根据房水排出障碍的原因,青光眼可分成几个不同型别。由房角入口处阻塞,房水不能排出引起的青光眼叫闭角型青光眼。情绪、劳累和黑暗环境引起的瞳孔扩大为发病诱因,这种青光眼多发生于中老年女性患者,开角型青光眼是由一种原因不明的进行性房水排出系统障碍引起的眼病,与遗传有一定关系,以青中年男性发病较多。角膜炎、虹膜睫状体炎、白内障、外伤或眼内肿瘤等眼病,也可使房水排出系统障碍而使眼压升高造成青光眼,叫继发性青光眼;一些婴幼儿童因眼睛发育异常而发生的青光眼叫先天性青光眼。闭角型青光眼的典型症状是发作性头痛、眶和眼剧烈疼痛;注视灯光时,在光源周围见到环形彩色光晕,叫虹视现象;视物不清,严重者只有光感或手动;恶心、呕吐及便秘;眼部充血,严重时眼睑水肿;眼压升高,用手触眼球坚硬如石;角膜混浊呈雾状,失去光泽;瞳孔扩大。

开角型青光眼多数人早期无明显自觉症状,少数病人眼压高时有头昏、眼胀及雾视;早期眼压不稳定,一天之内仅数小时眼压升高,晚期大多数眼压经常升高;眼底视乳头生理凹陷扩大,视野缺损。

继发性青光眼除有原发病的症状外,还有如同上述闭角或开角青光眼的症状。因为原发疾病所造成的房水阻塞情况,有的像闭角型青光眼,有的像开角型,故症状不一样。

先天性青光眼的症状:眼球扩大,称水眼;角膜混浊、怕光、流泪、眼压升高、视乳头凹陷扩大及萎缩。

【按摩疗法】

(1)按揉太阳穴 3 分钟,按压合谷、攒竹穴各 2 分钟。

(2)用拇指指腹自印堂穴推向百会穴共 9 次,再用拇指自攒竹穴经阳白穴推按至太阳穴,再上至头维穴,来回共推按 9 次。

(3)自左太阳穴推按至右太阳穴,再来回推按共 9 次。(图 8－259)

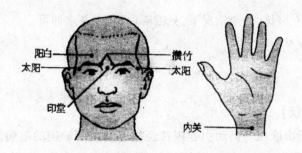

图 8 - 259

【拔罐疗法】

选穴:(1)大椎、心俞、肝俞穴。(2)身柱、风门、胆俞穴。(图 8 - 260)

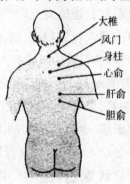

图 8 - 260

方法:取上穴,采用刺络罐法,先用三棱针在穴位上点刺,然后用闪火法将罐吸拔在点刺的穴位上,留罐 15 ~ 20 分钟,每次 1 组穴,每日或隔日 1 次。

【刮痧疗法】

开角型青光眼

刮痧部位

(1)头颈部:睛明、攒竹、瞳子髎、阳白、四白、太阳、风池。

(2)上肢部:内关、外关、合谷。

(3)下肢部:足三里。(图 8 - 261)

闭角型青光眼

刮痧部位

(1)头面部:睛明、攒竹、丝竹空、太阳。

(2)上肢部:外关、合谷。(图 8 - 262)

【针灸疗法】

(1)主穴睛明,配穴风池、上明。患者取正坐位,左手轻扶病人头部并固定眼球,针尖直刺睛明穴,深 1 ~ 2 厘米,不捻转或稍捻转,得气后留针 10 ~ 20 分钟。

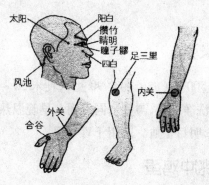

太阳　阳白　攒竹　睛明　瞳子髎　四白　风池　足三里　内关　外关　合谷

图 8－261

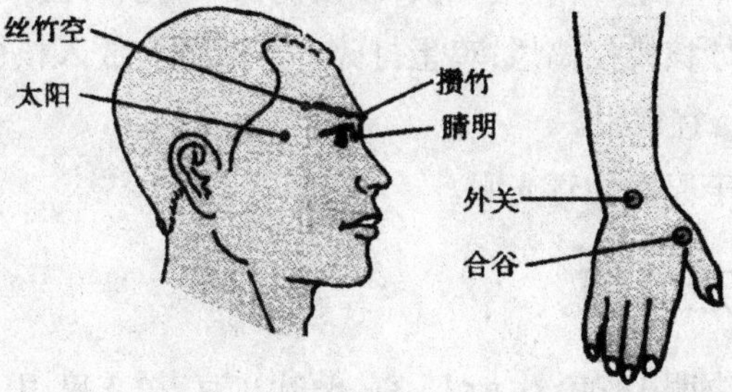

丝竹空　太阳　攒竹　睛明　外关　合谷

图 8－262

（2）主穴取球后，配穴取合谷、太阳。由眶下缘稍向上及向内刺入，深 2~3 厘米，留针 1 小时。针时请病人向上看，针入后眼球有胀感。（图 8－263）

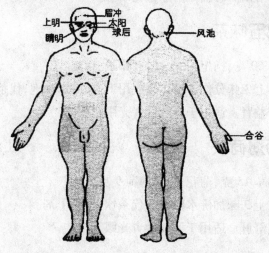

上明　睛明　眉冲　太阳　球后　风池　合谷

图 8－263

方1 荠菜粳米粥

【原料】 新鲜荠菜 500 克(或干荠菜 90 克),粳米 50～150 克。

【制用法】 鲜荠菜洗净切碎,与粳米同煮粥。早晚温热服食。

【功效】 补虚健脾,明目止血。适用于青光眼。

方2 牛奶核桃冲鸡蛋

【原料】 牛奶 200 毫升,鸡蛋 1 只,炒核桃仁 10 克,蜂蜜 20 毫升。

【制用法】 将炒核桃仁捣烂;鸡蛋打碎,冲入牛奶,放入核桃仁粉和蜂蜜,煮熟食用。分 1～2 次服,宜常服。

【功效】 适用于原发性青光眼。

方3 决明芝麻煎

【原料】 生石决明 18 克,生地 15 克,桑叶 9 克,黑芝麻 10 克,白糖适量。

【制用法】 将黑芝麻用纱布包好,与其他各味药同放砂锅内,加入适量水煎服。每天 1 剂,连服 6～7 剂。

【功效】 平肝潜阳。可辅助治疗青光眼。

方4 桑杞五味茶

【原料】 桑椹 60 克,枸杞子 15 克,五味子 10 克。

【制用法】 将上 3 味分作 3 份。每次用 1 份,沸水冲泡,代茶饮。

【功效】 补肝益肾。适用于原发性青光眼。

方5 夏菊薄荷饮

【原料】 夏枯草 15 克,菊花 6 克,薄荷 9 克。

【制用法】 将上 3 味加沸水冲泡。代茶饮,每日 1 剂。

【功效】 清热舒肝。适用于原发性青光眼。

【生活宜忌】

(1)多服蜂蜜:因为蜂蜜是一种高渗剂,服后能使血液渗透压增高,以吸收眼内水分,降低眼压。

(2)饮食宜清淡:饮食应以素食为主,忌热性和过分油腻的食物。

(3)少喝水:眼压过高导致青光眼。为了减低眼压,每天最多喝一升半水,并减少盐的摄入。

(4)忌烟酒：应该严禁抽烟、喝酒，同时辛辣等刺激性食物也不应食用，以防症状加剧。

口　疮

【病因与症状】

口疮即口腔溃疡，是口腔粘膜疾病中最常见的溃疡性损害，具有周期性复发的规律，所以常称为复发性口疮。历代医家将口疮的病因、病机概括分为虚、实两类。实证的表现是：发病迅速，病程短，一般7～10天逐步愈合，愈后不留斑痕；溃疡好发于口腔前半部，多见于唇、舌、颊、口底等部，龈、腭少见；初起的红赤稍隆起，中央出现溃点，逐渐扩大凹陷，呈绿豆粒大或黄豆粒大小，圆形或椭圆形，表面多覆有黄白色膜，周围绕有红晕。虚证的表现是：发病稍缓，病程长，易反复发作，间歇期时间长短不等，终年不断，此起彼伏；溃疡多发于口腔前半部，但久病者逐渐向口腔后部移行，侵及软腭及腭弓；溃疡大小不等，周围微红不肿；溃点数量少而分散；溃疡疼痛轻微或不痛。本病属中医"口疳"、"口疮"范畴，发病与心肾不交、虚火上炎或脾胃湿热有关。治宜滋阴清火、清泄胃热。

【按摩疗法】

有效穴位：涌泉等穴位。

按摩手法：用食指单勾法按压涌泉穴10分钟。以手的鱼际部用力擦足底5分钟，然后活动足踝及各个脚趾共10分钟，每日1～2次。

有效反射区：额窦、胃、上颌、下颌、上身淋巴结、三叉神经、脾等反射区。（图8-264）

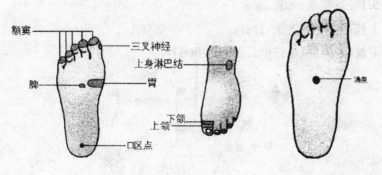

图8-264

按摩手法：用拇指按揉足上颌、下颌、上身淋巴结、额窦、三叉神经反射区各5

分钟。若心脾胃积热者,加按脾脏、胃反射区各 2～3 分钟,每日 1 次。

【拔罐疗法】

选穴:太阳、大椎、大杼、身柱、命门、膀胱俞、合谷、少海。(图 8－265)

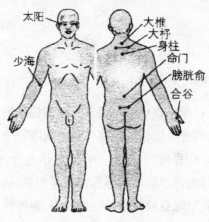

图 8－265

方法:

(1)针罐法:先行针刺大椎、身柱、合谷,得气后留针,用火罐或抽气罐法将罐吸附于穴位。

(2)刺络拔罐法:先对大椎、太阳、合谷、少海进行消毒,后用三棱针在各穴点刺 2～3 下,再用闪火法将罐吸拔于点刺部位。

(3)走罐法:沿背部足太阳膀胱经的大杼到膀胱俞和督脉的大椎至命门,自上而下走罐。

【刮痧疗法】

刮痧部位

(1)头颈部:颊车、承浆、廉泉。

(2)上肢部:曲池、支正、合谷。

(3)下肢部:内庭、足三里。(图 8－266)

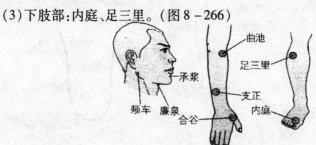

图 8－266

家庭健康宝典

家庭醫生

物理保健篇

方1　西瓜翠衣茶

西瓜皮30～50克,白糖少许,将西瓜皮切成小块,加水煎汤,取汁去渣,加入白糖,代茶饮。具有泻热解暑、生津止渴的功效,适用于口疮反复发作。

方2　木槿叶茶

木槿嫩叶60克,洗净,用沸水冲泡,代茶饮。具有清热解毒的作用,适用于口舌生疮、咽喉肿痛。

方3　西瓜汁

西瓜半个,挖出西瓜瓤挤取汁液,瓜汁含于口中,约2～3分钟后咽下,再含新瓜汁,反复多次。可清热解毒。

【生活宜忌】

(1)用金印草制漱口水:用金印草根制成浓茶,当作漱口水。或制成糊状物,直接涂在溃疡上,效果不错。

(2)避免刺激性物质:咖啡、辛辣调味料、桔橙类水果、富含清氨酸的核果(尤其是胡桃)、巧克力及草莓等物,刺激口腔溃疡,并使某些人产生口腔溃疡。因此应避免这类食物。

(3)每天吃酸酪乳:每天吃4汤匙的原味酸酪乳,可将良性菌送入口腔,与那些有害的细菌作战,或许有益于预防口腔溃疡。

(4)避免会引起溃疡的食物:避免口香糖、抽烟、咖啡及那些已知会诱发口腔溃疡的食物。

(5)用明矾可以防止感染恶化:明矾是止血药里的活性成分,可在口腔溃疡初期使用。明矾是一种杀菌剂及止痛剂,它可防止感染恶化,但它无法消除口腔溃疡。

牙周炎

【病因与症状】

牙周炎是指发生在牙齿周围组织的慢性破坏性疾病,为口腔中仅次于龋齿的常见病,通常见于成年人,而且随年龄增长,发病人数和疾病的严重程度也逐渐增高。牙菌斑是牙周炎的重要致病的局部因素,牙石刺激、健康状况和抗病能力差、遗传、内分泌、营养等因素也与牙周炎发病有关。

牙周炎有哪些症状?

牙周炎常开始于牙龈炎,主要症状为牙龈红肿、溢脓、出血,有时成为脓肿,正常外形改变,龈缘糜烂或增生,咀嚼食物或刷牙时容易出血。由于牙周纤维和牙槽骨的破坏出现龈沟加深继而形成牙周袋,牙齿松动,咀嚼无力。由于牙龈萎缩,牙颈部暴露可出现牙齿遇冷热刺激疼痛、口臭;牙间隙增宽和食物嵌塞等症状。

【按摩疗法】

有效穴位:合谷、颊车、翳风、承浆、人中、头维、风池、太阳、桥弓等。(图8-267)

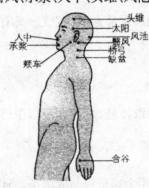

图8-267

按摩手法:

(1)用力拿捏合谷100次。

(2)用中指指端点揉颊车、翳风、承浆、人中、头维各50次。

(3)用双手大鱼际按揉太阳穴50次。

(4)用拇指螺纹面向下直推桥弓左右各10遍。

(5)用力拿捏风池10~20次。

(6)用大鱼际按揉摩擦面颊部2~3分钟。

【拔罐疗法】

选穴:下关、颊车、胃俞、肾俞、肩井、合谷。(图8-268)

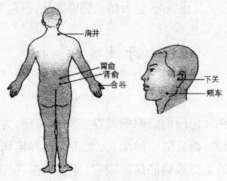

图8-268

方法:取上穴采用单纯拔罐,留罐 5~15 分钟,每日 1 次。

【刮痧疗法】

以下列顺序进行刮痧治疗。四神聪 1—头六片;2—双翼飞;3—项丛刮;4—神门;5—合谷。(图 8-269)

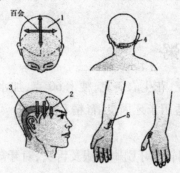

图 8-269

【针灸疗法】

(1)太冲配下关穴针治,先取患侧太冲穴,捻转进针,得气后,属实火牙痛用泻法,虚火牙痛先泻后补。待患者自觉牙痛缓解时再针患侧下关穴,得气后留针 30 分钟,10 分钟行针 1 次。治疗 1~4 次。

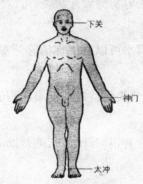

图 8-270

(2)主穴取耳穴三焦,辅以耳穴神门,均取患侧。牙痛较重者用毫针快速刺入反应点,年老体衰者轻捻转,年轻体壮者强刺激,使针感直达疼痛牙龈部,留针 10~20 分钟,每日 1 次,4 次为 1 疗程。牙痛较轻或惧怕针刺者则用王不留行籽贴压于反应点后,每日自行按压 3~4 次,使有酸、胀、痛的感觉,并有耳部灼热感,4 日为 1 疗程。(图 8-270)

【饮食疗法】

方 1 蛋酒止痛饮

白酒 100 毫升,鸡蛋 1 个,将白酒倒入瓷碗内,用火点燃白酒后将鸡蛋打入酒中,不搅拌和不加任何调料,待火熄灭后放冷,1 次服下,每日服 2 次。

方2　酒醉核桃仁

核桃 2 个,白酒适量,将核桃去皮取仁,浸于白酒中 24 小时,取出后嚼服。可止牙痛。

方3　银耳首乌粥

银耳 15 克,首乌 15 克,花生衣 3 克,粳米 60 克,加水同煮成粥,每天 1 剂。具有补肾养阴止血的功效,适用于牙周炎、肾精亏损者。

【生活宜忌】

(1)使用软毛牙刷:用软毛牙刷刷牙龈及舌头,对牙龈很有好处。

(2)刷牙龈边缘:刷牙时不要忽略容易堆积牙垢的牙龈边缘,将牙刷倾斜 45 度角,由内向外刷,如此可预防牙龈发炎。

(3)轮流使用两只牙刷:轮流使用两只牙刷的好处在于可以使另一只有时间完全风干,这对牙齿的健康非常重要。

(4)给牙齿补钙:牙骨疏松容易导致牙龈炎,可以多吃含有钙质的食物,来强化骨骼。

(5)经常使用漱口水:漱口水可以帮助你清除牙垢,建议每次吃东西后一定要漱口。

(6)戒烟、戒酒:烟和酒会流失保持口腔健康所需的维生素及矿物质,要想有健康的牙齿,必须戒烟和酒。

(7)多吃生蔬菜:生蔬菜含有很多纤维素,能帮助清洁及刺激牙齿及牙龈,以避免牙龈炎。

龋　齿

【病因与症状】

龋病(龋齿)是牙齿的硬组织(牙釉质、牙本质、牙骨质)在致龋细菌和食物(特别是糖类)的共同作用下逐渐被破坏的一种慢性疾病,俗称"虫牙"、"蛀牙",是口腔中最常见、最多发的疾病。龋病不仅使牙齿缺损,而且常伴有不同程度的疼痛、咀嚼功能障碍等,严重的还可以引起牙髓炎、根尖周炎、牙槽脓肿等。

龋齿早期可无任何症状。检查时可发现在牙齿表面的窝沟处探测有阻力。在平滑面上,探针移动有粗糙感。随着病程的发展,龋洞侵犯到牙本质浅层时,对冷热刺激较为敏感。侵入到牙本质深层时,温度与化学刺激均能引起牙痛。龋洞继续发展接近牙髓腔可引起牙髓炎,则发生阵发性的剧烈牙痛,再继续发展到牙根尖周围而引起发炎时,就会出现持续性跳痛。龋齿可分4个阶段:急性龋,多见于儿童、孕妇或身体健康不良的人,病变快、病程短;慢性龋,多见于成年人、老年人及身体健康状况较好的人,龋蚀发展较慢;停止性龋,龋蚀到一定程度,发展极为缓慢,几乎呈停止状态;继发龋,又称再发龋,是龋齿治疗后又再发生。

【按摩疗法】

特效穴位:面部的四白、巨髎、地仓、下关,颈部的翳风、天柱、颊车、大迎,手部的合谷、手三里、内关、孔最等穴。(图8-271)

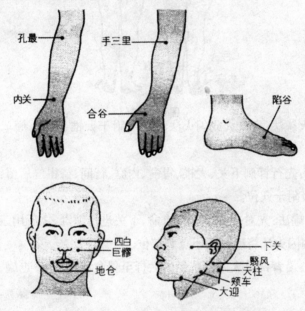

图8-271

按摩手法:

(1)按摩面部的四白、巨髎、地仓、下关各30~50次,力度轻柔。

(2)按压颈部的翳风、天柱、颊车、大迎各30~50次,力度适中,以有胀酸为宜。

(3)掐揉手部的内关、合谷、陷谷穴各30次,力度稍重,以有胀痛为宜。

(4)按揉手部的手三里、内关穴各30次,力度以胀痛为宜。

四白穴对三叉神经痛有很好的疗效,按揉此穴可缓解上齿周围的疼痛;翳风穴对牙痛很有效,并且是治疗三叉神经痛的特效穴,应反复按压此穴;颊车穴位于下颚关节附近,对牙痛、脸部神经痛或因牙痛无法咬合等症状有很好的疗效;而大迎穴对下牙疼痛、牙龈疼痛有很好的效果。以上穴位是按摩的重点,要反复刺激。

【拔罐疗法】

选穴:下关、颊车、风池、大椎、大杼、胃俞、合谷、内庭、行间。(图8－272)

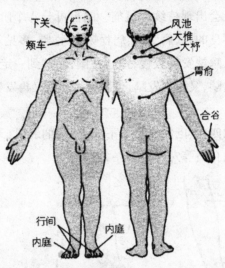

下关
颊车

风池
大椎
大杼
胃俞
合谷

行间
内庭
内庭

图8－272

方法:(1)火罐法:用投火或闪火法将罐吸附于大椎、风池、颊车、合谷,或用抽气罐法。

(2)针罐法:先行针刺下关、大椎、胃俞、内庭、行间,待得气后留针,再用火罐或抽气罐法将罐吸附于穴位。

(3)刺络拔罐法:先对合谷、颊车、胃俞、下关进行消毒,之后用三棱针在各穴点刺2~3下,再用闪火法将罐吸拔于点刺部位。

(4)走罐法:沿背部足太阳膀胱经的大杼至胃俞,自上而下走罐,以皮肤潮红为度。

【刮痧疗法】

刮痧部位

(1)头面部:下关、颊车。

(2)上肢部:列缺、合谷。

(3)下肢都:内庭。(图8－273)

【针灸疗法】

(1)风热胃炎型,上齿痛取下关、太阳、内庭、合谷;下齿痛取颊车、地仓、合谷,宜用泻法。

(2)阴虚火旺型,上牙加太溪,宜用补法,每次取穴1~2个,留针10~15分钟。(图9－274)

家庭健康宝典

家庭醫生

物理保健篇

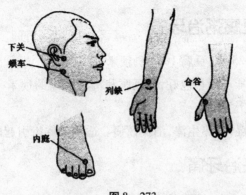

图 8－273

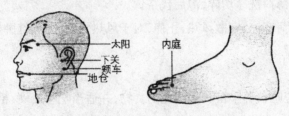

图 8－274

【饮食疗法】

方1　花椒粥治牙痛

【原料】　花椒 5 克,粳米 50 克。

【制用法】　花椒水煎,留汁加入粳米煮粥,空腹趁热服用。

【功效】　温通散寒止痛。

【附注】　花椒辛温散寒,有局部麻醉作用,故能止牙齿疼痛;粳米甘平益胃。花椒其味甚香,本品作为膳食,有散风寒、止牙痛之功,又细软适口,可解牙痛病人进食之苦。本方适用于龋齿疼痛、怕冷恶风、牙痛连及半侧头痛者。

方2　升麻饮治牙痛

【原料】　升麻 10 克,薄荷 6 克。

【制用法】　水煎,代茶饮。

【功效】　清热散风,消肿止痛。

【附注】　升麻甘辛微寒,轻浮上行又可清泄,功能散风清热解毒;薄荷辛凉,功善疏散上焦风热,用于风热上攻之牙痛。二药合用治风热牙痛、牙龈红肿疼痛。

417

方3　苍耳豆腐粥治牙痛

【原料】　苍耳子 25 克,豆腐 100 克,粳米 100 克。

【制用法】　将苍耳子用布包好,与豆腐和淘洗干净的粳米一同入锅煮成粥即可。每日服 1 剂,分数次食用。

【功效】　散风祛湿,清热生津,消炎镇痛。适用于龋齿引起的牙痛。

方4　薄荷茶治牙痛

【原料】　鲜薄荷 39 克(或干品 10 克)。

【制用法】　薄荷洗净切碎,泡后代茶饮。

【功效】　薄荷辛凉,宣散风热,止痛,对于风热牙痛、牙龈红肿疼痛有散风止痛之功。

【生活宜忌】

(1)婴幼儿应吃营养丰富和多样化的食物,并适当吃些较硬、粗糙的食物,以促进颌骨的发育。

(2)保持良好的口腔卫生,养成早晚刷牙、饭后漱口的好习惯。每次刷牙时间为 3 ~ 5 分钟,睡前刷牙尤为重要。限制蔗糖食物的摄入。教育儿童及青少年少吃零食和甜食。

(3)氟化物可增强牙齿的抗龋能力。可使用含氟牙膏、局部涂氟化物、氟水漱口以及给低氟地区的饮水中加氟等。

(4)窝沟封闭是预防龋病发生的一种有效方法。一般认为乳磨牙 3 ~ 4 岁,第一恒磨牙 6 ~ 7 岁,第二恒磨牙 11 ~ 13 岁时为最适宜封闭的时间。

咽　炎

【病因与症状】

咽炎是指咽部黏膜发炎,主要由链球菌、肺炎球菌、葡萄球菌、鼻病毒、柯萨奇病毒、埃柯病毒等,通过飞沫或直接接触传染。受凉、疲劳、烟酒过度、长期受化学气体及粉尘等刺激,或因鼻窦炎等影响,使抵抗力减弱,细菌或病毒乘虚而入所致。

咽炎有哪些症状?

(1)急性咽炎:先有咽干不适或灼热感,渐有疼痛,吞咽时加重。全身可有头痛、食欲不振、发热等。咽部粘膜呈弥漫性充血、肿胀,咽腭弓、悬雍垂可水肿,咽后壁淋巴滤泡红肿,化脓者在滤泡中央出现黄白色小点。下颌淋巴结肿大,有压痛。

小儿有时发生疱疹性咽炎,于软腭及舌腭弓有疱疹出现,初为黄色小疱,破裂后成糜烂面。

(2)慢性咽炎:咽部不适感或异物感、干燥、瘙痒感、灼热感、微痛感、咽部有痰等,但不妨碍进食。异物梗塞感于吞咽唾液时明显,但进干性食物时则不明显。以上感觉常可致短促而频繁的咳嗽,晨起较剧,并且容易引起恶心。在用嗓过度、气候突变或吸入干冷的空气时及烟酒后,上述症状均可加重。检查可见咽部粘膜慢性充血,咽后壁干燥或淋巴滤泡增生。

【按摩疗法】

有效穴位:内庭、照海、太溪、涌泉、大敦等穴位。(图 8 - 275)

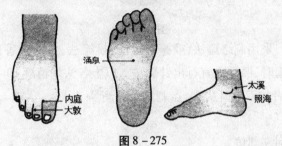

图 8 - 275

按摩手法:

(1)单指扣拳,按揉内庭、照海、太溪、涌泉各 30 ~ 50 次,按摩力度以局部胀痛为宜。

(2)指掐大敦 10 ~ 30 次,用力尽可能大一些。

有效反射区:肺、支气管、脾、颈项、胃、上身淋巴结、下身淋巴结、咽喉、鼻等反射区。(图 8 - 276)

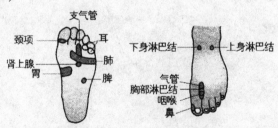

图 8 - 276

按摩手法:

(1)肺、支气管、胃、鼻、颈项反射区扣指各推压 50 ~ 100 次;

(2)脾、肾上腺、上身淋巴结、下身淋巴结反射区各捏指按揉 50 次;

(3)胸淋巴结反射区刮压 30 ~ 50 次。

【拔罐疗法】

选穴:大椎、肺俞、曲池、照海穴。若为急性发作则加新设穴或附近压痛点。

(图9－277)

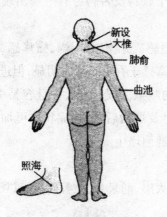

图 8－277

方法:取上穴,采用刺络罐法,或毫针罐法、挑罐法,或涂云香油精或蒜汁等药罐法。在施毫针罐时,照海穴宜行出针罐法。以上各法均留罐 10～15 分钟,每 1～12 日 1 次。发热者加双侧耳尖穴,点刺放血数滴。

【刮痧疗法】

急性咽炎的刮痧部位

(1)颈部:风池、风府、天突、廉泉。

(2)上肢部:尺泽、曲池、合谷。

(3)下肢部:内庭。(图 8－278)

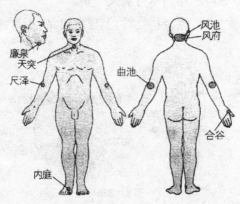

图 8－278

慢性咽炎的刮痧部位

(1)颈部:天突、扶突、廉泉。

(2)背部:肺俞、肾俞。

(3)上肢部:尺泽、太渊、合谷。

(4)下肢部:照海、三阴交、太溪。(图 8－279)

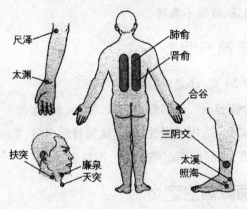

图 8-279

【体育疗法】

(1)尽量张开嘴巴,心里默念"啊—"字,口腔内上腭使劲上挺,使上腭口腔正中的悬雍垂尽量向上挺起,舌在口腔内做自然伸缩运动,使咽部得到拉伸。

(2)口中默念"噢—"字,两腮内塌,口腔变窄,口腔正中的悬雍垂部分向上提起,下颌骨微向下拉开,舌在口腔内做自然伸缩运动,使咽部上下左右都随之运动。

(3)双唇紧闭,使口中气流冲击咽部,用气对口腔和咽部进行按摩,使口内产生大量的津液,并咽下,以消除咽部的干涩感。

(4)脖子向前弯曲时,双手置于后头部,加力向下按压。向后弯曲时,则把下颌向后推。向左右转动时,推相对应的脸颊。经常进行这种把脖子弯曲到极限的运动,能使位于喉咙部位的甲状腺、副甲状腺功能得到加强而促使咽炎痊愈。

【饮食疗法】

方1　橄榄酸梅汤治咽炎

【原料】　鲜橄榄(带核)60克,酸梅10克,白砂糖适量。

【制用法】　将鲜橄榄、酸梅稍捣烂,放砂锅中,加清水3碗置火上,煎成1碗,去渣加白糖调味即可。饮服,每日2次。

【功效】　清热解毒,生津止渴。适用于急性咽炎。

方2　罗汉雪梨汤治咽炎

【原料】　罗汉果1只,雪梨1只。

【制用法】　将雪梨去皮、核,切碎块;罗汉果洗净,共放锅中,加适量水,水煎30分钟即可。代茶频服,每日1剂。

【功效】　清热滋阴,润喉消炎。适用于急慢性咽炎有阴虚内热之症的咽痛、咽干、音哑、咽喉部异物感、咳痰不爽等。

方3　百合全鸭治咽炎

【原料】　百合干30克,净老雄鸭1只。

【制用法】　百合佐姜、葱,入鸭腹内,调以食盐、酒,蒸食。

【功效】　滋补肺肾。适用于慢性咽炎,属肺肾阴虚型,咽喉干痛,灼热,每于劳累、多言之后症状加重,咽部作痒而咳,痰少,不易咳出。

方4　桂花菊佩汤治咽炎

【原料】　干桂花、菊花、佩兰、竹叶各10克。

【制用法】　将干桂花、菊花、佩兰、竹叶水煎2次,每次用水300毫升,煎20分钟,两次混合,取汁。分2次服。

【功效】　适用于慢性咽炎、口臭咽痛者。

方5　咸橄榄麦冬饮治咽炎

【原料】　咸橄榄4枚,麦冬30克,芦根20克(鲜品用60~120克)。

【制用法】　每次用上方剂量,加清水二碗半,煎至一碗,去渣饮用。每日煎2次,分数次口服。

【功效】　清热生津,解毒利咽。适用于咽炎,证见咽部微疼、干痒、有灼热及异物感者。

【附注】　芦根性味甘寒,入肺、胃经,功能清热、生津、除烦、止呕;橄榄性味涩酸平,入肺、胃经,功能清肺利咽、生津解毒,用咸橄榄以增强降火之力;麦冬性味甘微苦寒,入心、肺、胃经,功能养阴清热、生津润燥。

【生活宜忌】

(1)保证室内空气流通,保持空气湿润清洁。

(2)少食煎炸和有刺激性的食物。

(3)避免过多用声、讲话,注意休息,多饮白开水。

(4)锻炼身体,增强体质,防止呼吸道感染,戒除烟酒刺激。

(5)清涂各种致病因素。对在有害粉尘及气体环境下工作的人员要加强劳动保护,改善工作环境,积极治疗鼻及鼻咽部慢性炎症。

(6)保持口腔清洁卫生,经常用复方硼酸液、呋喃西林液、淡盐水漱口,每日4~5次。

扁桃体炎

【病因与症状】

扁桃体炎为腭扁桃体的非特异性炎症,有急慢性之分。

急性扁桃体炎有哪些症状?

起病较急,先有怕冷,继之发热,有时体温高达39℃以上。咽痛明显,吞咽时加剧。伴有头痛、全身酸痛等。检查可见咽部急性充血,双侧扁桃体充血肿大,表面常有黄白色炎性分泌物,多呈点状,有时可融合成片,但局限于双侧扁桃体。颌下淋巴结常肿大,并有压痛。

少数患者可引起并发症。炎症向周围组织扩散,可导致扁桃体周炎或脓肿;全身并发症则以风湿热、心肌炎、急性肾炎、关节炎较为常见。

慢性扁桃体炎有哪些症状?

扁桃体肿大,肥大的扁桃体可使吞咽困难,说话含糊不清,呼吸不畅或睡眠时打鼾。咽痛反复发作、咽部异物感,下颌淋巴结肿大。全身可有头痛、四肢乏力、容易疲劳或低热等。检查可见扁桃体及腭舌弓慢性充血,或扁桃体表面隐约可见条索状瘢痕。少数患者隐窝口有时有黄白色干酪样物排出,常有臭味。

【按摩疗法】

有效穴位:颈部的天窗、风池、天柱、天鼎、人迎、水突,胸部的气舍、天突、膻中,手部的合谷穴等。(图8-280)

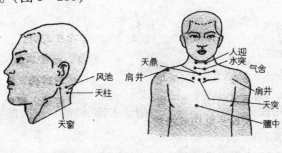

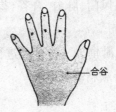

图8-280

423

按摩手法：

（1）按揉颈后的天窗、风池、天柱、天鼎、人迎、水突各 30～50 次，力度轻柔平缓，不可重力。

（2）按压肩部的肩井，胸部的气舍、中府、天突、膻中各 30～50 次，力度适中，以有酸痛感为宜。

（3）掐按手部的合谷穴 30 次，力度以酸痛为宜。

天窗穴对咽喉红肿、疼痛很有效；天鼎穴是治疗慢性咽炎、扁桃体炎的特效穴，对扁桃体炎所引起的疼痛、红肿、喉咙阻塞、声音沙哑等有明显的疗效；天突穴对治疗喉咙疼痛、麻痹、沙哑、吞食难下都有很好的效果；人迎有调整血液循环、缓解咽喉不适的功效。以上几处穴位应重点按摩，再配合其他穴位，疗效十分显著。

【拔罐疗法】

选穴：大椎、风门、身柱、肺俞、心俞、肝俞、曲池、外关、合关。（图 8－281）

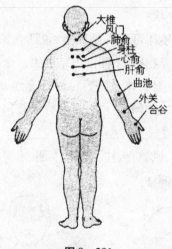

图 8－281

方法：

（1）火罐法：用投火或闪火法将罐吸附于大椎、肺俞、身柱、曲池，亦可用抽气罐法吸附于上述穴位。

（2）针罐法：先行针刺大椎、风门、肝俞、合谷，得气后留针，用火罐或抽气罐法将罐吸附于穴位。

（3）刺络拔罐法：先对大椎、肺俞、心俞、外关进行消毒，后用三棱针在各穴点刺 2～3 下，再用闪火法将罐吸拔于点刺部位。

【刮痧疗法】

急性扁桃体炎的刮痧部位

(1)颈部:天突。

(2)上肢部:曲池、合谷、鱼际、少泽。

(3)下肢部:内庭。（图8－282）

慢性扁桃体炎的刮痧部位

(1)头面部:颊车。

(2)上肢部:鱼际。

(3)下肢部:足三里、三阴交、太溪。（图8－283）

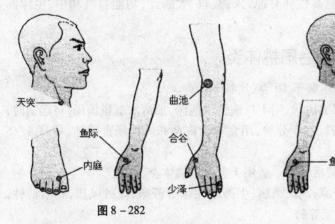

图8－282   图8－283

【针灸疗法】

(1)取少商、合谷、内庭、天突穴。用泻法,得气后留针30分钟,进针后约15分钟行针1次,每日1次,3天为1疗程。

(2)主穴列缺、照海、合谷(双侧)。外感风热加少商(双侧);肾亏加太溪(双侧)。得气后留针20分钟,每日1次。症状较重者可每日2次。（图8－284）

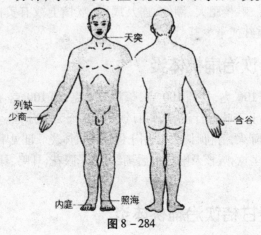

图8－284

【饮食疗法】

方1　豆腐双花汤治扁桃体炎

【原料】　金银花 30 克,野菊花 30 克,鲜豆腐 200 克。

【制用法】　豆腐加清水适量煲汤,再置入金银花、野菊花同煲 10 分钟,用食盐少许调味,饮汤(豆腐可吃可不吃)。

【功效】　疏散风热,清热解毒。适用于急性扁桃体炎。

【附注】　金银花性味甘寒,入肺、脾经,有清热解毒作用;野菊花性味辛甘苦微寒,疏散风热,清热解毒;豆腐性味甘凉,入脾、胃、大肠经,功能益气和中、生津润燥、清热解毒。

方2　薄荷煲猪肺治扁桃体炎

【原料】　薄荷 10 克,牛蒡子 10 克,猪肺 200 克。

【制用法】　将猪肺切成块状,用手挤洗去除泡沫,加清水适量煲汤;将起锅时,把薄荷、牛蒡子下入锅中煮 3～5 分钟,用食盐少许调味。饮汤食猪肺,每日 4～5 次。

【功效】　疏风清热,解毒利咽。适用于急性扁桃体炎。

【附注】　薄荷性味辛凉,疏风清热;牛蒡子性味辛苦寒,疏散风热,利咽消肿;猪肺性味甘平,入肺经,功能养肺。

方3　百合羹治扁桃体炎

【原料】　百合 20 克,桑叶 9 克。

【制用法】　百合去衣,加桑叶所煎出的汁,合煮为羹,每日食 1 小碗。

【功效】　养阴清肺,生津润燥。适用于慢性扁桃体炎,属肺阴亏虚型,咽部干燥不适,微痛,微痒。喉核肥大,潮红,连及周围,喉核上或有黄白色脓点。一般以午后症状明显,舌质红或干少苔。

方4　五汁饮治扁桃体炎

【原料】　雪梨 100 克,甘蔗 100 克,荸荠 100 克,藕 100 克,新鲜芦根 100 克。

【制用法】　将上五味榨汁混合,每日饮用,10 天为 1 疗程。

【功效】　滋阴降火,清利咽喉。适用于慢性扁桃体炎。证见咽喉干燥不适,微痛,哽哽不利,口干不喜多饮,喉核及喉核前后潮红,头晕眼花,耳鸣、耳聋,腰膝酸软,虚烦失眠。

方5　银麦甘桔饮治扁桃体炎

【原料】　金银花 9 克,麦冬 9 克,生甘草 6 克,桔梗 6 克,冰糖适量。

【制用法】　上料用开水浸泡,代茶饮之。每日泡 1 剂,日服数次。

【功效】 养阴清热。适用于慢性扁桃体炎。

【附注】 金银花性味甘寒,入肺、脾经,清热解毒作用较强;麦冬性味甘微苦寒,入肺、胃、心经,长于养阴清热;桔梗性味苦辛平,入肺经,有开音利咽之功,与麦冬同用,加强滋阴降火之力;生甘草味甘,性偏微凉,有清热解毒作用;冰糖和胃润肺。

【生活宜忌】

(1)宜多饮水。多喝开水或利尿性饮料,可促进毒素排泄。

(2)饮食宜清淡。饮食选用偏凉、偏寒性食物,如鲜芦根汁、绿豆汁、藕汁、梨汁、酸梅汤等,多食新鲜蔬菜及水果,以利清热解毒,可补充感染性发热时颇为需要的维生素 C 和粗纤维素。

(3)宜用淡盐水漱口。既可涤洗扁桃体上的炎性分泌物,又有利减轻咽喉部的水肿充血及其疼痛感。

(4)忌烟酒及辛辣刺激、油腻食物。

鼻 炎

【病因与症状】

鼻炎是指鼻腔粘膜和粘膜下组织的炎症,从发病的急缓及病程的长短来说,可分为急性鼻炎和慢性鼻炎。此外,还有一种十分常见的与外界环境有关的过敏性鼻炎。

鼻炎有哪些症状?

(1)急性鼻炎起病时有轻度恶寒发热,全身不适,鼻咽部灼热感,鼻内发干、发痒、打喷嚏。1～2 日后渐有鼻塞,流大量清水样鼻涕,嗅觉减退,头痛。3～4 日后因继发感染,分泌物转为黄脓鼻涕不易擤出,鼻塞更重。如无并发症,约 1 周左右恢复正常。

(2)慢性鼻炎以鼻塞、嗅觉失灵为特征。慢性单纯性鼻炎白天活动时鼻塞减轻,而夜间、静坐时鼻塞加重。侧卧时,居下侧之鼻腔阻塞,上侧鼻腔通气良好,当卧向另侧后,鼻塞又出现于另侧鼻腔。鼻涕呈黏液性,常伴头痛、头昏、嗅觉减退等。慢性肥厚性鼻炎多为持续性鼻塞,鼻涕呈黏液性或黏液脓性,可出现耳鸣、听力减退、头痛、失眠、精神萎靡等。

(3)过敏性鼻炎的临床特征为反复发作性鼻痒、喷嚏、流大量清涕,以及发作时鼻粘膜苍白,呈季节性或常年性发作。

【按摩疗法】

有效穴位:头部的百会、通天,颈部的风池、天柱,背部的大杼、风门、肺俞、身柱,面部的印堂、睛明、迎香、巨髎,胸部的天突,手部的少商、二间,足部的足三里、内庭、太白等穴。(图 8－285)

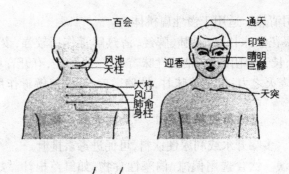

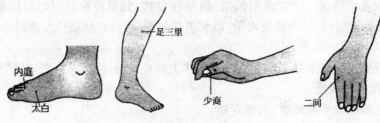

图 8 - 285

按摩手法：

（1）按压头部的百会、通天穴，背部的大杼、风门、肺俞、身柱各 30 ~ 50 次，力度稍重，以胀痛为宜。

（2）按揉颈部的风池、天柱，面部的睛明、迎香、印堂、巨髎和胸部的天突穴各 30 ~ 50 次，力度轻柔平缓。

（3）掐按手部的二间、少商穴和足部的足三里各 50 次，力度稍重，以酸痛为宜。

（4）按揉内庭、太白各 50 ~ 100 次，力度以胀痛为宜。

通天穴是治疗鼻部疾病的有效穴位，对鼻塞、鼻涕、鼻中脓疱很有疗效；迎香、巨髎穴是慢性鼻炎的特效穴，对流鼻水、鼻血、鼻塞，甚至失去嗅觉有很好的疗效，应重点按摩；手部的少商、二间对慢性鼻炎也有很好的疗效。另外，肺的功能与鼻炎有很密切的关系，要重点按摩背部的肺俞穴，刺激的越强烈，疗效越显著。

有效反射区：鼻、额窦、肺、头颈淋巴结、肾、输尿管、膀胱等反射区。（图 8 - 286）

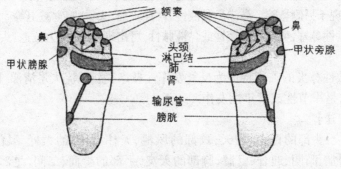

图 8 - 286

按摩手法：

428

(1)重点推按肺反射区 100~200 次,力度稍重,以酸疼为佳;

(2)点按鼻、额窦、头颈淋巴结、甲状旁腺、肾、膀胱各反射区 50~100 次;

(3)推压输尿管 50~100 次。

【拔罐疗法】

选穴:(1)大椎(及其两侧旁开 0.5 寸处也可作为挑点,这三点交替应用)、合谷穴。(2)肺俞、足三里穴。(3)风池、曲池穴。(图 8-287)

方法:每次取 1 组穴位,施行挑罐法,先用三棱针挑刺穴位,然后用闪火法将罐吸拔在穴位上,留罐 10~15 分钟,每周 2 次,症状缓解后改为每周 1 次,5 次为 1 个疗程。两个疗程间隔 1 周。

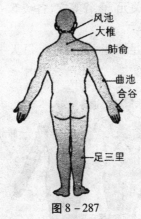

图 8-287

【刮痧疗法】

急性鼻炎的刮痧部位

(1)头颈部:迎香、印堂、太阳、上星、风池。

(2)胸部:膻中、中府。

(3)上肢部:尺泽、列缺、合谷。(图 8-288)

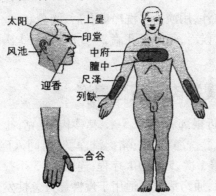

图 8-288

慢性鼻炎的刮痧部位

(1)头颈部:印堂、迎香、百会、攒竹、通天、上星、风池。

(2)上肢部:合谷。(图 8-289)

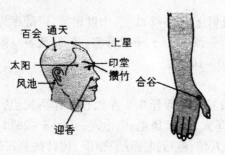

图 8-289

【针灸疗法】

(1)急慢性鼻炎:灸肺俞、关元、合谷等穴,各灸 5~7 壮,每天 1 次,5 天为 1 疗程,休息 3 天再灸。

(2)过敏性鼻炎:取迎香、足三里、合谷穴。每天 1 次,留针 10 分钟,3 次为 1 疗程。(图 8-290)

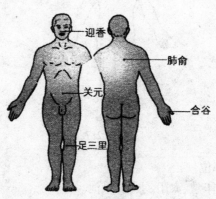

图 8-290

【滴鼻疗法】

(1)鲜葱白捣烂,取汁,用淡盐水洗净鼻孔后,滴鼻。

(2)麻油小火煮沸,候冷,每个鼻孔滴 2~3 滴,每天 3 次,连用 1 周。

【饮食疗法】

方1 丝瓜藤煲猪肉治慢性鼻炎

【原料】 丝瓜藤(近根部者佳)1.5 米,猪瘦肉 60 克,盐、味精各适量。

【制用法】 将丝瓜藤洗净,剪段;猪肉洗净切块,同入砂锅内煮汤,至肉熟,加盐、味精调味即可。日服 1 次,5 次为 1 疗程,连服 1~3 个疗程。

【功效】 清热解毒,通窍活血。适用于慢性鼻炎急性发作及萎缩性鼻炎、鼻流脓涕等症。

方2　黄花鱼头汤治慢性鼻炎

【原料】　鳙鱼(又称胖头鱼)头100克,大枣15克,黄花菜30克,白术、苍耳子、白芷各10克,生姜片适量。

【制用法】　将鱼头洗净,于锅内放油加热后把鱼头两面稍煎一下,取出备用。将鱼头、大枣(去核)、黄花菜、白术、苍耳子、白芷、生姜等放入砂锅中,加水500毫升,以文火炖煮2小时即可。饮汤食肉,也可放入佐料佐餐。

【功效】　扶正祛邪,通窍消火。适用于体虚易复发慢性萎缩性鼻炎者。

方3　枣姜汤治慢性鼻炎

【原料】　红枣(焙干去核)500克,生姜50克,甘草60克(炒),盐60克(炒)。

【制用法】　四物合而为末,每日晨起空腹用滚开水冲服6～10克。

【功效】　散寒通窍。适用于慢性鼻炎肺脾气虚证患者。

【附注】　大枣甘温,补中益气,甘草补脾润肺,配合散寒和胃的生姜,共奏补脾益肺、散寒通窍之功。

方4　桃仁粥治慢性鼻炎

【原料】　桃仁10克(去皮、尖),粳米50克。

【制用法】　桃仁加清水研磨取汁,放入粳米煮粥食用。

【功效】　活血行气。适用于慢性鼻炎,属邪毒久留、气滞血瘀型,鼻塞呈持续性,涕多或黄稠,或粘白,舌质红或有瘀点。

方5　山楂川芎茶治慢性鼻炎

【原料】　山楂10枚,川芎10克,辛夷5克。

【制用法】　上三味水煎,代茶饮。

【功效】　活血通窍。

【附注】　山楂、川芎活血行气,健胃消食;辛夷散寒通窍,合用适宜于气滞血瘀型鼻炎。

【生活宜忌】

(1)劳逸结合,防止过于疲劳,注意锻炼,特别是多做户外活动。

(2)常用冷水洗脸、洗鼻或冷水浴,以增强对寒冷的适应力。

(3)在流感期间到公共场所应戴口罩。

(4)预防上呼吸道感染,在流感时期可烧醋熏居室,保持室内空气新鲜,必要时服用药物预防。

(5)积极防治全身慢性疾病,及时治疗鼻腔邻近组织的疾病,如扁桃体炎、咽喉炎、龋齿等。

鼻窦炎

【病因与症状】

鼻窦炎是鼻窦粘膜的非特异性炎症,为一种鼻科常见多发病。所谓鼻窦是鼻腔周围面颅骨的含气空腔,左右共有4对:称额窦、上颌窦、筛窦和蝶窦。因其解剖特点,各窦可单独发病,也可形成多鼻窦炎或全鼻窦炎。

鼻窦炎有哪些症状?

(1)急性鼻窦炎的症状与急性鼻炎相似,鼻堵塞很明显,鼻分泌物较多,呈脓性。头痛是鼻窦炎的突出症状。但因鼻窦的位置不一样,不同的鼻窦发炎,头痛部位和时间不同。上颌窦炎面颊部头痛,上午较轻,午后加重;额窦炎前额部、眼眶内角部或全头痛。头痛呈周期性,晨起2~3小时后开始疼痛,逐渐加重,至中午达高峰,头痛十分剧烈。下午二三点钟后逐渐减轻,晚间可完全消失,第二天同样发作。筛窦炎常在眼内眦及鼻根深部疼痛,眼球活动时加剧,手指压迫眼球感眼球后痛;蝶窦炎头颅深处、头顶中央、颞部或枕部痛,有时感觉眼球后痛。蝶窦炎还有广泛的反射性痛,如反射到乳突部、肩部及背部。

(2)慢性鼻窦炎以流脓鼻涕为主要症状。头痛不太显著,主要为头部闷胀、沉重感。儿童还可有智力差、精神不集中等症状。

【按摩疗法】

有效穴位:涌泉穴。

按摩手法:点揉足底涌泉穴5~10分钟,每日1~2次。

有效反射区:头、鼻、肺、额窦、生殖腺、上身淋巴结、下身淋巴结、甲状旁腺等反射区。(图8-291)

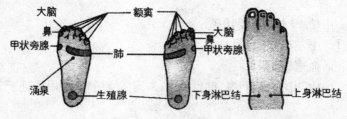

图8-291

按摩手法:

(1)按压足鼻、额窦、头、甲状旁腺、肺反射区各3~5分钟,揉压生殖腺、上身淋巴结反射区各3~5分钟。每日坚持做1~2次。

(2)压揉足大拇趾、第二趾各10分钟,每日1~2次。

(3)搓揉足第四趾5~10分钟,推擦脚底不着地的部位10分钟,每日1~2次。

【拔罐疗法】

选穴:大椎、风门、身柱、肺俞、肝俞、中脘、太渊、合谷、丰隆。(图8-292)

方法：

（1）火罐法：用投火或闪火法将罐吸附于大椎、身柱、肺俞、合谷；或用抽气罐法。

（2）针罐法：先行针刺大椎、身柱、风门、肺俞、中脘、丰隆，得气后留针，用火罐或抽气罐法将罐吸附于穴位。

（3）刺络拔罐法：先对大椎、肺俞、肝俞、太渊进行消毒，后用三棱针在各穴点刺2～3下，再用闪火法将罐吸拔于点刺部位。

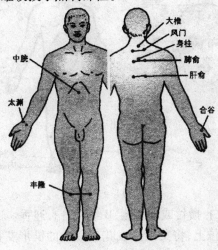

图 8 - 292

【刮痧疗法】

刮痧部位

（1）头颈部：百会、颌会、前顶、上星、印堂、太阳、攒竹、睛明、迎香、四白、风池。

（2）背部：肺俞。

（3）上肢部：曲池、列缺、合谷。

（4）下肢部：足三里、行间。（图 8 - 293）

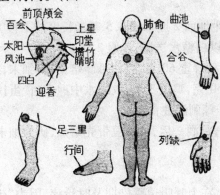

图 8 - 293

433

【针灸疗法】

（1）取百会、上星、印堂、阳白、攒竹、太阳、迎香、曲池、合谷、足三里穴。一般每次取 3~5 个穴位,得气后留针 30 分钟,每日 1 次,10 天为 1 疗程。

（2）取迎香、鼻通、列缺、合谷、印堂穴。针用泻法,每日 1 次,得气后留针 30 分钟,12 天为 1 疗程。

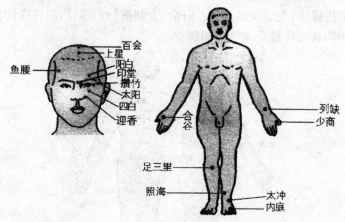

图 8－294

（3）取穴 A 组:阳白、攒竹或配鱼腰;B 组:四白、迎香。选独头蒜 2 头,切成片,厚度 0.7 厘米,放置穴位上,将艾绒搓成花生豆大的锥形艾柱放在蒜片上,用线香点燃施灸,每次 12 壮。两组穴位交替灸治,同时针刺双侧阳陵泉或足三里,每日施灸 1 次,10 天为 1 疗程。(图 8－294)

【烟熏疗法】

（1）吸烟时,将玉米须装入香烟,吸入口中,再从鼻呼出。将玉米须装入烟斗,点燃后吸入,亦可。

（2）小花生米 7 粒,放铁罐内,用纸封严,中央开一小孔,将铁罐放在火上烧,鼻孔凑近小孔,让冒出的烟熏鼻孔,烟尽为止。每天 1 次,连用 1 个月。

【饮食疗法】

方 1　丝瓜藤(取距地面 2 厘米到 6.5 厘米长度的 1 段),洗净研为细末,每日服 2 次,每次服 10 克,以白糖水送服,连服 2 周。

方 2　西瓜藤 30 克,蜂蜜 60 克,将西瓜藤焙干,研细末,蜜水冲服。

方 3　鲜大蓟根 150 克,鸡蛋 3 个,放入水中煎煮,食蛋饮汤,每日 1 剂,可分次服完。服药期间忌食辛辣刺激性食物。

方 4　老刀豆适量,黄酒一盅,将刀豆带壳焙焦,研为细末,每日服 1 次,每次服 6 克,以黄酒送服。

【生活宜忌】

（1）积极预防感冒,在上呼吸道感染期及时治疗,因为"上感"治疗不彻底常是鼻窦炎的诱因。

434

（2）积极治疗邻近病灶,如慢性扁桃体炎等。

（3）清洁鼻腔,去除积留的脓涕,保持鼻腔通畅。

（4）如鼻腔畸形者应及时矫治。

（5）工作环境粉尘、污染较重的地方,应戴口罩,避免细菌进入鼻腔。

（6）禁食辛辣刺激食物,戒除烟酒。

化脓性中耳炎

【病因与症状】

化脓性中耳炎俗称"烂耳朵",是中耳道因链球菌、葡萄球菌、肺炎双球菌等化脓性致病菌侵入而引起的炎症性病变。临床有急性、慢性之分。

（1）急性化脓性中耳炎有哪些症状?

急性化脓性中耳炎易在全身抵抗力降低时发生,患者中以儿童更为多见。主要病变是中耳粘膜脓肿,中耳内出现粘液脓性或脓性分泌物。

化脓前期多表现为耳部疼痛,耳内闭塞、发胀,甚则听力明显减退;在小儿则常出现突然高热,哭闹不安,甚或出现抽搐,颇似脑膜炎,有的出现急性肠胃炎症状。

化脓期主要表现为发热不退,一旦鼓膜穿孔,体温多很快下降,全身情况大为改善。耳部疼痛如钻刺状,呈跳动性,不能入睡;鼓膜穿孔后,疼痛减轻或消失。小儿则不能很好吃奶,或不时摇头,用手搔抓病耳。如病变波及乳突则耳后部分有明显压痛或红肿,听力明显下降。

局部检查,在未穿孔前可见鼓膜急性充血,并因脓液增加而凸起;穿孔后鼓膜下方有一搏动光亮点,有脓流出后,以后鼓膜充血减退,渗液减少,穿孔可逐渐愈合。

（2）慢性化脓性中耳炎有哪些症状?

慢性化脓性中耳炎按病理变化可分成单纯型、骨疡型、胆脂瘤型 3 种。3 型中耳炎的症状不完全一样,其特点如下:

①单纯型。间歇性流脓,为黏液性或黏液脓性,常因上呼吸道感染而增多,无臭味,如有腐败菌感染可有轻度臭味,经滴消炎药后可很快消失。听力减退一般较轻,耳聋为传音性,鼓膜穿孔,伴有肿胀或增厚。

②骨疡型。有持续性的脓性分泌物流出,有臭味,鼓膜穿孔较大,常有肉芽组织或息肉,耳聋,时有耳鸣或轻度眩晕。

③胆脂瘤型。持续流脓,量小而有腐臭味,有时有脓痂,鼓膜有穿孔,听力不同程度减退,早期为传音性,晚期为混合性,轻度耳鸣、眩晕感。

【按摩疗法】

有效穴位:太溪、照海、足窍阴、太冲、行间等穴位。（图 8－295）

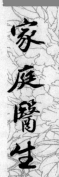

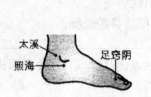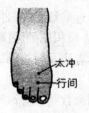

图 8 – 295

按摩手法：

（1）按揉太溪、照海、太冲、行间各穴位 50～100 次；

（2）掐揉足窍阴 50～100 次,力度稍轻。

有效反射区：耳、肾、肝、胆、肺、大脑、腹腔神经、上身淋巴结、下身淋巴结、平衡器官等反射区。（图 8 – 296）

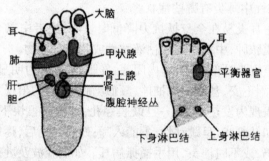

图 8 – 296

按摩手法：

（1）单指扣拳,点按耳、肝、胆、上身淋巴结、下身淋巴结各反射区 50～100 次,力度稍重；

（2）按揉肾、肾上腺、大脑各 50～100 次；

（3）推压肺、平衡器官各 30～50 次；

（4）刮压腹腔神经丛、甲状腺 100 次。

【拔罐疗法】

选穴：听宫、听会、翳风、肾俞、命门、少泽、中渚、足三里、太冲。

方法：取上穴,以单纯火罐吸拔穴位,留罐 10 分钟,隔日 1 次。（图 8 – 297）

【刮痧疗法】

急性化脓性中耳炎的刮痧部位

（1）头颈部：听宫、听会、翳风、风池。

（2）腹部：关元、气海。

（3）上肢部：列缺、少商。

（4）下肢部：足三里、三阴交。（图 8 – 298）

家庭醫生

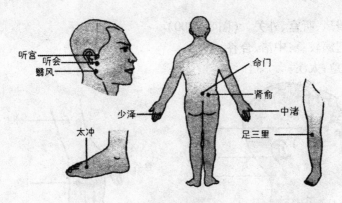

图 8 - 297

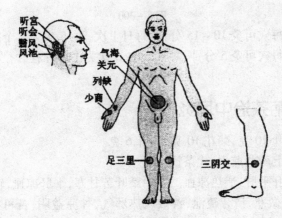

图 8 - 298

慢性化脓性中耳炎的刮痧部位

（1）头颈部：听宫、听会、翳风、风池。

（2）背部：脾俞、肾俞。

（3）上肢部：外关、合谷。

（4）下肢部：足三里、阴陵泉、丰隆、足临泣。（图 8 - 299）

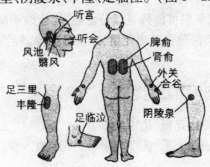

图 8 - 299

【针灸疗法】

主穴:翳风、听宫、外关。(图8－300)
配穴:起病较急:中渚、合谷。
缠绵难愈:太溪。

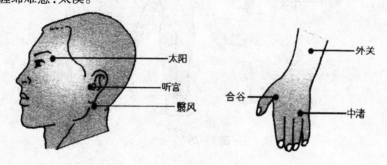

图8－300

(1)温和灸:每穴可灸10～15分钟,每日1次,3～5次为1个疗程。
(2)雀啄灸:每穴可灸5分钟,每日1次,5次为1个疗程。

【饮食疗法】

方1 桑菊茶治中耳炎

【原料】 桑叶10克,菊花10克,茶叶6克。

【制用法】 上药共煎水,代茶饮。

【功效】 清肝平肝,泄热凉血。方中桑叶苦甘寒,平肝凉血,轻清疏散,善散风热之邪;菊花甘苦微寒,清芳疏泄,善散风热邪气,甘凉益阴,苦可泄热,清热解毒;茶叶清热。用于中耳炎初起,耳痛、头晕等症。

方2 白菜薄荷芦根汤治中耳炎

【原料】 大白菜根3～4个,芦根10克,薄荷3克。

【制用法】 水煎15～20分钟,趁热分2次服下。

【功效】 辛凉发散,疏风清热。用于肝胆火盛、邪热外侵型中耳炎。

【附注】 大白菜根、芦根可清肺胃气分之热,因清淡不腻,生津而无敛邪之弊,且可清肺热、利小便、导肺部热毒从小便排出;薄荷辛凉,轻清透散、芳香通窍、疏散上焦风热。

方3 椒盐雀肉治中耳炎

【原料】 麻雀3～5只,花椒、盐少许。

【制用法】 用植物油将去毛、洗净的麻雀炸熟,放入少许花椒粉、盐即可。每日1剂,连食数日。

【功效】 适用于肾虚型中耳炎。

方4 麻雀肉饼治中耳炎

【原料】 麻雀5只,猪瘦肉200克,黄酒、生粉适量。

【制用法】 麻雀肉与猪肉共剁成肉泥,加入黄酒、生粉和匀,做成圆饼,置饭面上蒸熟食用。

【功效】 补肾培元。适用于化脓性中耳炎,属肾元亏损、邪毒停聚型,耳内流脓、日久不愈,量不甚多,或污秽或成块状,并有臭味,听力减退多较明显。

【生活宜忌】

(1)注意预防和积极治疗上呼吸道感染,以防病菌自耳咽管进入鼓室。

(2)婴儿哺乳体位不宜平躺,而应使其上身体位较高,以免呛奶时将食物呛入耳咽管。

(3)有鼓膜穿孔的患者严禁游泳,避免污水入耳。

(4)洗头、洗澡时宜将耳孔塞住,避免有水进入;如有水入耳时,要尽早拭干,保持外耳道清洁。

(5)感冒及有鼻部疾病者不宜用力擤鼻,以免将病菌压入耳咽管。

家庭医生